科学出版社"十四五"  划教材

供预防医学、临床医学、卫生□□、□生□□与□疫、
基础医学、护理学等专业使用

公共卫生应急

主　编 李芳健　戴宇飞　王　慧
主　审 蒋义国
副主编 周　芸　黄丽华　袁　俊
编　委（按姓氏笔画排序）

马继轩	华中科技大学	王　慧	上海交通大学
王文军	济宁医学院	王传现	上海海关动植物与食品检验检疫
王皓翔	中山大学		技术中心
田耀华	华中科技大学	朱丽瑾	杭州医学院
刘莉莉	广东省职业病防治院	李芳健	广州医科大学
李建祥	苏州大学	余艳琴	包头医学院第一附属医院
张　丽	广东药科大学	张　耀	陆军军医大学
张玉彬	复旦大学	张冬莹	广州医科大学附属第一医院
张晓峰	哈尔滨医科大学	陈俊虎	广东省生物制品与药物研究所
范阳东	广州医科大学	周　芸	广州医科大学
郑黎强	上海交通大学	胡杨木	广州医科大学
袁　俊	广州市疾病预防	黄丽华	包头医学院
	控制中心	曹　毅	苏州大学
崔立谦	中山大学附属第一医院	蒋义国	广州医科大学
薛　玲	华北理工大学	戴宇飞	中国疾病预防控制中心

秘　书 张冬莹　广州医科大学附属第一医院

科学出版社

北　京

内 容 简 介

本教材共 15 章，紧扣国家重大疫情防控和公共卫生应急管理体系建设的需求，以公共卫生岗位胜任力为导向，既强调思想性和政策性，又突出可操作性、实用性。以提高医学生公共卫生应急能力为核心目标，设立了学习目标、情景导入、案例分析和课后思考题等多个模块。以公共卫生应急预防、准备、响应、处置和恢复为主线，理论与实践相结合，系统介绍公共卫生应急知识体系，同时注重公共卫生应急领域的学科发展新趋势，介绍了学科新思路、新方法和新技术。医学生通过本教材的学习，可提升公共卫生应急学科思维水平和现场处置能力，为将来从事公共卫生应急实践打下牢固基础。

本教材可供医药院校预防医学、临床医学等专业本科生使用。

图书在版编目（CIP）数据

公共卫生应急/李芳健，戴宇飞，王慧主编. —北京：科学出版社，2024.2
科学出版社"十四五"普通高等教育本科规划教材
ISBN 978-7-03-078054-6

Ⅰ.①公… Ⅱ.①李… ②戴… ③王… Ⅲ.①公共卫生–突发事件–卫生管理–中国–高等学校–教材 Ⅳ.① R199.2

中国国家版本馆 CIP 数据核字（2024）第 017983 号

责任编辑：胡治国/责任校对：宁辉彩
责任印制：赵 博/封面设计：陈 敬

科学出版社 出版
北京东黄城根北街 16 号
邮政编码：100717
http://www.sciencep.com

保定市中画美凯印刷有限公司印刷
科学出版社发行 各地新华书店经销
*
2024 年 2 月第 一 版 开本：787×1092 1/16
2025 年 2 月第二次印刷 印张：20
字数：498 000
定价：88.00 元
（如有印装质量问题，我社负责调换）

序

  20 世纪以来，全球各种突发公共卫生事件和灾难频频出现，重大新发突发传染病的数次暴发和流行改变了人类文明的进程。新型冠状病毒感染疫情是中华人民共和国成立以来发生的传播速度最快、感染范围最广、防控难度最大的一次重大突发公共卫生事件。党和国家对疫情的防控高度重视、行动迅速，为中国人民抗击疫情坚定了信心、凝聚了力量、指明了方向。这是一次公共卫生应急的实战范例，全面检验了我国的治理体系和应急处置能力，也为维护我国和世界公共卫生安全作出了重要贡献。

  经过新型冠状病毒感染疫情的考验，我认为在公共卫生教育和人才培养领域，亟须培养具有风险意识、前瞻性思维、卓越能力和创新精神的高水平复合型医学人才。为强化医学生对突发公共卫生事件应急能力和培养其应对素养，积极探索公共卫生应急学科建设内涵和知识体系，以李芳健，戴宇飞，王慧教授为主编，领衔全国多位知名公共卫生领域的专家，共同编写了这部高水平教材——《公共卫生应急》。

  作为一门跨学科、跨专业的知识体系，公共卫生应急涉及急诊医学、传染病学、灾害医学、预防医学和卫生管理学等学科，它所要研究和解决的问题并不是简单的学科相加或是专业交叉，而是多学科知识整合和系统集成的结果。本书以提高医学生应急能力为核心目标，以公共卫生应急预防、准备、响应、处置和恢复为主线，理论与实践相结合，系统介绍公共卫生应急知识体系，更强调了公共卫生应急能力的实际应用性，注重公共卫生应急领域的学科发展新趋势，介绍了新思路、新方法和新技术，如数据科学和大数据技术在疫情防控中的创新和应用。

  在科学出版社的支持和帮助下，该教材的问世，将为预防医学、临床医学等专业学生在公共卫生领域提供高标准的课程教材，以培养高水平公共卫生领域的人才，进一步推动我国公共卫生突发事件的治理体系和应急处置能力。鉴于此，我对该教材编写的作者们表示崇高的敬意！

钟南山

2023 年 9 月

前　言

近 20 年来，公共卫生应急作为一门新型综合性和交叉性学科，发展非常迅速。因兼具理论性、政策性、实践性和时效性等特点，公共卫生应急逐渐发展成为公共卫生与预防医学类专业新兴的一门特色课程。长期以来，在传统的预防医学五年制本科人才培养方案和课程中，其学科内容多零星分散在《流行病学》《传染病学》《急诊医学》《营养与食品卫生学》《职业卫生与职业医学》等多门课程中，加强系统培养医学生公共卫生应急能力显得尤为必要。通过整合这些课程中的公共卫生应急内容，并融入新型冠状病毒感染疫情防控实践及现代卫生应急管理最新成果，本教材从多角度对公共卫生应急进行全景式阐述。

本教材紧扣国家重大需求，服务健康中国战略，既强调思想性和政策性，又突出可操作性、应用性。为贯彻落实立德树人的教育理念，本教材将思政教育有机融入正文中，深入挖掘政治认同、家国情怀、医学人文素养、敬业精神、高阶思维能力、科学精神和国际视野等思政元素，同时蕴含独特的课程思政教学设计，将鲜活的卫生应急实践案例生动地呈现在课程中，为广大教师开展课程思政教学提供参考，同时激发学生学习的兴趣，方便而实用。在国内公共卫生应急同类教材中，本教材是较早蕴含课程思政内容特色的教材。

本教材以公共卫生岗位胜任力为导向，注重现代应急管理核心理念教育，全面培养学生专业素质和岗位技能，提升卫生应急学科思维水平和现场处置能力，为其将来从事公共卫生应急实践打下牢固基础。本教材设立了学习目标、情景导入、案例分析和课后思考题等多个模块。全书主要包括 4 个部分共 15 章。第 1 部分为总论，即第 1 章公共卫生应急概论。第 2 部分为理论，包括第 2～4 章，即公共卫生应急管理体系，突发公共卫生事件监测预警、风险评估和应急决策，突发公共卫生事件应急现场调查。第 3 部分为应用，包括第 5～14 章，即突发重大传染病疫情应急、食物中毒卫生应急等 9 类卫生应急，以及心理危机干预。第 4 部分为技能，即第 15 章公共卫生应急技能实践。

本教材可供高等医药院校预防医学、临床医学、卫生管理、卫生检验与检疫、基础医学和护理学等专业本科学生使用，亦可作为高等院校其他专业（如公共管理和应急管理）及研究生教学用书，还可作为医药卫生专业人员和卫生管理干部参考用书。

本教材由国内多位高水平学者和知名教授引领，由来自全国近 20 家高校、科研机构和疾病控制部门的教师、科研工作者和公共卫生应急一线工作人员组成编委会。在编写过程中，得到了科学出版社的指导与大力支持，在此表示衷心的感谢！同时也感谢各位编者的大力支持与精诚合作！

本教材编写为初次尝试，其涉及的知识面很广，因编者水平有限，书中难免存在疏漏和不足之处，敬请同行专家及师生不吝赐教和指正，以供修订时参考。

李君健

2023 年 9 月

目　　录

第 1 章 公共卫生应急概论

学习目标

1. 系统掌握突发公共卫生事件的概念和特征、公共卫生应急的概念、公共卫生应急管理的主要理论，以及公共卫生应急的原则。

2. 熟悉突发公共卫生事件的分类、分级和分期，以及公共卫生应急管理的概念。

3. 了解我国公共卫生应急的发展历程和学科建设。

情景导入 **2009 年我国积极应对甲型 H1N1 流感**

2009 年 3 月 18 日，墨西哥陆续发现甲型 H1N1 流感（原称人感染猪流感）疫情。在不到 1 年的时间里就快速播散到全球 200 多个国家和地区，造成全球上万人的死亡，全球旅客量急跌 25%～30%，全球经济损失超过 2 万亿美元。4 月 25 日，根据《国际卫生条例》的规定，世界卫生组织（WHO）宣布 2009 年甲型 H1N1 流感疫情为国际关注的突发公共卫生事件。6 月 11 日，WHO 将全球流感大流行警戒级别升至 6 级。各国根据流行性感冒（简称流感）发展的各个阶段，开始制订并实施流感应对计划。

我国政府在 WHO 通报疫情后，迅速成立了由卫生部牵头、33 个国家部委参与的应对甲型 H1N1 流感疫情的联防联控工作机制。在应对甲型 H1N1 流感疫情时，我国汲取了 2003 年应对严重急性呼吸综合征疫情时积累的很多成功、有效的经验，及时将甲型 H1N1 流感纳入《中华人民共和国传染病防治法》规定的乙类传染病，并采取甲类传染病的预防控制措施，实施"强化预防措施、突出重点环节、加强重症救治、减少疫情危害"的策略。通过国境检疫、流行病学调查、病毒溯源、疫苗研发、防护消毒和快速检测等分工部署，科学有序地开展防控工作。自 2009 年 5 月 11 日我国报告首例输入性病例，截止到 2010 年 8 月 10 日，我国内地累计报告甲型 H1N1 流感确诊病例 128 033 例，死亡 805 人。

思考：

1. 什么是突发公共卫生事件？

2. 如何评价我国应对甲型 H1N1 流感疫情的措施？

近年来，全球突发公共卫生事件的发生越来越频繁，公共卫生应急问题日益成为全球瞩目的焦点。在社会发展过程中，我国公共卫生事业既面临新发突发重大传染病的挑战，又面临环境污染、职业危害、食品安全和生物安全等问题，这些公共卫生风险如不能得到及时有效预防和控制，必将导致各种公共卫生危机的发生，甚至会影响我国的社会治理和经济发展。

第一节 突发公共卫生事件概述

一、突发公共事件的概念和种类

从 2001 年美国"9·11"恐怖袭击事件、2008 年我国汶川地震、2011 年日本福岛核事故到 2019 年新型冠状病毒感染（新冠感染，曾称"新型冠状病毒肺炎"）大流行等突发公共事件，严重影响了人类健康和生命安全。突发公共事件（acute public event）通常简称突发事件（emergency），即突然发生的造成或者可能造成重大人员伤亡、财产损失、生态环境破坏和严重社会危害，需要采取应急处置措施予以应对的紧急事件。

在我国，根据事件的发生过程、性质和机制，突发公共事件主要分为自然灾害、事故灾难、公共卫生事件和社会安全事件等 4 类。

（一）自然灾害

自然灾害是人类赖以生存的自然界所发生的异常现象，即自然灾害，如地震、海啸、火山爆发、泥石流、台风、洪水、鼠害等。自然灾害对人类社会所造成的危害往往是触目惊心的。根据我国应急管理部数据分析显示，2019 年 5 月全国自然灾害共造成 989 万人次受灾、43 人死亡、4 人失踪、12.7 万人次紧急转移安置。

（二）事故灾难

事故灾难是指具有灾难性后果的事故。具体来说，是由人类生产、生活活动引发的，违反人们意志的，并且造成大量人员伤亡、经济损失或环境污染的意外事件。

（三）公共卫生事件

公共卫生事件一般是指传染病疫情、群体性不明原因疾病、食物和职业中毒、动物疫情，以及其他严重影响公众健康和生命安全的事件等。

（四）社会安全事件

社会安全事件是指由部分公众参与，有一定组织和目的，对经济社会稳定、政治安定构成重大威胁或损害，有重大社会影响的、涉及社会安全的紧急事件。主要包括恐怖袭击事件、经济安全事件和涉外突发事件等。如 2001 年发生在美国纽约世界贸易中心的"9·11"恐怖袭击事件。

上述 4 类突发公共事件往往是相互交织和关联的，某类突发公共事件可能和其他类别的事件同时发生，或引发次生、衍生事件，应当具体分析、统筹应对。如 2011 年日本大地震衍生海啸，进而导致核泄漏。

卫生应急部门的职责在于综合协调突发公共卫生事件的应急处置及自然灾害、事故灾难、社会安全事件的医学卫生救援工作。因此，无论哪类突发公共事件，通常都需要卫生部门的参与。

二、突发公共卫生事件的概念和种类

2003 年我国颁布的《突发公共卫生事件应急条例》将突发公共卫生事件（emergency public health event）定义为"突然发生，造成或者可能造成社会公众健康严重损害的重大传染病疫情、群体性不明原因疾病、重大食物和职业中毒，以及其他严重影响公众健康的事件。"

从广义上看，根据事件的成因和性质，目前常见的突发公共卫生事件可分为如下 8 类。

（一）重大传染病疫情

重大传染病疫情是指某种传染病在短时间内发生、波及范围广泛、出现大量病人和死亡病例，其发病率远远超过常年平均发病水平。例如，1988 年上海暴发甲型肝炎疫情，报告病例 292 301 例，促使 1989 年《中华人民共和国传染病防治法》的诞生，从此我国传染病防控正式进入法治化轨道。

（二）群体性不明原因疾病

群体性不明原因疾病是指在短时间内，某个相对集中的区域同时或相继出现具有共同临床特征的病人，且病例不断增加、范围不断扩大，又暂时不能明确诊断出病因的疾病。

（三）重大食物和职业中毒事件

重大食物和职业中毒事件是指由于食品污染和职业危害等原因造成的人数众多或者伤亡较重

的中毒事件。例如，食品安全史上影响深远的牛海绵状脑病（又称疯牛病）事件，该病自 1985 年在英国首次发现以来，对养牛业、饮食业，以及人类生命安全造成了巨大威胁。之后的 20 多年里，牛海绵状脑病已扩散到了欧洲、美洲和亚洲的 31 个国家，受到该病累及的国家有 100 多个，造成了巨大的经济损失和社会恐慌。

（四）新发传染病

新发传染病狭义是指全球首次发现的传染病，广义是指一个国家或地区新发生的、新变异的或新传入的传染病。据统计，近年来世界上发现 32 种新传染病，其中有半数在我国出现。

（五）群体性预防接种反应和群体性药物反应

群体性预防接种反应和群体性药物反应是指在实施预防接种措施时，免疫接种人群或预防性服药人群出现的异常反应。这类反应原因较为复杂，可以是心因性的，也可以是其他异常反应。

（六）重大环境污染事故

重大环境污染事故是指在化学品生产、运输、储存、使用和废气处置过程中，由于各种原因导致泄漏，造成空气、水源和土壤等周边环境污染，严重危害公众健康。例如，2004 年重庆某企业氯气储气罐发生泄漏，造成 7 人死亡、15 万人疏散的严重后果。

（七）核事故和放射性事故

核事故和放射性事故是指由于放射性物质或其他放射源造成公众健康严重损害的突发事件。例如，1986 年苏联切尔诺贝利核电厂核泄漏事故。再如 1992 年山西某地区"钴-60"放射源丢失，不仅造成 3 人死亡和数人住院治疗，还造成百余人受到过量辐射的惨痛结局。

（八）生物、化学和核辐射恐怖事件

生物、化学和核辐射恐怖事件是指恐怖分子为了达到政治、经济、宗教、民族等目的，通过实际使用或威胁使用放射性物质、化学毒剂或生物战剂袭击或威胁化工厂、核设施、化学品仓库、实验室和运输车等，引起有毒有害物质或致病性微生物释放，导致人员伤亡。例如，1995 年日本东京地铁沙林毒气事件，造成 5000 余人中毒和 12 人死亡。

三、突发公共卫生事件的特征

随着全球化不断推进，突发公共卫生事件呈现的种类和特征更加多元化和复杂化，其特征如下。

（一）突发性和不可预知性

突发公共卫生事件常常是突然发生、突如其来的，一般不易预测，难以通过科学仪器与工具手段进行预测和推断，但突发公共卫生事件的发生与转归具有一定的规律性。突发公共卫生事件一旦爆发与蔓延，需要政府机构与相关部门在紧急状态与短暂时限内作出分析判断，认定事实与推断结论，从而更好地进入应对处置环节。

（二）公共属性

突发公共卫生事件所危及的对象不是特定的人，而是不特定的社会群体，既包括直接受害者，也包括间接受害者。突发公共卫生事件一旦发生，在事件影响范围内的人都有可能受到伤害。

（三）社会危害的严重性

突发公共卫生事件对于生产、生活、公众健康和社会安全等造成不同程度的危害，造成重大

社会公共危机，可在短暂时间和微小区域造成人群发病与死亡、财产损失与社会动荡，对社会安全与经济发展影响严重，这需要政府部门及时有效地控制危机局面，减轻社会危害程度和蔓延破坏力。

（四）应急处置的系统性

由于突发公共卫生事件的突然性和骤然性，其预警、预测、风险评价、流行病学调查、现场处理和终止善后等工作常涉及多个部门和机构，其政策性与协调性较强。这是一项综合性的紧迫性任务和系统管理工程，需要政府各个部门分工合作、协同治理，共同参加应急响应和处置。

（五）全球化与国际化

当前，突发重大传染病流行、食品药品安全，以及生化袭击是全球性的问题，国际合作与交流空间巨大。在全球化与国际化背景下，突发公共卫生事件可以跨越洲际之间的阻隔以及区域之间的限定，横行肆虐，影响广泛。

四、突发公共卫生事件的分级和分期

（一）突发公共卫生事件的分级

根据突发公共卫生事件的性质、危害程度、涉及范围，可将突发公共卫生事件划分为特别重大（Ⅰ级）、重大（Ⅱ级）、较大（Ⅲ级）和一般（Ⅳ级）4级，依次用红色、橙色、黄色和蓝色进行预警，见表1-1。

表 1-1　突发公共卫生事件的分级和最高响应主体

级别	预警颜色	最高响应主体
特别重大突发公共卫生事件（Ⅰ级）	红色	国务院
重大突发公共卫生事件（Ⅱ级）	橙色	省级人民政府
较大突发公共卫生事件（Ⅲ级）	黄色	市（地）级人民政府
一般突发公共卫生事件（Ⅳ级）	蓝色	县（区）级人民政府

其中，特别重大突发公共卫生事件（Ⅰ级）主要包括以下内容。

1.肺鼠疫、肺炭疽在大、中城市发生并有扩散趋势，或肺鼠疫、肺炭疽疫情波及2个以上的省份，并有进一步扩散趋势。

2.发生严重急性呼吸综合征、人感染高致病性禽流感病例，并有扩散趋势。

3.涉及多个省份的群体性不明原因疾病，并有扩散趋势。

4.发生新传染病或我国尚未发现的传染病发生或传入，并有扩散趋势，或发现我国已消灭的传染病重新流行。

5.发生烈性病菌株、毒株、致病因子等丢失事件。

6.周边以及与我国通航的国家和地区发生特大传染病疫情，并出现输入性病例，严重危及我国公共卫生安全的事件。

7.国务院卫生行政部门认定的其他特别重大突发公共卫生事件。

（二）突发公共卫生事件的分期

突发公共卫生事件通常遵循一个特定的生命周期，像自然界许多有机生命体一样，经常有产生、发展、减缓和结束的阶段。根据1986年美国危机管理学者斯蒂文·芬克（Steven Fink）提出的危机传播四阶段模型，突发公共卫生事件可划分为4期，见图1-1。

1. 潜伏期 即前驱期，是指突发公共卫生事件征兆已显现的时期。主要任务是通过监测和预警以防范和阻止突发公共卫生事件的发生，或把其控制在特定的范围内。

2. 爆发期 指突发公共卫生事件进入紧急阶段，并且有可能产生不良影响。主要任务是快速响应和处置，及时控制突发公共卫生事件，并防止其蔓延。

3. 缓解期 指突发公共卫生事件进入相持阶段，但仍有可能继续向坏的方向发展。主要任务是保持卫生应急措施的有效性，并尽快恢复正常秩序。

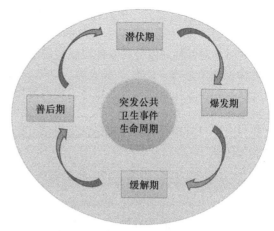

图 1-1 突发公共卫生事件生命周期

4. 善后期 指突发公共卫生事件进入有效处置之后的收尾阶段。主要任务是对整个事件的处理过程进行回顾、审视、调查和评估，并总结经验，使之成为今后预防及处置类似突发公共卫生事件的范例。

（三）其他突发公共事件医疗卫生紧急救援响应分级

根据突发公共事件导致的人员伤亡和健康危害情况，将卫生应急和医疗救援事件分为特别重大（Ⅰ级）、重大（Ⅱ级）、较大（Ⅲ级）和一般（Ⅳ级）4级。

其中，特别重大事件（Ⅰ级）主要包括以下内容。

1. 一次事件出现特别重大人员伤亡，且危重人员多，或者核事故和突发放射性事件、化学品泄漏事故导致大量人员伤亡，事件发生地省级人民政府或有关部门请求国家在医疗卫生救援工作上给予支持的突发公共事件。

2. 跨省（自治区、直辖市）的、有特别严重人员伤亡的突发公共事件。

3. 国务院及其有关部门确定的其他需要开展医疗卫生救援工作的特别重大突发公共事件。

第二节 公共卫生应急概述

一、公共卫生应急的概念和内涵

（一）公共卫生应急的概念

所谓应急（emergency），一般是指对突发事件的响应和处置。应急有时侧重对突发事件的反应或响应，在英语中亦翻译为"emergency response"。应急是为了预防和减少突发事件的发生和发展，控制、减轻和消除突发事件引起的严重社会危害，规范突发事件应对行为，保护广大人民群众人身安全和财产安全，维护国家安全、公共安全、环境安全和社会秩序所采取的具体措施。

公共卫生应急有狭义和广义之分。狭义的公共卫生应急主要是指突发公共卫生事件发生后，人们所采取的应急响应、处置和控制措施等，在英语中可翻译为"public health emergency response"。广义的公共卫生应急常简称为卫生应急，两者一般不做严格区分，不仅包括突发公共卫生事件发生后的紧急应对行为，还包括对突发公共事件的紧急医疗卫生救援，以及对重大活动的应急保障等，在英语中可翻译为"public health emergency"或"health emergency"。2019 年中国医学救援协会指出，卫生应急是为了预防突发公共卫生事件的发生，控制、减轻和消除突发公共卫生事件和其他突发公共事件引起的危害所采取的一切活动的总称，这也是本书主要应用的概念。

国内学者也对卫生应急的有关概念进行了解析。有专家指出，卫生应急是指在突发公共卫生事件发生前或出现后，采取相应的监测、预测、预警、储备等应急准备，以及现场处置等措施，及时对产生突发公共卫生事件的可能因素进行预防和对已出现的突发公共卫生事件进行控制；同时，对其他突发公共事件实施紧急的医疗卫生救援，以减少其对社会政治、经济、人民群众生命安全的危害。还有专家认为，卫生应急是为了预防和处置突发公共卫生事件的发生，控制、减轻和消除各类突发公共事件引起的健康危害所采取的一切活动的总称。另有专家认为，卫生应急是指为了预防和处置突发公共事件或突发公共卫生事件所采取的一切活动的总称。上述这些概念，尽管对公共卫生应急内涵的界定还存在某种差异，但均强调了公共卫生应急的对象、内容和任务。

（二）公共卫生应急的基本内涵

1. 公共卫生应急以群体为主要对象，并兼顾个体。在多数突发公共卫生事件中，涉及的范围或影响不是个体，而是群体，可能是几十人、几百人，有时甚至是成千上万人，如果不能及时响应和处置，其发展趋势有时难以控制和想象。

2. 公共卫生应急主要有两大任务。其一是突发公共卫生事件的应急响应和应急处置，其二是其他各类突发公共事件的紧急医学救援。这两大任务赋予了公共卫生学、预防医学、急救医学、灾难医学和卫生管理学等学科知识、技能和方法在公共卫生应急学科中的基础性地位。

3. 公共卫生应急系统由多元主体组成。公共卫生应急系统是由政府、企事业单位、非政府组织、媒体和社会力量等多元治理主体构成的一个动态、开放的系统。我国公共卫生应急响应的主体既有国务院、国务院卫生行政主管部门和其他有关部门，也有省级、市级和县级以上地方人民政府，以及各级卫生行政主管部门、疾病预防控制机构、医疗卫生机构等，还有中国人民解放军、武装警察部队及其医疗卫生机构等。

二、公共卫生应急管理的概念和理论

（一）公共卫生应急管理的概念

应急管理是国家治理体系和治理能力的重要组成部分，承担着防范、化解重大风险，及时应对处置各类突发事件的重要职责。公共卫生应急管理（public health emergency management）是指为了预防和处置突发公共卫生事件或突发事件公共卫生问题，运用应急管理的科学和技术手段，达到控制和减少危害的一门学科。从概念特征来看，公共卫生应急管理是把应急管理的理论和技术应用于现代公共卫生和预防医学领域的具体实践活动。公共卫生应急管理体系需要紧跟国家整体应急管理能力的提升而不断调整、完善和发展。

（二）公共卫生应急管理的主要理论

1. 风险管理（risk management） 在全球化、信息化的大背景下，风险社会已然成为新时代的社会标签。近年来，国内外学者越来越认识到，公共卫生应急管理离不开对各类风险的预防和控制管理。世界各国都将公共卫生应急管理的重点环节置于风险管理，认为它是实现防患于未然的最重要手段。风险管理主要是通过风险识别、风险评估、风险监测、风险沟通和风险控制等管理活动的开展，预防和减少各种风险源产生的一系列活动。公共卫生风险管理的主要任务是对可能发生的突发公共卫生事件的风险进行快速应对和管理行动，更应偏重事前管理，而非"事后诸葛亮"式的事后管理。

2. 危机管理（crisis management） 早在20世纪60年代，美国学者就提出了危机管理的概念，并将其作为一门学科，纳入到了决策学领域。目前有学者认为，凡涉及公众安全的危机就是公共危机（public crisis）。在2003年严重急性呼吸综合征（severe acute respiratory syndrome，SARS）全球流行背景下，现代危机管理理论得到迅速发展。危机管理主要研究危机发生的根源、危机的生命周期及其演变规律、危机管理的组织体系构建、信息和沟通管理等内容。荷兰危机管理科学家罗森塔尔（Rosenthal）提出了危机管理的 PPRR 模型，包括危机前预防（prevention）、危机前准备（preparation）、危机爆发期反应（response）和危机结束期恢复（recovery）4 个不同阶段。危机管理就需要针对公共卫生危机建立全参与、全风险、全过程的综合性应急管理体系。我们今天所生活的世界风险无处不在，危机时有发生。研究表明，重大传染病疫情全球大流行，也很容易引发跨地区公共危机，甚至全球公共危机。

3. 信息管理（information management） 突发公共卫生事件应急信息是指与突发公共卫生事件直接或间接关联的一切信息。自 2003 年严重急性呼吸综合征疫情以来，我国信息获取实现了从零次信息向公开信息转变，并加强了信息沟通和信息管理。在移动互联网时代，微信、微博等社交媒体是新型冠状病毒感染疫情（新冠疫情）信息传播的主要渠道，传统主流媒体的作用受到严重冲击。信息公开是卫生应急响应和处置的"黄金法则"。为保证信息管理的科学性、准确性和权威性，需要构建一套与现代互联网社会相适应的信息管理机制，主要包括信息收集、信息整理、信息沟通和信息反馈机制。国家应建立公共卫生信息管理平台和基础卫生资源数据库，并开发管理应用软件，适应突发公共卫生事件和法定传染病疫情监测的信息采集、汇总、分析、报告等工作的需要。

三、公共卫生应急的原则

（一）预防为主、常备不懈

坚持"平战结合"的理念，具备"平时服务、急时应急、战时应战、平战结合"的公共卫生应急能力。公共卫生应急工作的首要目标是预防突发公共卫生事件的发生，尽可能地将突发公共卫生事件控制在萌芽状态或事件发生的早期。要提高全社会防范突发公共卫生事件对健康造成影响的意识，落实各项防范措施。对可能引发各类突发事件并需要卫生应急的情况，要及时进行分析、预警，做到早发现、早报告和早处理。这就需要充分做好日常卫生应急准备（emergency preparedness），对可能发生的突发公共卫生事件，为迅速、科学、有序地开展应急行动而预先进行思想准备、组织准备和物资准备。例如，建立完善预案体系、组建训练有素的综合性卫生应急队伍、建立灵敏的公共卫生信息网络、建设平战结合的重大疫情防控救治体系，以及强化日常卫生应急准备、提高预测预警和快速有效处置能力、促进现场流行病调查和提高实验室检测能力等。

（二）统一领导、分级负责

根据突发公共卫生事件的范围、性质和对公众健康危害程度，实行分级管理。各级人民政府负责突发公共卫生事件应急处理的统一领导和指挥，各有关部门按照卫生应急预案规定，在各自的职责范围内做好卫生应急处理的有关工作。各级各类医疗卫生机构要在卫生行政部门的统一协调下，根据职责和预案规定，做好物资技术储备、人员培训演练、监测预警等工作，快速有序地对突发公共卫生事件进行反应。

（三）全面响应、保障健康

在突发公共卫生事件发生时，能及时有效地调动相关卫生资源、整合各种社会资源、动员全社会参与，开展应急响应和处置工作。卫生应急工作的重要目标是避免或减少公众在事件中受到的伤害。突发公共卫生事件往往涉及人数众多，常常遇到的不是某一类疾病，而是疾病和心理因素的复合危害，另外还有迅速蔓延的特点。在突发公共卫生事件处理中，疾病控制、医疗救治等医疗卫生机构，需要在卫生行政部门的协调下和其他部门的支持配合下协同开展工作。其目标是最大限度地减少事件带来的直接伤亡和对公众健康的其他影响。

（四）依法规范、措施果断

《中华人民共和国传染病防治法》和《突发公共卫生事件应急条例》等法律、法规的出台，为卫生应急机制的建设和卫生应急工作的开展提供了法律保障。同时，依靠科学、依靠专业队伍、依靠全社会和群众开展卫生应急。各级人民政府和卫生行政部门要按照相关法律、法规和规章的规定，完善突发公共事件卫生应急体系，建立系统、规范的卫生应急处理工作制度，对突发公共卫生事件和需要开展卫生应急的其他突发公共事件做出快速反应，及时、有效地开展监测、报告和处理工作。

（五）依靠科学、加强合作

突发公共事件卫生应急工作要充分尊重和依靠科学，要重视开展事件防范和卫生应急处理的科研和培训，为卫生应急处理提供先进、完备的科技保障。中央、地方和军队各有关部门和单位，包括卫生、科技、教育等各行业和机构要通力合作、资源共享，有效地开展突发公共卫生事件卫生应急工作。要组织、动员公众广泛参与突发公共卫生事件应急处理工作。同时，卫生应急工作也要充分借鉴国外卫生应急的理论和实践。做好我国卫生应急工作是国际卫生应急工作的重要部分。

第三节　公共卫生应急的演变与发展

一、国外公共卫生应急的发展历程

近 20 年，公共卫生应急作为一门独立学科发展迅速。许多国家把美国"9·11"恐怖袭击事件看成是应急理论发展的又一个新的转折点，突发公共卫生事件的理论研究和实践正式被提出。

（一）美国公共卫生应急的发展和简介

从 20 世纪 70 年代开始，美国以《国家安全法》《全国紧急状态法》《公共卫生服务突发事件反应指南》《突发事件后的公共卫生服务指南》等法律、法规体系为依据，逐步建立并不断完善国家危机应对系统。1979 年美国组建了联邦应急管理局（FEMA）。2001 年发生"9·11"恐怖袭击事件和炭疽威胁后，美国建立了新的突发公共卫生事件应急体系。对于一般突发事件，国土安全部具有主要的领导作用，负责协调联邦各机构应对突发公共事件；重大突发事件基于严重程度由总统直接宣布进入紧急状态，联邦应急管理局便成为一切应急工作的协调机构。

从整体上而言，美国建立了"国家—州—地方"三级垂直公共卫生应急管理体制，三级应对系统自上而下分别为疾病预防控制系统（联邦）、医院应急准备系统（州）和大都市医疗应急系统（地方），其核心是以美国疾病预防控制中心为主体的疾病预防控制体系。美国应对突发公共卫生事件的资源保障系统包括"全国医药器械应急物品救援快速反应系统"、"美国公共卫生系统实验室体系"、"流行病学调查小组"和"城市医学应急网络系统"，以及"全国健康教育系统"等，它集中了美国各种资源以应对形态各异的危机。美国疾病预防控制中心在紧急事件运作中心成立了由医学专家、微生物学家、流行病学家和有处理国际事件、传染疾病经验的公共卫生官员等专业人员组成的国际联合小组，负责危机情态的国际交流，同时就重大疾病的控制、流行趋势、病原学检测等向各国提供不同程度的技术或信息支持。

（二）日本公共卫生应急的发展和简介

日本作为地震和火山多发的国家，已经建立了综合性的应急管理体系。1998 年日本政府在内阁官房新增了由首相任命的内阁危机管理总监，并设立危机管理中心。内阁首相是危机管理的最高指挥官，内阁官房负责整体协调和联络，并通过安全保障会议、内阁会议、中央防灾会议等决策机构制定危机对策。日本突发公共卫生事件应急管理体系由厚生劳动省具体建立。中央主管机构突发公共卫生事件应急管理的最主要职责是收集信息，并制定和实施应急对策。

日本注重应急管理体制的创新，改变了传统上以防灾部门和卫生部门为主的分立管理方式，而以内阁府为中枢，采取了整个政府集中应对的一元化管理体制。日本在经历了1995年阪神大地震的惨痛教训后，加强了危机管理与政府纵向集权应急功能，在纵向上实行中央、都（道、府、县）、市（町、村）三级防灾、救灾组织管理，建立了各省、厅分工合作的应急机制。横向上，保健所与地方政府、警察局、消防部门、医师协会、医疗机构、地方卫生研究所等都建立了协调关系。

日本在突发公共事件应急信息化发展方面，不仅建立了完善的应急信息化基础设施，而且在长期的应急实践中，还采用信息技术手段提升了应急管理水平。日本近年来还频繁受到恐怖袭击的威胁，但造成的人员伤亡、财产损失相对较少。社会成员危机意识较强，具备较强的自救互救能力。

二、我国公共卫生应急的发展历程

我国现代公共卫生应急的发展主要分为3个阶段。1949年中华人民共和国成立至2002年底为第一阶段，即起步探索阶段；2003年SARS疫情至2019年为第二阶段，即快速发展阶段；2020年新型冠状病毒感染全球疫情大流行至今为第三阶段，即提高完善阶段。

（一）起步探索阶段

1949年中华人民共和国成立以后，伴随着社会经济的快速发展，危害公共安全和社会秩序的突发公共事件发生得越来越频繁，我国逐渐形成了一些针对突发公共事件的管理体制和应急工作办法，在实践中积累了大量工作经验。例如，1976年河北省唐山大地震造成了大量人员伤亡，中共中央迅速行动，建立相关救灾机构，加强对卫生防疫工作的领导，制定了"预防为主"的方针，采取大规模喷洒消毒药物、迅速提供清洁饮用水和清运人畜尸体等办法预防瘟疫的暴发，取得了积极成效。大灾之后必有大疫，这是中华人民共和国成立前中国历史上几乎不变的规律。这些重大措施使唐山大地震后不但没有发生大的疫情，而且各种传染病比常年同期下降46.85%，死亡人数下降了78.32%。

在这一阶段，我国尚没有形成一套完整的公共卫生危机应急体系，法律、法规中很少有与公共卫生应急直接相关的内容。公共卫生应急体系只是政府应对紧急事件工作的一部分，没有针对性形成从预防、应对、救援到重建的完整应急体系。在应对工作中明显表现出经验性和临时性的特点，应对突发公共卫生事件的重心是紧急医学救援和减少损害，但是缺乏完善的突发公共卫生应急响应机制。2002年1月中国疾病预防控制中心（Center for Disease Control and Prevention，CDC）正式成立，预示着我国专职卫生应急机构的建设翻开了崭新的一页。自此，国家、省、地（市）、县四级疾病预防控制中心为主体的疾病预防控制体系初步形成。

（二）快速发展阶段

2003年SARS疫情的暴发流行，暴露出我国传统政府管理体制公共卫生应急能力的不足，不仅对我国建立健全疾病预防控制系统提出了新要求，也推动我国开始系统全面建设综合应急体系。在艰难取得抗击SARS危机的胜利之后，国务院办公厅专门成立了突发公共事件应急预案工作小组，推动突发公共事件应急预案的编制和应急机制、体制、法制工作的建设，促进了第一部专门卫生应急法规《突发公共卫生事件应急条例》的出台。我国通过立法形式正式建立了卫生应急机制，这是我国公共卫生管理中的一项重大创新举措。从此，卫生应急学科成为公共卫生与预防医学学科的新的组成部分。

2004年3月，卫生部设立卫生应急办公室，负责全国突发公共卫生事件应急处理的日常管理工作。2004年12月，我国新修订的《中华人民共和国传染病防治法》颁布实施，是完善卫生应急法制体系的又一重大举措。国家、省、地（市）和县四级疾病预防控制工作网络已基本建立，国家和各省分别设立了突发公共卫生事件应急指挥部，突发公共卫生事件防控及医疗救治等工作由各地卫生行政部门及政府有关部门具体负责组织实施。

2007年第十届全国人民代表大会常务委员会第二十九次会议通过了《中华人民共和国突发事件应对法》，这标志着我国应急管理法律体系的初步建立，也标志着我国应急管理体系的基本建成。2018年我国设立应急管理部，其主要职责是组织编制国家应急总体预案和规划，指导各地区、各部门应对突发事件工作，推动应急预案体系建设和预案演练。公共卫生事件和社会安全事件由于专业性和涉及面广等仍然保持原有体制，应急管理部门将在实践中强化同卫生应急部门的协作沟通。

尽管面临着很多挑战，我国近20年的公共卫生应急工作已在诸多方面取得了重大进展，尤其是以法制为基础的公共卫生应急管理体制已初步形成。

（三）提高完善阶段

新型冠状病毒感染是近百年以来人类遭遇的影响范围最广的全球性大流行病，对全世界是一次严重危机和严峻考验。2020年1月，国务院建立联防联控工作机制，主要由国家卫生健康委员会牵头，成员单位为32个部门。这是具有高行政级别的卫生应急组织机制，对于遏制疫情发展、救助感染病人、保护广大人民和恢复社会秩序起到了积极有效的作用。除了国务院联防联控工作机制，我国还建立了中央应对疫情工作领导小组，加强对全国疫情防控的统一领导、统一指挥。我国经过艰苦卓绝的努力，有力扭转了疫情局势，疫情防控阻击战取得重大战略成果。不过，也折射出在我国公共卫生体系中，监测预警、应急响应和应急处置等方面仍存在着诸多问题。我国公共卫生应急体系还需要进一步加强和完善，不能满足于已有的成绩，而忽视潜在的危机。

2020年10月，第十三届全国人民代表大会常务委员会第二十二次会议通过了《中华人民共和国生物安全法》，旨在维护国家安全，防范和应对生物安全风险，保障人民生命健康，促进生物技术健康发展，推动构建人类命运共同体。国家建立重大新发突发传染病、动植物疫情联防联控机制。国家加强国境、口岸传染病和动植物疫情联合防控能力建设，建立传染病、动植物疫情防控国际合作网络，尽早发现、控制重大新发突发传染病、动植物疫情。

2021年5月，国家疾病预防控制局正式挂牌，这意味着疾病预防控制机构（disease prevention and control institution，常简称疾控机构或疾控部门）职能从单纯预防控制疾病向全面维护和促进全人群健康转变。国家疾病预防控制局是隶属国家卫生健康委员会管理的副部级机构，将给我国公共卫生事业的发展带来战略发展机遇，也为新发传染病的防控救治，以及突发公共卫生应急事件的应对创造补短板和建机制的机会。

第四节　公共卫生应急的学科发展和挑战

一、我国公共卫生应急学科发展和建设

一般认为，公共卫生应急是一门综合性和交叉性新型医学学科，常涉及病原微生物学、传染病学、急诊医学、康复医学、流行病学和统计学，以及社会医学及卫生管理学等，是预防医学与公共卫生学科体系的重要组成部分。

公共卫生应急作为一门独立学科，在国内出现是近20年的事情。进入21世纪，SARS于2003年初在全球30多个国家和地区暴发或流行，造成全球性公共卫生危机，直至2003年中期疫情才被逐渐消灭。我国新世纪公共卫生应急研究源于2003年的SARS危机，这种始于传染病流行的公共卫生事件却引发了全社会一系列连锁反应，最终让国内科研机构、高等院校等学术机构认识到开展公共卫生应急理论研究和学科建设的重要性。作为一门新兴的学科，公共卫生应急随着国家战略需求而产生、发展和完善，该学科人才培养目标主要定位于培养高水平、高层次、复合型卫生应急人才。

2008 年卫生部在复旦大学公共卫生学院召开"卫生应急学科建设研讨会",会议就卫生应急学科建设、课程设置和教材建设等方面初步达成了共识。在同一年暨南大学开设应急管理专业,首次招收 100 名本科生,培养从事公共管理专业并擅长危机管理的专门人才。2010 年北京大学公共卫生学院成立卫生应急管理中心,建立了高水平的研究平台。2012 年我国成立了中华预防医学会卫生应急分会,这是一个里程碑事件,标志着公共卫生应急作为一门预防医学的新学科,进入了崭新的发展阶段。同年,广东省疾病预防控制中心构建"十二五"医学重点学科"公共卫生应急管理"。2017 年江苏省卫生计生委与徐州医科大学合作建立江苏省卫生应急研究所。目前,卫生应急管理已被国务院学位委员会批准纳入二级学科硕士点目录,隶属于公共卫生与预防医学这个一级学科。2021 年 6 月,教育部公布学位授予单位(不含军队单位)自主设置二级学科和交叉学科名单,其中北京大学、徐州医科大学和潍坊医学院自设公共卫生应急管理二级学科,南方医科大学设置卫生应急交叉学科,安徽医科大学设置应急医学交叉学科。

多年以来,国内高等院校公共卫生专业以理论教学为主,对学生实践能力的培养尤其是对突发公共卫生事件的应急处理能力的教育培训需要进一步提升。我国应改善与实践脱节的公共卫生教育,加强医学生在公共卫生应急方面的理论与实践培养。高校可与相关机构(疾病预防控制中心和传染病医院等)加强合作,如定期组织开展卫生应急演练及卫生应急实践技能竞赛。近 10 年来,国内 20 多所高等医药院校(天津医科大学、哈尔滨医科大学、广州医科大学和暨南大学等)开始探索面向公共卫生与预防医学专业类本科生和研究生设置公共卫生应急课程。

2019 年 10 月,根据《教育部关于一流本科课程建设的实施意见》,教育部开始实施一流本科课程"双万计划",认定万门左右国家级一流本科课程和万门左右省级一流本科课程。其中 2020 年广州医科大学申报的"卫生应急"获广东省教育厅首批一流线下课程,2021 年东南大学申报的"卫生应急学(研讨课)"获江苏省首批一流课程。2023 年 5 月,这两门课程均获批为教育部第二批国家级一流本科课程。

二、我国公共卫生应急的发展和展望

科学合理地进行公共卫生应急学科建设非常必要。英国、日本等国家的很多高校较早就设有卫生应急(应急管理和灾害医学等)学科或相关专业。因此,国外先进的教研经验值得借鉴和学习。今后相当长的一段时期,我国将加强卫生应急理论研究,提高卫生应急学术水平,并加强国际交流和合作,通过筹建高水平公共卫生学院,培养高水平的一流公共卫生应急人才。

(一)现代信息平台和技术的应用

近年来,信息技术的发展日新月异,物联网、云计算和新一代移动通信等新技术不断涌现。在新建突发公共事件卫生应急指挥平台(emergency command platform),或者对已有平台进行改造时,可以将云计算引入到基础设施和服务的部署和实施中,可以采用射频识别(RFID)、红外感应器、全球定位系统、激光扫描器等传感设备对应急资源进行自组网,下一代移动通信和卫星通信对于满足复杂环境中卫生信息沟通有重要作用。

(二)加强跨部门协作和支持

卫生行政部门在卫生应急指挥与决策系统建设中应该注重部门间(公安、民政、国土和海关等)的资源共享、部门内(疾病预防控制中心、卫生监督、医疗单位和血液中心等)的协调沟通;做好公共卫生应急系统信息标准的建设,保障全国卫生应急系统的互联互通;同时需要做好卫生应急信息队伍建设,做好人才引进、培养和培训。

(三)发展学科队伍和职业培训,提高卫生应急专业能力

近年来,我国各级卫生行政部门和疾病预防控制中心都相应成立了专门的卫生应急处(科)

室，整体公共卫生应急能力显著提升。我国国土辽阔，各地情况异常复杂，各种突发事件与突发公共卫生事件的潜在危机大量存在，现有的卫生应急人力资源和储备远远不能满足实际工作的需要，大力推进专业应急队伍建设是当务之急。

根据我国《突发公共卫生事件应急条例》和《国家突发公共事件总体应急预案》文件的要求，应制订培训计划、编写培训教材，开展有效的突发公共卫生事件的模拟演练（演习），这是提高危机应对水平和反应速度的重要方式。公共卫生应急演练不仅可以提高公共卫生专业人员的岗位胜任力，而且可以向社会推广突发公共卫生危机的教育宣传，使公众获得自救互救能力，提高全社会的卫生应急素养和应急能力。

（李芳健　戴宇飞　蒋义国）

思　考　题

1. 公共卫生应急的概念是什么？
2. 简述突发公共卫生事件的特征和分级。
3. 公共卫生应急管理的概念和内容是什么？
4. 简述我国公共卫生应急的发展历程。

第 2 章　公共卫生应急管理体系

学习目标

1. 系统掌握应急管理体系、公共卫生应急预案、卫生应急响应和卫生应急专业队伍的概念，以及卫生应急管理体制的组成，卫生应急运行机制的内容。

2. 熟悉公共卫生应急预案的内容、公共卫生应急法律体系。

3. 了解卫生应急运行机制与应急管理体制的关系、公共卫生应急管理信息平台的主要功能。

情景导入　　　　我国抗震救灾的应急管理制度保障（汶川地震）

2008 年 5 月 12 日 14:28:04，四川汶川发生里氏 8 级特大地震，最大烈度达 11 度，余震 3 万多次，涉及四川、甘肃、陕西、重庆等 10 个地区 417 个县（市、区）、4667 个乡（镇）、48 810 个村庄。此次地震造成 69 227 名同胞遇难、17 923 名同胞失踪，需要紧急转移安置的受灾群众 1510 万人。这是中华人民共和国成立以来破坏性最强、波及范围最广的一次地震。

针对此次地震，各级政府有序有效地开展了应急救援工作。中央政府从各个省市抽调卫生人力资源和物资支援灾区，四川省也紧急调用全省医疗和防疫资源汇集灾区，其规模在改革开放以来堪称之最。温家宝总理亲任抗震救灾总指挥部总指挥。同时，国家紧急成立了由卫生部牵头的卫生防疫组，建立了会商、信息通报、措施联动等运行机制；落实中央和地方以及各部门的各项工作职责；充分发挥军地协同优势，统筹调配军队、地方队伍和应急物资。虽然当地的卫生系统遭到严重损坏，但灾后开展的自力更生、生产自救与国家扶持、对口支援等多形式的恢复与重建工作，对当地的医疗秩序、卫生防疫秩序和服务能力的快速恢复起到了极大作用。

我国已建成相对成型的公共卫生应急法律体系，为此次抗震救灾提供了有力保障。党的十六大以来，我国加强了以"一案三制"（应急预案、应急管理体制、应急管理机制和应急管理法制）为核心内容的应急管理体系建设。2007 年 11 月 1 日正式实施的《中华人民共和国突发事件应对法》在此次地震救援中发挥了重要作用，这是中华人民共和国第一部应对各类突发事件的综合性法律，标志着我国公共卫生应急法律体系基本形成。该法明确规定政府是应急工作的"第一责任人"，解放军、武警部队和民兵组织要依法、依命令参加应急救援和处置，公民、法人、其他组织也有义务参与。

思考：

1. 在 2008 年四川汶川大地震中，我国公共卫生应急管理体系发挥了哪些作用？

2. 从卫生应急法律角度，谈一谈此次地震给我们带来哪些启示？

健全国家公共卫生应急管理体系，充分发挥"一案三制"的作用，有效预防、控制、化解、消除重大急性传染病等突发公共卫生事件，是我国政府切实履行法定职责的必然要求，是巩固完善国家应急管理体系和综合治理的基础工程，意义重大，任务艰巨。

第一节 概　述

一、应急管理体系的概念和架构

（一）概念

在应急管理活动中，应急管理体系（emergency management system）是由一系列相互关联的要素、组织功能系统，以及相应的制度规则系统构成的，具有特定结构和功能的有机整体。受制于各国特定的历史、文化、制度、体制等因素的影响，其公共卫生应急管理体系的组织功能架构和相应的制度体制架构各有不同。2003 年严重急性呼吸综合征疫情发生后，我国在推动应急预案体系建设为先导的基础上，加快了应急体制、机制和法制的建设，进而构建和完善了我国公共卫生应急管理体系。

（二）基础架构

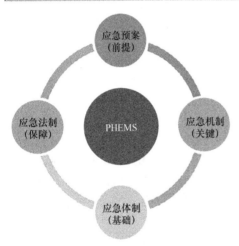

图 2-1　我国应急管理体系基础架构

我国公共卫生应急管理体系（public health emergency management system，PHEMS）以"一案三制"（应急预案、应急机制、应急体制、应急法制）为基础架构进行构建，四者不可分割、相互作用、相互补充，见图 2-1。该系统主要关注如何通过良好的结构与功能模块设计来保障公共卫生应急管理体系目标的实现，以及确保各子系统（如卫生应急指挥系统、响应联动系统和资源保障系统等相应系统）功能的有效发挥。它从宏观和微观层面构建起了保障卫生应急反应组织系统能够有效运行的制度和操作规范体系，并成为我国应急反应体系的核心内容；它为突发公共卫生事件应对系统能够有效完成和实现其各种重要功能（如监测预警功能、指挥协调功能、联动处置功能、资源支持和技术保障功能、社会协同及公众动员等系统功能）提供了重要的制度和规范保障。在公共卫生应急管理体系各要素之间的相互关系中，最重要的是卫生应急管理运行的法治保障、管理体制和运行机制。

公共卫生应急工作需要应对所有类别的突发公共卫生事件，不仅要应对各种急性传染病暴发、中毒事件和群体性不明原因疾病事件等，还要应对自然灾害、事故灾难和社会安全事件等各种突发公共事件的公共卫生安全保障和医疗救援问题。此外，根据突发公共卫生事件的特点，公共卫生应急工作需要涉及多个政府职能部门、多级行政区域之间的密切合作，需要整合政府部门、事业单位、社会团体、企业和个人等多方力量共同应对。上述原因决定了公共卫生应急体系的基本架构要能灵活地应对所有类别突发公共卫生事件的各种情形。

二、公共卫生应急管理体系建设的意义

（一）它是保障人民生命安全和身体健康的迫切需要

人类社会发展到今天，各种新发突发传染病等重大疫情风险从未远离。近 30 年来，全球出现新发传染病 40 多种，其传播范围广、蔓延速度快、社会危害大，成为全球公共卫生的重点关注和难点领域。只有构建起强大的公共卫生应急管理体系，织紧织密"防护网"、筑牢筑实"隔离墙"，才能为全人类健康提供有力保障。

（二）它是防范化解重大公共卫生风险挑战、维护国家安全的重要举措

当前，我国国家安全的内涵和外延比历史上任何时期都要丰富，除了需要应对传统安全风险，还要对生物安全等非传统安全问题作出前瞻性部署。重大急性传染病传播迅速、危害巨大，如果处置失当、应对失误，不仅严重影响人民群众日常生活，还会造成人群恐慌、社会不稳，甚或消解现代社会多年的建设成果。我们必须坚持底线思维，完善公共卫生应急管理体系，时刻防范卫生健康领域的重大风险，力求把问题解决在萌芽之时、成灾之前。

（三）它是健全国家治理体系、提升国家治理能力的必然要求

卫生健康治理体系建设的根本目标是维护和增进人民健康，为经济社会发展创造良好条件，及时稳妥地处置重大新发突发传染病是其重要职责。党的十八大以来，我国深入推进"健康中国"建设和爱国卫生运动，公共卫生服务体系建设稳步发展，成功防范和应对了甲型 H1N1 流感、H7N9 禽流感和埃博拉出血热等突发传染病疫情。2019 年突发的新型冠状病毒感染疫情，复杂性、艰巨性前所未有，对经济社会发展和全球化进程的冲击力度前所未有，在沉着应对的同时，也要深刻反思，进一步完善公共卫生应急管理体系，为提升卫生健康综合治理能力提供可靠的制度保证和法律保障。

第二节　公共卫生应急预案

公共卫生应急预案（常简称"卫生应急预案"）是我国卫生应急"一案三制"中的重要组成部分，是卫生应急管理体系的前提和基础。随着经济社会的发展，突发公共卫生事件发生的频次和复杂程度不断上升，且种类繁多，无论是自然灾害还是人为灾难事故，都可能造成不可预测且复杂的人员伤亡。为了保障医疗卫生工作能够顺利开展，就必须制定合理、完整、灵活的卫生应急预案，确保卫生应急救援工作有章可循、有据可依。卫生应急预案不仅能够有效预防、及时控制和消除突发公共卫生事件及其危害，还能指导和规范各类突发公共卫生事件的应急处理工作，最大程度地减少突发公共卫生事件对公众健康造成的危害，保障公众身心健康与生命安全。

一、公共卫生应急预案的概念及分类

（一）公共卫生应急预案的概念

应急预案（emergency plan）是指面对突发事件，如自然灾害、重特大事故、环境公害及人为破坏的应急管理、指挥、救援计划等。应急预案有几大重要的子系统，即完善的应急组织管理指挥系统、强有力的应急工程救援保障体系、综合协调应对自如的相互支持系统、充足备灾的保障供应体系、体现综合救援的应急队伍等。为提高政府保障公共安全和处置突发公共事件的能力，最大程度地预防和减少突发公共事件及其造成的损害，根据宪法及有关法律、行政法规，我国制定了《国家突发公共事件总体应急预案》。

公共卫生应急预案是指为预防和减少突发公共卫生事件的发生，控制、减轻和消除其对人民群众生命健康的危害，规范突发公共卫生事件卫生应急工作而预先制定的工作方案。为有效预防、及时控制和消除突发公共卫生事件及其危害，指导和规范各类突发公共卫生事件的应急处理工作，2006 年我国颁布了《国家突发公共事件总体应急预案》。

制定公共卫生应急预案的目的是保障卫生相关应急措施安全顺利地实施，保障应急工作高效有序地进行，最大程度地减少应急事件造成的负面影响，从而实现社会秩序的稳定。公共卫生应急预案适用于突然发生，可能造成严重后果的重大传染病、群体性不明原因疾病、重大食物和职业中毒，以及因自然灾害、事故灾难或社会安全等事件的应急处理工作。

（二）公共卫生应急预案的分类

为了健全完善应急预案体系，真正形成"横向到边、纵向到底"的预案体系，按照"统一领导、分类管理、分级负责"的原则，按照不同的责任主体，目前我国突发公共卫生事件应急预案体系划分为国家总体卫生应急预案、专项卫生应急预案、部门卫生应急预案、地方卫生应急预案、企事业单位预案和大型活动预案6个层次。常见的公共卫生应急预案主要包括以下3种。

1. 专项卫生应急预案　为了应对突发公共卫生事件，或者针对突发事件进行紧急医学救援等重要专项工作而预先制定的、涉及多部门职责的工作方案。专项卫生应急预案可由卫生行政部门牵头拟定，报本级人民政府批准后印发实施。

2. 部门卫生应急预案　是各级卫生行政部门根据专项预案和部门职责，为开展突发公共卫生事件应急处置工作而预先制定的工作方案。部门卫生应急预案主要包括突发急性传染病防控、突发中毒事件卫生应急处置，以及自然灾害、事故灾难、社会安全事件紧急医学救援和灾后卫生防疫等预案。如广东省卫生厅于2008年颁布的《广东省低温冰冻天气灾害卫生应急预案》。

3. 各级各类医疗卫生机构卫生应急预案　它是为应对可能出现的突发事件、有效开展卫生应急处置工作而预先制定的工作方案。

二、公共卫生应急预案的内容

在我国，《国家突发公共事件总体应急预案》是国家层级的总体预案。在总体预案下，根据不同的应急对象建立了不同的专项预案，包括以下4种专项预案，即自然灾害、事故灾难、公共卫生事件和社会安全事件。

突发公共卫生事件应急预案是我国应急预案体系中的重要组成部分，属于专项应急预案。各省（自治区、直辖市）制定的本地区公共卫生事件应急预案，其内容与格式应与国家层面的预案相适应。公共卫生事件应急预案的内容包括总则，应急组织体系及职责，突发公共卫生事件的监测、预警与报告，突发公共卫生事件的应急反应和终止，善后处理，突发公共卫生事件应急处置的保障，预案管理与更新和附则8个部分，见表2-1。

表 2-1　公共卫生事件应急预案的主要内容

顺序和分类	具体内容
1. 总则	目的、编制依据及突发公共卫生事件的分级、适用范围和工作原则
2. 应急组织体系及职责	应急指挥机构、日常管理机构、专家咨询委员会和应急处理专业技术机构及其职责
3. 突发公共卫生事件的监测、预警与报告	突发公共卫生事件监测、预警与报告的主体及内容
4. 突发公共卫生事件的应急反应和终止	应急反应和终止措施
5. 善后处理	善后处置、社会救助、保险、调查和总结
6. 突发公共卫生事件应急处置的保障	技术、物资、经费、通信与交通、法律和社会公众的宣传教育
7. 预案管理与更新	更新、修订和补充
8. 附则	名词术语解释，明确预案实施时间

（一）总则

这部分阐明了突发公共卫生事件应急预案的编制目的、编制依据及突发公共卫生事件的分级、适用范围和工作原则。例如，该部分将突发公共卫生事件共分为4级，即特别重大（Ⅰ级）、重大（Ⅱ级）、较大（Ⅲ级）和一般（Ⅳ级）。

（二）应急组织体系及职责

这部分规定了应急组织体系由应急指挥机构、日常管理机构、专家咨询委员会和应急处理专业技术机构 4 部分组成。其中，应急指挥机构是发生特别重大突发公共卫生事件时统一领导、统一指挥的部门，负责作出处理突发公共卫生事件的重大决策。是否建立应急指挥机构应由卫生行政部门根据突发公共卫生事件应急处理工作的实际需要决定，国家层面的应急指挥机构由国家卫生行政部门提出，地方应急指挥部由地方卫生行政部门提出。日常管理机构承担应急管理的日常工作和总值班工作，履行值守应急、信息汇总和综合协调职能，发挥运转枢纽作用。专家咨询委员会负责对突发公共卫生事件应急准备、确定突发公共卫生事件的级别、对突发公共卫生事件发展趋势研判等方面提出咨询建议。专业技术机构主要由疾病预防控制机构、医疗机构、卫生监督机构和出入境检验检疫机构等组成。

■（三）突发公共卫生事件的监测、预警与报告

这部分规定了突发公共卫生事件监测、预警与报告的主体及内容。突发公共卫生事件的监测主体是国务院卫生行政部门和各级地方政府卫生行政部门，各监测主体应按照统一的规定和要求，主动监测重点传染病和突发公共卫生事件。预警主体是各级地方政府卫生行政部门，主要针对医疗机构、疾病预防控制机构和卫生监督机构提供的检测信息，主动、及时地发出预警。在报告阶段，任何单位和个人都有权向国务院卫生行政部门和地方各级人民政府及其有关部门报告突发公共卫生事件及其隐患。

■（四）突发公共卫生事件的应急反应和终止

这部分规定了各级人民政府、卫生行政部门、医疗机构、疾病预防控制机构、卫生监督机构、出入境检验检疫机构和非事件发生地区的应急反应措施。而突发公共卫生事件应急反应的终止需符合以下条件，即突发公共卫生事件隐患或相关危险因素消除，或末例传染病病例发生后经过最长潜伏期无新的病例出现。

■（五）善后处理

这部分阐述了突发公共卫生事件结束后，各级卫生行政部门应对突发公共卫生事件的处理情况进行评估，对相关单位和个人予以奖励、抚恤和补助，或进行追责，对物资、劳务的征用实施补偿。

■（六）突发公共卫生事件应急处置的保障

突发公共卫生事件应急处理应坚持预防为主、平战结合，需要从技术、物资、经费、通信与交通、法律和社会公众的宣传教育等方面保障突发公共卫生事件应急处置的顺利实施。

■（七）预案管理与更新

这部分对预案管理的方式进行了说明，明确各级政府需根据国家总体预案制订本地区应急预案，已经制定实施了的预案需要根据突发公共卫生事件的形势变化和实施中发现的问题进行更新、修订和补充。

■（八）附则

对预案中的名词术语进行解释，明确预案实施时间。

三、公共卫生应急预案管理程序

为加强预案规范管理和信息化建设，2017 年国家卫生和计划生育委员会发布《突发事件卫生应急预案管理办法》，明确规定了卫生应急预案管理必须遵循依法科学、统一规划、分类指导、分级负责、动态管理五大原则。其中，依法科学是指预案编制部门应根据法律、法规的有关规定和突发事件的性质、特点和可能造成的危害，制定科学的、操作性强的卫生应急预案，既要体现法

律的规范性，又要注重实用性和可操作性；统一规划是指应急预案应由卫生行政部门牵头拟定，报本级地方政府批准后印发实施，国家卫生健康委员会负责全国卫生应急预案的综合协调和管理；分类指导是指不同层级的卫生应急预案应各有侧重，如部门卫生应急预案是各级卫生行政部门根据专项预案和部门职责，为开展突发事件卫生应急处置工作而预先制定的工作方案；分级负责是指各级卫生行政部门负责应急预案的编制、审查、备案、发布、培训、演练、宣传、评估、修订和监督管理等工作；动态管理是指根据应急预案的综合动态评估，更新、完善现有的应急预案，并对更新后的应急预案进行公开解读和社会宣传。

公共卫生应急预案管理程序由预案编制、预案审查备案和公布、培训演练和宣传、评估与修订，以及附则构成。

（一）预案编制

根据预案级别和功能，预案编制部门主要分为各级卫生行政部门和各级各类医疗卫生机构，其中，县级以上卫生行政部门负责编制专项卫生应急预案和部门卫生应急预案，医疗机构根据自身职能编制相应的卫生应急预案。卫生行政部门在预案编制的过程中应当广泛征求相关部门和专家的意见，必要时需要向社会公众公开征求意见。卫生应急预案的编制步骤：①组建预案编制小组。小组成员应包括主要部门的业务相关人员、专家及有现场处置经验的人员，小组组长应由预案编制部门的负责人担任。②风险与应急能力分析。在编写预案前，编制小组应当组织专家开展突发事件公共卫生风险评估和应急资源调查，为制订卫生应急响应措施提供依据。③预案写作。预案在正式写作过程中应保证基本要素齐全、内容完整，按照相应的格式和规范逐项完成写作，形成预案。

（二）预案审查备案和公布

专项卫生应急预案由同级人民政府审查，部门卫生应急预案由卫生行政部门审查，各级各类医疗卫生机构卫生应急预案由本单位自行审查。卫生应急预案审查由合法性审查和专业性审查组成，重点审查是否符合有关法律法规、责任分工是否明确、响应级别是否合理、响应措施是否有效可行、处置流程是否清晰等。审查单位在审查完毕后印发预案，除涉及保密或不宜公开的内容，卫生应急预案一般应当公开。此外，卫生应急预案实行备案制度，专项预案应由卫生行政部门向上级卫生行政部门备案；部门预案由卫生行政部门向同级人民政府和上级卫生行政部门备案；各级各类医疗机构预案向同级卫生行政部门备案。

（三）培训演练和宣传

各卫生应急预案编制单位应当通过编写培训材料、组织培训、举行工作研讨会等方式，对预案管理的相关人员进行培训。各级卫生行政部门应将卫生应急预案演练纳入年度工作计划并组织实施。其中，专项、部门卫生应急预案至少每3年进行一次应急演练。组织演练的单位应当在演练结束后对预案的合理性、可操作性、指挥协调和应急联动情况、卫生应急处置情况、演练的执行情况进行总结，并提出完善意见。此外，各级卫生行政部门应当加强卫生应急预案的信息化建设，提高预案宣传的可及性，让社会公众充分了解卫生应急预案的内容，提高社会公众的危机意识。

（四）评估与修订

卫生应急预案实行动态化的科学规范管理，预案编制部门应当建立定期评估制度，保障预案得以持续改进、不断完善。卫生应急预案动态管理主要体现在4个方面：一是要建立预案的综合动态评估机制；二是要完善应急预案的动态修订机制；三是要健全应急预案的公开宣传教育机制；四是要强化不同预案之间的有机衔接机制。基于评估结果，对预案及时修订，修订过程应当遵守预案编制、审查、备案、公布程序。

（五）附则

这部分规定了各级卫生行政机构既是卫生应急预案管理工作的负责人，又是预案编制和管理工作的督导检查机构。此外，还规定了卫生应急预案编制和管理的奖惩措施和最终解释权等相关内容。

第三节　公共卫生应急管理体制

公共卫生应急管理体制是"一案三制"中的重要内容，在中国共产党的统一领导下，公共卫生应急管理体制规定了公共卫生突发事件响应和处置的机构设置、领导隶属关系和职能权限划分等方面的法律和制度、方针和政策、方法和形式。

一、公共卫生应急管理体制的建设原则

我国公共卫生应急管理体制建设遵循统一领导、反应灵活、协调有序和运转高效的原则。

（一）统一领导

对于卫生应急管理体制建设工作，党的领导体现在卫生应急工作中的各领域和全过程。各级党委和应急管理部门要做到指令清晰、系统有序、条块畅达、精准解决。其中，指令清晰是指从中央层级发出的指示命令必须坚定、明确，各级地方政府应坚决遵从、坚决执行；系统有序是指在处置突发公共卫生事件过程中，必须做到全国一盘棋，各系统之间相互配合、相互合作、有条不紊，各系统内有序运行；条块畅达是指明确党中央和地方各级组织职责分工与权责分配，党中央集中统一领导、指挥和调配全国、全党、全军资源，地方各级组织根据实际情况因地施策、因事施策；精准解决是指各级政府要坚决执行上级政府的命令，精准高效地贯彻、实施各项工作。

（二）反应灵活

卫生应急工作的特点是反应灵活。准备是基础，信息是关键，早期发现、及时应对。要强调平时卫生应急的早期准备、信息网络的建设和完善，要通过建立健全灵敏、及时的突发公共卫生事件报告和监测、预警系统，通过完善卫生应急机制，梳理各类信息，及时发现突发公共卫生事件早期征兆或潜在风险，做到有备少患。

（三）协调有序

突发公共卫生事件应急处置强调现场工作的协作和机构或部门间的配合，在统一领导的原则下，使应急工作能够急而不乱、科学有序地进行。应急工作不仅是卫生行政部门的工作，政府各部门之间、卫生行政部门内部、中央与地方之间都需要协调有序、通力合作。

（四）运转高效

高效、妥善应对重大公共卫生安全事件的关键是做到贯彻党中央的指示、决策和指令，做到精准执行、做实做细，建立快速、高效、有序、精准的资源聚集与运行机制。突发公共卫生事件应急管理的效果体现在机构、人员和资源 3 个方面，这三方面的有机结合保证机构高效运转、人员能力提高、资源配置合理，才能充分发挥应急管理工作的特殊作用，有效处置突发公共卫生事件。

二、公共卫生应急管理体制的组成

公共卫生应急管理体制（public health emergency management system）是一个横向机构和纵向机构、政府机构与社会组织相结合的复杂关系。当前，我国公共卫生应急管理体制一直处在改革和发展中，其组织架构具有不同层次和维度。总体上，我国已经形成"国家—省—市—县"

四级垂直卫生应急管理体制和能够处理各种类型、各种程度突发事件的横向应急管理体制。我国卫生应急管理体制主要包括应急指挥机构、日常管理机构、专家咨询委员会和应急处理专业技术机构等。

（一）应急指挥机构

各级人民政府根据本级人民政府卫生行政部门的建议和实际工作需要，决定是否成立国家和地方应急指挥部。突发公共卫生应急事件一旦发生，要启动"平战结合"的有效决策指挥机制，从日常管理模式切换成应急战时指挥模式，快速精准地调配各种卫生应急力量和资源，全面提升卫生应急管理水平。对突发公共卫生事件的应急处理工作，必须要有社会各个方面的积极参与和支持，这就要求各级政府的统一领导、指挥和协调。我国公共卫生应急指挥机构在多次重大突发公共卫生事件的应急实践中发挥了重要作用，并不断发展进步。同时，我国公共卫生应急指挥机构在领导体制、运行机制等方面也面临着诸多挑战。

突发公共卫生事件的预防与处置工作是由卫生行政部门作为业务部门牵头负责，并需要多部门、多层级、多主体联合行动才能完成的任务。国家卫生健康委员会依照职责和预案的规定，在应急管理部等部门的协调和配合下，提出成立全国突发公共卫生事件应急指挥部，领导、组织、协调、部署特别重大突发公共卫生事件及其他突发事件的紧急医疗救援工作。各省（自治区、直辖市）、市、县（区）卫生行政部门在本级应急管理部门的协调和配合下，负责组织、协调本行政区域内突发公共卫生事件的应急处理工作，并根据突发公共卫生事件应急处理工作的实际需要，向本级人民政府提出成立地方突发公共卫生事件应急指挥部的建议。

（二）日常管理机构

国家卫生健康委员会负责卫生应急工作，牵头组织协调传染病疫情应对工作，组织指导传染病以外的其他突发公共卫生事件的预防控制和各类突发公共事件的医疗卫生救援，与海关总署建立健全应对口岸公共卫生事件的合作机制和通报交流机制。

我国卫生应急日常管理机构的筹建始于 2003 年严重急性呼吸综合征疫情时期。2004 年 3 月，卫生部设立卫生应急办公室（又称突发公共卫生事件应急指挥中心），负责全国突发公共卫生事件应急处理的日常管理工作。卫生应急办公室的主要职责是承担卫生应急和紧急医学救援工作；组织编制专项预案，承担预案演练的组织实施和指导监督工作；指导卫生应急体系和能力建设；发布突发公共卫生事件应急处置信息。2021 年 5 月，我国正式成立国家疾病预防控制局，是隶属国家卫生健康委员会管理的副部级机构。国家疾病预防控制局的主要职能包括：负责制订传染病防控及公共卫生监督的政策；指导疾病预防控制体系建设；规划指导疫情监测预警体系建设；指导疾病预防控制科研体系建设；公共卫生监督管理、传染病防治监督等。

各省、自治区、直辖市人民政府卫生行政部门及军队、武警系统，参照国务院卫生行政部门突发公共卫生事件日常管理机构的设置及职责，结合各自实际情况，指定突发公共卫生事件的日常管理机构，负责本行政区域或本系统内突发公共卫生事件应急的协调、管理工作。各市（地）级、县级卫生行政部门指定机构负责本行政区域内突发公共卫生事件应急的日常管理工作。

（三）专家咨询委员会

国务院卫生行政部门和省级卫生行政部门负责组建突发公共卫生事件专家咨询委员会。市（地）级和县级卫生行政部门可根据本行政区域内突发公共卫生事件应急工作需要，组建突发公共卫生事件应急处理专家咨询委员会。专家咨询委员会由卫生行政部门组建和管理，接受卫生行政部门突发公共卫生事件领导小组的领导。专家咨询委员会的职责：①对突发公共卫生事件应急准备提出咨询建议；②对突发公共卫生事件相应的级别以及采取的重要措施提出咨询建议；③对突发公共卫生事件及其趋势进行评估和预测；④对突发公共卫生事件应急反应的终止、后期评估提出咨询意见；⑤参与制订、修订和评估突发公共卫生事件应急预案和技术方案；⑥参与突发公共卫生事件应急处理专业技术人员的技术指导和培训；⑦指导对社会公众开展突发公共卫生事件应急知识的教育和应急技能的培训；⑧承担突发公共卫生事件应急指挥机构和日常管理机构交办的其他工作。例如，贵州省为适应新形势下卫生应急工作需要，进一步完善突发事件卫生应急决策机制，于 2021 年 12 月组建成立贵州省突发事件卫生应急专家咨询委员会，进一步完善了贵州省卫生应急体系，为科学应对突发事件提供卫生应急决策咨询。

（四）应急处理专业技术机构

在我国，疾病预防控制机构、医疗机构、卫生监督机构和出入境检验检疫机构等是突发公共卫生事件应急处理的主要专业技术机构。

1. 疾病预防控制机构　是实施政府卫生防疫职能的专业机构，是在政府卫生行政部门的领导下，组织实施卫生防疫工作的技术保障部门。在预防和处置突发事件中，依照法律、法规的规定，主要负责突发事件报告、现场流行病学调查处理（包括对有关人员采取观察和隔离措施、采集病人和环境标本、环境和物品的卫生学处理等），开展病因现场快速检测和实验室检测，加强疾病和健康监测，履行公共卫生技术服务职责。

2. 医疗机构　各级各类医疗卫生机构是突发公共卫生事件应急救援的专业技术机构，主要负责病人的现场抢救、运送、诊断、治疗、医院内感染控制及检测样本采集，配合进行病人的流行病学调查。医疗机构建立医防融合型医疗救治体系，创新疾病预防控制机构与医疗机构深度协作的医防融合机制，按照"平战结合"的原则，依托专业防治机构或综合医院建立传染病、化学中毒和核辐射应急医疗救治的专业机构或部门。

3. 卫生监督机构　在卫生行政部门的领导下，开展对医疗机构、疾病预防控制机构突发公共卫生事件应急处理及各项措施落实情况的督导、检查；围绕突发公共卫生事件应急处理工作，开展食品卫生、环境卫生、职业卫生等的卫生监督和执法稽查；协助卫生行政部门依据有关法律、法规，调查、处理突发公共卫生事件应急工作中的违法行为。

4. 出入境检验检疫机构　突发公共卫生事件发生时，调动出入境检验检疫机构技术力量，配合当地卫生行政部门做好口岸的应急处理工作，及时上报口岸突发公共卫生事件和传染病疫情信息和情况变化。

三、卫生应急专业队伍的设置和职责

卫生应急专业队伍（health emergency team）是指由卫生行政部门建设与管理，参与重大及其他需要响应的突发事件现场卫生应急处置的专业医疗卫生救援队伍。卫生应急专业队伍主要分为紧急医学救援类、突发急性传染病防控类、突发中毒事件应急处置类、核和辐射突发事件卫生应急类和中医应急医疗类队伍。

卫生应急专业队伍成员来自医疗卫生等专业机构，主要由卫生应急管理、医疗卫生、疾病预防与控制、医学技术和技术保障等专业人员构成，平时承担所在单位日常工作，应急时承担卫生应急处置任务。卫生应急队伍在开展现场卫生应急处置工作时，接受突发事件现场指挥部指挥，并遵守现场管理规定和相关工作规范等，定期向卫生行政部门和委托建设单位报告工作进展，遇特殊情况随时上报。国家级卫生应急专业队伍由国家卫生健康委员会和国家中医药管理局等部门负责规划、建设和管理，地方各级政府卫生行政部门负责各级卫生应急队伍的规划、建设和管理。国家卫生应急专业队伍一般每队不少于 30 人，设队长 1 名，副队长 2 名。各类国家级队伍人员组成如下。

（一）紧急医学救援类队伍人员构成及主要职责

紧急医学救援类队伍主要由卫生应急管理、灾难医学、急诊医学、临床医学、护理学、心理学、公共卫生与预防医学、医学技术、后勤保障等人员组成。其主要职责如下。

1. 按照国务院卫生行政部门的调遣，参加紧急医学救援行动。

2. 向国务院卫生行政部门和委托建设单位提出有关紧急医学救援工作建议。

3. 参与研究、制订紧急医学救援队伍的建设、发展计划和技术方案。

4. 承担国务院卫生行政部门委托的其他工作。

（二）突发急性传染病防控类队伍人员构成及主要职责

突发急性传染病防控队伍主要由卫生应急管理、流行病学、公共卫生、实验室检测、病媒监测、消毒杀虫、健康教育、心理卫生、临床医学、后勤保障、通信、媒体宣传等相关专业人员组成。其主要职责如下。

1. 按照国务院卫生行政部门的调遣，参加传染病类突发公共卫生事件应急响应行动。

2. 向国务院卫生行政部门和委托建设单位提出有关突发急性传染病事件的工作建议，参与突发急性传染病防控队伍建设的研究、制订。

3. 承担国务院卫生行政部门委托的其他工作。

（三）突发中毒事件应急处置类队伍人员构成及主要职责

突发中毒事件应急处置类队伍主要由应急管理、急诊医学、职业医学、中毒控制、食品卫生、环境卫生、流行病学、毒理学、中毒检测、心理学、健康教育、护理学、中毒防护、通信保障、后勤保障等人员组成。其主要职责如下。

1. 按照国务院卫生行政部门的指令，参加国内重大、特大突发中毒事件和不明原因事件的现场处置；协助开展重大、特大自然灾害、事故灾难、社会安全事件等与中毒相关的现场卫生应急处置行动。

2. 受地方卫生行政部门邀请，经国务院卫生行政部门同意，协助参与当地突发中毒事件和其他突发事件与中毒相关现场的卫生应急处置工作。

3. 受国务院卫生行政部门指派，参加与中毒卫生应急相关的国际活动。

4. 向国务院卫生行政部门和委托建设单位提出有关卫生应急工作建议。

5. 参与研究、制订国家队伍建设、发展规划和相关技术方案。

6. 开展突发中毒事件卫生应急培训、演练等活动。

7. 为全国各级中毒卫生应急处置队伍开展中毒卫生应急培训和演练提供技术支持。

8. 参与平急结合行动，参与卫生应急宣传与教育、重大活动保障、对口支援、巡诊义诊等活动。

9. 承担国务院卫生行政部门交办的其他工作。

（四）核和辐射突发事件卫生应急类队伍人员构成及主要职责

核和辐射突发事件卫生应急类队伍主要由放射医学、辐射防护、辐射检测、临床医学、护理学、卫生应急管理、后勤保障等相关专业人员组成。其主要职责如下。

1. 根据国家卫生健康委员会或上级行政主管部门的命令，开展卫生应急救援行动，并根据要求定期开展培训、演练等活动。

2. 向上级行政部门和委托建设单位提出有关卫生应急工作建议。

3. 参与研究、制订国家队伍建设、发展规划和相关技术方案。

4. 承担上级行政部门委托的其他工作。

（五）中医应急医疗类队伍建设

为进一步发挥中医药在新发突发传染病防治和公共卫生事件应急处置中的作用，加快提升中医药应急和救治能力特别是疫病防治能力，国家中医药管理局开展了国家中医应急医疗队伍建设项目。国家中医应急医疗队伍分为国家中医疫病防治队和国家中医紧急医学救援队。每支国家中医应急医疗队伍设队长1名、副队长2名，由管理人员、医师、护士、医疗辅助人员及后勤保障人员等组成，队长一般由依托中医医院院长或业务院长担任。国家中医疫病防治队每支队伍的人数不少于30人，国家中医紧急医学救援队每支队伍的人数不少于50人，其中依托中医医院人数占比不高于60%。国家中医应急医疗队伍成员平时承担所在单位日常工作，突发公共卫生事件时承担中医应急医疗救治任务。其主要职责如下。

1. 发生突发事件时，按照国家和省级中医药主管部门的调遣，参加中医应急医疗救治工作。

2. 加强队员的培训演练，使其掌握突发事件相关常见病、多发病中医药诊疗技术方法、现代医学技术和救治流程等，提高中医药应急医疗救治能力。

3. 对本省（自治区、直辖市）内各级中医应急医疗队伍的建设和管理加强指导，发挥国家中医应急医疗类队伍的示范引领作用。

4. 参与研究、制订国家和省级中医应急医疗类队伍的建设、发展计划和技术方案。

5. 向国家中医药管理局和省级中医药主管部门提出有关中医应急医疗救治工作的建议。

6. 承担国家中医药管理局和省级中医药主管部门指派的其他工作任务。

第四节 公共卫生应急管理机制

一、建立卫生应急管理机制的原则

公共卫生应急管理机制（public health emergency management mechanism）是指突发公共卫生事件应急管理制度和方法的具体运行流程、诸要素之间的相互作用和关系。为了建立统一指挥、反应灵敏、协调有序、运转高效的应急管理机制，必须遵守以下原则。

（一）以人为本、安全第一原则

卫生应急管理机制的底线和首要任务就是保障人民群众生命财产安全，最大限度地减少突发公共卫生事件带来的损失。我国始终坚持把人民生命安全和身体健康放在第一位。

（二）统一领导、分级负责原则

统一领导是指应对重大的突发公共卫生事件，必须成立统一的应急指挥机构，各利益相关体都要在应急指挥机构的统一领导下开展应对处置工作。分级负责是指各级政府及其相关部门要落实做好"一案三制"的应急管理工作，对可能出现的突发事件进行监测和发出预警。

（三）依靠科学、依法规范原则

卫生应急各要素及其运行程序都要符合科学规律要求。特别是预防与应急准备、监测预警、应急响应和指挥决策等机制，必须汇聚最新科技成果，用科学的方法进行设置。法律是政府和社会各种行为的准绳。各类卫生应急机制的建立，只有依法才能保障机制顺畅、行之有效，也只有依法，才可能按照应急管理的需求建立各种科学、规范的机制。

（四）预防为主、平战结合原则

突发公共卫生事件的预防、预测、预警和预报是各类卫生应急工作有力有序开展的前提。由于突发公共卫生事件具有很大的不确定性，因此，做好应急准备、应急队伍建设和应急演练等工作是有效应对重大突发公共卫生事件的关键。平战结合是指"平"时要做好各项资源准备工作，包括医疗资源和专家库储备、信息系统建设等，以便"战"时能够迅速投入使用。

二、我国卫生应急运行机制的内容

我国应急管理运行机制正在建设和不断完善中。目前，我国卫生应急运行机制包括卫生应急指挥决策机制，监测预警、信息发布和通报机制，卫生应急响应机制，组织协调机制，紧急状态机制，恢复重建机制，责任追究与奖惩机制，国际交流和合作机制。

（一）卫生应急指挥决策机制

指挥决策系统是突发公共卫生事件应急响应系统的中枢神经，同时也是卫生应急运行机制内容中最重要的部分。在国务院统一领导下，卫生行政部门负责组织、协调全国突发公共卫生事件应急处理工作，并根据突发公共卫生事件应急处理工作的实际需要，提出成立全国突发公共卫生事件应急指挥部。地方各级人民政府卫生行政部门依照职责和相关预案的规定，在本级人民政府统一领导下，负责组织、协调本行政区域内突发公共卫生事件应急处理工作，并根据突发公共卫生事件应急处理工作的实际需要，向本级人民政府提出成立地方突发公共卫生事件应急指挥部的建议。地方各级人民政府及有关部门和单位要按照属地管理的原则，组织实施本行政区域内突发公共卫生事件应急处理工作，并设立专家咨询等科学决策机制，确保重大决策正确，处置得当。

（二）监测预警、信息发布和通报机制

主要包括 3 个内容。

第一，监测预警应急机制。监测预警应急机制是一个整合监测信息资源，建立统一接报、分类分级处置的信息网络，从而能够及时收集相关信息并且对信息进行分析处理。

第二，明确预警级别和发布程序。在我国，突发公共卫生事件分为 4 个级别，分别为Ⅳ级（一般事件）、Ⅲ级（较大事件）、Ⅱ级（重大事件）和Ⅰ级（特别重大事件），对应的颜色分别为蓝色、黄色、橙色和红色。在明确预警级别后，需对预警信息进行发布，发布内容包括突发公共卫生事件的类别、预警级别、起始时间、可能影响的范围、警示事项和应采取的措施等。涉及跨省的、特别严重或严重预警信息的发布和解除，须经国务院或国务院授权的部门批准。

第三，信息发布与通报机制。信息发布与通报机制是保证信息渠道通畅、健全我国突发公共卫生事件应急机制的重要内容，贯穿于突发公共卫生事件应急准备、指挥决策与应急响应实施过程的始终。

（三）卫生应急响应机制

卫生应急响应，一般简称为应急响应（emergency response，ER），通常是指各级政府或组织为了应对突发公共卫生事件的发生所做的准备，以及在事件发生后所采取的措施。卫生应急响应机制一般是通过执行由各级政府或组织推出的针对突发公共卫生事件而设立的卫生应急预案，使损失降到最低。应急响应机制的强度由Ⅰ级至Ⅳ级依次减弱。

突发公共卫生事件发生时，事发地的县级、市（地）级和省级人民政府及其有关部门按照分级响应的原则，做出相应级别的应急反应。同时，要遵循突发公共卫生事件发生发展的客观规律，结合实际情况和预防控制工作的需要，及时调整预警和反应级别，以有效控制事件，减少危害和影响。要根据不同类别突发公共卫生事件的性质和特点，注重分析事件的发展趋势。对事态和影响不断扩大的事件，应及时升级预警和反应级别；对范围局限不会进一步扩散的事件，应相应降低反应级别，及时撤销预警。

国务院有关部门和地方各级人民政府及有关部门对在学校、区域性或全国性重要活动期间等发生的突发公共卫生事件要高度重视，可相应提高报告和反应级别，确保迅速、有效地控制突发公共卫生事件，维护社会稳定。

（四）组织协调机制

突发公共卫生事件的处置，往往需要卫生行政部门牵头，多个相关政府部门共同参与，及时高效解决跨部门的重大问题。卫生行政部门与其他政府部门间的协调机制、区域之间联防联控机

制在突发公共卫生事件应对中发挥重要的作用。

联防联控机制是组织协调机制的重要组成部分。我国在 2018 年调整政府部门、成立应急管理部的目的之一就是通过体制的安排实现联防联控。联防联控机制是指在党的统一领导下，组成由主责部门牵头的跨部门联防联控机制，承担突发事件应对的组织协调工作，包括政府、军队、农村、社区、社会组织、家庭和志愿者等。

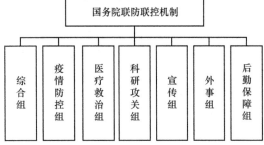

图 2-2　2020 年国务院应对新型冠状病毒感染疫情联防联控机制

以国务院联防联控机制为例，这是国家为应对 2019 年突发的新型冠状病毒感染疫情而启动的中央人民政府层面的多部委协调工作机制平台，由国家卫生健康委员会协同卫生健康、外交外联、交通运输、应急管理、财政金融、市场监管、社保医保等在内的 32 个部门组成。联防联控工作机制下设疫情防控、医疗救治、科研攻关、宣传、外事、后勤保障等工作组（图 2-2），分别由相关部委负责同志任组长，明确职责，分工协作，形成疫情防控的有效合力，及时协调解决防控工作中遇到的紧迫问题。

除了联防联控机制外，我国还在社区层面建立了基本公共卫生委员会机制，提高村（社区）公共卫生工作的规范化、体系化、社会化水平，建立健全村（社区）卫生服务机构和公共卫生委员会协调联动工作机制，发生突发公共卫生事件时根据基层党委和政府统一调度做好应急响应。基本公共卫生委员会机制的职责包括：制订村（社区）公共卫生工作方案和突发公共卫生事件应急预案，组织开展突发公共卫生事件应急演练；培育、引导公共卫生领域社区社会组织特别是志愿服务组织；在卫生行政部门支持、指导下，协助提供基本公共卫生服务；开展传染病和重大疫情防控处置、综合整治、卫生清理、殡葬管理监督等工作。

（五）紧急状态机制

紧急状态通常是一种特别的、迫在眉睫的危机或危险局势，影响范围广泛，并对整个社会的正常运转构成威胁。根据有关法律、法规，全国或个别省（自治区、直辖市）是否进入紧急状态，需要由国务院提请全国人民代表大会常务委员会决定；省级以下地区是否进入紧急状态，则由省级政府提请国务院决定。进入紧急状态的决定应依法立即通过新闻媒体公布。

（六）恢复重建机制

突发公共卫生事件应急处置工作或相关危险因素消除后，现场应急指挥系统应予以撤销，紧急状态应立即予以结束。突发公共卫生事件的结束并不意味着突发公共卫生事件应急管理过程完全终止，只是表明应急管理工作进入恢复、重建阶段。各级人民政府是突发公共卫生事件恢复、重建的主体，突发公共卫生事件恢复、重建机制包括善后处置、调查、评估及恢复、重建，主要有突发公共卫生事件中遭受影响人员的安置、疾病预防和环境污染消除、危害评估等短期恢复重建，以及突发公共卫生事件后长期恢复、重建两个方面。

（七）责任追究与奖惩机制

根据有关规定，县级以上人民政府人事部门和卫生行政部门对参加突发公共卫生事件应急处理作出贡献的先进集体和个人进行联合表彰；民政部门对在突发公共卫生事件应急处理工作中英勇献身的人员，按有关规定追认为烈士。对因参与应急处理工作致病、致残、死亡的人员，按照国家有关规定，给予相应的补助和抚恤；对参加应急处理一线工作的专业技术人员，应根据工作需要制订合理的补助标准，给予补助。

在突发公共卫生事件的预防、报告、调查、控制和处理过程中，对有关部门、单位、企业和公民违反《中华人民共和国突发事件应对法》及有关法律、法规条款规定者，应按照相关法律、法规处罚规定追究当事人的法律责任。

（八）国际交流和合作机制

国际公共卫生安全是一种世界各国的愿望，也是一种共同的责任。多年以来，在抗击 SARS、H1N1 流感和埃博拉出血热等重大传染病疫情期间，世界卫生组织有效指导了公共卫生领域全球治理的开展。尤其是自 2005 年以来，世界卫生组织通过订立《国际卫生条例》，为全球卫生安全建立起了国际法律架构。通过设立多种项目，促进重大传染病的防治，推动公共卫生事业的发展。在《国际卫生条例》的框架下，我国卫生部（现国家卫健委）与 WHO 签署了合作备忘录，在完善突发公共卫生事件应急处理机制等方面加强交流、沟通与合作。此外，我国还与联合国儿童基金会、国际红十字会、世界银行等国际组织以及部分国家和地区，也建立了交流、沟通与合作的机制。

三、我国公共卫生应急运行机制与应急管理体制的关系

我国卫生应急运行机制与应急管理体制存在辩证统一、相辅相成的关系。卫生应急管理体制决定了机制建设的原则、具体内容、流程等，机制的建设是卫生应急管理体制建设的一个重要方面，它与法制的建设共同保障体制的顺利实施。

（一）卫生应急运行机制内含于应急管理体制

机制与体制的不同点在于机制属于一种内在的功能，而体制属于一种组织体系。在遇到突发事件时，机制能够将体制中的利益相关体串联起来，通过组织、协调等方法，使各利益相关体发挥各自的作用。

（二）卫生应急运行机制的建设对应急管理体制具有反馈和引导作用

由于卫生应急运行机制是应对突发公共卫生事件的"先锋"，因此，运行机制的建设往往能够引导应急管理体制的建设。尤其是当体制还处于不断发展、完善的情况下，机制的建设能够帮助完善相关工作制度，从而有利于弥补体制中的不足，并促进体制的完善与发展。

第五节　公共卫生应急法律体系

法律体系（legal system）是指具有相同或相近的传统、原则、制度和特征等要素的一类法律制度的总和。公共卫生应急法律体系（public health emergency legal system），是一切卫生应急活动的根本行为准则和保障。用以规范和协调卫生应急情况下国家行政部门权力之间、国家与公民权利之间、公民与公民权利之间等各种社会关系，以便有效控制和消除突发公共卫生事件可能导致的危机，恢复正常的社会秩序和法律秩序，维护和平衡社会公共利益与公民的合法权益。

一、我国公共卫生应急法律体系的结构

法律手段是应对突发公共事件最基本、最主要的手段。卫生应急管理法制的建设，就是依法开展应急工作，努力使突发公共事件的应急处置走向规范化、制度化和法治化轨道，使政府和公民在突发公共事件中明确权利和义务，既使政府得到高度授权，维护国家利益和公共利益，又使公民基本权益得到最大限度的保护。我国现代卫生应急管理法律体系经历了从无到有、从分散到综合的过程，一直在修订和完善中。2003 年是我国卫生应急法律体系发展的重要转折点。2003 年 SARS 危机之后，我国不断完善卫生应急法律体系建设，基本建成以宪法为核心的各级法律、法规，见图 2-3。

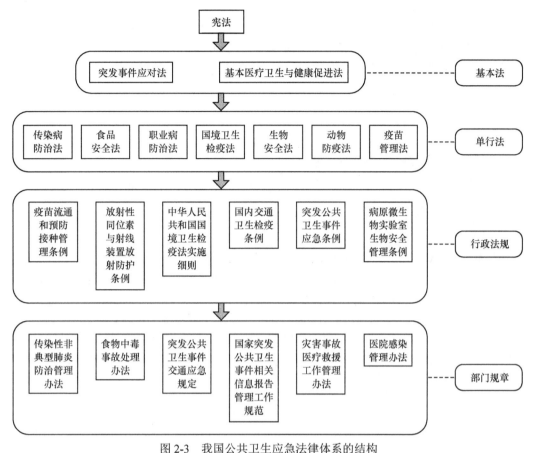

图 2-3　我国公共卫生应急法律体系的结构

（一）基本法

基本法是指在一个国家或地区拥有最高法律效力的法律。2007 年全国人民代表大会常务委员会通过了《中华人民共和国突发事件应对法》，这是中华人民共和国成立以来第一部为应对各类突发事件而制定的综合性法律。2019 年全国人民代表大会常务委员会通过《中华人民共和国基本医疗卫生与健康促进法》，自 2020 年 6 月 1 日起正式施行，这是我国卫生与健康领域第一部基础性、综合性的法律，在卫生与健康工作中落实全面依法治国方略具有基础性和全局性的作用。

（二）单行法

单行法是对一般法中规定的某个特别法律事项进行的特别规定，如针对某类突发公共卫生事件而制定和颁布的法律。1989 年《中华人民共和国传染病防治法》的颁布，标志着我国卫生应急法律体系结构建设的开端。已颁布的与突发公共卫生事件应急有关的法律、法规还有 2001 年颁布的《中华人民共和国职业病防治法》、2009 年颁布的《中华人民共和国食品安全法》和 2020 年颁布的《中华人民共和国生物安全法》等。

（三）行政法规

行政法规是国务院为领导和管理国家各项行政工作，根据宪法和法律，并且按照《行政法规制定程序条例》的规定而制定的政治、经济、教育、科技、文化、外事等各类法规总称，包括《突发公共卫生事件应急条例》《中华人民共和国国境卫生检疫法实施细则》等。

（四）部门规章

部门规章指国务院各部委、各委员会根据宪法、法律和行政法规等制定和发布的规范性文件，包括《国家突发公共卫生事件相关信息报告管理工作规范》和《食物中毒事故处理办法》等。

（五）其他技术支持性文件

为确保突发公共卫生应急机构和专业人员规范、有效地开展各项应急工作，需要制定针对性强的技术支持性文件，包括标准、方案、工作指南、工作规范等。如在 2003 年，我国制定了《全国不明原因肺炎病例监测、排查和管理方案》。

二、我国公共卫生应急法律体系的特征

我国卫生应急法律体系不断健全，结构更加合理，内容更加充实，内涵进一步丰富，主要体现在以下几个方面。

（一）指导思想明确和理论基础扎实

2020 年 2 月，中央全面深化改革委员会第十二次会议强调，要强化公共卫生法治保障，全面加强和完善公共卫生领域相关法律、法规建设，认真评估《中华人民共和国传染病防治法》《中华人民共和国野生动物保护法》等法律、法规的修改完善。党的领导是公共卫生事件应急管理的根本保障，坚持以"人民为中心"，高度重视常态化疫情防控中生产、生活秩序的恢复，始终遵循法治是应对各种风险挑战的基本手段，成为卫生应急法律体系优化的基本遵循和理论支撑。

（二）法律内容不断完善，适时修订卫生应急法律

近年来，全国人大常委会高度重视卫生应急法律体系的更新和修订工作，在认真论证、充分听取多方意见的基础上，于 2020 年 4 月审议通过了《十三届全国人大常委会强化公共卫生法治保障立法修法工作计划》，这是全国人大首次制定专项修法工作计划，充分体现了对公共卫生法治保障体系的重视。该计划提出，拟对包括《中华人民共和国传染病防治法》《中华人民共和国突发公共卫生事件应对法》《中华人民共和国动物防疫法》等 17 个法律指定修改，对包括《中华人民共和国基本医疗卫生与健康法》《中华人民共和国疫苗管理法》《中华人民共和国献血法》《中华人民共和国公益事业捐赠法》等 13 部法律进行综合统筹，拟适时指定修改。

（三）地方立法不断完善，持续提升卫生应急管理法律体系的作用

在 2020 年新冠疫情防控战中，地方政府发挥重要作用，有效提升了地方政府应对突发公共卫生事件应急管理能力。疫情发生后，全国有 20 多个省市人民代表大会常务委员会及时作出了有关依法疫情防控方面的决定，为地方应急管理提供及时、有效的法治支撑。例如，2020 年 8 月 26 日，深圳市第六届人民代表大会常务委员会第四十四次会议通过《深圳经济特区突发公共卫生事件应急条例》；2020 年 9 月 25 日，北京市第十五届人民代表大会常务委员会第二十四次会议审议通过《北京市突发公共卫生事件应急条例》等。

三、国际卫生条例

世界卫生组织制定了《国际卫生条例》（International Health Regulation，IHR），并于 2007 年 6 月 15 日生效。这是一个国际性公约，其目的和范围是针对公共卫生风险，同时又避免对国际交通和贸易造成不必要干扰的适当方式，预防、抵御和控制疾病的国际传播，并提供公共卫生应对措施。IHR 为 WHO 对流行病预警和快速应对提供了框架，各国也遵循 IHR 的规定开展各类活动。

在全球化的世界中，急性传染病可以通过国际旅行和贸易远距离、大范围传播。一个国家的突发公共卫生事件可以影响到世界上许多地方的卫生健康和经济发展。这些事件可能是新发传染

病造成的（如 2003 年的 SARS、2009 年的甲型 H1N1 流感等），也可能是其他突发公共卫生事件（如化学品泄漏或放射事故）。《国际卫生条例》旨在尽可能降低突发公共卫生事件对国际交通和贸易带来干扰的同时，通过预防疾病的蔓延来保证公共健康。

《国际卫生条例》要求各国报告可能造成国际关注的突发公共卫生事件，加强其现有的公共卫生监测和应对能力；还要求各国均需建立适当的法律体系来支持《国际卫生条例》的顺利实施。国际关注的突发公共卫生事件（Public Health Emergency of International Concern，PHEIC）是由《国际卫生条例》创建的全球突发公共卫生事件警报机制，也是目前世界卫生组织用于应对全球公共卫生危机的重要法律依据。其定义是"通过疾病的国际传播，构成对其他国家的公共卫生风险，并有可能需要采取协调一致的国际应对措施的不同寻常的事件"。自 2007 年以来，WHO 公开宣布了 7 起"国际关注的突发公共卫生事件"，分别为 2009 年的甲型 H1N1 流感、2014 年的脊髓灰质炎疫情、2014 年西非的埃博拉疫情、2016 年的寨卡疫情、2019 年 7 月刚果民主共和国境内暴发的埃博拉疫情和 2020 年 1 月的新型冠状病毒感染疫情，以及 2022 年 7 月的猴痘疫情。

近年来，WHO 正积极推动《国际卫生条例》的修订工作。

第六节　公共卫生应急管理信息平台

公共卫生应急管理信息平台（以下简称"应急管理平台"）建设是公共卫生应急管理体系建设的一项基础性工作，对于整合现有资源，提高政府工作效率，建立和健全统一指挥、功能齐全、反应灵敏、运转高效的应急机制，预防和应对突发公共卫生事件，减少突发公共卫生事件造成的损失，降低应急响应的资源投入具有重要意义。

一、概　　述

随着计算机和信息技术的广泛应用，在公共卫生应急管理中广泛使用现代化信息技术成为必然趋势。公共卫生应急管理信息平台是针对突发公共卫生事件开发的一套网络化、智能化、软硬件集成式综合性系统，包括应急决策指挥系统、监测预警系统和处理应对系统等多个二级模块（图 2-4）。该平台是在整合和充分利用各种卫生应急资源的基础上，以公共安全科技为核心，以信息技术为支撑，构建高智能化的突发公共卫生事件应急管理技术系统，集现代通信、计算机、网络、地理信息系统（GIS）、全球定位系统（GPS）、视频监控、数据库与信息处理等多种技术于一体，具备语音通信、视频会议、图像显示和动态模拟等功能。同时，应急管理平台是实施应急预案的载体，是应急预案体系有效实施和不断完善的重要保证，是各级政府应急管理办公室行使职能所必需的基础设施和装备。

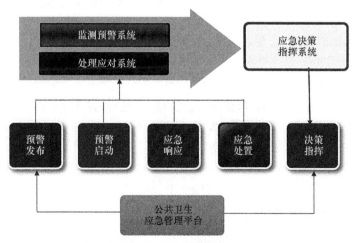

图 2-4　我国公共卫生应急管理平台示意图

二、公共卫生应急管理信息平台建设的目标

应急管理平台建设是一项涉及政府管理领导体制创新、现代科学技术手段应用和各职能部门综合业务支持能力提高的综合性工程，必须采用现代网络技术、计算机技术和多媒体技术，以卫生应急数据库为基础，以应用系统为手段，建设应急指挥部（中心），为领导决策提供各种通信服务，提供决策依据和分析手段，提供指挥命令、实施部署和监督方法，能及时、有效地调集各种资源，实施控制和救治工作，减轻突发公共卫生事件对人民生命财产所造成的威胁，用最有效的控制手段和最小的资源投入，将损失控制在最小范围内。应急管理平台建设的主要目标有如下两点。

（一）平时应急办公

通过覆盖部门或辖区的卫生应急信息化网络，能够及时发现突发公共卫生事件的潜在风险和源头，争取第一时间将事件控制住，将危害控制在最小的范围内，防止事态恶化蔓延进而导致公共卫生危机。

应急指挥领导能够在会议室和办公室通过电话、电视或网络会议系统方便直观地进行工作部署，听取工作汇报；在看到分会场图像、听到分会场声音的同时，同步看到相关文档、图表、图片或者视频等内容。在一些经济相对落后的地区或边疆地区，也能够通过电话、电视和互联网的方式接入会议，听取领导指示，能够很方便地将会议的情况录制下来，并进行编辑处理，存为多媒体资料。

对在日常工作中积累起来的经验和知识，能够便利地整理、归纳、总结和输出，通过网络办公系统在政府内部开展学习和交流，促进各级政府整体应急指挥和处置能力的提高。通过政府门户网站发布、媒体宣传等方式，提高公众应对突发公共卫生事件的基本素养和能力，达到防患于未然的目的。

（二）战时应急应战

在发生突发公共卫生事件的时候，应急指挥领导能够通过图像、声音和文字，第一时间掌握现场的情况，及时与相关地区和部门的负责人进行双向的视频和音频交流。在领导决策时，应急管理平台能够提供科学有效的决策支持，如事件发展趋势、危害程度模拟、应急物资调配、咨询专家参考意见、类似历史事件处理过程和效果评估等。通过领导集体决策，部署应对处置工作命令，在整个事件处理过程中全程监控处置情况；能够按照上级政府的要求，在规定时限内将包括事件现场情况、上报信息、领导决策场景和初步处理意见在内的多媒体资料和文字资料，通过专用网络上报。

应急管理平台通过网站、电视、广播、手机短信等途径和手段，及时向公众发布可靠信息，避免不可靠信息的散布和危害；形成覆盖全地区的应急信息化网络，实现基于网络的突发公共卫生事件信息的采集、传输、存储、处理、分析、预案确定及启动全过程的信息化、自动化、网络化。

三、公共卫生应急管理信息平台的功能

我国各种卫生应急管理平台的建设和发展是由 2003 年 SARS 事件后得以迅速规划、立项、建设与逐渐完善起来的。建设应急管理平台可为政府应对突发公共卫生事件提供有力工具，提高政府处置突发公共卫生事件的能力，增强应急决策的科学性和规范性。应急管理平台主要实现以下功能。

（一）信息报送与业务管理

各级人民政府及其有关部门、专业机构应当建立多种途径收集、报告突发公共卫生事件信息

的机制。通过卫生应急管理平台，实现日常值班业务和应急业务管理，主要包括突发公共卫生事件应对过程中的信息接报、审核、办理、跟踪、反馈、情况综合和信息发布，以及应急信息和相关数据资料的查询和调用。

应急管理平台的首要任务是有效地获取信息，通过完善自下而上的信息报送机制，通过信息报送系统，辅以图像接入系统、移动应急管理平台、视频会议、电话调度等系统实现与现场或下级、部门应急管理平台之间的沟通，获得现场的文字、图像、视频和声音等多媒体信息，增强和丰富政府获得突发公共卫生事件信息的能力，平衡各级政府决策时所掌握的信息量。有关单位发现突发公共卫生事件时，应在 2 小时内向本级卫生行政部门报告，接到报告的卫生行政部门应当在 2 小时内向人民政府报告，并同时通过突发公共卫生事件信息报告管理系统向上级卫生行政部门报告。国家卫生健康委员会对可能造成重大社会影响的突发公共卫生事件应当立即向国务院报告。

应对过程需要准确及时地获得突发公共卫生事件信息和现场信息，需要提高信息报送的及时性和准确性。基于现行政府机构和管理体制，在基层收集和获取信息，然后逐级报送到上级政府，在这种情况下，如果信息获取手段单一，虽然上级政府接收信息报送的渠道相对较多，但会造成越是上级政府越难以有效获取有关突发公共卫生事件的详细信息。有关单位和人员报送、报告突发公共卫生事件信息时，应当做到及时、客观、真实，不得迟报、谎报、瞒报、漏报。

国务院卫生行政部门应当及时通报和公布突发公共卫生事件和传染病疫情，省（自治区、直辖市）人民政府卫生行政部门根据国务院卫生行政部门的授权，及时通报和公布本行政区域内的突发公共卫生事件和传染病疫情。我国各级突发公共卫生事件信息报告系统（平台），见图 2-5。

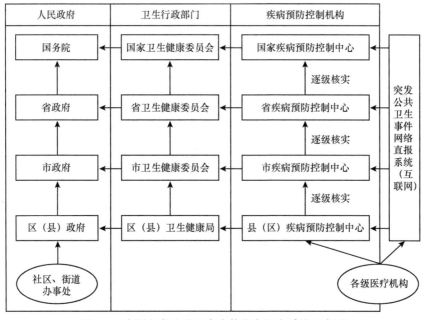

图 2-5　我国突发公共卫生事件信息报告系统示意图

（二）风险评估和风险排查

卫生应急管理部门和专业机构通过总结突发公共卫生事件发生的高危因素、高危场所，定期对其进行风险评估和风险排查，采取相应的预防控制措施，降低事件发生的可能性。通过风险隐患监测防控系统，实现各地方和各有关部门监测信息和风险分析信息的汇集，并可对相关信息进行搜索查询或者筛选，对其中一些数据可以进行特征识别，判读信息的内涵或其标志的状态，进行风险评估分析，通过直观的方式展现在决策者面前作为事件处置的依据。

当突发公共卫生事件发生时，往往需要对事件本身特征参数和环境条件进行监控，以便及时对不利变化做出反应。借助于各领域已有的监测监控系统（如气象监控、发热门诊监测、环境污染监控等），通过应急管理平台接入这些数据后，实时汇集、掌握这些数据，通过直观的方式展现在决策者面前作为事件处置的依据，在政府决策时也便于全面判读信息的内涵。在平时，通过整合部门专业系统资源，能够获取重大风险源、关键基础设施、重要防护目标等的空间分布和运行状况，以及社会安全形势等有关信息，进行动态监测，分析风险隐患，预防潜在危害和突发破坏等。

（三）预测预警与综合研判

应急管理平台可实现突发公共卫生事件的早期预警、趋势预测和综合研判，预测突发公共卫生事件的影响范围、影响方式、持续时间和危害程度等，从而达到避免原生事件发生或减少其灾害损失。有效预警可防止衍生、次生事件，为应急处置、决策指挥、救援实施提供技术支撑。突发公共卫生事件的发生发展往往具有确定性和随机性双重特性。依据这种双重性规律，可以预测突发公共卫生事件的发展趋势、影响范围及其发生概率。

在预测预警分析的基础上，结合应急管理平台 GIS 功能，进行查询统计和空间分析，将相关的结果可视化并直观展示，协助决策者进行决策，并可以与分级指标进行比对，核定事件的预警级别。

（四）应急决策与综合调度

应急管理平台可以通过视频会议、线上会议和通信软件等方式进行信息交互和会商，协同指挥和会商的参与方可以通过平台进行信息和方案的交互，甚至通过计算机网络实现远程控制和显示功能，使应急指挥部、各级职能部门和专业技术人员可以在坚守岗位的同时，通过实时情况完成突发公共卫生事件相关的商议和决策，最大限度地缩小空间距离带来的不便，保证决策的高效性和实时性。

（五）应急资源保障

应急物资是指在突发事件应急救援和处置过程中所用到的各类物资的总称。根据应急物资的主要用途和管理主体的不同，可分为国家战略物资、生活必需品、救灾物资、卫生应急专业物资与装备等几大类，如地震救灾用的帐篷、衣被、食品、饮用水、药品、疫苗和医疗器械等。

应急管理平台实现了卫生应急所需要人力、物力、财力、医疗卫生、技术研发、交通运输、通信保障等资源的管理，提供应急资源的优化配置方案和应对过程中所需资源的状态跟踪、反馈，保证资源及时到位，满足应急救援工作的需要和疫（灾）区群众的基本生活，保障恢复重建工作的顺利进行。不同类型突发公共卫生事件，其所需应急资源是不同的，应急管理平台的先进性在于事先配置了各类突发公共卫生事件所需应急资源的类型。事件发生时，根据条件快速进行检索，便能自动列出所需应急资源。为实现这一点，必须在平时加强应急保障资源的管理，建立较为全面的数据库。

（六）应急管理评估与应急能力评价

卫生应急管理评估是对卫生应急管理活动的各个环节或阶段所采取的策略、措施或行动，依据一定的标准进行分析判断的过程。卫生应急能力评价主要包括评价主体、评价方式、评价标准、评价结果应用等要素与环节。

应急管理平台将突发公共卫生事件的类别、事故情况、指挥记录、现场反馈、危害程度、措施有效度等综合分析，辅助形成事件总结报告并存档，方便相关人员进行应急的经验教训总结和总体应急功效的评估。应急管理平台通过建设应急评估系统，实现对突发公共卫生事件应对处置过程的记录，并采用根据应急预案及其他相关规定建立的评价模型，对应对突发公共卫生事件的应急能力进行评价，对应急处置过程进行过程中和过程后评估，形成评估报告，并可利用系统的相关记录，再现应急过程。

（七）应急模拟演练

模拟演练系统是应急管理平台的重要组成部分，目的在于提高应对处置能力，直观地检验应急预案的合理性，同时提高应急人员的应对能力和处置效率。利用应急管理平台，可以更方便地进行各种演练，包括制订模拟演练计划、模拟演练数据、构建模拟场景、演练过程控制、演练方案分发/汇总、演练方案接收/上报、演练过程记录/回放、模拟演练评估等。例如，桌面推演，借助应急管理平台的通信、网络、视频会议等设施，利用平台数据库和数字预案，可在应急管理平台上以图、文、动态交互的方式进行突发公共卫生事件应对处置的模拟演练。

通过对突发公共卫生事件场景进行仿真模拟，在各种虚拟场景中分析事态、提出应对策略，检验评估其他业务系统的执行效率和效果，进行低成本、高效率的演练。未来，通过计算机网络，不同层级的应急管理平台之间可以进行协同演练，这就需要自上而下依照一定的标准对模拟演练系统进行开发和建设。

（范阳东　胡杨木）

思 考 题

1. 简述我国公共卫生应急管理体系。

2. 简述我国公共卫生应急管理平台的主要功能。

3. 我国卫生应急专业队伍包括哪些类别？

4. 如何根据实际制订卫生应急预案？

第3章 突发公共卫生事件监测预警、风险评估和应急决策

学习目标

1. 系统掌握突发公共卫生事件监测预警的概念和分类及突发公共卫生事件的风险评估方法、步骤和流程。

2. 熟悉我国突发公共卫生事件监测体系和应急决策方法、国外常见风险评估技术。

3. 了解常见循证公共卫生决策的方法、公共卫生应急监测和预警的展望。

情景导入　　　　　　**美国"炭疽邮件"危机事件的启示**

2001年，美国境内先后出现2300多宗炭疽警报，涉及至少9个州，共报告22人发病，包括确诊病例18例、疑似病例4例，其中死亡5例。第1次警报事件是对首发肺炭疽病例调查的追查发现，首例病人曾在2001年9月4日拆开过1封内装"滑腻的白色粉末"的奇怪信件，随即从该病例的电脑键盘和其同事的鼻拭子查出炭疽杆菌芽孢得以证实。第2次警报是9月18日，美国多家媒体机构收到内含白色粉末（含炭疽杆菌芽孢）、发信地址不详、内容奇怪的邮件。此后在9月下旬至10月上旬，纽约市、佛罗里达州和新泽西州3地陆续发病9例。第3次警报是10月9日，有2名议员收到类似信件，并在10月中旬至11月中旬，纽约市、宾夕法尼亚州、弗吉尼亚州、马里兰州、新泽西州和康涅狄格州发病13例。覆盖全国的实验室检验体系（包括医学和环境监测实验室），从时间、人群和空间3个角度实施连续监测，检测了100多万份标本，为污染物判断和处置效果评估提供了可靠依据。

在此事件中，该国有关部门启用了生物恐怖袭击预警和报警系统，并开展了应急处置，但是直到2003年6月，"炭疽邮件"危机才最终解除。

思考：

1. 美国应对"炭疽邮件"危机事件的过程和事实说明了什么？

2. 我们从"炭疽邮件"危机事件中得到了哪些启示？

第一节　突发公共卫生事件监测预警

公共卫生监测是指长期、连续、系统地收集疾病与健康相关事件、危险因素的信息资料。新冠疫情以来，提高早期监测预警能力已成为健全我国公共卫生体系当务之急。要完善传染病疫情和突发公共卫生事件监测系统，改进不明原因疾病和异常健康事件监测机制，建立智慧化预警多点触发机制，健全多渠道监测预警机制，提高实时分析、集中研判的能力，时刻防范公共卫生重大风险，切实维护人民生命安全和健康。

一、我国主要公共卫生监测系统

我国最早的公共卫生监测系统可追溯到20世纪30年代，我国公共卫生先驱陈志潜先生在河北省定州市进行了小范围的流行病学监测。1950年我国正式建立了内地所有省份的疫情报告系统，主要报告法定管理的传染病。2003年的SARS危机暴露出我国突发公共卫生事件应急机制不健全、

公共卫生体系发展严重滞后的问题。其突出表现之一就是信息来源不准、渠道不畅，不能及时准确地把握事态发展，延误和影响了对突发公共卫生事件的预防和控制。2021 年 4 月，我国实施的《中华人民共和国生物安全法》第十四条规定，国家建立生物安全风险监测预警制度；第二十七条规定，国务院卫生健康、农业农村、林业草原、海关、生态环境主管部门应当建立新发突发传染病、动植物疫情、进出境检疫、生物技术环境安全监测网络，组织监测站点布局、建设，完善监测信息报告系统，开展主动监测和病原检测，并纳入国家生物安全风险监测预警体系。

目前，我国公共卫生监测系统（public health surveillance system）主要有两种，即基于指标监测系统和基于事件监测系统。基于指标监测系统包括法定传染病报告系统、哨点监测和基于实验室的监测等。这是在国际、国家和地方各级公共卫生机构中使用最悠久、最常见和最广泛的疾病监测方式。基于事件监测系统是以事件发生为主体，不依赖于官方报告，所获得的信息可直接来源于社会公众实时事件的目击，或间接来源于不同信息交流渠道（如新闻媒体、公共卫生网络和网络社交媒体等）。21 世纪以来，通过互联网或社交媒体监测健康信息已成为基于事件监测系统的重要部分，也是最常关注的信息来源。通过整合基于指标监测和基于事件监测的系统，可有效提高早期预警能力。

国家现有的突发公共卫生事件监测、预警与报告网络体系包括法定传染病监测报告网络、突发公共卫生事件监测报告网络、症状监测网络、实验室监测网络、出入境口岸卫生检疫监测网络，以及全国统一的举报电话系统等。各级医疗、疾病预防控制、卫生监督和出入境检疫机构负责突发公共卫生事件的日常监测工作。

（一）突发公共卫生事件管理信息系统

自 2004 年 1 月我国开始建设和启用突发公共卫生事件报告管理信息系统，2007 年已建成全球最大的、覆盖全国的突发公共卫生事件、传染病和救灾防病监测信息计算机网络报告系统。该系统可实现对突发公共卫生事件初次报告、进程报告和结案报告的信息收集和管理。

突发公共卫生事件相关信息报告管理遵循依法报告、统一规范、属地管理、准确及时和分级分类 5 项原则。各级疾病预防控制机构按照国家卫生健康委员会、中国疾病预防控制中心有关法规和技术规范的要求，认真维护系统运行，及时准确上报相关信息，为突发公共卫生事件的处置提供了科学可靠的依据。该系统的良好运行在系统管理层面既提高了突发公共卫生事件报告的及时性和准确性，又增加了突发公共卫生事件报告的透明度，有效地遏制了突发公共卫生事件的瞒报、谎报、迟报和漏报等问题；在系统的技术层面，有助于较好地识别突发公共卫生事件，提高对突发公共卫生事件的数据分析能力，为突发公共卫生事件的风险评估提供有效的信息，同时更有助于专业机构和卫生行政部门开展突发公共卫生事件的分析和预警。

（二）传染病报告信息管理系统

2004 年我国开始建设全国传染病报告信息管理系统，迄今已建成了针对甲、乙、丙 3 种类型的法定传染性疾病的实时网络监测系统，并全面实行"网络直报"，有效降低了传染病的漏报，显著提高了传染病报告的及时性。这是中国疾病预防控制和公共卫生信息系统国家网络的重要组成部分。该系统包含了从乡镇到国家的 5 级网络传染病监测报告体系，以及从地市到国家的 3 级网络平台。网络直报系统由国家、省、市、县延伸到乡级，同时由疾病预防控制机构延伸到各级各类医疗机构。截止到 2022 年，这一系统已经覆盖了全国几乎所有二级以上医疗机构，使用这个系统来开展传染病的报告、监控和数据分析研判的工作人员与用户已经达到 35 万户。

对于中国传染病网络直报系统，世界卫生组织的专家曾给予高度评价，即规模、传输信息，以及现实使用覆盖面在全世界独一无二。多年以来，我国结核病、艾滋病、血吸虫病等重大传染病得到有效控制，均离不开该系统的支持和保障。截止到 2023 年，该直报系统主要覆盖 41 种法定传染病，虽对新发、不明原因疾病的监测敏感性仍存在一些不足，但已大幅提高了我国传染病报告的时效性，并且该系统一直在升级完善中。

（三）国家食品安全风险监测体系和国家食源性疾病监测平台

我国已于 2010 年初通过了《食品安全风险监测管理规定（试行）》，对食品安全风险监测第一次进行了法律界定与约束。国内风险监测覆盖所有县级行政区域并延伸到乡镇、农村；省、市、县级疾病预防控制机构已达到相应监测能力建设标准的要求。中西部地区，特别是贫困地区监测队伍得到充实，监测能力显著提升。国家食源性疾病报告覆盖县、乡、村，食源性疾病暴发监测系统覆盖各级疾病预防控制机构，国家食源性疾病分子分型溯源网络逐步延伸到地市级疾病预防控制机构，各级疾病预防控制机构食品安全事故流行病学调查能力得到提升。

"十三五"期间，我国完成了 300 项食品安全国家标准的制定、修订，根据标准分类重点建设 7 个食品安全风险评估与标准研制核心实验室。我国已设立风险监测点 2656 个，覆盖所有省、市和 92% 的县级行政区域，建立以国家食品安全风险评估中心为技术核心机构、各级疾病预防控制和医疗机构为主体、相关部门技术机构参与的食品安全风险监测网络。制定实施国家食品安全风险监测计划，监测品种涉及 30 大类食品，囊括 300 余项指标，累计获得 1500 余万个监测数据，基本建立了国家食品安全风险监测数据库。

（四）疾病症候群监测

疾病症候群监测又称症状监测，是指持续、系统地收集和分析，明确作出临床诊断前所提示疾病的相关流行与暴发资料，对特定临床症候群的发生频率进行监测。疾病症候群监测是传统疾病监测的补充，近年来已成为备受关注的传染病监测技术。该技术的应用有助于快速作出诊断解释、预警公共卫生事件、发现诊断不明的病例及罕见病例等。

医院急诊或门诊在短时间内出现大量相同或相似疾病或症状的病人，提示有突发事件发生的可能。例如，流感监测是第一个在全球范围内合作开展的、比较典型的症候群监测系统，该监测系统以常见和非特异性的流感样病例作为症状病例，通过症状病例发病率超过基线水平来指示流感流行季节的开始，其着眼点在于疾病流行模式的改变而非单个确诊流感病例。近年来，我国逐步建立了五大症候群（发热呼吸道症候群、腹泻症候群、发热伴出疹症候群、发热伴出血症候群和脑炎脑膜炎症候群）的传染病监测技术平台，以研究各症候群的流行病学特征及不同地区症候群的病原学特征。如近年来上海建立了症候群监测系统，包括发热症候群、呼吸道症状的症候群、腹泻症候群等。自 2015 年以来，基于该传染病症候群的监测系统，上海市陆续发现黄热病、Q 热和莱姆病等罕见传染病。

（五）行为危险因素监测系统

行为危险因素监测系统（behavioral risk factor surveillance system，BRFSS）是通过收集人群中与健康相关的资料，了解人群健康状态、威胁健康的因素等信息的一种调查系统，它服务于健康行为和健康趋势的监测，并影响健康干预项目、公共卫生立法及政策的制订与评价。现代社会中个体健康行为和生活方式对健康的影响越来越大，非传染性慢性疾病在人类疾病中的比例不断升高，使得 BRFSS 的作用日益突出，开展关于 BRFSS 方面的研究具有重大意义。

中国行为危险因素监测系统是由中国预防医学科学院主持的公共卫生监测系统之一，于 1996 年依托于中国世界银行第七次卫生贷款项目健康促进子项目建立。整个监测系统覆盖全国 1 个省 7 个市，是以城市为单位的入户调查监测系统。通过每月连续性的入户调查，搜集 16~69 岁人群与疾病发生、发展或死亡有关的行为危险因素资料，包括吸烟、饮酒、缺乏体育锻炼、不良饮食、交通安全、性病和艾滋病等，为政府部门制订、评价预防政策及干预措施提供强有力的参考依据。

（六）公共卫生实验室监测

在各种突发公共卫生事件中，重大传染病疫情和生物恐怖活动危害最大，故受到各国政府高度重视。为应对不断增加的突发公共卫生事件，世界主要发达国家都已建立或者正在建立相应的应急实验室网络，且优先建立病原生物应急实验室网络。公共卫生实验室在支持早期预警方面起着重要作用，可以对医院中具体病人的临床诊断进行确诊，对具有公共卫生意义的情况作出明确诊断。同样在疾病控制过程中，对信息的综合分析也离不开实验室监测的结果。国际上许多国家都建立了公共卫生应急实验室网络，如美国、加拿大、英国、澳大利亚、俄罗斯、日本和韩国等。WHO 也建立了全球化的单病种实验室网络，如艾滋病病毒（HIV）和流感病毒等。我国公共卫生实验室的能力比较弱，科研院所和大学的科研创新工作与疾病预防控制机构的实际工作结合不够，各级疾病预防控制机构实验室的发展不平衡，缺乏系统的实验室技术和管理规范。2021 年 5 月，广州实验室重磅揭牌成立，将致力于打造具有全球影响力的、防控突发公共卫生事件的大型综合性研究基地和原始创新策源地，在突发呼吸系统传染病病原体监测、预警中将发挥重大作用。

二、我国突发公共卫生事件预警

（一）概述

预防和控制突发公共卫生事件最重要、最关键的一步，是及时、迅速地发现突发事件的先兆，即在早期能够起到预警的作用。预警（early warning）是指危险出现之前的预先警告。预警是在缺乏确定的因果关系和缺乏充分的剂量-反应关系证据的情况下，促进调整预防行为或者在危机发生之前即采取措施的一种方法。预警给人们提供事件可能发生的有效信息，指导有关部门和社会公众及时采取相应的防范措施。通过对事态发展的定量和定性分析，为做出相应的反应给予提示或警示。其目的是有效预防和避免突发事件的发生和扩散，具有警示、延缓、阻止和化解突发事件的功能。根据收集、整理的突发公共卫生事件相关信息资料，分析和评估事件发展趋势与危害程度，在事件发生之前或早期发出警报，以便相关责任部门及事件影响目标人群及时做出反应，预防或减少事件的危害。

预警工作在自然灾害、事故灾难和社会安全事件等突发事件预防和减灾中的应用已有较长历史。与其他类型突发事件相比，突发公共卫生事件更难预警，这类事件没有固定的发生地区和方式，扩散速度极快，其影响的人群也难做出预测，对公众的生命财产安全造成威胁。若处置不当，很容易引发社会恐慌。预警工作以公共卫生监测数据为基础，采取评估手段，建立信息交换和发布机制，及时发现事件苗头、发布预警，采取有效的应急措施，旨在控制事件蔓延。

2005 年中国疾病预防控制中心研究开发出中国传染病自动预警和响应系统（CIDARS），及时通过固定阈值法、移动百分位数法、累积控制图法、聚集性疫情预警法，将特定传染病的发生、异常增加或聚集信号发送给相应省、市、县级疾病预防控制机构及其相关人员，并及时获取县级疾病预防控制机构及相关人员对预警信号的调查、核实、处置与排除响应进展情况，见图 3-1。现在 CIDARS 已融入国家、省、市、县级疾病预防控制中心每日、每周、每月传染病暴发流行电子网络化自动预警，对鼠疫、霍乱、麻疹等重点传染病实时发出预警信号，对流感、登革热等常见传染病实行每日预警。尽管 CIDARS 取得覆盖范围广、预警病种多、可操作性强的传染病自动探测、预警与响应成效，但也仅是发现疑似传染病暴发流行的主要方式之一，还表现出疑似事件预警信号总体阳性率低、假阳性率高和漏预警与虚预警等问题。

（二）预警的分类

1. 征兆预警　指对可能危及公众健康和生命的突发公共事件的相关前兆发出警报。主要包括公共卫生状况预警、传染病流行因素预警和次生突发公共卫生事件预警等。

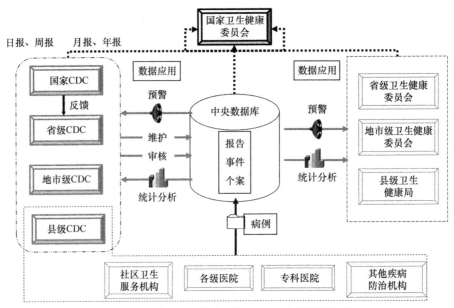

图 3-1　我国疾病预防控制机构的传染病预警架构

（1）公共卫生状况预警：公共卫生状况的恶化可引起急性和慢性人群健康损害。水质恶化、食品安全与卫生指标不合格、大气污染及有害作业环境等为常见的影响健康的因素。例如，2005年有关部门在对调味品、腌制品等食品监测时，发现有毒化学品"苏丹红一号"，随后及时对社会发出了预警，要求相关部门加强监测并提醒民众注意。

（2）传染病流行因素预警：最常见的是病原体发生演变，出现毒力增强、对人类适应力提高或因人群原有免疫屏障无效等情况时，极有可能引起传染病的暴发与流行。之前备受全球关注的新冠疫情大流行应急工作中，病毒毒株变异监测为其重点内容。

媒介生物的种类和数量是重要的预警指标。一定数量的宿主和媒介，是虫媒及人畜共患传染病在自然界流行的必要条件。病媒生物的种群分布与数量，可以作为疾病的重要预警指标之一，是此类突发事件现场调查的重点内容。不是所有同类的生物都可以作为某一种疾病的宿主，也不是所有的吸血节肢动物都有同样的媒介效能。在调查中，首先需要发现作为主要储存宿主和主要媒介的生物种类的存在，然后确定其数量。在不同的疾病中，病媒生物的数量具有不同的意义。在微生物与宿主动物共生的疾病中，宿主与媒介的数量越多，说明疾病的威胁越严重。对于那些宿主因感染而死亡的疾病，宿主的高密度是疾病将要流行的基本条件，其数量的突然下降，常意味着疾病已经开始在动物间流行；而媒介的高密度，则被视为对人类的直接威胁。

（3）次生突发公共卫生事件预警：在人类历史上，气候异常与自然灾害经常引发次生突发公共卫生事件，因此，这类预警尤为必要。此外，突发公共卫生事件常与事故灾难、社会安全事件等突发事件相互交织、相互演化。

自然灾害的发生常与气候异常有关。人类汲取历史教训，在类似灾害之后发出疫情警报，采取措施预防传染病暴发流行和中毒事件的发生。2004年底印度洋海啸发生之后，WHO和有关国家相继发出传染病可能暴发流行的预警，并与泰国、印度、斯里兰卡、印度尼西亚、马尔代夫等国合作，建立了疟疾、腹泻病、麻疹及登革热等传染病的早期监测预警系统，对尽可能发现传染病病例、及时检测暴发疫情，以及控制传染病在灾区的发生、流行起到了重要作用。

社会安全事件常引起次生突发公共卫生危机，要提前预警进行科学应对。如美国对"9·11"恐怖袭击事件的应对给国际社会重要警示，即"预警"与"救治"为社会危机管理最重要的两个元素。考虑到该事件对日常卫生工作的影响及随后可能出现的生物恐怖袭击等，纽约市及时在医院急诊部门建立了针对生物恐怖袭击及"9·11"相关健康影响的症候群监测系统，为次生突发公共卫生事件预警。

2. 突发公共卫生事件的早期预警　相当多的突发公共卫生事件发生前征兆并不明显，较难发现，因此，只能在事件发生初期启动早期预警，即在早期对已危及人们健康和生命的突发公共卫生事件发出警报。

（1）传染病早期预警：某些传染病易引起大范围或长时间的流行，如流行性感冒和麻疹等，对于此类传染病的预警，除对流行因素进行监测外，可通过及时发现病例数在时间、空间上的异常变化，在传染病早期启动控制措施。某些特殊的传染病，如已宣布消灭的疾病（如天花、脊髓灰质炎）、本土未发现过的烈性传染病（如埃博拉出血热等）、依照《中华人民共和国传染病防治法》按甲类管理的传染病（如鼠疫、严重急性呼吸综合征、人感染高致病性禽流感）等，只要发现 1 例就应发出预警。

（2）类似突发公共卫生事件预警：在某一单位、社区或区域发生中毒、疾病暴发等突发公共卫生事件时，向有可能发生类似事件的其他单位或区域发出预警信息。如水源污染导致中毒事件发生时，及时向下游用户及地区发出预警；出现流感、流行性脑脊髓膜炎（简称流脑）等传播迅速的传染病暴发时，及时向邻近区域发出预警；发现食物中毒时，及时向有毒食品流向区域发出预警等。该类预警以突发公共卫生事件本身为指示器，根据事件及其影响因素的特点推测潜在的影响范围。

（三）预警指标的特点和要求

1. 预警指标的敏感性　敏感性（sensitivity）是指能尽可能多地发现突发公共卫生事件发生的先兆。各级应通过对疾病及健康相关事件历史数据的分析，进一步验证预警指标的敏感性。加强公共卫生事件预警敏感度，提升疫情预警的快速性。预警指标敏感性过低，将起不到早期预警目的；预警指标敏感性过高，会使应急响应过度；预警频繁，会产生预警疲劳，降低预警的响应性。适宜预警指标的设定，需要通过实践、评价、验证、再修订、再实践、再评价、再验证不断反复循环的过程，最终达到科学预警的目的。

2. 预警指标的及时性　及时性（timeliness）是指能尽早地发现突发公共卫生事件，为启动应对措施赢得时间。在信息收集、传输、分析、发布、调查和采取措施等方面均要体现及时性。各部门及时准确地收集事件及相关因素监测信息、分析信息并报告分析结果，及时发现异常情况或突发公共卫生事件发生的先兆及其发展变化情况，为决策部门提供制订控制策略和措施的科学依据。

3. 预警指标的可操作性　可操作性（operability）是指要符合现阶段我国的国情和不同地区的实际情况，在建立相应的人员和物资储备基础上，确定操作简单、容易实施的指标。各地应根据当地实际情况，制订适合该地的突发公共卫生事件最低级别的预警线指标。按照分级管理、分级响应的原则，根据突发公共卫生事件的严重性、影响区域范围、可控性及所需动用的资源等因素，设定分级预警指标。目前，预警指标按中央级、省级、地市级、县级分别设定，下一级可在上一级预警阈值的基础上设定低于其上一级的预警阈值，如省级可在国家级预警阈值基础上设定低于国家级的省级预警阈值，该省辖区内的地市级可在本省级预警阈值基础上设定低于省级的地市级预警阈值。

（四）预警信息和权威信息的发布

纵观世界各发达国家的预警体系，"依法预警"是其共同做法，对突发公共卫生事件进行有效管理的前提都是制定相关的法律、法规。我国突发公共卫生事件的预警在 2003 年 SARS 流行之后才得到高度重视，此后国务院在《突发公共卫生事件应急条例》的应急预案内容中提出了监测与预警的工作要求。2004年修订的《中华人民共和国传染病防治法》第十九条规定"国家建立传染病预警制度"，对预警发出后有关政府与卫生行政部门的职责提出了要求。国务院卫生行政部门和省、自治区、直辖市人民政府根据传染病发生、流行趋势的预测，及时发出传染病预警，根据情况予以公布。

针对重大传染病、食物中毒和职业中毒等突发公共卫生事件发生的特点和季节性特征，各级卫生行政部门应及时组织分析和预测疫情，必要时可向社会发布传染病、食品安全、职业安全的预警信息，宣传普及传染病、食物中毒、职业中毒的预防控制知识，增强群众的防范意识，提高群众自我防护能力，保障群众身体健康和生命安全。同时，应密切关注媒体对传染病疫情和突发公共卫生事件的新闻报道，注意舆论情况，把握舆论导向，发现错误或片面的报道倾向时，应及时核实、了解情况，迅速发布权威信息，为公众解疑释惑，消除负面影响。

三、监测和预警的展望

（一）构建覆盖全国的公共卫生应急实验室网络体系

我国公共卫生应急实验室网络体系的构建是一项全新的、复杂的系统工程。鉴于我国的行政管理体制，我国实验室网络可分为4级，即国家级、省（自治区、直辖市）级、市（州、地）级和县级。国家级实验室网络还可建立区域性的分中心。实验室网络成员包括国家级实验室、地方实验室，以及疾病预防控制机构、高等院校、科研机构、医疗机构和军队等有关实验室。

公共卫生应急实验室网络体系可以为我国传染病疫情预警、快速应对和控制传染病疫情、生物恐怖等突发公共卫生事件提供重要的实验室支持，并将全面提高我国公共卫生实验室病原生物的检测水平和能力。病原生物实验室网络的建立，还将为化学中毒实验室网络和核安全实验室网络的建设提供经验，从而全面提高我国快速应对突发公共卫生事件的能力，保障人民群众的身体健康和生命安全。实验室运行要采用"平战结合"的方式，即平时开展传染病监测等日常工作，一旦发生突发公共卫生事件，应该立即调动资源，积极配合实验室网络管理办公室的安排。

（二）大数据与人工智能技术的应用

在疫情防控中推广运用大数据等科技手段，加强对人群的健康动态和轨迹追踪，统一技术制定和使用标准，积极推广具有统一标准的人脸识别、个人轨迹跟踪等大数据技术；对目标人群起始地、移动路径、目的地进行全面管理，形成对人群的动态跟踪机制。可根据人群流动的个人健康情况、来源地、途经地形成动态的健康码，对交通节点、医院、图书馆和商场超市等公共场所所产生的大数据进行重点监控，便于各地之间标准的互认和数据的共享，减少人员移动感染风险，确保人员安全有序流动。

利用人工智能技术，可加强时间、空间聚集性分析，开展高危地区、高危场所、高危人群早期预警，实现早期精准防控。加强监测数据的深度挖掘，基于人工智能开发传染病智能化辅助诊疗技术，使得这些监测数据能够和临床医学有一个很好的结合，辅助临床诊疗工作。

（三）建立传染病智慧化预警多点触发机制和多渠道监测预警机制

传染病智慧化预警多点触发机制，是指通过建立现代化的传染病监测预警系统，利用大数据、云计算、物联网、人工智能等技术手段，自动化地采集传染病危险因素、病原体、相关症候群、疑似病例和确诊病例信息等传染病发生、发展过程中多个关键节点的数据，及早、智能化地判别出传染病可能增加的流行风险或已出现的"苗头"并自动发出预警信号，采集内容包括媒体和网络信息等舆情以及与传染病发生相关的其他社会学信息，减少人为干扰和工作失察的传染病监测预警机制。

传染病多渠道监测预警机制，是指卫生健康、海关、交通、市场、农业、林业、气象、环保、教育等多部门，在多元数据共享机制基础上建立多主体、多层级的与传染病相关的监测预警系统，实现不同行业及不同层级都有责任、有能力去识别传染病可能增加的风险或已增加的"苗头"并发出预警，从而起到传染病早期预警相互补充、相互印证的作用，进而减少早期预警失误，提高准确性的机制。

随着大数据、云计算和人工智能等新兴技术的飞速发展，传染病相关信息的记录、传输、处理、分析和研判等环节可以更加自动化和智能化，为建立我国传染病智慧化预警多点触发机制和多渠道监测预警机制提供了技术保障。通过科学设计监测预警策略，打通部门信息壁垒，建立合理监测预警制度，必将极大提升我国应对重大急性传染病的监测预警和早期应对能力。

（四）网络舆情监测系统

长期以来，各级疾控机构主要有传统的基于指标监测系统和基于事件监测系统。随着国内外网络技术的快速发展，网络媒体报道的重大舆情事件不断增多，因此，建立网络舆情监测预警体系已经成为时代发展的需求。网络舆情监测是通过互联网对网上公众的言论和观点进行监视和预测的行为。如通过百度搜索查询数据来了解 2022 年新冠疫情在国内、外的流行趋势和特点。

公共卫生舆情监测是通过收集互联网、报纸等传播的有关公共卫生方面的热点、焦点问题，以及公众对这些事件所持的有较强影响力、倾向性的言论和观点进行整理分析，对舆论进行引导或根据舆情发展的规律开展预测，为公共决策提供依据。许多突发公共卫生事件的消息起初都是在互联网上扩散，网络舆情形成和发展的速度非常快，对社会环境与事件处置都会产生一定影响，需要各相关部门密切关注，引起高度重视。一方面，有关卫生行政部门和主流媒体应在第一时间发布消息，抢占先机；另一方面，由于判断突发公共卫生事件的危害需要专业知识，公众通常很难做出全面分析，若官方不及时发声，混乱信息就比较容易散播，也易出现人员恐慌、社会不稳的紧张局面。虽然应用舆情监测能够比传统监测方法提前预测到传染病的暴发，但它并不能完全取代传统监测系统，而只能作为疾病监测预警手段的一种扩展。

随着未来大数据的迅速发展，基于互联网的舆情监测系统有着广阔的应用前景。国际和各国卫生机构将基于网络的舆情监测系统融入主要使用的疾病监测系统是未来发展的趋势之一。

第二节　突发公共卫生事件风险评估

一、概　　述

自 2003 年严重急性呼吸综合征疫情开始，尤其是 2019 年新冠疫情以来，我国更加重视传染病风险评估工作，逐步补齐短板，相继颁布了一系列公共卫生政策和法规，并建立起传染病防控体系，较大程度地提高了政府各部门间的协作能力和对突发公共卫生事件的应急处置能力。中国疾病预防控制中心于 2012 年和 2013 年分别公布了《突发事件公共卫生风险评估技术方案（试行）》和《突发公共卫生事件风险评估工作指南》，建立和完善了风险评估的工作规范和流程。

（一）风险评估的内涵和意义

进入 21 世纪以来，国内外各种突发公共卫生事件、自然灾害、事故灾难和社会安全事件等各类事件频发，对公共卫生安全甚至国家安全构成严重威胁，卫生应急管理形势越来越复杂，其决策性难度日益增加。

风险评估（risk assessment）是指对具有不确定性的事件或结果进行风险识别、风险分析和风险评价的全过程。通过评估突发公共卫生事件风险或其他突发事件的公共卫生风险，可以加强风险管理。这是公共卫生应急的核心内容之一，对于有效防范和处置突发公共卫生事件具有重要意义。

2016 年国家卫生和计划生育委员会印发《关于加强卫生应急工作规范化建设的指导意见》，其中明确要求："定期组织开展突发公共卫生事件日常风险评估工作，每月至少开展一次，根据需要可增加日常风险评估的频次；针对重特大突发公共卫生事件隐患，重特大自然灾害、事故灾难后可能衍生、次生的突发公共卫生事件以及大型活动卫生保障等，组织开展公共卫生专题风险评估，为科学决策提供依据。"

（二）常见风险评估形式

1. 日常风险评估　日常风险评估主要是根据疾病预防控制机构常规监测收集的信息、相关部门通报的信息、国际组织及有关国家（地区）通报等信息，通过专家会商等方法识别潜在的突发公共卫生事件或突发事件公共卫生威胁，对公共卫生风险开展初步、快速的评估，并提出风险管理建议。

日常风险评估是指定期开展的风险评估，目前主要是指月度风险评估。随着国内风险评估工作的不断推进，应逐步增加评估频次。在条件允许的情况下，应每日或随时对日常监测到的突发公共卫生事件及其相关信息开展风险评估。这种风险评估形式简单，可采用小范围的圆桌会议或电视电话会议商讨等形式。评估结果应整合到日常疫情及突发公共卫生事件监测数据分析报告中。当评估发现可能有重要公共卫生意义的事件或相关信息时，应立即开展专题风险评估。

2. 专题风险评估　专题风险评估主要是针对国内外重要突发公共卫生事件、大型活动、自然灾害和事故灾难等开展全面、深入的专项公共卫生风险评估。专题风险评估可根据相关信息的获取及其变化情况、风险持续时间等，于突发公共卫生事前、事中、事后不同阶段和时间动态开展。每次风险评估根据可利用的时间、可获得的信息和资源，以及主要评估目的等因素，选择不同的评估方法。

我国 2012 年颁布的《突发事件公共卫生风险评估管理办法》指出，国家级疾病预防控制机构应当对特别重大突发公共卫生事件开展专题风险评估。省级、地市级、县级疾病预防控制机构应当分别对本辖区内的重大、较大和一般突发公共卫生事件开展专题风险评估。例如，对于大型活动，根据组织管理部门的统一安排和实际需要，由举办地疾病预防控制机构组织开展专题风险评估。

二、我国常见风险评估方法

风险评估通常采用定量分析、定性分析，以及定量与定性相结合的分析方法。在突发事件公共卫生风险评估工作中，常用的分析方法如下。

（一）专家会商法

专家会商法是指通过专家集体讨论的形式进行评估。该评估方法依据风险评估的基本理论和常用步骤，主要由参与会商的专家根据评估的内容及相关信息，结合自身的知识和经验进行充分讨论，提出风险评估的相关意见和建议。会商组织者根据专家意见进行归纳整理，形成风险评估报告。

专家人数根据评估议题的范围而定，可在 3～30 人，须具有代表性。实施中应防止专家过少或专业狭窄造成的偏倚性，如传染病风险评估应涉及流行病学专家、临床医学专家、微生物学专家和生物统计学专家等。专家会商法常用于日常风险评估，当风险评估中有较多的不确定因素或受时间限制时，专家会商法也是突发公共卫生事件风险评估的首选方法。

本方法的优点是组织和实施相对简单、快速，不同专家可以充分交换意见，评估时考虑的内容可能比较全面。但意见和结论容易受到少数"学术权威"专家或领导的影响，参与评估的专家不同，得出的结果也可能会有所差异。

（二）德尔菲法

德尔菲法（Delphi method），也称专家调查法，1946 年由美国兰德公司创始实行，其本质上是一种反馈匿名函询法，其主要流程是在对所要预测的问题征得专家的意见后，进行整理、归纳、统计，再匿名反馈给各专家，再次征求意见，再集中，再反馈，直至得到一致的意见。近年来，该方法常用于公共卫生应急领域。

1. 德尔菲法的基本原则

（1）匿名原则：所有参与的专家，均以个人身份发表意见，遵守匿名原则。

（2）循环往复原则：由主持人收集参与者的意见并加以公开宣布，如此循环往复三四次，允许参与者在参考别人判断的资料之后修正自己原先的看法。

（3）控制反馈原则：让参与者回答事先设计出的问卷，并使其对收集归纳出的判断和论证作总体的衡量。

（4）团体回答原则：对所有参与者的意见进行综合判断时，必须考虑总数、趋势等情况。

（5）专家共识原则：主要目的是使专家达成共识，得出最终的预测结果。

2. 德尔菲法的步骤

（1）确定调查题目，拟定调查提纲，准备向专家提供的资料（包括预测目的、期限、调查表，以及填写方法等）。

（2）建立评估领导小组，负责全部操作过程，并且要求小组成员在评估专家结果时不能带有自己的观点或偏见。

（3）选择专家至关重要，要求所选的专家一定要有很好的代表性，并且专业要尽量全面。一般认为 15～50 人即可，具体人数应视研究问题的大小和宽窄而定。

（4）使用统一问卷，进行多轮次专家调查，一般进行 3～4 轮调查。逐轮收集意见并向专家反馈信息是德尔菲法的主要环节。在向专家进行反馈的时候，只给出各种意见，但并不指明发表意见的专家姓名，这一过程重复进行，直至每位专家不再改变自己的意见为止。经过反复征询、归纳和修改，作为风险评估的依据。

（5）通过统计分析，最后汇总成专家基本一致的看法。该方法的优点是风险评估专家意见相对独立，参与评估的专家专业领域较为广泛，所受时空限制较小，结论较可靠。但准备过程较复杂，评估周期较长，所需人力、物力较大。

（三）风险矩阵法

美国最早于 1995 年 4 月提出，主要通过对项目需求和技术可能性的考察来辨识项目是否存在风险，评估风险对项目的潜在影响和风险发生的概率，根据预定标准评定风险等级，然后实施计划管理以降低风险的方法。2008 年北京奥运会首次将风险管理理念引入重大活动的公共卫生安全保障和北京市城市公共管理领域，应用风险矩阵法初步建立了北京市公共卫生风险管理理论框架、技术路线，为奥运会乃至其他大型公共活动的公共卫生管理引入了新思路。

风险矩阵法是指由有经验的专家对确定的风险因素发生可能性和后果严重性，采用定量与定性相结合的分析方法，进行量化评分，将评分结果列入二维矩阵表中进行计算，最终得出风险发生的可能性、后果的严重性，并最终确定风险等级，见图 3-2。

风险分值 9～10 为极高风险，根据方案和计划，要立即启动应急响应；风险分值 7～8 为高风险，要采取相应的防控措施，引起高度关注；风险分值 5～6 为中风险，要加强监测，开展专项调查工作；风险分值 2～4 为低风险，采取常规工作程序。

该方法的优点是量化风险，可同时对多种风险进行系统评估，比较不同风险的等级，便于决策者使用。但要求被评估的风险因素相对确定，参与评估的专家对风险因素的了解程度较高，参与评估的人员必须达到一定的数量。

风险概率	风险后果				
	灾难性 (5)	严重的 (4)	中等的 (3)	低的 (2)	极低的 (1)
必然发生 (5)	10	9	8	7	6
非常可能 (4)	9	8	7	6	5
有可能 (3)	8	7	6	5	4
不太可能 (2)	7	6	5	4	3
基本不可能 (1)	6	5	4	3	2

图 3-2　风险矩阵法

（四）Borda 计数法的应用

Borda 计数法（波达计数法）是一种通过排序投票法进行等级排序的方法，常应用于风险评估中。Borda 计数法原定义为：每个选民在选票上对所有候选人进行排序，每个候选人按照不同的排序名次获得相应的波达数或积分，积分最高的候选人赢得选举。如果候选者 X 在某张选票上排第 n 位，它就得某个分数 S_n。将所有投票人给候选者 X 打的分数 S_n 相加，分数累计下来最高分的候选者 X 便赢得选举。分数规则满足单调递减 $S_1 \geqslant S_2 \geqslant \cdots \geqslant 0$，且为非负值。

在风险评估中，Borda 序值法通过计算每种突发公共卫生事件的 Borda 数，将其由大到小排序，其相应的 Borda 序值为 0，1，…，$N-1$。Borda 序值越小则说明该突发事件发生概率越大，影响程度越严重。如 Borda 序值为 0，则表示该风险最重要；Borda 序值为 1，则表示另外还有一个风险更重要。Borda 序值法是在风险可能性和结果严重性评估的基础上，形成风险排序的一种投票式运算法则，可以实现同一等级、多个风险等级的排序，从而更好地实现风险管理的目的。

（五）流程图分析法

流程图分析法（flow chart analysis）是指通过建立风险评估的逻辑分析框架，采用层次逻辑判断的方法，将评估对象可能呈现的各种情形进行恰当的分类。通过形象的结构图形展示出来，直观表达相关主要因素，对各个环节的决策相关问题进行定量或定性表述。针对每一类情形，梳理风险要素，逐层对风险要素进行测量和判别，分析评估对象或情形发生的可能性和后果的严重性，最终形成风险评估的结果。

该方法的优点是预先将不同类型事件的相关风险因素纳入分析判别流程，考虑问题全面，分析过程逻辑性较强。一旦形成逻辑框架，易使参与人员的思路统一，便于达成评估意见。其不足为当层级过多时，确定最终风险等级时计算复杂。

三、国外常见风险评估技术

（一）澳大利亚/新西兰风险管理标准

澳大利亚/新西兰风险管理标准（AS/NZS 4360:2004）是由澳大利亚标准委员会和新西兰标准委员会成立的联合技术委员会于 1995 年制定和出版的世界第一个国家风险管理标准，该标准于1999 年及 2004 年重新修订。该标准使用范围广泛，为世界上各行业各部门的风险管理提供了一个共同框架。其风险分析模型计算公式如下。

$$R = H \times V - AC$$

其中，R（risk）——风险

H（hazard）——危害因素（危险源）

$H=L\times I$

L（likelihood）——风险发生的可能性

I（impact）——危害的影响程度

V（vulnerability）——脆弱性

AC（absorptive capacity /adaptive capacity）——风险控制和适应能力

（二）欧盟 CDC 传染病快速风险评估方法

2019 年 3 月，欧洲疾病预防控制中心（European Centre for Disease Prevention and Control，ECDC）在其官网发布了快速风险评估方法（rapid risk assessment，RRA）操作工具。快速风险评估是在突发公共卫生事件发生早期阶段进行的评估。计算公式如下。

风险（risk）＝概率（probability）×影响（impact）

概率是指发生人群传播的可能性，影响是指传染病的严重程度。快速风险评估的内容包括危险评估、暴露评估和环境评估 3 个方面的内容。一旦某事件被确认为需要关注的潜在公共卫生问题，通常应该在 24～48 小时内对其进行快速风险评估。

实施 RRA 主要包括以下 5 个步骤。

第一步：定义风险问题。主要考虑两个问题：①特定人群（如移民、免疫缺陷人群）所面临的风险是什么？②在地方、国家、区域、欧盟和全球层面传播的风险有多大？

第二步：收集和检验风险信息。建议收集的信息比较多，例如，事件是如何被发现的？病例在哪里接受救治？病原体是否得到确认？应采取哪些措施来处置这一事件？

第三步：文献检索和收集、提取证据。

第四步：评估证据。RRA 与循证医学不同，RRA 中可能无法获取大量经过系统评价的高质量证据，疾病监测数据往往是主要甚至唯一可用的证据。

第五步：评估风险。将总体风险定义为健康风险的概率和影响的组合，首先分别评估概率和影响，然后合并得到总体风险的评估结果。

（三）WHO 突发公共卫生事件快速风险评估技术

2012 年 WHO 编写了《突发公共卫生事件快速风险评估技术》一书。突发公共卫生事件的风险等级取决于发生地的社会、经济、环境和政治背景，以及当地医疗卫生水平（如临床和公共卫生服务）。对于某些突发事件，卫生行政部门和其他相关部门及机构（如负责动物源性疾病的动物卫生行政部门）之间的沟通协作机制也会影响事件的风险水平。

风险评估包括 3 个环节，即危害评估、暴露评估和背景评估。在风险评估团队完成对危害、暴露和背景的评估后，依据评估结果可确定风险水平，此过程为风险描述，见图 3-3。

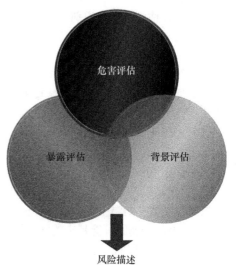

图 3-3　风险评估过程

四、风险评估的实施步骤和流程

突发公共卫生事件风险评估（risk assessment of acute public health event）是指在突发公共卫生事件发生之前或之后尚未结束，对可能引发事件的相关风险系统地进行识别、分析和评价的过程。可归纳为计划和准备、实施，以及报告等 3 个方面。

计划和准备包括评估议题的确定、评估方法的选择和人员确定、数据资料和评估表单的准备

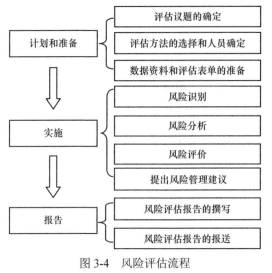

图 3-4　风险评估流程

等；实施包括风险识别、风险分析、风险评价和提出风险管理（应对和控制措施等）建议；报告包括风险评估报告的撰写和报送等。见图 3-4。

（一）风险识别

风险识别（risk identification）是指发现、确认并描述风险要素的过程。只有做好风险识别，才能正确地分析风险因素，更好地评估公共卫生风险，为制订卫生应急对策服务。

1. 日常风险评估中的风险识别　在日常风险评估中，风险识别与评估议题的确定往往是结合在一起的，评估议题的确定过程即为风险评估实施的前期准备。日常风险评估中，重点评估议题的确定十分重要。首先，日常风险评估特别是按月、周等定期开展的、针对各类突发公共卫生事件风险的综合性评估，为保证评估的效果，需要在力求全面分析的基础上确定评估的重点议题，提高评估的效率和针对性。其次，每次日常风险评估的评估内容和结果，既可能会有一定的连续性和重复性，也可能因季节因素、相关事件和风险因素的变化而有所差异，因此，每次评估前，必须重新确定风险评估议题。在进行专家会商和具体评估时，还可以对确定的重点评估议题或所识别风险的全面性、合理性进行进一步审议、确认和补充。

日常风险评估是在对各类相关监测信息进行分析的基础上，对传染病、食物中毒、职业中毒和环境污染等突发公共卫生事件，以及自然灾害、事故灾难、大型活动等其他事件进行风险识别，确定需要纳入评估的重点议题。如传染病应重点考虑：甲类及按甲类管理的传染病；聚集性疫情或暴发疫情；"三间分布"或病原学监测有明显异常的传染病；发生多例有流行病学联系的死亡或重症的传染病；发生罕见、新发或输入性的传染病；发现已被消灭、消除的传染病；群体性不明原因疾病等。

2. 专题评估中的风险识别　主要侧重于列举和描述评估议题所涉及的风险要素。

（1）对于重大突发公共卫生事件的专题风险评估，应重点描述下列内容。应重点整理、描述与事件有关的关键信息，如事件背景、特征、原因、易感和高危人群、潜在后果、可用的防控措施及其有效性等。例如，我国开展德国肠出血性大肠埃希菌 O104：H4 疫情的风险评估时，应重点描述事件发生的时间、地点、感染人群，病原及疾病的特征（疾病的严重性、传播方式）；我国进口及销售可疑污染食品的情况；监测、救治及防控能力等。

（2）对于大型活动的专题风险评估，应重点描述下列内容。

1）大型活动的特点，如时间、地点、规模、主要活动内容及形式、活动参加人员的数量及其生活居住环境和易感性等特点。

2）大型活动举办地的各种突发公共卫生事件发生情况，如传染病的种类及流行强度、中毒的类型及发生率、高温中暑或冰冻灾害发生情况等。

3）大型活动期间可能带来的输入性疾病或其他健康风险。

4）大型活动期间可能发生的其他突发事件公共卫生风险，如恐怖事件、自然灾害和事故灾难等。

5）现有的卫生保障能力和已采取的措施，如监测能力、救治能力、防控能力、饮食饮水保障水平、人群免疫水平等。

在对上述特征及相关信息进行整理的基础上，列举并描述各种潜在的公共卫生风险。

（3）对于自然灾害和事故灾难的专题风险评估，进行风险识别时应重点考虑下列内容。

1）灾害或灾难发生的时间、地点、涉及人数、影响范围等。

2）灾害发生地特别是受灾害严重影响地区重点疾病和突发公共卫生事件的背景情况。

3）灾害或灾难对重点疾病或突发公共卫生事件的影响或带来的变化。

4）灾害或灾难发生地对此次灾害或灾难的应对能力（包括灾害或灾难对原有卫生应急能力的影响），以及采取的应急处置措施。

5）灾害或灾难可能引发的次生、衍生灾害对疾病或突发公共卫生事件的影响。在此基础上，列举并描述各种潜在的公共卫生风险。

（二）风险分析

风险分析（risk analysis）是认识风险属性并确定风险水平的过程，即通过分析用于确定风险发生的可能性、后果严重性和脆弱性的相关资料，得出风险要素的风险水平。

对于日常风险评估，分析的侧重点因事件类型而异。如对传染病突发公共卫生事件进行风险分析时，需综合考虑该传染病的临床和流行病学特点（致病力、传播力、毒力；季节性、地区性；传播途径、高危人群等）、人口学特征、人群易感性、对政府和公众的影响、人群对风险的承受能力和政府的应对能力等；对意外伤害、中毒、恐怖事件等非传染病类突发公共卫生事件进行风险分析时，需综合考虑事件的性质、波及范围、对人群健康和社会影响的严重程度、公众心理承受能力和政府的应对能力等。

对于专题风险评估，如大型活动、自然灾害和事故灾难，可组织专家对风险发生的可能性、后果严重性和脆弱性进行定性或定量分析。

1. 发生可能性分析　对大型活动、自然灾害和事故灾难所造成的传染病、中毒、意外伤害及其他次生、衍生的公共卫生风险，可结合事件背景、各类监测信息、历史事件及其危害等，对风险发生的可能性进行分析。可按照发生可能性的大小，分为极低、低、中等、高、极高5个等级，并可根据需要进行赋值（如分别对应1～5分）。

2. 后果严重性分析　对大型活动、自然灾害和事故灾难的公共卫生后果严重性分析，可从风险影响的地理范围、波及的人口数、所造成的经济损失、对人群健康影响的严重性、对重要基础设施或生态环境系统的破坏程度、对社会稳定和政府公信力的影响、对公众的心理压力等方面考虑，大型活动还应考虑风险对该活动的顺利举办可能造成的负面影响等。可按照其后果严重性的大小分为极低、低、中等、高、极高5个等级，并可根据需要进行赋值（分别对应1～5分）。

3. 脆弱性分析　对大型活动、自然灾害和事故灾难的脆弱性分析包括风险承受能力和风险控制能力的分析，可从人群易感性、公众心理承受力、公众公共卫生意识和自救互救能力、医疗救援能力、技术储备、卫生资源及其扩充能力、公共卫生基础设施、生活饮用水、食品供应、卫生应急能力等方面考虑。可按照脆弱性大小将其分为极低、低、中等、高、极高5个等级，并可根据需要进行赋值（分别对应1～5分）。

（三）风险评价

风险评价（risk evaluation）是将风险分析结果与风险准则相对比，确定风险等级的过程。在突发事件公共卫生风险评估中，可能并没有明确的风险准则或者尚未设立明确的风险准则。在这种情况下，风险评价将主要依据风险分析结果与可能接受的风险水平进行对照，确定具体的风险等级。如将风险分为5个等级，即极低、低、中等、高、极高。

对于罕见、几乎无潜在影响和脆弱性很低的风险，定为极低风险；对于不容易发生、潜在影响小、脆弱性低的风险，定为低风险；居于高水平和低水平之间的定为中等风险；对于易发生、潜在影响大、脆弱性高的风险，定为高风险；对于极易发生、潜在影响很大、脆弱性非常高的风险，定为极高风险。也可根据风险赋值结果，确定风险等级。

日常风险评价多采用专家会商法，确定风险等级一般不采取评分的形式，而是由专家根据工作经验以及历史监测数据等相关资料综合分析评价后直接确定风险的等级。

如采用风险矩阵法，可分别对各风险发生的可能性和后果严重性进行评分，计算出各风险分值。根据风险分值对风险进行等级划分，确定风险级别。如采用流程图分析法，则可根据事先已经确定的分析流程，在尽可能全面收集、汇总和分析相关信息的基础上，对每个风险要素进行选择和判断，最终较为直观地确定风险级别。

（四）风险管理和应对建议

为消灭或减少风险事件发生的各种可能性以及减少风险事件发生时造成的损失，卫生行政部门应提出风险管理建议，采取各种措施和方法以应对风险，常见有如下 4 种策略。

1. 损失控制 损失控制不是放弃风险，而是制订计划和采取措施降低损失的可能性或减少实际损失。控制的阶段包括事前、事中和事后 3 个阶段。事前控制的主要目的是降低损失的概率，事中和事后的控制则是为了减少实际发生的损失，常见的有民航熔断等。

2. 风险转移 在风险管理中，风险转移一般指通过契约或合同，将让渡人的风险转移给受让人承担的行为。通过风险转移过程，有时可大大降低经济主体的风险程度。一般来说，通过保险手段提高突发公共卫生事件风险管理能力。例如，在突发公共卫生事件中对弱势群体开展健康保险项目，可以缓解因病致贫或者其他意外事故造成家庭经济困难加剧的情况。

3. 风险回避 是指有意识地放弃风险，进而规避损失。例如，在我国南部沿海地区，夏季易频发台风，常带来强降水并易发生洪涝灾害，进而造成水源污染，灾后环境也利于蚊、蝇和老鼠等病媒滋生，加上人群聚集，非常容易造成霍乱、甲型肝炎和感染性腹泻等食源性疾病事件。为降低洪涝灾后的风险发生，要注意饮食卫生和个人卫生，保持手部清洁，做到不喝不卫生的饮用水、不吃死因不明的牲畜，发现病死牲畜及时向当地卫生行政部门报告。

4. 风险承担 亦称为风险自留，风险自留是指将风险保留在风险管理主体内部，通过采取内部控制措施等来化解风险或者对这些保留下来的项目风险不采取任何措施。通常是指企事业单位自己非理性或理性地主动承担风险，即指以其内部的资源来弥补损失。风险自留与其他风险对策的根本区别在于：它不改变项目风险的客观性质，即既不改变项目风险的发生概率，也不改变项目风险潜在损失的严重性。

第三节　公共卫生应急决策

一、概　述

（一）政策、决策、卫生决策和应急决策

在西方国家，"政策"（policy）一词是从"政治"（politics）中派生出来的。《辞海》中，"政策"被解释为"国家、政党为实现一定历史时期的路线和任务而规定的行动准则和具体措施"。在我国传统习惯中，政策与公共政策没有区别。公共政策这个名词是从西方引入，强调的是政策是为了公共利益存在，是实现和维护公共利益的行动规范。所谓公共政策是指社会公共权威在一定的历史时期内为达到一定的目标而制定的行动方案和行为依据。卫生政策属于公共政策的一个重要领域。"决策"一词最早出现在我国古籍《韩非子》中，可解释为"作出决定"。从现代管理学意义上来讲，"决策"是从英文"decision-making"翻译而来的，是指人们在行动之前对目标和行动手段的探索、判断与抉择的全过程。把"决策"理解为一个过程，是因为人们对行动方案的确定并不是突然做出的，要经过提出问题、搜集信息、确定目标、拟订方案、分析评价和最终选定等一系列活动环节。

公共卫生是一个国家社会生活条件中十分重要的领域，关系到国民的生命健康和身体素质。从某种角度讲，这是一切社会事业发展的基础。政策与决策对公共卫生的影响主要体现在国家或地区制定的公共卫生政策，以及公共卫生决策的方法。它们直接影响着公共卫生的目标、过程和结果。

卫生决策（health decision making）就是运用各种方法研究为什么要进行卫生政策的制定、不同的政策会对人群的健康产生什么结果，以及根据实际情况最后作出方案选择和政策制定的过程。进行决策的主体包括卫生政策的制定者、医疗卫生服务提供者，以及医疗卫生服务的消费者。公共卫生应急决策，简称卫生应急决策（public health emergency response decision making），指决策者在有限的时间、资源、人力等约束条件下，确定应对突发公共卫生事件具体行动方案的过程。具体来说，是指在突发公共卫生事件发生前或出现后，为了达到对产生突发公共卫生事件的可能因素进行预防和对已出现的突发公共卫生事件进行控制，同时实施紧急医疗卫生救援，政府及有关部门选择和实施卫生应急具体措施的过程。

突发公共卫生事件涉及社会各界和每一个人的切身利益，决策者的任何一个决定都必须经过严格的科学论证。公共卫生决策又涉及公众生活的方方面面。关键是面对紧张、复杂的突发情境，决策者采取什么样的决策程序、何种决策方式及决策过程受到哪些因素的影响，这些因素决定了公共卫生应急管理的质量。

（二）卫生应急决策的特点

1. 卫生应急决策主体的专业性和参与的广泛性 无论什么卫生政策颁布实施，所面向的都是大小不同的各种群体，不但要依靠卫生行政部门和政府的力量，还要动员各部门及全社会参与。公共应急决策主体的范围不应该局限在政府，而应该扩大参与范围，将各主体各自的优势经过主动优化、选择搭配，以最合理的结构形式结合而形成一个优势互补、相互匹配的有机决策主体组合。从应急决策参与机制的可依赖力量看，专业机构（协会）、新闻媒体、非营利组织、社区组织、企业和公众等是这个有机体系的组成部分。在面临突发公共卫生事件，如某国面临生物恐怖袭击时，可能涉及的相关部门包括卫生、农业、公安、民政、财政、交通、铁路、民航、出入境检验检疫和旅游等部门，每一部门在突发公共卫生事件中都有需要决策的具体目标。

2. 卫生应急决策信息的有限性、碎片化 公共卫生决策部门收集和处理信息的能力往往决定对突发公共卫生事件的预警能力，并进而影响应急决策。科学决策的基础是真实的信息。快速、准确地收集信息是科学决策的前提。有了真实数据后，应用先进的研究方法是科学决策的关键。毛泽东指出"没有调查，没有发言权"，这应该是每一个决策者的座右铭。

在突发公共卫生事件发生时，由于社会各界和人们发布的信息不准确、不清楚，有时把可能发生的事情当成正在发生的事情。信息传递渠道不畅通、通信设备不齐全、信息不集中、不进行综合分析等，经常会造成信息不全、信息交流不畅等现象。由于时间的紧迫性，公共卫生决策者经常是在信息不完全明确的条件下进行决策，为了控制事态的发展，通常在了解信息的同时根据已有的经验和知识进行判断与决策，这样作出的决策往往会出现以偏概全、以小见大的现象。

3. 卫生应急决策环境的复杂多变 环境因素会对决策者产生不同程度的压力，直接影响决策者在决策时的态度及决策方式的选择。影响卫生政策的环境分为自然环境和社会环境两大部分。其中，社会环境主要包括政治、经济、文化、宗教、伦理、人口、舆论、教育和法制以及科技等，它们对卫生政策有着直接而重要的影响。

4. 决策方案的针对性和可行性 从选择方案的角度看，决策被认为是对一些可供选择的行动方针和公共政策所做的最佳选择。决策问题的发生、发展具有突发性、急剧性，需要决策者当机立断。首先，在事件出现的早期，各种渠道的消息高速传播，如急性传染病流行过程中经常伴有虚假谣言信息，各方都在关注决策方案的出台，因此，决策方案一定要有针对性，精准解决卫生应急中的突出问题。其次，决策者首先要在沉着冷静的心态下权衡利弊得失，要在第一时间对事件的性质、危害作出判断，因势而定，靠组织和专家组的实践经验、洞察力和逻辑判断，坚决果断地决策，以迅速实现对突发事件的控制。

二、卫生应急决策的常用方法

由于卫生应急决策环境的复杂性、决策信息的碎片化和决策者的主观性，出现了多种多样的应急决策方法。应对突发公共卫生事件的决策是一个充满风险和蕴含机遇的过程。卫生应急决策是一种特殊情境下的决策，决策质量的高低直接关系着卫生管理的成败，因此，政府及相关部门必须加以重视。近几十年来，科学和技术的迅猛进展为公共卫生专业人员提供了改善应急实践的、史无前例的机会。以大数据、云计算、物联网和人工智能等新方法和新技术，开展对重大突发公共卫生事件的桌面推演和仿真模拟，提升了卫生行政部门的决策水平。公共卫生应急决策的常用方法主要有以下几种。

（一）基于应急预案"模板"的决策

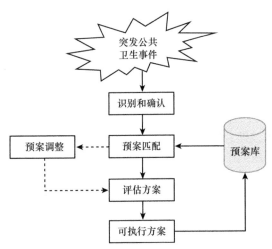

图 3-5　基于应急预案"模板"的决策

卫生应急预案主要通过对将来可能发生突发公共卫生事件的设想预先制定的应对或处置方案，它们常来源于人们对过去发生的类似突发事件的认知和成功应对的经验总结。我国各级政府、组织和企事业单位制定了各种应急预案，已初步建立了预案体系。当突发公共卫生事件出现了"苗头"或预警信号时，人们可以迅速启动应急预案，以最快的速度控制事态的发展或蔓延，将后果或损失降到最低，获得较大的成本效益，见图 3-5。

1. 识别和确认突发公共卫生事件　通过公共卫生监测系统启动预警，收集突发公共卫生事件发生的地区、时间和人群分布信息，对事件性质进行识别和确认。一旦确认了突发公共卫生事件的性质和分级，便为科学决策提供了良好的基础。

2. 预案匹配和评估　在确认突发公共卫生事件的基础上，卫生应急决策者根据预期的决策目标从预案库中调取备选预案并与之匹配，被匹配选中的预案作为备选方案。实际工作中，如预案不能或仅部分匹配实际可执行方案，则要进行科学评估并进行修改、完善和补充。

3. 可执行方案实施　这是最重要的一个环节，即落实和操作可执行方案。此方案如若在执行过程中仍然出现问题，便可启动新一轮的应急决策。每一次可执行方案实施后，均需经过梳理和总结，补充和丰富到预案库中。

（二）专家紧急咨询法

在突发公共卫生事件发生早期，决策者往往难以获得与决策有关的所有信息，如卫生应急状态的规模、形式、强度和发展趋向等。为保证决策者对决策问题、备选方案的审查，以及对信息的收集与处理、对权变性计划的拟订，卫生应急决策者必须充分利用各种类型的专业（智囊）机构，充分发挥专家组和首席科学家（顾问）的作用。

1. 收集信息，问题确认　为了做到有针对性的决策，在决策之前应该先掌握事件的性质、时间、规模和发生地等真实信息。从一定程度上讲，问题的挖掘和确认比问题的解决更为重要，而且只有在对解决问题有一个正确的分析和认定之后，才可确定一个较为完整、可行和合适的决策目标和决策方案。

2. 独立调查、核实突发事件态势和进展　专家组充当决策者的"监督员"，进行独立流行病学现场调查和资料分析，厘清突发公共卫生事件的前因后果，确认事态进展和进行风险评估等。

3. 拟订方案和备选，进行综合分析和评价　如果现有的应急预案能更好地解决危机问题，实现控制和化解危机，应立即建议卫生行政部门启动应急预案，绝不能犹豫不决，贻误战机。然而，如预案库没有合适的应急预案，专家组则充当决策者的"外脑"，在较短的时间内应拟订决策方案。

4. 跟踪检查，提高反馈信息　决策方案在执行过程中可能由于受到内外各种因素的干扰，导致方案不能达到预先设定的目标。专家组充当决策者的"参谋"角色，在方案实施的过程中，必须对方案的实施过程加以跟踪和控制，即卫生行政部门根据专家组的信息反馈，对原有决策方案进行局部或根本性修改。

5. 培训、储备和交流人才，充当决策组织人才的"蓄水池"　对社会公众，指导开展突发事件卫生应急知识技能的宣传教育和培训。

（三）基于情景分析的应急决策

目前，情景分析是应对突发公共卫生事件最有效的应急管理模式之一。一般而言，所有关于可选择未来的描述都是情景。情景常由多种要素构成，如时间、空间、人群、事件特征和对象状态等。在卫生应急决策中，情景指突发公共卫生事件发生、发展态势等。

情景分析又称情景规划，是通过假设、预测和模拟等手段生成未来情景，描述未来多种可能结果，并分析其对目标影响的一种方法。该方法是通过分析系统中的驱动力以及相互联系来探究未来的可能性，而不是通过对过去资料及活动的推断来预测将来。这种预测是通过探究未来发展的多种可能路径，检查可能的选择，为未来决策提供框架，见图3-6。

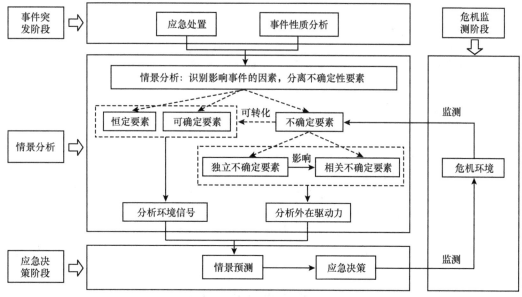

图 3-6　基于情景分析的"情景-应对"应急决策机制

（四）基于经验模式的非常规应急决策

经验是从多次实践中得到的知识或技能，它存储在人脑部的长期记忆中。在突发公共卫生应急事件决策中，经验的应用是客观必然的，常常成为制定决策的关键因素。

1. 直觉决策　人的决策系统主要有两类，即直觉决策和理性决策。在运用直觉进行决策的过程中，决策者并没有经过缜密的逻辑推理，而是基于自身的知识、经验，直接获取解决问题的能力。与理性决策相比，直觉决策占用较少的认知资源，它是一种再认过程，是现实情景与先前经验知识的再认，是一种快速的识别模式。例如，某公共卫生医师从事流行病调查工作近 20 年，在现场中积累了大量的经验和技巧，在面对季节性传染病小范围内暴发时，一般不需要更深入的分析就自然产生正确的行动和判断。

2. 自然决策　自 20 世纪 90 年代以来，自然（主义）决策理论（naturalistic decision-making theory）在国外决策研究领域产生了越来越大的影响。其中，提出较早、影响力较大的是 Klein 等人提出的再认/启动（recognition-primed decision，RPD）模型，见图 3-7。

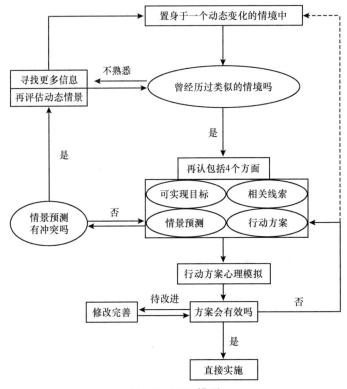

图 3-7　RPD 模型

决策者通过搜寻自己的记忆装置，将现实情景与先前经历相匹配，在此基础上运用自身经验寻找一个可行方案。另外，在时间允许的情况下，决策者通过心理模拟对得到的方案进行分析判断，并做出最终的决策选择。RPD 模型的核心是"经验"，它描述了人们如何利用自己的经验来制定决策，并提出在决策过程中所进行的心理模拟是在特定情境中对方案实际实施过程的一种想象，只是找到可解决途径。此模型从决策者的角度出发，描绘了在突发公共事件中决策者的心智过程，将"经验"视为决策过程的核心，也验证了经验在实际决策过程中的客观存在性。

三、循证公共卫生决策

（一）概念

自进入 21 世纪以来，国内外公共卫生目前面临着严峻的挑战。如何应对稀缺的卫生资源问题？如何兼顾效率与公平？如何应对互联网信息时代数据巨变对健康的影响……？这一切问题都预示着在未来，公共卫生决策要走上循证实践的道路。循证公共卫生决策学的兴起为公共卫生体系的建设和完善提供了强大的新型科学工具。

循证医学（evidence-based medicine）即遵循证据的医学，是指慎重、准确和明智地应用当前所能获得的最佳研究证据，结合医师个人专业技能和多年临床经验，考虑病人的价值和愿望，将三者完美地结合制订出适合病人的治疗措施。1992 年前后发展起来的循证医学，主要关注疾病治疗、诊断、预后、预防等医学领域的问题。1997 年前后，循证医学开始涉及公共卫生领域里的循证卫生保健，主要包括公共体系、公共产品和公共服务等公共卫生领域。循证公共卫生决策（evidence-based public health policy making），是指应用科学论证的原理，包括系统地利用数据和信息系统，适当采用行为科学理论和项目计划编制模型，在公共卫生领域制定、实施有效的项目和政策，并进行评估。循证公共卫生决策的方法是基于多学科合作，其核心是准确的计划和评价方法学。

循证公共卫生决策的目的是用循证医学的理念和证据处理和解决群体的公共卫生问题，即慎重、准确和明智地应用现有最佳研究证据，同时根据当地实际情况和民众的服务需求，将三者有机结合，制定出切实可行的卫生政策。政策的制定应该是基于已有的最佳证据，而不是为了应对短期的外界压力；政策的推行应该治本而非治标。公共卫生政策应该是灵活、创新的。政府应该将政策的制定视作是一个连续的学习过程，而不是一系列的一次性行为。决策者要加强对证据和研究的利用，以便更好地理解有待解决的问题。

（二）循证公共卫生决策的方法和步骤

我国循证公共卫生决策主要是通过科克伦协作网（Cochrane collaboration）来实现的。中国早在 1997 年成立了第一个循证医学中心，并于 1999 年被国际科克伦协作网正式批准成为世界上第十三个中心，也是至今亚洲第一个、亚太地区第二个 Cochrane 中心。具体决策步骤包括如下 5 个方面。

1. 全面描述面对的具体公共卫生问题　首先提出研究问题，将需要解决的问题转化为 3～5 个具体的小问题，并对其进行量化分析。

2. 科学文献检索和相关信息综述分析，以发现更好的证据　一般可通过 Medline 检索和 Cochrane 合作等实现。早在 1999 年英国对证据做了如下描述：专家的知识、发表的研究、现有的统计资料、相关人员的咨询意见、以前的政策评价、网络资源、咨询结果、多种政策方案的成本估算、由经济学和统计学模型推算的结果。由此可见，由科学研究产生的证据只是众多证据中的一种。

3. 评价证据　循证公共卫生决策要求以清楚、简洁且非专业术语的形式描述证据。厘清可能解决问题的各种项目手段并确定重点。证据经使用者严格评价并结合自身知识和经验及具体决策环境加以利用成为决策。

4. 决策和实施决策　综合权衡证据、资源、法规、伦理和利益相关者价值取向等制定出卫生应急决策。确定决策方案后，需精心组织和实施。换句话说，就是设计行动计划，开展公共卫生干预活动。

5. 评价项目或政策执行情况　评价决策实施过程及结局，并不断改进升级决策。决策可按特定程序转化为指南或政策，指导各级实践；实施指南或执行政策后需要对其优劣、绩效进行科学客观评估。

（三）挑战和机遇

2004 年美国疾病预防控制中心开始促进公共卫生循证医学方法在疾病预防和干预中的应用，拟通过循证医学方法来评价公共卫生项目在人群干预过程中的有效性，但是迄今为止发展缓慢。在我国由于背景、立场和思维等不同，研究者和政策制定者对许多问题的认识存在较大差异，这是国内推动循证公共卫生决策的最大障碍。而这种差异也导致了研究者的科学发现与政策制定者所需要的循证之间出现脱节。为解决上述问题，需要研究者和政策制定者共同努力和合力推进。一方面，研究者应使用让决策者更容易理解的语言传播科研结果；另一方面，政策制定者应重视循证证据对决策过程的影响。在认同循证公共卫生决策的基础上，增加教育与培训投入，提高高校、科研机构研究水平和政策转化能力。

坚持循证公共卫生的理念，可以帮助我们更新观念，站在科学理性的高度建设公共卫生应急体系，去应对各种突发公共卫生事件。循证公共卫生可以帮助我们妥善处理公共卫生应急体系建设中科学和技术的关系，依靠科学不等于依赖技术，还可指导我们如何科学地具体应对突发公共卫生事件。

党中央高度关注民生，国家又提出"健康中国"发展战略，人民健康是民族昌盛和国家富强的重要标志，要完善国民健康政策，为人民群众提供全方位、全周期健康服务，这些都要求公共卫生政策的制定必须向着循证公共卫生决策的模式转变，以改善我国公共卫生决策的科学性、针对性、及时性和有效性。

（王传现　袁　俊）

思　考　题

1. 突发公共卫生事件监测的概念是什么？
2. 阐述在传染病疫情防控中，大数据和人工智能技术的应用价值。
3. 简述循证公共卫生决策的方法和步骤。

第4章 突发公共卫生事件应急现场调查

学习目标

1. 系统掌握应急现场调查的概念和目的、个案调查的方法和步骤、暴发调查的步骤和内容。

2. 熟悉应急现场调查和一般调查的区别和联系、紧急状态与应急状态的区别和联系，以及现场调查报告的撰写。

3. 了解大数据分析在应急现场调查中的应用。

情景导入   **2021年陕西某市"禽流感"事件**

2021年6月9日发布，陕西省某市国家级自然保护区发生野禽H5N8亚型高致病性禽流感疫情，疫点内发病死亡野禽4249只。疫情发生后，当地立即启动应急响应机制，开展应急处置工作，对全部病死野禽进行无害化处理，对周边环境进行消毒。为了避免野禽传染给家禽，采取如下控制措施：①养鸡场远离河道、湖泊、沼泽地、湿地等水禽、野生鸟类栖息的地方；②养鸡场周围人员和饲养人员不能捕获、食用野禽；③养鸡场严格落实消毒、隔离措施，杜绝其他养殖场人员或车辆随便进出鸡场；④严格密封鸡舍门窗，防止野鸟从门窗进入禽舍，避免家禽与野禽的接触；⑤避免在养鸡场种树、开湖，防止招来飞禽；⑥家禽接种高致病性禽流感疫苗。

思考：

1. 该事件是野生禽高致病性禽流感事件的暴发，对"禽流感"事件调查过程和事实说明了什么？

2. 我们从"禽流感"现场中得到哪些启示？

第一节 概 述

应急现场调查（emergency field investigation）是一种常见的卫生应急反应技术，主要围绕突发公共卫生事件发生的原因及可能的影响因素等，采用现场流行病学和其他学科的理论和方法，在应急现场以口头、访谈、书面提问或观察等方法进行资料收集和分析，及时做出科学的调查结论，以便采取有效的控制措施。应急现场调查是应对突发公共卫生事件的基础手段，能提供与疾病和健康有关的信息、探索突发公共卫生事件发生的原因、记录疾病或健康事件的自然史、描述人群的疾病与健康状况，以及评估公共卫生干预效果。对于群体性、聚集性疾病，通过现场调查，及时找到原因并采取有效的措施，防止事件进一步恶化发展是根本目的。应急现场调查和一般调查的区别和联系，见表4-1。

表4-1 应急现场调查与一般调查比较

特征	应急现场调查	一般调查
资料来源	以事发现场（如医院、社区和学校等）调查资料来源为主，资料种类较少	预调查后，通过问卷调查、文献检索等方式获得资料，资料种类丰富
样本大小	通常较少	由公式计算，足够大
合作程度	调查对象常与事件风险有关，配合程度往往不佳	调查对象合作程度较好

特征	应急现场调查	一般调查
关注重点	更关注控制措施效果	更关注调查结果
实验标本采集	环境和生物标本可能被丢弃	有计划地采样收集
公众传媒	受关注，易产生偏倚（有利于发现病例、措施落实）	很少受影响

一、应急现场调查的目的

应急现场调查主要是针对疾病（多为传染病、中毒事件和群体性不明原因疾病等）的暴发或流行等突发公共卫生事件展开的调查，较多利用现场流行病学的调查方法和技术。应急现场调查的原则是大胆沉着、精心负责，分清轻、重、缓、急，果断实施救治和开展调查。在应急调查的过程中，首先救治病人，依据病人疾病的严重程度，评估后采取相关的救治、转运和隔离措施，同时立即对现场展开调查。其根本目的是及时控制疫情蔓延、确定病因（包括传染源、传播途径、高危人群，以及危险因素），以便及时采取针对性措施控制疫情发展。应急现场调查的目的归纳为以下几个方面。

（一）控制疾病进一步发展，终止疾病的暴发或流行

预防和控制疾病的进一步蔓延，使疾病危害程度最低，是应急现场调查的根本目的。应对突发公共卫生事件，需要在临床救治和实验室检测分析的基础上，进行流行病学现场调查研究，通过描述流行病学方法，查明分布特点并筛选危险因素，形成病因假设，然后通过分析流行病学研究验证假设，综合分析，找到流行病学病因（能使人群发病率升高的因素），从而采取针对性的控制措施。

（二）预防疾病或危害再次发生

应急现场调查中发现群体性不明原因疾病时，既可了解疾病暴发或流行的进一步信息，也可分析评估疾病风险及疫情发展趋势，还可提出针对疾病或危害再次发生的预防性策略和具体建议。

（三）查明病因或寻找病因线索及危险因素

获取更多有关宿主、病因和环境之间相互联系的信息，进一步完善、丰富疾病信息。个案病例研究常常不足以获取足够的疾病全部信息，如关于疾病宿主、病因和环境之间的相互关系。开展紧急现场流行病学调查，不仅可以查明疾病病因及危险因素，还可以在现场采取措施预防和控制疾病。

二、应急现场调查的思路

面对突发公共卫生事件应急现场，能否作出迅速而准确的判断是控制灾难和疫情蔓延、减少损失的关键一步，而要作出迅速准确的判断就要有一个正确的思维方法指导应急现场的调查实践。

（一）核实并确定事件的性质

当接到突发公共卫生事件，特别是疾病暴发流行上报信息时，首先应考虑是否属实，是传染病的暴发流行还是疾病或灾害，必须逐一核实，既不能轻视，也不能轻信，更不能盲从，需要从专业视角仔细核对。

（二）调查突发事件"三间分布"

任何突发公共卫生事件都是在一定地区、时间和人群范围发生的，因此，存在"三间分布"

上的差异，需分析差异产生的原因。循此思路，就能条理清晰、迅速准确地找到事件产生的主要原因及影响事件发展的主要因素。在分析"三间分布"时，对"首例病人"及"首诊医师"的追查和溯源尤为重要。

（三）把握全局，注意细节

面对突发公共卫生事件，现场复杂多变、涉及人员较多、需要协调处理的突发问题较多，调查可能面临病人不配合等情况发生，在调查时一定要把握宏观全局，也要注意一些特殊细节。所谓宏观全局，就是要在众多纷繁的现象面前找出主要规律和影响因素，描述"三间分布"的作用就在于此。注意细节，就需要对一些特殊环节、罕见情况进行仔细分析以期抓住事件的本质。

（四）根据事实分析问题

当出现突发疫情或不明原因疾病时，人们常以定性思维或者固有的方式去看待一个看似相似的事物，而对事实视而不见。例如，1910年中国东北发生鼠疫大流行，当时在东北的一些法国、俄国和日本的医学工作者都习惯地认为是由老鼠经跳蚤传播引起的鼠疫，因而一些医师在医治病人过程中缺乏防范措施致使感染。我国杰出的流行病学家伍连德教授深入疫区调查，发现最初出现感染的病人主要是猎捕旱獭的猎人，且是在拥挤肮脏的小旅店地下室剥取旱獭皮时暴发，随着大批人员离开北方，出现疾病明显沿铁路线分布的情况。伍连德教授冒着生命危险解剖了1例病人的尸体，发现主要病变在肺部，与历史上欧洲曾经流行的黑死病（肺鼠疫）相似，因而初步得出本次疫情是由旱獭引起，进而由人作为传染源经飞沫传播的肺鼠疫。据此判断并采取相应措施后，该病流行立即被扑灭。由此可见，在突发公共卫生事件的调查处理过程中，收集事实证据，根据科学证据进行推理判断，采取预防控制措施，是非常重要的原则。

（五）临床救治、现场调查和预防控制相结合

重大公共卫生事件发生时，应保持信息沟通，坚持优先抢救病人、保护所有处于高风险中人群的原则，同时采取边调查核实、边预防控制的具体措施，才能最大限度地减少危害，防止疾病或者危害蔓延。只要事故现场出现大量伤亡病例，则应优先抢救病人。

（六）寻找病因与查清传播途径并重

当出现传染病或不明原因疾病暴发流行时，查清病因是至关重要的，特别是疑似中毒事件时，查清病因对抢救中毒者和保护所有处于危险之中的人尤为重要，而要查明和判定病因，必须将临床资料与实验室检测结果结合起来。例如，2002年9月14日，在我国南方某地发生一起食物中毒事件，数百名病人以口吐白沫、腹痛、恶心、昏迷抽搐等临床表现为主，严重者出现死亡。初步调查证实，这是一起发病者在同一早餐店食用早餐"油条、麻团"引起的中毒事件，据此初步判定为食物中毒，并根据临床症状进一步判定为"鼠药"中毒，经对有关样品的实验室检验证实了这一判断。由于判断及时准确、抢救措施得当，避免了很多病人出现并发症。

然而，有些传染病特别是新发传染病暴发时，有时难以很快查明病因，或者即使查明病因也存在疫情扩散蔓延的危险。这时查明传播途径和主要传播因素就成为控制疫情蔓延的关键。例如，1983年和1988年上海出现两次甲型病毒性肝炎暴发流行，病因非常清楚，查明主要传播途径和传播因素就成为控制暴发的关键环节，当证实生食毛蚶是导致流行的影响因素后，禁止毛蚶销售和禁食毛蚶就迅速控制了流行。又如1854年，英国医师斯诺（Snow）在当时根本不知霍乱病因的情况下，通过标点地图的方式证实伦敦宽街区霍乱流行与某水井供水有关，进而提出霍乱经水传播的假说，采取相应控制措施后使该地霍乱流行得以控制。因此，面对突发公共卫生事件，必须将寻找病因与查清传播途径同时进行。

三、应急现场调查的原则

（一）尊重科学和实事求是的原则

现场调查首先应考虑其科学性，同时也应考虑现场条件的实际可行性及社会压力、工作责任对调查人员的影响。调查人员要尊重科学，必须有实事求是的精神，敢于坚持自己的观点、承认自己的局限、接受自己的不足，这也是一个公共卫生应急工作者的基本素质。任何情况下，调查人员必须正确面对各种复杂问题，协调处理各种利益冲突，提出科学、合理的调查设计方案，得出调查结论，提出控制和预防的建议。

（二）预防控制优先的原则

任何传染病的突然发生，开始时往往病因不明确，随着调查工作的深入，才能确定病因。因此，应急现场调查时，疾病预防控制工作者针对群体性不明原因疾病，最优先的也贯穿始终的是控制疾病发展。现场调查与预防控制并重，预防控制优先，不可为调查"清楚"而延误控制，也不可为强调"控制"而不去调查原因。但在不同阶段，现场调查和预防控制的侧重有所不同。若流行病学病因（主要是指传染源或污染来源、传播途径或暴露方式、易感人群或高危人群）不明，不管致病因子是否清楚，均难以采取有针对性的控制措施，则应以调查为重点，尽快查清原因；若流行病学病因查清，则应立即采取有针对性的控制措施；特别是在致病因子不明时，应做到预防控制与现场调查并重。

致病因子不明不等于无法采取控制措施或必须采取恰当的处理方式。现场流行病学是预防控制群体性不明原因疾病的重要方法。对于任何群体性不明原因疾病，首先要根据已掌握的信息，尽快判定流行病学病因（主要是指传染源或污染来源、传播途径或暴露方式、易感人群或高危人群）。在特殊情况下，即使病因不明，不具备特异性的预防、诊断、治疗措施，针对流行病学风险因素，结合疾病控制的基本理论和已有的疾病控制实践经验，采取相应措施，也常能有效控制疾病蔓延。

（三）现场调查与实验检测相结合

有些不明原因疾病，特别是新发传染病暴发时，有时很难在短时间内查明病原（病因），或者即使查明病原也无法在短期内控制疫情的扩散蔓延。因而，在控制群体性不明原因疾病方面，查明流行病学病因（主要危险因素）比查明病原学病因更加重要、更加可行。查明传播途径和主要危险因素成为控制疫情蔓延的关键问题之一，因而要强调现场流行病学的作用。例如，2019 年新冠感染流行早期，流行病学工作者就认识到密切接触病人、防护不当的诊疗活动等加快了新冠病毒的传播，在查明新冠病毒的病原之前已经提出并采取了有效控制措施。

确定不明原因疾病暴发的致病因子同样重要，通过现场流行病学可分析疾病发生的危险因素，提示或推测病因，但只有通过实验检测才能确证。明确病因有利于及时诊断病人、深入研究，甚至指导病人治疗或采取特异的有效措施（如预防接种、药物预防等）。若怀疑为中毒事件时，迅速查清致病毒物对抢救中毒者和保护处于危险之中的人群至关重要。在采取适当措施的同时，应尽快查明致病因子。强调现场调查结果与检验结果相结合，互相促进，共同发展。

第二节　突发公共卫生事件应急调查技术和方法

一、应急现场调查

（一）应急状态和紧急状态

1. 应急状态　突发公共卫生事件一旦发生，政府启动了应急响应并采取了应急处置措施，即可认为进入该事件的应急状态。应急状态英文翻译为 emergency situation 或 emergency rating，称紧急状况，它属于一种"非常态"，一般是由自然灾害、事故灾难、突发公共卫生事件和社会安全事件等突发事件引发全国或一定范围内的混乱和危害，国家和政府部门根据突发事件应对法及有关法律、法规、规章进行应急处置的状态。在突发公共卫生事件应对中，应急状态常常与疾病发生的特定社会、政治及流行病学环境相关联。当发现某种疾病流行或先兆流行时，应根据其环境条件特点，判断其是否将引起应急状态。下列 6 点常被认为是应急状态的条件。

（1）人群中存在引入和传播某种重要疾病的危险。

（2）有理由认为将会出现大量病例。

（3）流行的疾病十分严重，可能引起严重的伤残或死亡。

（4）由于该病的存在，有引起社会和（或）经济混乱的危险。

（5）由于技术或专业人员不足、组织经验缺乏、必要的物资供应和设备缺乏等原因，致使行政当局不能妥善处理的情况。

（6）存在国际传播的危险。

在判断应急状态时，上述各点并非都是必需的，但必须综合考虑其重要性。由于不同地区疾病流行水平、人群免疫状况、疾病预防控制机制及卫生资源的差异，相同的疾病在不同地区可能引发的状态不同。由疾病流行所致的应急状态常导致居民健康、经济甚至生命的巨大损失，以及社会、政治上的危机，因此，应急状态调查的目的主要是及早发现与确认应急状态，一旦出现应急状态要能迅速控制。应急状态调查以监测与预警为重点，要有超前性和预见性。

2. 紧急状态（state of emergency）　一般是指发生或者即将发生特别重大突发事件，需要国家机关行使紧急权力予以控制、消除其社会危害和威胁时，有关国家机关按照宪法、法律规定的权限决定并宣布局部地区或者全国实行的一种临时性的严重危急状态。例如，2022 年 7 月，WHO 宣布猴痘疫情已构成"国际关注的突发公共卫生事件"，这是 WHO 当前可以发布的最高级别公共卫生警报。2022 年 8 月，美国因猴痘疫情进入公共卫生紧急状态。为应对猴痘疫情输入风险，我国采取了各项防控措施，对猴痘的预防、诊断，以及疾病控制进行指导。

3. 区别与联系　一般来说，紧急状态有别于应急状态。一方面，紧急状态要比应急状态的性质和后果严重，紧急状态仅适用于特别重大突发事件，应急状态适用于各种突发事件。另一方面，在启动程序上，紧急状态要比应急状态严苛，前者主要由人民代表大会常务委员会、国家主席或国务院决定，而后者则没有如此高的要求，一般由地方政府就能确定和宣布。政府部门要启动的是采取应急处置措施。

（二）应急状态的确立

应急状态一旦确立，需要领导高度重视，动员全社会广泛参与。有时需要邀请国际组织支持，快速采取应急措施，预防和控制应急状态的发生和发展。因此，应急状态的确立至关重要。如果真正的应急状态没有及时发现与确立，可能造成重大的卫生、社会，甚至政治上的困难；但如果将一般情况确认为应急状态，又会造成不必要的恐慌和资源浪费。

1. 收集及时准确的信息　确立应急状态的关键是及时获得全面准确的信息。

（1）判断应急状态所需的信息：要准确判断与预测应急状态，必须获得下列各方面的信息。

1）社会人口学资料：区域内的人口、年龄、性别、职业、文化、宗教、经济状况等。

2）自然地理资料：包括气候、地理、森林、植被、动物、媒介昆虫、供水等。

3）医疗资源：通常包括各专业人员、医疗机构、医疗床位、医疗设施和装备、知识技能和信息等。

4）居民的疾病与健康状况：人群免疫状况，各类疾病的发生率、死亡率等。

5）常见高危病原体：种类、宿主动物、传播方式、耐药性、变异趋势等。

6）国际疫情态势等。

（2）获取信息的方法：要及时获取准确的流行病学信息，必须建立公共卫生应急预警、监测方法和技术系统。对于疾病流行导致的应急状态的确立，可通过常规流行病学监测系统来获得信息，而要识别可能导致应急状态的潜在危险因素，则必须进行特殊的主动监测。

2. 信息处理与分析　从各种途径收集到的信息应及时处理与分析。处理信息的方法一般是综合性的。通过统计分析特定时间、特定地区范围内某疾病的发生率，并与流行阈值进行比较，以判断疾病的发生率是否异常或流行；通过分析居民的免疫状况以及当地的环境卫生、昆虫媒介等资料，研判疾病在该地流行的可能性；通过分析病原体的抗原变异及耐药性变异等，判断疾病传播的可能性及控制的复杂性；通过分析国际疫情态势及本地的社会经济状况，判断疫情蔓延及输入的可能性；通过分析本地的卫生资源与即将流行的疾病对卫生资源需要程度的匹配性，判断是否将出现应急状态。总之，通过分析各种途径得来的信息预测疾病的流行程度、可能的危害大小，结合本地卫生机构处理疾病流行的能力，判断应急状态是否已经发生或将要发生。

3. 确立应急状态　应急状态的确立既要及时，又要慎重。在获得上述信息并进行充分分析后，应组织由卫生行政部门领导和医疗卫生专家（根据不同的应急状态邀请不同类型专家，一般包括临床医师、公共卫生医师、微生物学家、昆虫学家、动物学家及毒理学家等）组成的专家委员会进行认真讨论，决定是否应确定为应急状态。决定的依据主要是前述应急状态的 6 个条件，满足的条件越多，则成为应急状态的可能性越大。

（三）应急现场调查准备

一旦确立了应急状态的存在或当地可能流行疾病，则应立即组织人员开展应急现场的调查工作，启动和调配应急储备物资，赶赴现场进行相关工作的实施。

1. 组织准备　进行应急现场调查前，应先明确调查目的和具体任务。现场调查工作由相应的专业人员完成，一般应包括流行病学、卫生检验、临床医学和卫生应急管理等专业，必要时还可增加其他专业。现场调查指定专人负责，组织协调整个现场调查工作，调查组成员应各司其职、各负其责，相互协作。

2. 物资准备　在应急状态发生后，疾病预防控制中心等专业机构应立即准备应急状态调查处理所需的物资（包括常见应急物资、实验室、信息、知识和资金等方面）和启动应急预案。应急状况发生之前准备越充分，启动和控制应急状态将会越迅速、越有效。

（1）常见应急物资：应准备必需的资料、物品，包括调查表（必要时需根据初步调查结果，在现场设计调查表）、调查器材、采样和检测设备、相应的试剂和用品、现场用预防控制器材、药品、个人防护用品、相关专业资料和数据库、现场联系信息（联系人及联系电话）、电脑、照相机和采访、录音器材等。

（2）紧急医学救援保障：应急状态下对医疗保健的需求可能急剧增加，因此，应预先收集医疗保健机构的信息，包括：①各类医院、社区卫生服务机构和保健院（所）的位置；②医院收治病例的范围；③通常的门诊和住院病人数目；④传染病房的床位数；⑤病人可获得的隔离类型；⑥隔离设施扩展的可能性；⑦用于集中保健的设施；⑧救护车数；⑨拟作治疗的医院位置；⑩可能获得的额外设施，如学校、旅馆等。值得注意的是，在某些应急状态（如洪灾、地震等），原有医疗保健机构被破坏的条件下的其他替代措施。对有高度传染性的疾病，应考虑安全防护方面的安排。

（3）实验室准备：因应急状态下或疾病流行期间实验室的工作量大。因此，应提前收集可利用的实验室名单和信息，包括：①能培养和鉴定的传染病病原体的范围；②实验室的等级；③能检测的毒物种类；④每日能处理标本的数量。此外，还要收集用于现场调查的轻便型实验设备，如显微镜、冰箱、培养箱等，以及常用的消耗性物资，如一次性吸管、试管、注射器、消毒剂、乙醚、丙酮、液氮、干冰、塑料手套等。必要时获得主管部门的支持。

（4）应急免疫接种：一旦启动应急状况调查，通常需对调查队员和现场居民进行应急免疫接种，简称应急接种（emergent inoculation）。在洪水、地震等自然灾害条件下，应针对当地的常见病进行应急免疫；在疾病流行的应急状态下，应对特殊疾病人群加强免疫。因此，需要准备足够的相应资源，包括一定量的储存疫苗、疫苗供应商的信息、注射器、冷链系统、宣传品等。

（5）传播媒介的控制：为了迅速有效地控制媒介，应明确传播媒介的控制范围、位置、主要媒介的种类、媒介对各种杀虫剂的抵抗力。同时，储备所推荐的杀虫剂和喷雾器械等。

（6）环境卫生：考虑生活环境和饮水卫生，应准备消毒剂、轻便水处理器等设备。

（7）交通：应事先掌握有关应急状态的信息，并建立起相应的调用机制。一旦发生应急状况，应保证有足够的交通工具来满足应急工作的需要，包括救护车、调查人员用车、设备及供应品运输车等。当车辆不足时，可从各公共事业及企业单位寻求援助。

（8）信息：一方面应保障应急状态下信息的通畅，即应急卫生机构、现场调查队及现场指挥之间信息的畅通。另一方面，及时发布应急状态的最新消息，在征得上级卫生行政部门的同意后，应以书面的形式向公众媒体公布，并保证内容真实、准确，以避免媒体的猜测和公众的不信任。

（9）社区参与：在应急状态的调查中，社区参与是非常必需的。需要社区群众了解应急状态的性质、调查的目的，以及知道他们应如何配合调查研究。参与的形式包括征集志愿者、配合调查、提供信息、清理环境、消灭蚊虫等。

（10）资金：足够的资金是保证实施调查处理应急现场的基本条件，因应急现场调查所需的资金往往比常规条件下多，应尽量估算出接近实际的费用。在特殊情况下（如地震、大型洪灾时），还可申请国际援助。

（11）国际援助：当本国的资源控制应急状态存在困难时，则可能需要国际援助。因此，应急行动计划应明确可能需要寻求国际援助的项目，以及应向哪个机构报告。

（四）应急现场的预防与控制措施

针对应急状态的一般性措施着重在预防和控制两个方面，预防包括一般情况下的疾病预防和重大灾害所致的应急状态下的疾病预防。

1. 一般情况下的疾病预防　一般情况下的疾病预防以监测为重点，采取针对 3 个环节的综合性措施。

（1）疾病监测（disease surveillance）：我国目前的疾病监测包括传染病监测（传染病防治法规定的 3 类 41 种）、非传染病监测（恶性肿瘤、心脑血管疾病、高血压、出生缺陷、职业病、食品安全等）、环境监测（包括食品卫生环境、水质等）及病原学监测（病原变异、耐药性等）等。

（2）传染源的防控措施：对不明原因疾病、应急状态下的传染源，依据其传染性和危害性进行隔离、管控，而对病原携带者要进行筛查与管理。另外，对零星的病例亦应强化治疗、隔离和管理措施。

（3）针对传播途径的措施：应急状况下，针对外环境中可能存在的病原体应采取的措施，包括饮水消毒，粪便无害化、污水与垃圾的处理，医疗及公共场所的消毒，外环境的杀虫、灭鼠等措施。

（4）针对易感人群的措施：应急状态下针对易感人群的措施包括 3 个方面。①预防接种：应针对当地传染病的实际情况及应急状态下选择适宜接种的疫苗，以及对某些病种实施强化免疫；②个体防护：包括防蚊、防疫水接触及一切防病原体暴露的措施；③健康教育：对健康生活方式及当地主要传染病的防治知识进行健康教育。

2. 重大灾害所致的应急状态下的疾病预防　重大灾害本身就可能导致应急状态，如果再加上疾病的流行，则将造成更大的危害。重大灾害以自然灾害为主。灾害袭击除导致居民的直接伤亡外，常常还因为居民正常生活条件的破坏（住房、食物供应、饮用水等）、自然环境的破坏（垃圾、昆虫媒介的滋生、鼠类的聚集等）及医疗卫生机构的破坏（场地、器械、药品、制度等）等原因，而导致居民疾病发病率，特别是传染病发病率升高。为此，在重大灾害条件下，要特别注意疾病预防。

（1）建立健全灾区疫情监测系统：灾区的传染病监测机制可能已被破坏，此时必须迅速建立机构（专人负责）和灾区的传染病报告制度，应实行一日一报。

（2）实施应急接种：在应急情况下开展大规模的预防接种应考虑以下问题。

1）免疫种类的选择：应根据特殊灾害条件下可能发生的疾病选择需要接种的一种或几种疫苗。例如，在洪灾条件下，由于水源污染、房屋倒塌等，可能导致霍乱、痢疾、流感等暴发，此时可考虑选择接种相应疫苗。

2）免疫人群范围的确定：可根据既往人群免疫水平调查结果或某种判断，确定需要免疫的人群。如果没有任何资料可供判断，则推荐进行普遍接种，特别应注意对进入灾区参加抢险救灾人员的保护。

3）应急被动免疫：如果情况紧急，考虑主动免疫的作用可能较迟缓，此时可考虑被动免疫。常采用被动免疫的疾病包括肉毒中毒、白喉、百日咳、狂犬病、破伤风、水痘、病毒性出血热和病毒性甲型肝炎等。

4）预防接种重点地区的确定：接种一般从疫点中心开始向周围扩展，一般应包括居民生活条件遭到严重破坏的所有灾区。

5）预防接种的组织和管理：包括人员组织管理和后勤供应保障。一般应组织接种小分队深入灾区，将待接种人员适当集中或直接上门接种。城镇可选择固定的中心点进行接种。

（3）化学预防：亦称药物预防，是对已受疾病侵袭而尚未发病的人们给予药物以早期预防发病的一项应急措施。在传染病疫情或灾害条件下，对有些疾病可采用化学药物预防，如呋喃唑酮（霍乱）、红霉素软膏（细菌性结膜炎）、红霉素（白喉）、磺胺嘧啶（脑膜炎球菌性脑膜炎）等。

（4）迅速解决饮水卫生问题：重大灾害条件下，正常的供水系统往往遭到破坏，因此，应尽快采取措施，保证清洁饮用水的供用。常用的办法有打井、架设输水管道、安装净水器、发放饮水消毒剂，甚至临时提供矿泉水等。

（5）管理饮食卫生：灾害期间由于食品供应系统被破坏、烹饪条件不能保证、死畜死禽增多等，极易导致食物中毒和传染病的食物传播。因此，应迅速恢复卫生合格食品的供应，保障常见食品供应链的有序运行，供给烹饪所需的燃料，告诫群众不要吃死畜和死禽。

（6）改善环境卫生：首先要注意做好人畜粪便和垃圾的处理，另外要及时做好消毒、杀虫和灭鼠的工作。

（7）心理咨询与心理危机干预：重大灾害对灾民的心理健康有较大影响，严重者可能导致心理疾病。为此，应做好灾民的心理咨询和心理危机服务工作，使他们从灾害的阴影中走出来，树立战胜灾害的信心。

除上述措施以外，一般情况下的疾病预防措施应认真组织实施。

3. 疾病流行的控制　无论是疾病流行造成的应急状态，还是在重大灾害的应急状态下出现疾病流行，都应迅速采取强有力的控制措施，防止扩散，平息流行。

（1）对病人的措施：对病人处置措施的关键是早发现、早诊断、早报告、早隔离、早治疗。早发现、早诊断、早报告是早隔离、早治疗的基础，它依赖于应急状态下敏感的疾病监测系统。而早隔离和早治疗则依赖于足够的医疗卫生资源。特殊情况下，可在党政机关、学校和公共服务场所（如会展中心）等处开设临时隔离病房。

（2）对密切接触者的措施：密切接触者是指曾接触过传染源，或可能受到传染并处于潜伏期的人。对密切接触者的措施包括应急预防接种、药物预防、医学观察、隔离或留验。

（3）对可疑病原物的措施：如怀疑流行的疾病是由水或食物等传播，则应封存、销毁食物及采取净化水源的措施；如怀疑为化学毒物和高强度辐射等原因，则应采取特异的针对性措施。

（4）对动物传染源的措施：有重大经济价值的动物应采取隔离治疗的措施；对一般动物可采用扑杀、焚烧等措施，同时要禁止有病动物的外运。

（5）对外环境的措施：对外环境的措施主要是消毒、杀虫、灭鼠。消毒包括随时消毒和终末消毒，消毒对象包括病人的分泌物、排泄物、污染物及污染的环境。由于应急状态下的情况复杂，控制流行的时间紧、要求高，因此，应根据具体情况采取合适的综合性措施，并根据预防控制措施效果随时予以调整。

二、个 案 调 查

个案调查（case investigation）又称个例调查或个例疫源地调查，是对个别的病例及其家庭、周围环境所进行的流行病学调查（epidemiologic study）。病例包括传染病病人、非传染性疾病及病因未明疾病的病人等，如怀疑食物中毒或可疑霍乱病人就需要进行个案调查。个案调查是流行病学调查获取资料最常用的方法。对于传染病，个案调查不仅收集资料，而且是采取有效防制措施的依据。对于非传染性疾病或原因未明疾病，个案调查是收集资料、调查分析该病流行规律的方法之一。个案调查往往还是暴发调查的一个组成部分，是公共卫生应急工作者和流行病调查人员的基本工作之一。

（一）个案调查的目的

1. 查明病例发病的原因及疫源地的现况，以便采取措施，预防续发病例出现以及控制疫情蔓延。如为单个传染病病例，实际是对疫源地的调查。

2. 了解疾病发病的时间、地区和人群分布特征，以及疾病流行趋势的变化、疾病与环境的关系。

3. 掌握当地疫情，为疾病监测提供资料。

（二）个案调查的内容

个案调查的内容包括一般的人口学特征，核实诊断，确定发病的时间、地点、方式，追查传染源、传播因素或发病因素，确定疫源地的范围和密切接触者，从而指导医疗护理、隔离消毒、检疫密切接触者和采取宣传教育等措施。

（三）个案调查的方法和步骤

个案调查的方法包括询问、现场观察和其他有关资料的收集，必要时采集标本进行检验。

1.核实诊断　对病人原有诊断进行核实。多数情况下，传染病报告的诊断是正确的，但在病程早期，典型临床症状尚未出现或者由于有些疾病的临床表现易于混淆而出现误诊。调查者到达现场后，首先应检查病人，根据临床表现、实验室检查并结合流行病学资料进行全面分析，然后作出明确诊断。尤其对甲类传染病的核实工作应认真迅速。

2.现场调查

（1）追查传染源和传播途径：首先了解病人的发病日期，根据潜伏期以判断病人受感染的日期，即从病人发病日期往前推算，在最短潜伏期与最长潜伏期之间的这一段时期。然后查明病人在这段时期内的活动情况，以推测可能的传染源与传播途径等。例如，麻疹潜伏期为6～21天，最常见为10天，则从病人发病日期往前推6～21天是该病人受感染的时间。病人在这段时间所接触的传染期的麻疹病人，可能是其传染源。有些传染病病原携带者或隐性感染者所占比例很大，追查传染源往往很困难，必要时可做血清学或病原学检测才有可能追溯到传染源。倘若通过污染的水、食物或其他因素传播，病人与其传染源可能没有明显联系，也不易查清传染源。追查传染源的目的在于，搜索未曾被发现的疫源地，以便采取适当的防疫措施，控制传染病的蔓延；调查可能的传播途径，对有些传播途径较单一的传染病（如麻疹、疟疾、流行性乙型脑炎等）可无须专门调查，但对有些传播途径较复杂的传染病（如细菌性痢疾、伤寒、病毒性肝炎等），则应了解具体的传播因素，以便采取相应防疫措施。

（2）确定受感染的范围：查明从疫源地向外传播的条件，病人在传染期内活动的范围，登记接触者。对接触者进行医学观察或留验，有利于早期发现病人，及时进行隔离治疗，防止疾病蔓延。对接触者的观察应从接触者与病例末次接触时算起，至该病最长潜伏期。

（3）标本的采集与送检：实验室检查是进行病例诊断、追查传染源与传播途径的重要手段。为保证检验结果的准确性，应注意现场采集标本的技术、标本的保存与运送条件等。

（4）总结个案流行病学调查结果：依据个案调查的内容，进行相关资料的总结，其中包括病人一般状况（姓名、性别、年龄、职业、住址、籍贯、工作单位等）、临床资料（发病日期、就诊日期、初步诊断、确定诊断、主要症状与体征、检验结果等）、流行病学资料（既往史、接种史、接触史；可能受感染日期、地点、方式；可能的传染源与传播途径、接触者登记、接触日期等）、实验室资料（标本名称、来源、采集时间、保存与运送方式、检验结果、送检日期、检验日期等）、防治措施（已采取的措施及其效果）、调查小结。

（5）个案调查资料分析与结论：对个案调查资料进行分析，找出病例发病原因与可能传播的条件，制订、实施防制措施，写出调查报告小结。

（四）个案调查的应用

目前，个案调查多应用于如下情况：①甲类传染病；②已经基本消灭或控制的传染病又出现散发病例；③要求消灭的疾病（如脊髓灰质炎）；④外来性或输入性传染病；⑤在托幼机构内发现的传染病病人；⑥特殊病例调查，如预防接种后发生严重反应者或原因不明的严重病例等，即使仅发生1~2例，也需要进行个案调查，以便收集有关资料做初步分析。个案调查的病种由当地疾控部门具体规定。

（五）个案调查的缺点

个案调查的主要缺点是没有比较，无对照，也无人群有关变量的资料。虽然可以结合人口统计资料进行分析，但病例常有遗漏，故一般不易分析变量与疾病的关系。

三、暴 发 调 查

（一）概述

突发公共卫生事件常以疾病暴发或聚集性疫情的形式出现。疾病暴发（disease outbreak）是指在某局部地区或集体单位中，短时间内突然出现异常增多、性质相同的病例，在采取有效控制措施后，病例数量一般迅速减少。对于传染病暴发来讲，这些病例多有相同的传染源或传播途径，大多数病人出现在该病的最长潜伏期内。暴发不仅见于传染病，也常见于非传染性疾病，如农药中毒、维生素缺乏病等。暴发通常起初原因不明且发展迅速，对其进行有效的控制需要获得及时、真实和足够的信息。

发生突发公共卫生事件时，只有规范地应用流行病学方法，才能查明原因，有针对性地及时、有效采取处置措施，防止疾病的流行与危害的扩大。一般先用描述性流行病学方法，掌握疾病的"三间分布"，确定高危人群和提供病因线索以建立病因假设，再用分析流行病学方法（如病例对照研究）检验和验证病因假设。

（二）步骤和内容

1. 准备和组织　周密的准备和组织将使现场工作事半功倍，组织现场调查可以从以下几方面入手。

（1）区域的确定和划分：首先是明确调查的范围，将调查划分成多个区域，并确定重点调查区域，每区域安排一支合适的调查队。

（2）人员的选择：现场调查队需要哪些专家和人员取决于资深卫生应急工作者对暴发做出的初步假设。调查队成员一般包括流行病学、卫生检验、临床医学、健康教育和消毒杀虫专业人员，必要时还应增加其他卫生专业，如心理学、毒理学和翻译等专业人员。

（3）技术支持：携带平时准备好的电脑和调查表，并掌握相关知识（应急预案、应急处置技术方案、监测方案）。如无相关资料或遇到本地区罕见疾病暴发，可短时间内查阅有关文献。

（4）物资准备与后勤保障：必须在最短的时间内获得必要的物资和持续稳定的后勤供应。所需物资主要有防护设备（如防护服、手套、口罩和呼吸器等）、消毒药剂和器械、标本采集运送装置、健康教育材料、摄像录音器材、交通工具、通信工具、救护装备、生活用品、各种药物和充足的资金等。

（5）实验室支持：应通知或联系权威或专业的实验室，得到实验室的支持，安排好标本的采集和检测工作。

2. 核实诊断　到达现场后，通常先到收治病人的医疗机构了解情况，收集病人的基本信息，如年龄、性别、地址、职业及发病日期，对流行过程做出简单描述。同时，收集病人的症状、体征和实验室资料，与流行病学资料结合进行综合分析判断。核实诊断可以通过检查病例、查阅病史及实验室检验结果进行，如果大多数病人的体征、症状与诊断相符或者有 15%～20% 由实验室确诊，则不需要再对更多的病例进行实验室检测。

3. 确定暴发的存在　疾病暴发的信息最初可能来自基层医疗单位、疾病监测点、常规和紧急报告；或来源于实验室、药房、兽医站；还有可能首先被教师、居委会主任等人员发现。公共卫生应急工作者接到暴发信息后，必须仔细核查信息的真实性，排除疫情被人为地夸大和缩小的可能性，可从 3 个方面入手。

（1）尽快从多个渠道收集信息，将不同来源的信息进行比较。

（2）及时向发病单位的领导和员工、接诊医师和护士详细了解有关情况。

（3）派遣经验丰富的公共卫生医师进行快速的现场调查，根据病人临床特征，结合实验室检查判断并核实暴发信息的正确性。

如经确认暴发信息不真实，应立即向公众澄清事实，以免引起不必要的恐慌。导致暴发信息不真实的主要原因有误诊、误报、监测系统调整、报告制度改变、诊断标准或诊断方法变化等。一旦认定暴发属实，就要初步分析暴发的总体形势，分析疾病的性质和严重程度，分析暴发影响的范围、发病人数、受暴发威胁的人数。根据对形势的初步推断，紧急做好暴发控制准备和组织工作。

4. 病例定义　制定病例定义（case definition）主要是确定病例的统一标准，使发现的病例具有可比性，并符合突发公共卫生事件调查的要求。病例定义一般可分为疑似病例、临床诊断病例（可能病例）和实验室确诊病例。

现场调查中的病例定义应包括流行病学信息、临床信息和实验室检查信息。流行病学信息包括病例的"三间分布"（时间、人群和地区分布）信息；临床信息包括病人的症状、体征、体格检查、临床检查和治疗效果等信息；实验室信息包括抗原抗体检测、核酸检测和病原体分离培养，以及化学毒物等其他致病因子的检测结果等。定义病例时最好采用简单和客观的判断方法，如是否发热、X 线诊断、脑脊液中白细胞计数、是否有血便或皮疹等。应急现场调查早期应采用较敏感的病例定义，以便发现更多的病例；调查中期建议使用较特异的病例定义（临床诊断病例和实验室确诊病例），以便应用病例对照研究和队列研究进行病因的研究；调查后期或调查结束后，应建立监测用的病例定义，以便进行进一步监测，评估突发事件控制措施的效果。

例如，某县恙虫病暴发调查中，病例包括 3 种类型。①疑似病例：2009 年 9 月 1 日以来某县居民中，发热（≥37.5℃），并伴有皮疹或淋巴结肿大症状之一者，明确诊断为其他疾病者除外。②可能（临床）病例：2009年9月1日以来某县居民中，发热（≥37.5℃），且有特异性焦痂/溃疡。③确诊病例：疑似病例或可能病例，并具有下列之一者，间接免疫荧光抗体试验双份血清IgG抗体滴度有4倍及以上升高；PCR核酸检测呈阳性；通过动物接种、细胞培养分离出恙虫病病原体。

5. 病例发现与核实 大多数疾病的暴发或流行会出现一些容易识别的临床症状或者高危人群，有时为发现病例还需利用多种途径，如询问临床医师、查阅门诊日志和住院病历、电话调查、走访社区居民、入户调查、血清学调查等。还可以利用现有的疾病监测系统搜索病例，或者建立主动监测系统，提高发现病例的能力。根据疾病本身的特点和发病地区情况，查找病例的方法应有所变化。发现病人后，应积极进行救治和隔离，并保护和密切观察与病人有密切接触者。

发现病例后要开展对病例的个案调查，目的是调查暴发的"来龙去脉"，了解病例是怎样被传染的，是否为输入性病例。调查病人的活动、饮水、饮食、动物接触和各种危险因素暴露，有利于发现可疑线索。个案调查时还要采集相关标本进行检测，以便明确诊断。

6. 描述疾病的"三间分布" 许多疾病都有其独特的流行病学特征，不同类型的疾病表现出不同的流行病学分布特点。在暴发调查中，通过描述疾病的时间、人群和地区分布，可发现高危人群及防治的重点，为疾病的防治提供依据，还能描述某些因素与疾病之间的关联，以逐步建立病因假设。

（1）时间分布：是对疾病按照时间的变化进行描述，暴发调查时要将特定时间内的病例数与同期的预期病例数进行比较，以便判断是否为暴发或流行。进行时间分布的分析时，首先确定各病例的发病时间，画出疾病的流行曲线，即以时间（小时、天）为横坐标（x轴）、发病人数为纵坐标（y轴）所画的直方图。x轴上最合适的时间单位应根据疾病的潜伏期、疾病分布的时间长度等决定。经验表明，间隔时间单位应该是可疑疾病潜伏期的1/8～1/3长度，可以较清楚地表达传播模式、潜伏期长短和二代病例发病情况，还可以估计病例的暴露时间以及评价控制措施的效果。

1）点源传播的时间分布特点：快速上升，快速下降。从首例病例发病日期向前推一个最短潜伏期，从病例高峰向前推一个平均潜伏期，从末例病例向前推一个最长潜伏期，可估计暴露时间。如因一次聚餐导致的细菌性痢疾暴发的时间分布，见图4-1。

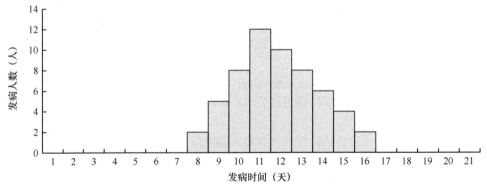

图4-1 细菌性痢疾暴发的时间分布

2）持续同源传播的时间分布特点：持续同源传播是持续暴露于同一传染源而导致疾病的暴发，与点源暴露类似，流行曲线快速上升，达到发病高峰后，出现一个平台期。如果消除传染源，则曲线快速下降；如果传染源自然损耗，则曲线缓慢下降，如受污染食物导致的沙门菌感染暴发的时间分布，见图4-2。

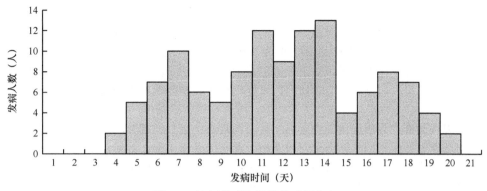

图 4-2　沙门菌感染暴发的时间分布

3）"人传播人"传播的时间分布特点：开始阶段病例数较少，然后病例缓慢增加；在暴发初始阶段，每代病例之间间隔时间相等（一个平均潜伏期），具有明显的周期性；发病高峰过后，由于易感人群的减少可导致曲线快速下降，如某学校流行性感冒暴发的时间分布，见图 4-3。

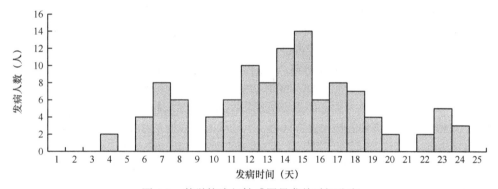

图 4-3　某学校流行性感冒暴发的时间分布

（2）地区分布：可提示事件发生的范围，有利于进一步建立暴发的假设。早在 1848～1854 年，英国医师 John Snow 以标点地图法揭示了伦敦霍乱死亡的分布规律，分析出污染的饮用水为其传播途径，并推论其病原可能为一种活的物质，进而追溯出污染的源头。科学家在 29 年后才发现霍乱弧菌。这一成功的流行病学调查成为流行病学史上不朽的里程碑。

收集地区分布的资料应包括居住地、工作场所、学校和旅行地等资料，同时还要收集在上述地点详细的活动方式和停留时间等资料。观察病例的地区分布特点时，要注意分布的独特性，如是否在同一供水系统范围内、班级和交通工具中的座位顺序、同一风向的下风处等。将病例按地理特征绘制成图，有助于分析传播途径和暴露因素。突发公共卫生事件中，比较不同时间的病例标点地图，还可以估计病例在地理位置上的变化趋势，如疫情可能沿河流、交通线蔓延。

（3）人群分布：按人群特征（如年龄、性别、职业、文化程度、经济状况、生活习惯等）分别计算其罹患率、死亡率，进行流行病学分布分析，目的在于比较不同人群的罹患率差异，有助于提出与危险因素有关的宿主特征。有些疾病高发于一定的年龄组，如在 2008 年我国某地手足口病暴发中，病例多集中于 6 岁以下儿童，死亡病例多为 3 岁以下患儿。有些疾病的发生与特定种族有关，如原发性肝癌在非洲以班图人最多见，而非洲其他地区有些民族并不高发。有些疾病与职业明显相关，如发热伴血小板减少综合征病例多为从事农业和林木业生产者。

7. 建立假设及验证假设　根据调查获得的数据和信息提出假设，暴发调查的成功与否取决于假设质量高低。建立假设时要始终保持开放的思维，及时请教相关领域专家，并注重到现场去寻找线索。假设必须建立在分析流行病学研究之前，在一次暴发调查中经常会产生几个假设。假设应该包括传染来源、传播方式和危险因素、高危人群和剂量-反应关系等。

建立假设后，就需要用病例对照研究和队列研究来验证假设。假设要符合病因推断的几个条件，如关联的强度、暴露与疾病发生的时间先后顺序、剂量-反应关系、可重复性、符合现代生物医学知识的合理解释。另外，干预效果评价也是验证假设的手段，如针对病原学病因假设进行临床试验性治疗的效果；根据流行病学病因假设提出初步控制措施的干预效果。如通过验证，提出的假设是错误的，则必须重新修改、完善假设，再进行调查研究。

8. 完善现场调查 为使现场调查更加完善，则需进行更加详细的调查，用多种方法调查高危人群，以期发现更多的病例，并力求发现准确、真实的受累人群。对新发或不明原因疾病，要进一步了解其自然史、病原学及其来源和传播模式；对已知疾病，要掌握其更多的特征，如分析危险因素、评价诊断方法和测量控制措施的效果等。

9. 实施控制措施 现场调查的最终目的是采取预防控制措施，防止疾病的发生与流行。需要特别注意的是，实施控制措施与现场调查应同步进行，如有些疾病病人一旦被发现就必须隔离治疗。现场调查中一定要提出可操作的、可行的、有效的防制措施。根据调查的结果提出有针对性的控制措施，以排除暴露源或传染源，减少人群暴露机会或防止进一步暴露，及时保护高危人群，同时要考虑怎样防止类似事件再次发生。

10. 总结报告 突发公共卫生事件应急反应终止的条件是突发公共卫生事件隐患或相关危险因素消除后或末例传染病病例发生后经过最长潜伏期无新的病例出现。调查过程中和调查结束后，调查者应尽快将调查过程整理成书面材料，记录好暴发经过、调查步骤和所采取的控制措施及其效果。最后将材料报上级机关存档备案，或著文发表推广工作经验。我国"突发公共卫生事件管理信息系统"中报告突发公共卫生事件一般包括初次报告、进程报告和结案报告。

（1）初次报告：每起事件的初次报告只有一个，核心是强调及时性，而不求准确和全面。主要报告内容包括事件名称、发生时间、发生地点、发病和死亡人数、波及人口或潜在影响和联系人等。

（2）进程报告：可以有多个，随着疫情的发展，要及时报告疫情发展趋势、发病最新情况和调查最新结果。

（3）结案报告：调查结束后及时写出结案报告。内容主要包括一般情况、事件总体情况描述、暴发的主要原因、采取的控制措施及效果评价、经验教训和下一步工作建议等。

（三）暴发调查应注意的问题

1. 调查与控制同步进行 控制暴发是现场行动的真正目的。随着调查不断获得新的发现，应及时调整控制措施，直至疫情平息。只顾调查暴发原因，而不采取措施，必会招致工作失败、公众反感，甚至引起法律诉讼。

2. 充分运用法律武器 法律赋予了流行病学工作者调查疾病暴发的权利和公众合作的义务。对少数不配合调查者，可依法采取措施，强制其接受调查和提供必要的资料。

3. 伦理道德问题 流行病学调查中的伦理问题主要包括知情同意、尊重当地习俗文化、信息保密、尊重调查对象及及时沟通调查结果等。如被调查者享有司法保护权和隐私权，病人的病案记录和个人资料未经授权不得披露；流行病学调查不要影响对病人的救治；对密切接触者进行医学（隔离）观察时不要损害其权益。

4. 广泛合作 暴发调查应讲究工作方法，争取各个部门的协作，获得群众的支持，消除有关人员的顾虑，方能保证调查工作顺利进行。

5. 媒体沟通 突发公共卫生事件发生时，通常引起媒体的极大关注。一方面，新闻报道有助于信息传播，有助于发现病例和落实控制措施；另一方面，大众媒体可能导致病人或普通人群对调查产生偏见，影响调查结果。在突发公共卫生事件应对中，应充分把握网络舆论的规律，及时、客观、真实地发布疫情，解答群众的疑虑，以防止引起群众的过激反应和造成不必要的混乱与恐慌。同时要提高专业人员与媒体交流的能力，加强与媒体交流的培训和模拟演练，积极引导网络舆论，尽量不要让没有媒体应对经验的工作人员在突发公共卫生事件处置中接受媒体采访。

四、传染病筛检

随着传统传染病的死灰复燃、新发传染病的出现和世界范围内流行，以及生物恐怖引发的相关问题的出现，传染病已经不再是简单的公共卫生问题，而成为与政治、经济、人们日常生活密切相关的重大社会问题和国家生物安全问题。普通医疗机构作为发现传染病的前沿阵地、传染病的易发场所、传染病预防控制的第一现场和中坚力量、传染病信息的主要来源，同时也作为疾病预防控制体系的重要组成部分，对传染病防控工作有义不容辞的责任和义务。

（一）医疗机构预防控制传染病的主要功能

1. 传染病监测　医疗机构对传染病的诊断和报告是传染病监测的基础，也是传染病监测的起点。传染病诊断分为临床诊断和实验室诊断，前者根据症状、体征、既往史、现病史和流行病学史等作出病情诊断，后者结合实验室阳性结果作出病原学诊断。目前，医疗机构传染病疫情报告主要包括以下几类。①法定传染病报告（3 类 41 种）；②传染病相关症候群报告，如流感样病例（influenza-like illness，ILI）、急性松弛性瘫痪（acute flaccid paralysis，AFP）病例等；③医院感染监测，如环境污染监测、灭菌效果监测、消毒污染监测和菌株抗药性监测等。医疗机构通过传染病监测有效管理传染源，实现传染病防控功能。

2. 传染病治疗　及时、规范的诊断和治疗可以治愈大部分传染病，在尽可能短的时间内控制传染源，阻断传染病扩散，从而实现在医疗机构内预防和控制传染病的根本目的。

3. 感染控制　医疗机构发生院内感染的原因和途径多种多样，但只要加强管理，采取行之有效的预防措施，大部分医院感染可以得到有效预防。医疗机构通过消毒、预检分诊、隔离、防护和合理处置医疗废物，切断传播途径，防止病原体在医院内扩散，是传染病预防控制的重要方面。

4. 预防性服务　以门诊或住院病人为基础的预防性服务主要包括传染病筛检、免疫接种、化学预防和健康教育等。

以上 4 个方面是医疗机构预防控制传染病的主要功能。传染病防控的根本目的就是预防传染病发生，控制传染病发展，见表 4-2。

表 4-2　医疗机构传染病预防控制功能

功能	功能类别	内容
传染病监测	传染病诊断	临床诊断、实验室诊断
	传染病报告	法定传染病、传染病相关症候群、医院感染监测等
传染病治疗	门诊治疗	及时治疗、规范治疗
	住院治疗	
感染控制	消毒	环境空气、物体表面、医疗器械、病人使用物品；排泄物、分泌物、呕吐物；转运救护车
	预检分诊	预检分诊科室、预检分诊标准、预检分诊对象
	隔离	隔离原则、隔离措施
	防护	个人防护装备、疫苗接种
	医疗废弃物处理	分类管理
预防性服务	传染病筛检	普通筛检、选择筛检
	免疫接种	人工自动免疫或人工被动免疫
	化学预防	药物、营养素、生物制剂或其他天然物质
	健康教育	传染病科普和公共卫生应急素养提升

（二）传染病筛检的主要步骤

筛检（screening），即筛查，是指在大量表面上无病的人群中，通过快速简便的试验、检查和其他方法，去发现那些未被识别的、可疑的病人或有缺陷的人。为尽早识别出传染性疾病，及时控制疾病的蔓延，必须开展传染病的筛检工作。筛查出传染病的高危人群、易感人群、已感染而尚未发病者（特别是慢性传染病），采取针对性的保护措施。传染病特别是新发传染病的筛检也常是实施早期病人隔离的先决条件。

传染病筛检的思路是对传染病的分诊筛查，然后启用传染病应急预案，转运病人到传染病医院或专门医疗机构。在这个传染病筛查的过程中，医疗机构发现传染病的疫情，经疾病预防控制部门核实，需要开展病人的个案调查以及相关传染病的暴发调查后才能确认启动传染病防控预案。

1. 传染病的分诊筛检　在门诊和急诊主入口处设立预检分诊台，分诊台有体温计、一次性口罩、快速手部消毒液等物品。预检分诊工作人员对每位就诊病人要进行鉴别和筛查。

对于传染病的分诊筛检，首先关注病人的临床症状和体征，如发热、头痛、呕吐等临床表现，并结合流行病学史判断是否为传染病，依据"先隔离、后诊断"的原则，立即进入隔离室，再依据实验室检查、病原微生物的检测等结果，判断是否启动传染病的应急预案。

2. 启动传染病应急预案　一旦发现就诊病人为疑似或确诊病人，需要立即启动传染病应急预案。对于确诊或可疑的传染病病人在标准预防（standard precaution）的基础上，采取基于传播方式的附加隔离预防。

（1）上报：将疑似或确诊病人的诊断结果立即上报辖区疾病预防控制中心，由其确认后按照《国家突发公共卫生事件相关信息报告管理工作规范试行》的要求，2 小时内在"突发公共卫生事件报告管理系统"进行网络直报。

（2）隔离室的防护措施：隔离室或病人床头应有隔离标识，并限制人员出入。隔离室应洁净、宽敞、明亮、通风，必要时负压通风，有条件者安装空气净化器。用过氧乙酸或过氧化氢喷洒，每日 2 次；桌、椅、床、柜、地面均用有效氯浓度的消毒液擦拭。

（3）病人的防护：按传染途径采取相应隔离措施，病人危重者需救治，病情稳定后转入传染病医院或专门医疗机构。病人的血液、分泌物、排泄物消毒后倾倒，必要时将疑似和确诊病人分开安置，尽量将病人安置在单独病房观察治疗，阻断传播途径，从而防止或减少医疗机构内的传播。

（4）医务人员的防护：第一时间依据传染途径判断对接触者需采取的措施，如服用药物、隔离观察等预防传播；将接触病人的医务人员尽可能缩小接触者范围，诊治医务人员必须穿隔离衣、戴防护口罩及手套进行诊疗操作，病人各类标本按传染病标本处理方法处理后，再分到各实验室检验，病人由当地疾病预防控制中心统一指挥送到指定医院。

（5）环境消毒：依据传染病的传播途径以及危害程度，对病人所在的场所进行消毒处理。一般情况下，暂时封闭诊室进行终末消毒，物体表面和地面、墙壁用 250～500mg/L 含氯消毒剂擦拭或喷洒，空气紫外线消毒至少 30 分钟，充分通风后再继续接诊。同时，接诊人员及其他病人转移到备用诊室。对于转出病人的隔离室，用 2% 过氧乙酸 10ml/m² 喷洒后，密闭 2 小时后再通风；对于床、桌、椅、柜和地面用有效氯浓度的消毒液擦拭。

3. 转运病人至传染病医院　根据当地人口密度、经济水平、服务半径、地理交通、车辆利用率和任务量，以及平战结合配备相应的救护车数量。应该分配独立、专门的救护车用于传染病相关病例的转运，并设置专门的停放及消洗区域。例如，2021 年某市卫生健康委员会规定，执行新型冠状病毒感染相关病例转运任务时，优先选用符合国家标准的负压救护车。救护车应具备转运呼吸道传染病病人的基本条件，驾驶室与车厢严格密封隔离；驾驶舱与医疗舱应各自具有独立冷暖空调系统，并可独立调节。

第三节　现场调查报告的撰写

一、调查报告的分类

现场调查可以产生多种形式和用途的调查报告。目前，现场流行病调查报告还没有一个权威、准确的分类方法，现仅从实际工作出发，按照事件发展过程、使用对象和撰写目的、涉及内容的不同，做如下分类。

（一）根据调查事件发展过程分类

1. 发生报告　指在事件发生后或到达现场对事件进行初步诊断、核实后，根据事件发生情况、初步调查结果所撰写的调查报告，其目的是及时汇报事件发生及相关情况，为下一步调查提供事实依据。发生报告的主要内容：简要介绍目前已经掌握的事件相关资料，如事件涉及人数、范围；病例主要临床表现、实验室检测结果、初步临床诊断；出现病例的时间、人群、地区分布特征；简析事件可能的发展趋势，如疫情发展趋势；初步分析事件的起因，有无可疑因素；简要介绍已采取的措施或开展的工作等。

发生报告强调时效性，在获取信息后最短时间内完成，否则就无意义。一般而言，发生报告应在开展初步调查后的当天完成，并且比较简要。

2. 进程报告　是动态反映某事件调查处理过程中的主要进展、预防控制效果及发展态势，以及对前期工作的评价及后期工作的安排或建议。进展报告的内容：当前防控措施执行情况，如流调范围和涉及人数、病例医疗救治情况和现场的处置状况等；事件进展情况，如新发现及新发生的病例数、新入院（就诊）人数、新死亡人数、治愈人数、出院人数等；对疫情趋势的判断；目前工作中存在的不足、问题及下一步的计划。

进程报告强调时效性，在开始调查后每隔1～2天完成一份，且进程报告应前后连贯。但随着现场调查工作深入、防控措施的有效尤其是现场调查处理的中后期，事件发展逐步稳定，进程报告的时间间隔视情况而延长。因进程报告反映事件的进展情况，故撰写比较简要。

3. 阶段报告　当事件调查处理、防控实施持续较长时间时，每隔一段时间对调查事件进行阶段性总结报告，主要是对前期调查研究工作、事件处理情况进行全面回顾、阶段性评价，并对事件后续发展趋势及后期工作进行展望。其内容应包括已完成的具体工作、遇到过的具体问题及解决问题的办法，以及还存在哪些问题等。

4. 结案报告　是事件调查处理结束后，对整个事件调查处理工作的全面回顾与总结，包括事件的发现、病人的救治、调查研究工作开展的方法及获得的结果、采取的预防控制措施及其效果、事件进展及调查处理工作中的问题、总结的经验教训、做好或者防止类似工作或事件发生的建议等。其内容应当全面、完整和准确，并涵盖进展报告中的所有项目。

（二）根据调查报告使用对象和撰写目的的分类

1. 行政报告　是向政府、卫生行政部门所作的报告，该报告具有简明性和时效性的特点。主要介绍事件发生发展情况、已开展的工作和成效、存在的主要问题、下一步工作计划和建议、需要政府或卫生行政部门解决或协调的问题等。

2. 业务总结　与一般结案报告类似，多为一起事件调查处理结束后所撰写的全面报告，该报告相对自由，不受格式和篇幅的制约，依据需要对各部分内容进行自主安排。

3. 医学论文　针对整个事件或事件调查处理的某个方面，严格按照医学论文的格式和要求所撰写的调查报告或发表相关论文。

4. 新闻通稿　通过媒体对外正式发布消息，需要讲明事件发生的主要情况、有关部门反应及处理简况、社会或群众应配合和注意的事项等。

5. 简报 多用于系统内部通报情况，应简单介绍事件的发生发展及调查、控制工作开展情况，侧重分析事件调查处理过程中的问题、总结做法或经验，并就如何及时发现、处理或防止类似事件发生提出意见和建议。

（三）根据调查报告涉及内容分类

依据涉及的内容，调查报告分为疫情暴发调查报告、不明原因疾病调查报告、中毒事件报告、环境污染事件报告、疾病监测评价报告、卫生需求调查报告或疾病负担评价报告等。

1. 疫情暴发调查报告 根据传染病流行病学基本理论，侧重对传染病发生的 3 个环节、2 个因素进行阐述，说明疫情暴发的原因、采取的措施及其效果等。

2. 不明原因疾病调查报告 在全面描述的基础上，着重分析事件发生的可能原因、开展的病因探索或验证工作、可能开展的预防控制措施等。

3. 中毒事件报告 主要包括食物中毒和职业中毒等事件报告，着重说明中毒事件的发生原因、经过、影响范围、采取的措施、取得的成效及防止类似事件发生的建议等。

4. 环境污染事件报告 着重描述环境影响评价、环境污染物的来源和采取的控制措施、防止污染扩大或再次污染的措施和建议等。

5. 疾病监测评价报告 对疾病监测系统的现状、敏感性、特异性、有效性，以及存在的问题及改进措施、建议等进行描述。

二、调查报告撰写的基本要求

现场调查报告应遵循下列基本要求。

（一）科学性

现场调查需要遵循科学的原理和方法，调查报告的撰写也不例外。报告撰写要遵循科学的原理，以理论和事实为依据，符合客观实际。所用的调查方法必须符合科学性要求，以可靠的调查数据作为基础，不能凭主观臆断或个人好恶随意取舍素材或得出结论。对于暂时不明确的甚至与现有知识相矛盾的调查结果，应如实记录、客观描述，实事求是地反映现场调查结果。

（二）真实性

客观性、真实性是调查报告的基础，真实性是调查报告的关键点。调查报告的写作过程，是针对客观事实去认识和说明调查事件的过程。调查报告须以调查所得到的客观资料为依据，经过分析研究及合理的推理，得出科学的结论。调查的设计、对象、方法均应反映客观事实，报告中所有的数据都要经过反复验证，有据可查，切忌抄袭、伪造和弄虚作假。

（三）实用性

撰写的调查报告或论文具有实际应用价值或理论指导意义，对当前工作或学术有推动作用，如新的或科学的调查方法能直接为他人借鉴和应用，调查所得结果及结论对当前工作具有参考价值或指导意义，在学术上能丰富人们的认识。

（四）时效性

现场调查报告所反映的内容多为疾病预防控制工作中亟待解决的问题，是及时开展深入调查和作出正确决策的重要依据，因此，调查报告尤其是发生报告、进程报告、阶段报告、简报等必须有时效性，即调查后迅速完成，否则难以实现其价值。

（五）规范性

现场调查报告应遵循写作规范性，包括行文格式、报告内容、专业术语使用等方面，这样不仅避免在撰写过程中的遗漏和谬误，也方便读者阅读和使用。

（六）创新性

创新性是指现场调查报告在理论水平和实践上具有先进性，如新理论、新观点、新概念、新技术等。须在广泛阅读前人同类调查研究文献的基础上，总结此次调查的创新点，并在报告中明确指出。

总之，现场调查报告对时效性、实用性的要求较高，尤其是对于发生报告和进程报告的撰写必须做到迅速、及时，针对性强，只有这样才能助于有关行政部门作出正确决策，为事件的进一步研究和及时、有效的反应提供重要依据。真实性、科学性、实用性是各类调查报告的基本要求，除了医学论文以外，一般调查报告对创新性和规范性要求较低。

三、撰写调查报告

现场调查报告的撰写一般要经历 4 个阶段，即资料收集整理、酝酿准备、实施写作和修改定稿。

（一）资料收集整理阶段

资料是调查报告撰写的基础，也是决定调查报告水平的主要因素。对资料进行去伪存真、提炼取舍后分类整理并分析研究。对资料进行初步的分析研究是写好调查报告不可缺少的环节。资料的初步分析研究，可以使调查者初步形成调查报告的大致轮廓，还可以检查所收集到的资料是否真实、全面及能否利用。若初步分析发现收集到的资料不足以反映调查对象的本质和规律，就需要进一步追踪调查、完善所收集的资料。

（二）酝酿准备阶段

酝酿准备阶段即写作的前期准备，该阶段应根据收集和掌握的资料，完成相关数据的统计分析及有关图表的绘制，同时查阅、收集参考文献，形成写作的整体思路。

（三）实施写作阶段

在酝酿的基础上，开始调查报告的撰写。先打调查报告腹稿或拟定写作提纲，然后一气呵成或者思考成熟一段书写一段，之后连贯成篇。拟定提纲的过程是调查报告写作的重要过程，是对调查材料进一步整理和分析的过程。对调查报告的总体框架进行设计，理顺结构、层次和逻辑关系，以避免在写作时出现内容重复、遗漏、层次模糊、逻辑关系不清楚等情况。

写作中要注意各种调查报告的格式和内在要求，针对报告的用途、可能的阅读对象、调查事件的特点，对调查材料进行选择和加工，运用典型材料和逻辑分析，将调查结果和观点逐步展开，直至完成报告工作。另外，作为论文使用的调查报告，还应参照各杂志、期刊对格式的具体规定，使投稿更符合其要求。

（四）修改定稿阶段

初稿完成后，应从全文考虑，前后对照，反复通篇阅读，仔细推敲；同时，要注意对报告的主题、材料、结构、语言文字和标点符号逐一检查，检查文中资料引用和分析是否准确、论点和概念是否明确、语言是否流畅、逻辑是否完善，然后进一步修改，直至最终定稿。

四、撰写调查报告的注意事项

在撰写现场调查报告时，应特别注意以下问题。

1. 题目与调查报告的内容一致，防止题目大、内容少或文不对题。

2. 要注意相关背景部分的描述，避免背景交代不清或无关的背景夹杂其中。

3. 列举材料要充分、翔实，要全面介绍流行病学调查研究的结果，不要只列举对结论有利的材料。

4. 建议调查报告要具体，具有可操作性。

第四节　大数据分析技术在应急现场调查中的应用

一、大数据的基本概念

大数据（big data）是指超过传统数据系统处理能力、超越经典统计分析范围、难以用主流统计软件工具及技术进行单机分析的复杂数据的集合，通过现代计算机技术和创新统计方法，有目的地获取、管理、分析数据，揭示隐藏在其中的有价值的模式和知识。

大数据具有数量巨大、内容丰富、覆盖范围广、包含语种多、动态性与交互性并存、结构复杂、包含大量非结构或半结构化数据等特点。大数据的分析算法简单、速度快、数据处理量大，处理的样本是数据总量，以挖掘发现数据的潜在价值及其之间的关系为目的。

二、大数据在应急现场调查中的应用

大数据技术在应急领域的广泛应用使得世界各国的灾害预测预警和应急响应能力得到了极大提高，在降低灾害风险、保障生命财产安全等方面发挥了重要作用。由于突发事件的特殊性，应急救援过程中的大数据技术应用也具有一些与其他领域不同的特点，如数据来源多样化、对多源异构数据快速整合和分析能力的要求高、数据共享阻力相对较小、数据的公益和社会价值高、数据分析贯穿应急管理的各个阶段等。随着人工智能、无人机等技术的不断融合发展，大数据技术在应急救援领域的应用必将不断深入和拓展，在多源数据融合、应急数据保障、应急救援体系建设等方面发挥重要作用，进一步提高世界各国基础物理设施与社会民众的灾害抵御能力，推动应急管理体系的变革与发展。目前，我国利用大数据开展了现场调查，主要有如下应用。

（一）大数据分析，提高减缓或预防的效果

自然灾害的减缓关键是要降低脆弱性，既包括物理脆弱性，也包括社会脆弱性。降低物理脆弱性主要依赖于工程性措施，降低社会脆弱性则主要依赖于非工程性措施，大数据分析在这两方面都可以发挥作用。例如，通过对极端灾害条件下大规模人群行为规律的大数据分析，既可以优化应急避难场所的设置，也可以优化城市公共基础设施的运营，还可以改进公众自救互救的效率。安全生产事故的预防关键是要加强危险源的管理，在这方面，大数据分析也可以发挥作用。例如，可以通过互联网、物联网对重大危险源进行精确标识和动态监控；通过对重大危险源监测大数据与自然灾害监测大数据的关联分析，识别两者之间的耦合规律，以优化重大危险源的储存与运输。

（二）大数据分析改进应急准备的针对性

根据《中华人民共和国突发事件应对法》的要求，应急准备主要包括应急预案体系建设、应急物资储备、应急队伍建设、应急演练和培训等。大数据分析可以优化应急物资储备，提升应急演练和培训。例如，对自然灾害或安全生产事故条件下应急物资需求的关联分析，优化应急物资储备的数量配置和存储位置；也可以通过对自然灾害或安全生产事故条件下大规模人群行为规律的大数据分析，有针对性地改进应急演练和培训。

（三）大数据分析提升应急响应的效率

在实践中，应急响应通常包括 10 余项子功能。其中，指挥与协调、信息发布、损失评估、救灾物资发放监督与审计等对信息高度敏感，都可以通过大数据分析来加以改进。例如，通过对物

资储备大数据和资源需求大数据的关联分析，提升指挥与协调的精度；通过对预警信息扩散机制的大数据分析，提升信息发布的效率；通过对网络舆情的大数据分析，改进指挥与协调、信息发布、对救灾物资发放进行监督等。

（四）大数据应用提高传染病预警预报作用

利用传染病疫情监测报告数据建立数据库，采用时间-时空预警模型每日自动运算，对基于网络直报的传染病监测系统实现以日为单位动态自动预警概念模型，以县（区）为单位，将探测到的病例异常增加或聚集的信号以手机短信的方式自动发送给各级疾病预防控制机构疫情值班人员，提醒其及时关注和处理；同时，实现对传染病暴发的早期自动预警。例如，2020 年全球新冠疫情暴发，利用大数据可以对新型冠状病毒感染病人的密切接触人员、次密切接触人员进行时空定位，对疫情蔓延、传染病流行起到精准防控的作用。

（五）大数据进行传染病实时统计和传染病聚集性暴发预警

对全国范围内传染病个案数据进行实时动态的基于时间、空间和人间的"三间分布"分析，数据包含时间、空间、人群、疾病 4 个象限维度。针对全国所有分级用户提供任意时间段进行的实时统计。

基于病人空间位置的非结构化数据预警，主要用来探测在大尺度范围内的传染病聚集性暴发，主要维度包括病种、病人详细住址等；主要难度体现在病人详细住址是非结构化数据，需要逐行进行快速匹配及对错误处理。

（六）互联网大数据舆情监测和预警

随着互联网技术与应用的飞速发展，网络媒体已经成为获取信息的重要来源。使用网络信息抓取技术，抓取互联网传染病、突发公共卫生事件，以及公共卫生安全方面的新闻、BBS 和社交网络等范围内的对象信息，已经成为公共卫生监测的另一重要手段。在文本挖掘技术支持的舆情监测基础上，将监测数据输入预警预报模型，输出以报表、统计图、趋势图的形式展现，并与达到警告标准的数据进行对应级别的警告。采用多层次模糊综合评价的方法，将舆情监测数据划分为二级及二级以上的指标。对低级指标进行加权评估，继而对高级检测指标进行舆情加权评估，最后得到整个传染病、突发公共卫生事件在网络中舆情的级别预警。

总之，大数据可以连续整合和分析公共卫生数据，提高疾病预报和预警能力，防止疫情暴发。公共卫生部门则可以通过覆盖区域的卫生综合管理信息平台和居民健康信息数据库，快速检测传染病，进行全面疫情监测，并通过集成疾病监测和响应程序，进行快速响应，这些都将减少医疗费用支出、降低传染病感染率。提供准确和及时的公众健康咨询，将会大幅提高公众的健康风险意识，同时也将降低传染病的感染风险。

第五节　学校传染病暴发调查案例分析

2021 年 11 月 26 日 11 时许，某疾病预防控制中心接到市医院电话报告，称本市第四小学多名在校学生有"发热、咳嗽、流涕"等症状，部分学生正在该院就诊治疗，学生的临床表现类似于流感样症状。该中心接到报告后马上组织人员赶到现场，进行了进一步调查和相关取样。

一、疫情现场调查

（一）疫情发生地基本情况

该校学生总人数 2097 人（其中，一年级 300 人，二年级 340 人，三年级 370 人，四年级 359 人，五年级 380 人，六年级 348 人），当天到校学生 2082 人，有 15 人因病请假。学校无住校学生，有教学楼 2 栋，每栋 5 层，共 60 间教室（每间面积约 $70m^2$），木楼结构教室 8 间（每间面积约 $50m^2$）。

（二）发病概况

据统计，该校从 4 月 23 日起出现首名病例，最后一名病例为 4 月 28 日。总共发病 15 例，无死亡。

（三）流行病学分布

1.时间分布　该校从 4 月 23 日起出现首例病例，其后相继出现多名病例，病例出现日期见表 4-3。

表 4-3　第四小学流感病例发病日期分布

日期	4 月 23 日	4 月 24 日	4 月 25 日	4 月 26 日	4 月 27 日	4 月 28 日
病例数（人）	2	2	3	4	0	4

2.年龄分布　发病年龄集中在 8～14 周岁，病例年龄分布情况见表 4-4。

表 4-4　第四小学流感病例发病年龄分布

年龄	8 周岁	9 周岁	10 周岁	11 周岁	12 周岁	14 周岁
病例数（人）	2	4	3	2	2	2

3.年级分布　病例年级分布情况见表 4-5。

表 4-5　第四小学流感病例发病年级分布

年级	一年级	二年级	三年级	四年级	五年级	六年级
病例数（人）	0	3	5	3	2	2

4.临床表现　发病儿童主要临床症状为发热、咳嗽、流涕，部分学生正在医院就诊治疗，学生的临床表现类似于流感样症状。

5.其他　当地近几天连续下暴雨，当地的环境比较湿冷，容易患病。

二、实验室检查

本次采集了部分患儿的咽拭子进行实验室检查，采集病例数 12 例，于 2021 年 11 月 27 日进行检测，检测结果为甲型流感阳性。

三、控制措施

1. 主动开展流感样症状的搜索工作，建立晨检制度，督导按时接种预防针，并做好入学、入托时预防接种的查验工作。

2. 对当地儿童的疫苗接种率进行调查，调查内容包括年龄范围、人数及有明确疫苗免疫史人数。

3. 对于病例和密切接触者做好相应的管理、隔离。对学生经常活动区域及其学校各个地方进行消毒等处理措施。

4. 采取的其他措施。

四、结论与建议

到达现场进行调查、咨询学校相关的日常安排及规章制度后，建议学校做以下几方面的查验。

1. 预防接种是预防传染病的经济、有效方法之一。

2. 注意室内通风换气、保持空气新鲜。

3. 养成良好的个人卫生习惯，勤洗手，勤晒衣被，多饮开水，多吃清淡食物。

4. 均衡饮食，加强营养，适量运动，充足休息，增强机体抵抗力。

5. 在传染病流行高发期，尽量避免让孩子到人多拥挤、空气污浊的公共场所，不到病人家串门，以减少患病机会。

6. 药物预防，可口服板蓝根冲剂、玉叶冲剂等抗病毒中成药。

（余艳琴　郑黎强）

思　考　题

1. 简述应急现场调查思路。

2. 简述应急现场调查和一般调查的区别和联系。

3. 阐述暴发调查的步骤和内容。

4. 什么是大数据？简述其在现场应急调查中的应用。

第 **5** 章　突发重大传染病疫情应急

学习目标

1. 系统掌握新发传染病和重大新发突发传染病的概念、基本再生数和有效再生数的概念及传染病的报告、响应和处置流程，以及传染病预防控制的具体方法和技术、卫生应急演练的类型和特征。

2. 熟悉传染病的基本特点、分类和流行特征，以及我国传染病预防控制的策略和政策、传染病常规实验室检查项目、卫生应急预案的制订。

3. 了解 WHO 传染病预防控制的策略和政策及传染病常用血清学检测技术。

情景导入　　　　　我国驻乌干达专家组积极开展埃博拉疫情风险应对

　　2019 年 6 月 11 日，乌干达发布一起自刚果（金）输入的埃博拉疫情，先后确诊了 3 例埃博拉出血热的病人，并相继死亡。疫情发生后，正在乌干达执行埃博拉物资与项目援助任务的中国援乌公共卫生专家组迅速转入埃博拉疫情风险应对状态。

　　专家组每日参加乌干达埃博拉疫情应急防控会议及后勤保障组、流行病与监测组、协调组的工作例会，参加国际组织的交流活动，以及时掌握疫情信息、防控动态及应急需求，与乌方协商、积极跟进与推进中国援助工作；每日与中国驻乌干达使馆、国内领导及专家们密切沟通，及时提出了风险研判、预防与防范建议；针对旅乌华人华侨及中资企业关心的问题，与中国援乌医疗队合作编写了《旅乌华侨华人及中资企业预防埃博拉知识问答》，中国驻乌干达使馆通过微信公众号对外发布，专家组及时解答了相关问题，在帮助华人华侨及中资企业树立正确的风险意识、采取恰当的预防与防范措施中发挥了重要作用，受到了高度赞扬。

　　2019 年 3 月 5 日，按照国家卫生健康委员会部署，中国疾病预防控制中心第一批公共卫生专家组赴乌干达，执行援助乌干达埃博拉疫情防控任务。在中国驻乌干达使馆及经商处领导下，与乌干达卫生部密切合作，已完成的主要工作有：援助乌干达埃博拉疫情防控应急物资清单、病人转运救护车与物资运送和公共卫生应急快速响应队伍运输保障车辆、机场发热病人筛查、埃博拉诊疗中心感染控制、8 个培训及评估类公共卫生项目清单及其实施方案。

（来源：中国疾病预防控制中心网站工作动态栏目）

思考：

1. 如何应对重大突发传染病疫情？

2. 从本案例疫情风险评估和疫情处置中，你有哪些启示？

第一节　概　　述

　　在人类与疾病的斗争史中，传染病曾是严重危害人类健康和生命的一类疾病，鼠疫、霍乱、天花，以及流感等传染病曾经给人类带来过巨大的灾难。随着社会和科技的发展和进步，传染病得到了较好的控制，但从全球卫生状况看，传染病防治仍然是世界各国重要的公共卫生问题，也是卫生应急处置的重要组成部分。2003 年严重急性呼吸综合征和 2004 年高致病性禽流感的流行、

2009 年甲型 H1N1 流感和 2020 年新型冠状病毒感染世界大流行，均为传染病的防治和应急工作带来了巨大的挑战。因此，依法科学地进行传染病的应急处置，保障广大人民群众的身心健康及经济、社会稳定具有重要的意义。

一、传染病的基本概念和特点

（一）传染病、新发传染病和重大新发突发传染病

1. 传染病（infectious disease）　是由病原体引起的能在人与人、动物与动物或人与动物之间相互传播的多种疾病的总称。病原体通过感染的人、动物或者储存宿主直接或者间接发生传播，感染易感者。

2. 新发传染病（emerging infectious disease）　是指新出现（发现）的病原体，或经过变异而具有新的生物学特征的已知病原体所引起的人和动物传染性疾病。突发传染病一般是指突然出现的传染病暴发，常由新发传染病引起。

3. 重大新发突发传染病（major emerging infectious disease）　根据 2021 年 4 月 15 日起施行的《中华人民共和国生物安全法》，重大新发突发传染病是指我国境内首次出现或者已经宣布消灭再次发生，或者突然发生，造成或者可能造成公众健康和生命安全严重损害、引起社会恐慌、影响社会稳定的传染病。

（二）传染过程和流行过程

1. 传染过程（infectious process）　是指病原体进入宿主机体后，与机体相互作用、相互斗争的过程，即传染发生、发展直至结束的整个过程。病原体侵入宿主机体后能否致病，取决于病原体的特征（包括传染力、致病力、毒力、抗原性或者免疫原性、变异、生存力等）、数量、侵入的门户，以及在机体内的定位等。

2. 流行过程（epidemic process）　是传染病在人群中连续传播的过程，包括病原体从传染源排出，经过一定的传播途径，侵入易感者机体而形成新的感染的整个过程。传染源、传播途径和易感人群是流行过程中必须具备的 3 个基本环节。

（三）基本再生数和有效再生数

1. 基本再生数（basic reproduction number，R_0）　指在所有人都是易感者的人群中，一个指示病例在感染期间感染的平均人数，用于量化传染病的传播能力。也就是在没有外力介入，且所有人都没有免疫力的情况下，一个感染到某种传染病的人，会把疾病传染给其他多少个人的平均数。R_0 是决定一种传染病是否流行的标志性参数。在疾病自然传播、没有人为干预的情况下，R_0 的值越大，代表流行病的传染性越强，疾病越难控制。$R_0>1$ 表示疾病将暴发，传染会以指数方式散布，成为流行病。但是一般不会永远持续，因为可能被感染的人口会慢慢减少，部分人口可能死于该传染病，部分人口则可能病愈后产生免疫力。$R_0=1$ 提示该种疾病将在人群中长期流行；$R_0<1$ 则表示每个受感染者平均产生不到一个新的感染者，因此，感染将从人群中清除。

2. 有效再生数（effective reproduction number，R_e）　是指在某种程度上具有免疫力的人群中，一个指示病例的平均感染人数。R_e 也称为随时间变化的有效再生数（R_t），定义为在疾病流行过程中的 t 时刻（一般以 1 天计，即"d"），由一个一代病例所产生的二代病例的平均数量。R_e 随时间的变化可以具体地判断疾病流行的规模，预测不同防控措施下感染人数的峰值和出现的时间。当某一种疾病的 R_0 或 $R_e>1$ 时，人们可以从影响 R_0 的病原生物学、宿主和环境三类因素出发，采取对应的政策来降低 R_0 或者 R_e，控制疾病流行。另外，通过对 R_e 变化趋势的预测，可以估计疾病流行的高峰期和转折点出现的时间，为疫情防控措施持续时间提供依据。当卫生决策部门介入干预后，R_e 的变化可以作为评价防控工作成效的指标。如果疫情防控措施有效，随着易感个体

的减少，R_e 的值也会降低。最终疫情是否可以得到控制，则取决于 R_e 是否可以持续 <1。

（四）疫源地、疫点和疫区

疫源地（epidemic focus）是由传染源（即感染的人和动物）向四周传播病原体所能波及的范围。流行病学通常把范围小的疫源地或单个传染源所构成的疫源地称为疫点。若干疫源地连成片，并且范围较大时称为疫区。

疫源地消灭必须具备 3 个条件：①传染源已被移走（住院或死亡）或消除了排出病原体的状态（治愈）；②通过各种措施（如终末消毒）消灭了传染源排出于外环境的病原体；③所有的易感接触者从可能受到传染的最后时刻算起，经过该病最长潜伏期而无新病例或新感染者。具备了这3 个条件时，针对疫源地的各种防疫措施即可结束。

（五）传染病的基本特点

传染病与其他疾病的主要区别在于其具有 4 个基本特点。

1. 病原体　即每种传染病都是由特异性病原体引起的，病原体可以是微生物或寄生虫。

2. 传染性　这也是传染病与其他感染性疾病的主要区别。传染病病人有传染性的时期称为传染期，它在每一种传染病中都相对固定，因此，可将其作为隔离病人的主要依据之一。

3. 流行病学特征　在自然因素和社会因素的影响下，传染病的流行过程表现出流行性、季节性、地方性和输入性等各种流行特征。

4. 感染后免疫性　是指免疫功能正常的人体经显性或隐性感染某种病原体后，都能产生针对该病原体及其产物的特异性免疫，但感染后免疫如果持续时间较短，可能会出现再感染或者重复感染。

二、传染病的分类

传染病的种类很多，基于传染病的危害程度，以及社会经济的发展水平和国家财政的承受能力，根据《中华人民共和国传染病防治法》和有关规定，截止到 2023 年底，我国将 41 种传染病列为法定管理的传染病。根据其传播方式、速度及其对人类危害程度的不同，分为甲类传染病、乙类传染病和丙类传染病 3 大类，具体如下。

（一）甲类传染病

甲类传染病包括鼠疫和霍乱 2 种。

（二）乙类传染病

乙类传染病包括严重急性呼吸综合征、艾滋病、病毒性肝炎、脊髓灰质炎、人感染高致病性禽流感、麻疹、流行性出血热、狂犬病、流行性乙型脑炎、登革热、炭疽、细菌性和阿米巴痢疾、结核病、伤寒和副伤寒、流行性脑脊髓膜炎、百日咳、白喉、新生儿破伤风、猩红热、布鲁氏菌病、淋病、梅毒、钩端螺旋体病、血吸虫病、疟疾、人感染 H7N9 禽流感、新型冠状病毒感染，以上合计 28 种。

（三）丙类传染病

丙类传染病包括流行性感冒、流行性腮腺炎、风疹、急性出血性结膜炎、麻风病、流行性和地方性斑疹伤寒、黑热病、包虫病、丝虫病、手足口病，除霍乱、细菌性痢疾、阿米巴痢疾、伤寒、副伤寒以外的感染性腹泻，以上合计 11 种。

三、传染病的流行特征

（一）强度特征

传染病流行强度是指某种传染病在某一地区、某一时间内人群中存在数量的多少，以及各病例之间的联系强度。传染病的流行强度可分为散发、暴发、流行和大流行。

散发（sporadic occurrence）是指某种传染病在某地的常年发病情况处于历年来一般水平，病例以散发形式发生，在发病时间及地点上没有明显联系，可能是由于人群对该病的免疫水平较高，或隐性感染率较高，或不容易传播。暴发（outbreak）是指在某一局部地区或集体单位中，短期内突然出现许多同种传染病的病人，大多是同一传染源或同一传播途径。流行（epidemic）是指在某地区某病发病率显著超过历年散发水平（一般为前 3 年平均发病率的 3～10 倍）。大流行（pandemic）是指某病在短时间内迅速蔓延，其发病率显著超过该地区历年流行水平，且流行范围超过省界、国界，甚至洲界。

（二）地区特征

传染病的流行往往有一定地区性特点，病原体或中间宿主的生存往往与地理条件、气候条件、生活习俗、遗传特征等密切相关，因此，某些传染病往往局限在一定的地理范围内。

（三）季节特征

不少传染病的发病率均具有一定的季节性，主要与气温、昆虫媒介等因素有关。如呼吸道传染病常发生在冬春季节，消化道传染病及虫媒传染病好发于夏秋季节。

（四）人群特征

传染病流行的人群分布特点，主要决定于人群的免疫水平和接触病原体的机会。如可能由于出生人口增多，或具有免疫力的人群外迁、死亡，或免疫水平低的人群迁入，或某传染病流行后的相对静止期等都可成为当地某种传染病流行地人群分布特点的影响因素。另外，某些传染病与所从事的职业有关，如炭疽、布鲁氏菌病等。

第二节　传染病的报告、预警和响应及处置

一、传染病的报告

《中华人民共和国传染病防治法》要求，发现传染病立即报告。对于法定传染病规定范围外的其他传染病出现时，应在其暴发和流行期间按规定进行报告；突发原因不明的且法律未有规定的传染病也应当立即报告。2004 年中国疾病预防控制中心（CDC）建立法定传染病报告信息系统（Notifiable Infectious Diseases Reporting Information System，NIDRIS），通过重点传染病监测系统、突发公共卫生事件报告系统、病原体监测网络实验室和基本公共卫生服务持续完善 NIDRIS，见图 5-1。

截止到 2023 年底，我国法定传染病 41 种，甲类传染病 2 种、乙类传染病 28 种、丙类传染病 11 种。甲类传染病也称为强制管理的传染病，要求发现后 2 小时内通过传染病疫情监测信息系统上报。对此类传染病发生后报告疫情的时间限制，对病人病原携带者的隔离、治疗方式，以及对疫点疫区的处理均强制执行。未实行网络直报的责任报告单位应于 2 小时内以最快的通信方式（电话、传真）向当地县级疾病预防控制机构报告，并于 2 小时内寄送出传染病报告卡。乙类传染病也称为严格管理传染病，要求发现后 24 小时内通过传染病疫情监测信息系统上报。其中，严重急性呼吸综合征、人感染高致病性禽流感和肺炭疽，均采取甲类传染病的预防控制措施。丙类传染病也称为监测管理的传染病，也要求在发现后 24 小时内通过传染病疫情监测信息系统上报；未实行网络直报的责任报告单位应于 24 小时内寄送出传染病报告卡。县级疾病预防控制机构收到无网络直报条件责任报告单位报送的传染病报告卡后，应于 2 小时内通过网络直报。重大和突发传染病疫情要注意初筛阳性报告、病例网络直报和环境阳性标本报告等。

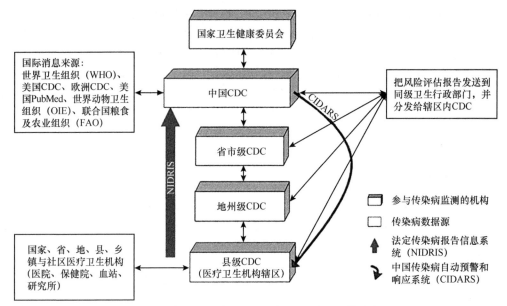

图 5-1　中国传染病报告、分析、评估和预警流程

（来源：《中华流行病学杂志》2021 年 42 卷 5 期）

（一）初筛阳性报告

在应对突发重大传染病时，应做到"逢阳必报、逢阳即报、接报即查、先管后筛"的原则。例如，2021 年新型冠状病毒感染阳性结果回报后，要第一时间通知本人就地静止隔离，对相关人员进行管控，立即报告属地卫生行政部门和疾病预防控制机构，2 小时内在国家传染病网络直报系统的初筛阳性病例模块进行报告。

（二）病例网络直报

对临床表现等符合诊断标准的按疑似病例先行进行隔离管控，并立即进行采样。例如，2021年针对新型冠状病毒感染病例，采集鼻拭子、咽拭子和痰 3 种标本各 2 份，分别送疾病预防控制中心和定点医疗机构检测，3～6 小时内完成检测，由辖区卫生应急专家组做出判定。一旦发现本地新型冠状病毒感染疑似病例、确诊病例或无症状感染者，要 2 小时内进行网络直报（首次实验室阳性结果做出后 2 小时内进行疫情报告卡和突发相关信息报告），疾病预防控制机构 2 小时内完成审核，任何地方不得擅自增加会诊、复核等程序。网络直报的同时，可通过"疫情快速登记"等微信小程序快速采集并上传病例信息。

（三）环境阳性标本报告

在应对突发重大传染病、病原体能够通过环境介质传播的疫情时，应该进行环境监测。例如，在新型冠状病毒感染流行期间，对疫情相关的物品检测发现阳性标本时，检测机构应立即电话报告所在地区（县）疾病预防控制中心，2 小时内完成正式报告（纸质检测报告书），按阳性检测结果途径同步报告。我国有关法律、法规明确规定了传染病报告主体、报告内容、报告时限与程序和报告法律责任 4 个方面，并对传染病报告流程和细节作出系统性规定。

目前，我国传染病报告制度体系通过传染病疫情监测信息系统等能够比较及时地监测到各个辖区传染病的情况，但对非法定传染病病种报告的规定有所缺失，国家将进一步加强推进地方立法，以规范各级报告职责，同时开放多渠道报告途径，以提高报告的全面性。

二、传染病的预警和响应

（一）传染病预警

传染病暴发或流行，尤其是新发传染病的大流行，不仅直接影响着公众健康，还会对社会经济发展乃至国家公共安全产生严重影响。传染病预警是指在传染病暴发或流行出现前，或发生早期发出警示信号，以提醒暴发或流行可能发生，或其发生的范围可能扩大的风险。虽然不同新发传染病的出现与识别方式有所不同，但防控传染病的关键策略之一是尽早发现传染病相关病例异常发生、聚集或增加的苗头（迹象），向相关责任部门、专业人员及可能受影响的人群发出警报，从而及时采取科学的应对措施。传染病暴发或流行的早期预警（传染病预警）则是实现这种策略的核心手段。

预警信息监测能早期发现异常疫情和传染病暴发，及早采取一级预防及快速反应，控制疫情的源头，加速传染病预防控制。科学评价预警系统的应用效果、提高预警信息响应速度和质量是不断改进预警系统的关键，可通过如下专业途径提高监测预警工作质量。①提高医疗机构、学校报告或重点单位监测报告敏感性，提升疾病预防控制人员对数据的分析能力，并完善响应制度，提高报告人员责任心和积极性。②提升医疗机构报告卡质量，确保预警系统的完善，使预警系统能够准确地发出预警信息，且保证信息的完整、准确、及时。③加强专业人员的培训，提高医疗机构报告卡的及时性、完整性和准确性，提高审核及时性，为预警提供尽可能全面的基础资料。④预警监测处置是疾病预防控制部门一项长期坚持的工作，需建立健全新发传染病专项预案，推动新发传染病应急响应适应纵向与横向（政）府际关系变革，落实卫生人力资源优化配置、卫生应急物资储备、科技支撑体系、财政保障、应急能力评价体系等应急准备工作。

（二）应急响应启动与终止

依据《中华人民共和国传染病防治法》《国家突发公共卫生事件应急预案》等法律、法规和要求，发生传染病疫情时，事发地的县级、市（地）级、省级人民政府及其有关部门按照分级响应的原则，作出相应级别的应急反应。应急响应级别从高到低分为Ⅰ级、Ⅱ级、Ⅲ级和Ⅳ级；区域风险等级一般分为高风险、中风险和低风险。在疫情防控中，要结合现场实际情况和应急处置工作的需要，及时调整预警和响应级别，以有效控制疫情，减少危害和影响。各级人民政府及其应急指挥机构按照职责和应急响应级别，可以依法采取应急处置措施。

例如，新型冠状病毒感染等突发重大传染病感染者确诊后，一般在数小时内应划定中、高风险地区，并立即对外发布，在 24 小时内落实相关应急处置措施，严格限制风险人员流动，严防疫情跨区域传播，以最快的速度控制住疫情。一旦发生本土聚集性疫情，须立即启动应急指挥体系，可迅速实行"提级指挥，扁平化运行"管理。接到信息后第一时间响应，并发出信息，启动追踪，4 小时之内反馈结果，8 小时内隔离管控到位。对信息管理平台推送的密接、次密接人员信息，要实行首接负责制，对经调查不在本地的，要按规定程序及时回退或横传；对逾时未接到反馈的，要主动对接并跟踪落实协查情况，督促反馈结果，确保不漏一人。一旦传染病对应的症状或者疑似症状出现，如发热、干咳、乏力、咽痛、嗅（味）觉减退、腹泻等症状，应及时就医并如实报告有关情况。此外，目的地县（市、区）按照疫情防控要求，做好返程人员的防控管理。

三、传染病的处置

（一）针对传染源

对病人采取"五早"措施，即早发现、早诊断、早报告、早隔离、早治疗。对接触者根据传染病的性质采取留验（隔离观察）、医学观察、应急接种、药物预防等方式。在突发重大传染病的防控中，隔离是最有效、最重要的措施之一。

隔离（isolation）是指把处在传染期的病人或病原携带者，置于特定医疗机构、病房或其他不能传染给别人的环境中，防止病原体向外扩散和传播，以便于管理、消毒和治疗。隔离是预防和控制传染病的重要措施，一般应将传染源隔离至不再排出病原体。为隔离传染病病人，应严格落实"三区两通道"措施，根据需要合理分区和设置通道。三区，即清洁区、污染区和半污染区；两通道是指医务人员通道和病人通道。

根据传染病传播的强度及传播途径的不同，采取不同的隔离方法。

1. 严密隔离 适用于霍乱、肺鼠疫、肺炭疽、SARS、新型冠状病毒感染等甲类或传染性极强的乙类传染病。具体隔离方法如下。

（1）病人住单间病室，同类病人可同住一室，关闭门窗，禁止陪伴和探视病人。

（2）进入病室的医务人员戴口罩、帽子，穿隔离衣或防护服、换鞋；注意手的清洗与消毒，必要时戴手套。

（3）病人的分泌物、排泄物、污染物品、敷料等严格消毒。

（4）室内采用单向正压通气，室内的空气及地面定期喷洒消毒液或紫外线照射。

2. 呼吸道隔离 适用于流行性感冒、麻疹、白喉、水痘等通过空气飞沫传播的传染病。具体隔离方法如下。

（1）同类病人可同住一室，关闭门窗。

（2）室内通过喷洒消毒液或紫外线照射进行定期消毒。

（3）病人口鼻、呼吸道分泌物应消毒。进入病室的医务人员戴口罩、帽子，穿隔离衣或防护服。

3. 消化道隔离 适用于伤寒、细菌性痢疾、甲型肝炎等通过粪-口途径传播的传染病。具体隔离方法如下。

（1）同类病人可同住一室。

（2）接触病人时穿隔离衣、换鞋，手清洗与消毒。

（3）病人粪便严格消毒，病人用品、餐具、便器等单独使用并定期消毒，地面喷洒消毒液。

（4）室内防杀苍蝇和蟑螂等消化道疾病传播虫媒。

4. 接触隔离 适合于狂犬病、破伤风等经皮肤伤口传播的疾病。具体隔离方法如下。

（1）同类病人可同居一室。

（2）医务人员接触病人时穿隔离衣、戴口罩。

（3）病人用过的物品和敷料等严格消毒。

5. 昆虫隔离 适用于通过蚊、蚤、虱、蜱和恙螨等昆虫叮咬传播的疾病，如疟疾、斑疹伤寒等。具体的隔离方法主要是病室内有完善的防蚊等设施，以预防叮咬及杀灭上述昆虫。

（二）针对传播途径

消毒是切断传播途径的有效措施。消毒（disinfection）是指通过物理、化学或生物学方法，消除或杀灭体外环境中病原微生物的一系列方法。其目的在于通过清除病原体来阻止其向外界传播，达到控制传染病发生与蔓延的目的。消毒又分为疫源地消毒和预防性消毒。

1. 疫源地消毒 是指对目前或曾经存在传染源的地区进行消毒。目的是杀灭由传染源排到外界环境中的病原体。疫源地消毒又分为以下两种。

（1）终末消毒：即病人痊愈或死亡后对其居住地进行的一次彻底消毒。

（2）随时消毒：指对传染源的排泄物、分泌物及其污染物品进行随时消毒。

2. 预防性消毒 是指在未发现传染源的情况下，对可能受病原体污染的场所、物品和人体所进行的消毒，如饮用水消毒、餐具消毒、环境消毒、手术室及医护人员手的消毒等。

常用的消毒方法有物理消毒法和化学消毒法。物理消毒法是指利用物理的作用（包括光、热、蒸汽、压力等）杀灭病原体，如热力灭菌法、辐射消毒法等。化学消毒法是指用化学消毒药物使病原体死亡的方法。根据消毒效能可将其分为 3 类：①高效消毒剂。能杀灭包括细菌芽孢、真菌孢子在内的各种微生物，如戊二醛、过氧乙酸、甲醛、环氧乙烷、过氧化氢、含氯制剂等消毒剂。②中效消毒剂。能杀灭除芽孢以外的各种微生物，如乙醇、氧化剂、溴剂等消毒剂。③低效消毒剂。只能杀灭细菌繁殖体和亲脂类病毒，对真菌有一定作用，如汞、氯己定及某些季铵盐类消毒剂，对皮肤黏膜无刺激性，对金属和织物无腐蚀性，稳定性好。

（三）针对易感者

人群作为一个整体对传染病的易感程度称为人群易感性（herd susceptibility）。判断这个程度的高低需依据该人群每个个体的易感状态，取决于整个群体中易感个体所占比例和机体的免疫程度。与之相对应的是群体免疫力（herd immunity），即人群对于传染病的侵入和传播的抵抗力，可以从群体中有免疫力的人口占全人口的比例来反映。提高人群的免疫力主要包括提高人群的非特异性和特异性免疫力两个方面。

1. 提高非特异性免疫力 合理饮食、锻炼身体、充足的睡眠、养成良好的卫生生活习惯、改善居住环境、保持心情愉快等措施可提高机体对传染病的非特异性免疫力。

2. 提高特异性免疫力 预防接种可提高人群对传染病的特异性免疫力，是降低人群易感性的重要措施。预防接种必须按程序规范实施。为应对突发重大传染病，免疫接种是建立人群免疫屏障最有效的途径。

第三节 传染病防控策略与措施

一、WHO 传染病预防控制的策略和政策

19 世纪以来，在西方商品贸易迅速发展和国际交通往来迅猛增加的同时，鼠疫、霍乱、天花、黄热病等烈性传染病广泛流行，许多国家为防御瘟疫的传播蔓延，相继采取检疫措施，制定检疫法规，并从地区性的协调逐渐发展到国际合作。第一次国际卫生会议于 1851 年在巴黎召开，制定了世界第一个地区性《国际卫生公约》；通过多次修订，1951 年第 4 届世界卫生大会通过了《国际公共卫生条例》。1969 年第 22 届世界卫生大会对《国际公共卫生条例》进行了修改、充实，并改称为《国际卫生条例》（International Health Regulation，IHR）；1973 年和 1981 年先后对 IHR 又进行修改、补充。《国际卫生条例》体现了全人类共同利益性、与口岸建设和经济发展的相关性、实体法规范与程序法规范的兼容性、对空间和时间要求的特殊性，以及较强的专业性。《国际卫生条例》的产生，为人类社会应对疾病的挑战发挥了重要的作用。但是，近 30 年来，由于国际疾病谱发生了巨大变化，新发传染病不断被发现，人类对卫生需求不断增加，卫生检疫内容不断延伸，尤其是 20 世纪后期，全球化进程加速，人员和物资的国际流动快速、频繁，疾病国际传播的风险大大增加，原有的 IHR 条款不足以调整卫生检疫关系、规范法律关系主体的行为。因此，为了应对新发传染病的出现和国际传播，1995 年 WHO 第 48 届世界卫生大会通过了关于对《国际卫生条例》进行实质性修订的决议。2005 年第 58 届世界卫生大会通过了 IHR 的修订，新的 IHR 于 2007 年 6 月 15 日生效。IHR 是一部具有普遍约束力的国际卫生法，中华人民共和国是其缔约国。《国际卫生条例》要求各缔约国应当发展、加强和保持其快速有效应对国际关注的突发公共卫生事件的应急核心能力，并在 2012 年 6 月 15 日，发现、评估、报告、通报和处置突发公共卫生事件的能力全部达标。对于各国政府如何向世界卫生组织报告疾病暴发，《国际卫生条例》有具体要求。报告内容不应是具体的某一病例，而是即将引发疾病大流行的苗头，并制定了公共卫生突发事件决策流程，以帮助决策是否存在这种苗头，见图 5-2。

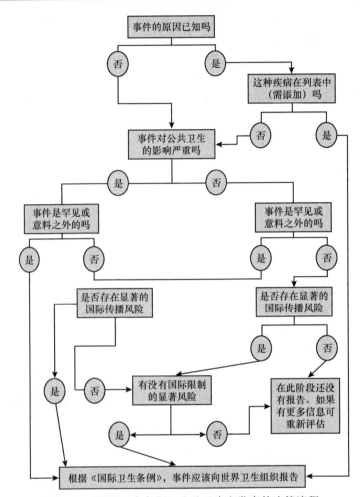

图 5-2 《国际卫生条例》公共卫生突发事件决策流程

为实现全球传染病的防控，WHO 提出了免疫接种、群体药物分发、食品安全、饮用水安全和卫生、安全注射和灭菌、血液安全、媒介控制 7 个方面的主要预防与控制策略。同时提出相应的措施：①加强疫苗开发与预防接种策略；②促进投资，加强卫生系统和大流行防范，消除可预防的死亡；③通过持续和综合的疾病管理系统处理传染病，为防范未来的大流行提供一个统一平台；④提供和建议有一致的检测策略；⑤加强传染病病毒的全球监测和评估框架，及时调整病毒监测工作，重点关注负担和影响，并为与其他监测系统的可持续整合作好准备；⑥加强落实国家、区域和全球各级的宣传沟通策略；⑦协调各国和全球应对工作面临的挑战和机遇，包括在国际旅行方面的挑战和机遇；⑧采取协调一致的国际应对措施；⑨增加人人享有卫生保健的机会；⑩评估、降低和沟通风险，实施针对大型集会活动的风险管理方法等。

二、我国传染病预防控制的处置策略和政策

在人类发展史上，大规模的传染病流行会让人类付出惨痛的代价。近些年来，由严重急性呼吸综合征、埃博拉出血热、禽流感、新型冠状病毒感染等新发传染性疾病引发的全球公共卫生事件层出不穷，已严重威胁到人类健康和社会稳定，同时也对我国现代化治理体系和治理能力提出了挑战。

人民健康是民族昌盛和国家富强的重要标志。我国卫生健康事业取得了显著成绩，医疗卫生服务水平大幅提高，居民主要健康指标总体优于中高收入国家平均水平。为提升中国居民整体健

康水平,实施健康中国战略的重大决策部署,在《健康中国行动(2019—2030 年)》中将"传染病及地方病防控行动"列为十五重大行动之一。2030 年,艾滋病全人群感染率控制在 0.2% 以下;5 岁以下儿童乙型肝炎病毒表面抗原流行率控制在 0.5% 以下;肺结核发病率下降到 55/10 万以下,并呈持续下降趋势;以乡(镇、街道)为单位,适龄儿童免疫规划疫苗接种率保持在 90% 以上;法定传染病报告率保持在 95% 以上;到 2020 年消除疟疾并持续保持;传染病防治素养水平分别提高到 20% 和 25% 及以上。

国家对传染病实施预防为主的方针,坚持防治结合、分类管理、依靠科学、依靠群众、因地制宜、发展三级卫生保健网和综合性防治的策略。传染病防治并非只是政府和企业的责任,它与每个人都息息相关,是一项复杂的社会工程,要坚持联防联控、群防群控,实现早发现、早报告、早隔离、早治疗的目标。

(一)预防为主

1. 加强健康教育与健康促进 通过健康教育使人们了解传染病防治的基本知识,改变不良卫生生活习惯和行为,以达到切断传播途径的目的。

2. 强化人群免疫 许多传染病都可以通过人群大规模免疫接种来控制流行,全面、有效的人群免疫对全球天花、麻疹、脊髓灰质炎、肝炎等传染病的控制和消除起到了非常重要的作用。

3. 改善卫生和环境条件 广泛推进爱国卫生运动。保护水源、提供安全的饮用水,以及改善居民的居住环境水平、加强粪便管理和无害化处理、加强食品卫生监督和管理等,有助于从源头上防止传染病的发生和传播。

4. 全民参与,多方配合,预防为主 传染病的预防和控制是两个不同工作体系,不只是单一的群体可以完成和做好的,根据传染病的自身特性,动员全民参与疾病的防控,从多方面入手做好疾病的防控。在全民动员过程中还要提升人们的健康素养,积极参与到整个防控过程中。

(二)传染病监测

传染病监测(infectious disease surveillance)是疾病监测的一种,主要是对传染病的发生、流行,以及影响因素进行监测,同时也对国外发生、国内尚未发生的传染病或者国内新发传染病进行监测。其监测内容包括传染病感染和死亡人群、病原体型别和特征;媒介昆虫和动物宿主的种类、分布和病原体携带状况;人群免疫水平等,对其进行综合评价,制订应对措施。哨点监测和常规报告是加强传染病监测的两种形式。将医疗卫生机构、病原微生物实验室等单位和口岸、机场、火车站、汽车客运站、药店、食品集中交易市场等公共场所的经营管理单位作为监测哨点单位,完善监测哨点网络和预警体系,提升公共卫生风险评估和早期预警能力。

传染病在预防和控制过程中需要健全机制,社会需要建立健全完善的公共卫生体系,完善医疗保障,加大基层医疗卫生机构建设。我国的传染病监测包括法定传染病病例报告和重点传染病的主动监测。为提高传染病暴发早期发现能力,积极开展传染病预警技术研究,并逐步建立传染病监测与预警系统,根据传染病发生、流行趋势的预测,及时发出传染病预警,根据情况予以公布。

(三)推动传染病防治法治化管理,优化传染病防治服务体系

我国在不断健全完善传染病防治法治化管理体制,不断加强传染病防治队伍能力建设,强化对基层传染病防治机构指导和专业培训,在社区设立公共卫生委员会,提高传染病疫情监测预警和重大传染病防控等综合能力,已形成多部门协作、全社会参与的传染病群防群控格局。例如,在结核病的防控中,某市公共卫生中心(传染病医院)主要负责规划协调、督导管理、技术指导、传染病病人的诊断和治疗工作;区疾病预防控制中心发挥对辖区综合医疗卫生机构、乡镇卫生院(社区卫生服务中心)和村卫生室(社区卫生服务站)的监督管理职能。综合医疗卫生机构负责病

人的初筛转诊工作；乡镇卫生院（社区卫生服务中心/乡镇疾病预防控制中心）、村卫生室负责传染病病人的管理工作。四级传染病防控网络可提高结核病病人的发现率和治愈率。

（四）促进新技术应用和预防性治疗

为应对突发重大传染病，我国不断加强传染病防控技术和预防性治疗药物的研发与投入。面对人类未知的新型冠状病毒，中国坚持以科学为先导，充分运用近年来的科技创新成果，组织协调全国优势科研力量，坚持科研、临床、防控一线相互协同和产学研各方紧密配合，为疫情防控提供了有力科技支撑。新型冠状病毒感染疫情暴发和流行后，中国加快实施科研应急攻关，推进药物、疫苗、新型检测试剂等的研发和应用。在短时间内聚焦临床救治和药物、疫苗研发、检测技术和产品、病毒病原学和流行病学、动物模型构建 5 大主攻方向，组织全国优势力量开展疫情防控科技攻关，加速推进科技研发和应用，部署启动 83 个应急攻关项目。在全球首批进入临床试验阶段的 10 支疫苗中，中国占了一半，中国也是全球首个给全民免费开展新冠疫苗接种和核酸检测的国家。

（五）全球化控制

传染病的全球化流行趋势日趋明显，气候变暖和全球化导致以前在热带流行的传染病向北方传播，发达的交通及人群的频繁流动促进了传染病快速向全球传播。传染病全球化控制需要各国政府作出迅速和有效的反应，以及各国之间深入和有效的合作。应对传染病全球化的政策包括 3 个方面：①在国家层面上，各国政府需要改善其公共卫生体系，建立危机预警和应对机制；②在国际层面上，各国之间需要加强政策协调，确立相应的组织机构、规则和惯例，促进国际合作；③在全球的层面上，除各国政府的努力之外，必须调动所有相关的资源和力量，尤其是包括非政府组织的参与，共同防范传染病的全球化。2001 年 WHO 发起了全球"终止结核病"合作伙伴的一系列活动。此外，针对艾滋病、疟疾、麻风病、严重急性呼吸综合征、新型冠状病毒感染疫情的全球性策略也在世界各国不同程度地展开，全球化预防传染病策略的效果日益突显。在新型冠状病毒感染疫情防控期间，我国科技部、国家卫生健康委员会、中国科学技术协会、中华医学会联合搭建"新型冠状病毒肺炎科研成果学术交流平台"，供全球科研人员发布成果、参与研讨；中国科学院发布"2019 新型冠状病毒资源库"，建成"新型冠状病毒国家科技资源服务系统"和"新型冠状病毒肺炎科研文献共享平台"，3 个平台为全球超过 37 万用户提供近 4800 万次下载、浏览和检索服务。在疫苗研发和药物临床试验方面，中国同有关国家、世界卫生组织，以及流行病防范创新联盟（CEPI）、全球疫苗免疫联盟（GAVI）等开展科研合作，加快推进疫苗研发和药物临床试验。2020 年，国内同步推进的 5 条疫苗研发技术路线均对外开放，分别与美国、德国和英国等国开展合作，为全球疫情防控提供了中国方案。

三、传染病预防控制的具体方法和技术

科学技术是人类同疾病较量的锐利武器，人类战胜大灾大疫离不开科学发展和技术创新。在抗击新型冠状病毒斗争中，中国政府发布《抗击新型冠状病毒肺炎疫情的中国行动》白皮书，迅速确定病毒全基因组序列并分离得到病毒毒株，及时推出多种检测试剂产品，迅速筛选出一批有效药物和治疗方案，加快推进疫苗研发等。世界卫生组织总干事高级顾问布鲁斯·艾尔沃德（Bruce Aylward）经过实地考察后，得出了这样的结论，即"科技驱动成为中国防控措施的一大特点"。

（一）人群流行病学监测

通过流行病学调查，根据疾病的分布、流行强度及消长预判，确定是否启动应急响应。新型冠状病毒感染疫情发生后，大数据、人工智能、物联网、5G 等新技术成为疫情防控中的新生力量。其中，各地充分利用大数据、人工智能等新技术进行疫情趋势研判，开展流行病学调查，找到每

一个感染者，穷尽式地追踪密切接触者并进行隔离；建立数据库，依法开展疫情防控风险数据服务，对不同风险人群进行精准识别，预判不同地区疫情风险，为促进人员有序流动和复工复产提供服务。"健康码"成为人员流动、复工复产复学、日常生活及出入公共场所的凭证，防控部门也能借此快速掌握疫情大数据。与此同时，各地还借助大数据等新技术，绘制"疫情地图"、搭建"数字防疫系统"，实现科技抗疫和精准防控。

（二）疫苗的研发

疫苗接种是控制传染病的最有效途径。对于新发传染病需要明确病原体，根据病原体的属性开展疫苗研发工作。在新冠疫情防控期间，中国按照灭活疫苗、重组蛋白疫苗、减毒流感病毒载体疫苗、腺病毒载体疫苗、核酸疫苗等 5 条技术路线开展疫苗研发。在第 73 届世界卫生大会开幕式上，中方宣布，中国新冠疫苗研发完成并投入使用后，将作为全球公共产品，为实现疫苗在发展中国家的可及性和可担负性作出中国贡献。

（三）诊断技术的研发

诊断检测技术是精准防控的有效手段，是主动筛查无症状感染者，确诊感染者，落实"四早"要求的第一道防线，可以尽早发现传染源并从源头上控制住疫情传播，防止因无法及时诊断、及时隔离给整个疫情防控带来巨大的挑战。例如，2019 年在新冠疫情发生后，我国在病毒序列发布后的 14 天完成核酸检测试剂研发和上市，41 天完成抗体检测试剂研发和上市，推出一批灵敏度高、操作便捷的检测设备和试剂，检测试剂研发布局涵盖核酸检测、基因测序、免疫法检测等多个技术路径。

（四）综合治疗方案的确定

一般坚持综合治疗的原则，即治疗、护理、隔离与消毒并重及一般治疗、对症治疗与病原治疗并重的原则。因地制宜，充分发挥我国传统中医药的优势，可有效地控制疫情蔓延。中国医疗工作者在严谨的体外研究和机制研究基础上，不断总结救治经验，推动恢复期血浆、托珠单抗和中医药方剂、中成药等多种药物或治疗手段进入诊疗方案。

（五）大数据与人工智能技术

依托 5G 的大带宽、低时延等特性，可建立远程会诊系统，通过 5G 视频平台，医学专家可与各地乃至各国医师和同行实时互动交流，为疾病治疗集聚智慧。智能医护机器人走进医院、社区卫生服务中心和隔离区域进行智能化服务，可有效缓解医护人员的压力，减少医护交叉感染等风险。

（六）消毒杀虫，切断传播途径

通过物理、化学、生物等手段杀灭病原体或虫媒，同时改善治理环境，妥善处理传染源的各种排泄物、分泌物及尸体等，有效切断传播途径。

（七）风险地区划定

按最小单元原则，划分低风险区、中风险区、高风险区并及时动态调整，划定的中风险区、高风险区名单及时向社会公布。例如，根据 2022 年国务院应对新冠疫情联防联控机制综合组颁布的《关于印发新型冠状病毒肺炎防控方案（第九版）的通知》，我国坚持"预防为主、防治结合、依法科学、分级分类"的原则，实现常态化精准防控和疫情应急处置有机结合、快速转换。一旦发生本土疫情，要尽早将病例和无症状感染者所在县（市、区、旗）精准划分为高风险区、中风险区、低风险区 3 类风险区。未发生本土疫情的县（市、区、旗），要切实落实常态化疫情防控各项措施，无须划定风险区。

（八）社区管控

由地市级疫情防控指挥部门组织专家组根据流调情况，在县（市、区）范围内精准划分高风险区、中风险区和低风险区3类区域，统筹各方面力量，实施分类管理措施，严防疫情外溢，后续根据疫情情况动态调整并及时对外公布。

1.高风险区实施区域封闭　安排24小时巡逻值守，可通过安装监控设备、电子门磁等加强管理，防止人员外出流动，严格做到足不出户。对因病就医等确需外出人员，须经社区防控办公室协调安排，实行专人专车，全程做好个人防护，落实闭环管理。

2.中风险区实施区域管控　原则上居家，在严格落实个人防护的前提下，每天每户可安排1人，按照"分时有序、分区限流"方式，至指定区域购买或无接触式领取网购物品。对因病就医等确需外出的人员，由社区防控办公室出具证明并做好审核登记。所有出入人员落实查证、验码、测温、登记。居家时做好环境消毒、居室通风等措施。

3.低风险区强化社会面管控　区域内各类人员按照要求开展核酸检测，其间尽量减少外出，不聚集、不扎堆，外出时做好个人防护；严格落实进入室内公共场所预约、错峰、限流、测温、登记、戴口罩等措施。

第四节　传染病实验室检查

实验室检查对传染病的诊断具有特殊意义，传染病的诊断需具备3个要素，包括流行病学资料、临床表现和实验室检查资料。其中，实验室检查资料对传染病的诊断具有关键性作用。对多数传染病来说，一般实验室检查对早期诊断也有很大帮助。

一、传染病常见实验室检查项目

（一）一般实验室检查

一般实验室检查包括血液、尿液、粪便常规检验和生化检查。血常规检验以白细胞计数和分类的用途最广。如白细胞显著增多时多为化脓性细菌感染、百日咳和流行性出血热等疾病；分类中嗜酸性粒细胞减少、消失常表示有伤寒、败血症可能；异常淋巴细胞增多常为病毒感染，其中以麻疹、风疹、水痘、流行性腮腺炎、传染性单核细胞增多症、病毒性肝炎、流行性出血热、腮腺病毒和巨细胞病毒感染等多见。尿液及粪便检查，方法简便、易于操作，对确诊某些传染病的诊断有重要价值。生化检查有助于病毒性肝炎的诊断。

（二）病原学检查

1.病原体的直接检出　从粪便中检查寄生虫虫卵，是诊断肠道寄生虫感染的最常用的检验指标，从粪便涂片中可检出各种寄生虫虫卵及阿米巴原虫等。血吸虫毛蚴经孵化法可用肉眼检出，绦虫节片也可在粪便中用肉眼检出。有些传染病可通过显微镜检出病原体而确诊，如从血液或骨髓涂片中检出疟原虫及利什曼原虫，从血液涂片中检出微丝蚴及回归热螺旋体。

2.病原体分离培养　病原体分离培养包括如下几种类型。细菌、螺旋体和真菌通常可用人工培养基分离培养，如伤寒杆菌、痢疾杆菌、霍乱弧菌、钩端螺旋体、隐球菌等；立克次体则需要动物接种或组织培养才能分离出来，如斑疹伤寒等；病毒分离一般用组织培养，如登革热、脊髓灰质炎等。

用于分离病原体的检材可为血液、尿液、粪便、脑脊液、痰液、骨髓、皮疹吸出液等。标本的采集应注意尽量于病程的早期阶段进行。当应用抗病原体的药物治疗后，检出阳性率的可能性明显下降。同时，应注意标本的正确保存与运送。

（三）分子生物学检测

由于核酸生化及分子生物学研究技术的发展和广泛应用，近年来明确了许多传染病的病原体，特别是病毒性传染病。

1. 概述　核酸检测技术包括体外基因扩增技术、核酸杂交或基因芯片、基因测序等。其中最常用的是体外基因扩增技术，亦称聚合酶链反应（polymerase chain reaction，PCR）。

2. PCR 技术的基本原理　PCR 技术是一种体外扩增特定 DNA 片段的分子生物学技术，核心是模拟核酸体内合成过程，使少量基因组 DNA 或 RNA 样本中的特定片段在引物的引导下循环合成至 100 万倍以上，经不同方式的扩增产物识别技术确认特异性核酸产物存在与否。

3. PCR 技术的用途与意义　PCR 技术可以检测到少至几个基因组序列的存在，具有极高的敏感性。PCR 检测窗口期短、用时少、灵敏度高、特异性强，可用于病毒、细菌和寄生虫等多种病原体的检测。尤其在病毒早期快速诊断和动态观察抗病毒治疗效果中具有优势。

4. 注意事项

（1）PCR 须在一个没有 DNA 污染的干净环境中进行，如专用 PCR 实验室。

（2）纯化模板所选用的方法对污染的风险有较大影响。一般而言，只要能够得到可靠的结果，纯化的方法越简单越好。

（3）所有试剂都应该没有核酸和核酸酶的污染，操作过程中均应戴手套。

（4）PCR 试剂配制应使用最高质量的新鲜双蒸水，采用 0.22μm 滤膜过滤除菌或高压灭菌。

（5）试剂都应该以大体积配制，试验一下是否满意，然后分装成仅够一次使用的量储存，从而确保实验与实验之间的连续性。

（6）试剂或样品准备过程中都要使用一次性灭菌的塑料瓶和管子，玻璃器皿应洗涤干净并高压灭菌。

（7）PCR 的样品应在冰浴上化开，并且要充分混匀。

（四）免疫学检查

应用已知抗原或抗体检测血清或体液中的相应抗体或抗原，是目前常用的免疫学检测方法，若能进一步鉴定其抗体是属于免疫球蛋白 G（immunoglobulin G，IgG）或免疫球蛋白 M（immunoglobulin M，IgM），对近期感染或过去发生过的感染有鉴别诊断意义。免疫学检测还可用于判断受检者的免疫功能是否有所缺损。病毒感染后通常诱发针对病毒抗原的免疫应答反应。

1. 特异性抗体检测　在传染病早期，特异性抗体在血清中往往尚未出现或滴度很低，而在恢复期或后期则抗体滴度有显著升高，故在急性期及恢复期双份血清检测其抗体由阴性转为阳性或抗体滴度升高 4 倍以上时往往有重要意义。

病毒感染是个动态的过程，每个个体对病毒感染免疫反应不同，抗体产生的时间和水平存在很大的个体差异。目前多数研究也表明，不同病人病毒抗体滴度的差异与病程及病情的轻重并不相关，而个体抗体浓度的梯度变化才有临床诊断意义。通常以个人双份血清抗体阳转或抗体滴度上升 4 倍以上作为病毒急性感染的指标。

进行病毒性传染病抗体检测的原则是必须采用 IgM 和 IgG 同时检测，且通常需要多次动态检测。特异性抗体检测方法很多，包括凝集反应、沉淀反应、补体结合反应及中和反应等。此外，尚有免疫荧光检查、放射免疫测定和酶联免疫吸附试验等。

2. 特异性抗原检测　特异性抗原一般是指被淋巴细胞抗原受体所识别的特定抗原。病原体特异性抗原的检测，有助于在病原体直接分离培养不成功的情况下，提供病原体存在的直接证据。其诊断意义往往较抗体检测更为可靠，大多用于检测抗体的方法都可用于检测抗原，其原理基本相同，仅方法和步骤有所改进。

3. 免疫球蛋白检测　血清免疫球蛋白浓度检测有助于判断体液免疫功能。其降低者多见于先天性免疫缺陷病等，升高者多见于慢性肝炎和艾滋病等。

（五）其他检查

1. 内镜检查　如纤维结肠镜常用于细菌性痢疾、阿米巴痢疾、真菌性肠炎和血吸虫病等的诊断与鉴别；要除外结肠癌的可能，也必须借助纤维结肠镜的检查。纤维支气管镜常用于诊断艾滋病并发肺孢子虫病和支气管淋巴结核病等。

2. 活体组织检查　常用于诊断各种寄生虫病，如裂头蚴病、肺吸虫病和利什曼病等。

3. 影像学检查　X 线检查常用于诊断不明原因肺炎、肺结核和肺吸虫病等。计算机断层扫描和磁共振成像常用于诊断脑囊虫病等。

二、传染病常用血清学检测技术

基于抗原-抗体特异性结合进行的血清学检测，通常具有方法简便、操作标准化、成本较低的特点。对于病毒性传染病的血清学检测多数也可以在基层实验室开展。常用的血清学检测技术有酶联免疫吸附试验、化学发光免疫分析、免疫荧光技术和放射免疫测定等技术。

（一）酶联免疫吸附试验

1. 概述　酶联免疫吸附试验（enzyme linked immunosorbent assay，ELISA），用酶标记抗原或抗体检测液体（血液、细胞液）中未知抗体或抗原的方法，是酶免疫测定技术中应用最广泛的技术。

2. 基本原理　ELISA 的基本原理是酶分子与抗体或抗体分子共价结合，此种结合不会改变抗体的免疫学特性，也不影响酶的生物学活性。此种酶标记抗体可与吸附在固相载体上的抗原或抗体发生特异性结合。滴加底物溶液后，底物可在酶作用下使其所含的供氢体由无色的还原型变成有色的氧化型，出现颜色反应。

3. 病原体分离培养的用途与意义　可通过底物的颜色反应来判定有无相应的免疫反应，颜色反应的深浅与标本中相应抗体或抗原的量成正比。此种显色反应可通过 ELISA 检测仪进行定量测定，这样就将酶化学反应的敏感性和抗原-抗体反应的特异性结合起来，使 ELISA 方法成为一种既特异又敏感的检测方法。常用的 ELISA 方法有双抗体夹心法和间接法，前者用于检测大分子抗原，后者用于测定特异抗体。

4. 注意事项

（1）操作前应充分了解实验的物理参数，如环境温度（保持在 18～25℃）、反应孵育温度和时间、洗涤的次数等，先查看水育箱温度是否符合要求。

（2）正确使用加样器。加样器应垂直加入标本或试剂，加样过程中避免液体外溅，血清残留在反应孔壁上，要清洗干净加样器吸头，避免污染，加样次序要与说明书一致，否则可导致结果错误，实验重复性差。

（3）手工洗板加洗液时冲击力不要太大，洗涤次数不要超过说明书推荐的洗涤次数，洗液在反应孔内滞留的时间不宜过长。

（4）要保证加液量一致。

（5）显色液量不宜过多，以免显色过强。加样的工作环境不能在阳光直射下，加入显色系统后要避光反应，显色液量不能过多，以免显色过强。

（6）试剂的影响因数。应选用有国家批准文号的正规试剂，保证质量。试剂应妥善保存于 4℃冰箱内，在使用时先平衡至室温，不同批号的试剂组分不宜交叉使用。剩余的试剂在下次使用时应先检查是否变质，显色剂如被污染变色将造成全部显色，导致错误结果。过期的试剂不宜再用，若别无选择，应做好双份质控品的监测，确保结果的可靠性。

（二）化学发光免疫分析

1. 概述 化学发光免疫分析（chemiluminescence immunoassay，CLIA）是根据化学反应产生辐射光的强度来确定物质含量的分析方法。

2. 基本原理 化学发光免疫分析是将化学发光系统与免疫反应相结合，用化学发光相关的物质标记抗体或抗原，与待测的抗原或抗体反应后，经过分离游离态的化学发光标记物，加入化学发光系统的其他相关物产生化学发光，进行抗原或抗体的定量或定性检测。

3. 用途与意义 CLIA 是将具有高灵敏度的化学发光测定技术与高特异性的免疫反应相结合，用于各种抗原、半抗原、抗体、激素、酶、脂肪酸、维生素和药物等的检测分析技术，在敏感性、可操作性、稳定性和重复性方面均好于其他方法，是目前临床上应用最广泛的方法。

4. 注意事项

（1）洗涤要彻底，以免因血清中其他来源的过氧化物酶类物质所产生的非特异性反应，而影响测定结果。

（2）实验中，应分别设置阳性、阴性、空白对照来控制实验条件，且每份样品均应做 3 个复管，以保证实验结果的准确性。

（3）为了克服酶标抗体因非特异性吸附而造成的较高本底，可用适量小牛血清加以抑制。

（4）当加入鲁米诺后，迅速产生化学发光并使发光在 1 秒钟内达到峰值，而后很快衰减到基线水平。因此，只有当小试管置于仪器的测量位置时，方可加入鲁米诺。

（5）底物的加入，是为了增强化学发光强度。但只有当底物分子与酶催化活性中心充分接触时，反应速度才能加快。当反应进行 15 分钟达到平衡时，发光强度则不再随时间的延长而变化，且在 1 小时内保持稳定，因此，控制底物与酶反应 15 分钟后加鲁米诺进行化学发光测定。

（三）免疫荧光技术

免疫荧光技术（immunofluorescence technique）又称荧光抗体技术，是在免疫学、生物化学和显微镜技术的基础上建立起来的一项技术。它是根据抗原-抗体反应的原理，先将已知的抗原或抗体标记上荧光基团，再用这种荧光抗体（或抗原）作为探针检查细胞或组织内的相应抗原（或抗体）。利用荧光显微镜可以看见荧光所在的细胞或组织，从而确定抗原或抗体的性质和定位，以及利用定量技术（如流式细胞仪）测定含量。

（四）放射免疫测定

放射免疫测定（radioimmunoassay，RIA）是利用放射性核素的测量方法与免疫反应的基本原理相结合的一种放射性核素体外检测法。该法具有灵敏度高、特异性强、精确度佳及样品用量少等优点，因而发展迅速。这种测试技术不仅普遍用于测定具有抗原性的蛋白质、酶和多肽激素，而且越来越广泛地用于测定许多本身无抗原性的药物。

第五节 突发传染病应急预案制订和演练

一、概 述

为了有效预防和控制突发传染病疫情的暴发和流行，保护广大人民群众的生命与健康，维护社会稳定和经济发展，根据《中华人民共和国传染病防治法》《突发公共卫生事件应急条例》《全国救灾防病预案》和《国家突发公共卫生事件应急预案》等有关法律、法规规定，结合实际情况，应制订突发传染病应急预案。卫生应急演练（health emergency exercises）是指各级人民政府、卫生行政部门，以及医疗卫生机构等组织相关单位及人员，依据有关卫生应急预案或方案，模拟应对突发公共卫生事件的活动。通过在模拟场景中让参与者进行操练，以提高其在真实卫生应急事件中的调查和处置能力。《国家突发公共卫生事件应急预案》中明确提出，各级人民政府卫生行政部门要按照统一规划、分类实施、分级负责、突出重点、适应需求的原则，采取定期和不定期相结合的形式，组织开展突发公共卫生事件的应急演练。

二、卫生应急预案的设计和制订

卫生应急预案应该结合不同单位、不同场所、不同人群特征等因素而制订。下面以某医院为例，制订医疗机构的应急预案。

（一）目的

有效预防、及时控制和消除突发重大传染病疫情的危害，确保公众的身体健康和生命安全，维护正常社会、医疗秩序。

（二）适用范围

本规范适用于医疗机构发生的，造成或可能造成社会公众身心健康严重损害的突发传染病事件的应急处置工作。

（三）确定重大传染病疫情的依据及定义

1. 依据 依据《中华人民共和国传染病防治法》《突发公共卫生事件应急条例》等国家相关法律、法规。

2. 定义 重大传染病疫情是指某种传染病在短时间内发生、波及范围广泛，出现大量的病人或死亡病例，发病率远远超过常年发病率水平的情况，包括发生鼠疫、霍乱疫情；乙类、丙类传染病大量暴发或出现多例死亡病例；出现罕见或已消灭的传染病、新发传染病的疑似病例及可能严重影响公众健康和社会稳定的群体性不明原因疾病。

（四）应急组织架构及职责

1. 组织架构 成立突发重大传染病疫情应急处理领导小组。如在医疗机构，领导小组组长由主管院长担任，成员由医院质控部、医务部、护理部、感染部等部门负责人组成；成立专家组，由相关临床科室负责医师组成，负责医疗救治工作。

2. 职责 领导小组负责对突发事件处理的统一领导和指挥。做好传染病防治工作，及时防范、应对突发重大传染病疫情的发生；组织各方面力量处理突发事件，指挥应急救援，落实应急处理责任制；控制事态的蔓延和扩大，及时发现、解决有关部门的问题；组织突发重大传染病疫情应急处理队伍的技术培训和现场演练；在疫情发生时，按照上级规定时间，安排专职人员向上级疾控部门上报疫情处理情况，并对应急处理工作进行总结。专家组应及时到达现场，制订临时处方和救治方案，根据医院实际情况积极处理疫情，并及时向应急领导小组汇报工作情况，提出工作建议。各临床、医技、后勤等职能科室在领导小组的指挥下，履行各自职责，积极协助临床救治工作。

（五）疫情应急处理方案

1. 做好日常预检分诊工作。

2. 当发现可能是突发重大传染病时，接诊的工作人员要保持冷静，立即采取相应的隔离防护措施，防止疫情扩散。

3. 立即报告医务科或院领导，应急领导小组通知专家组迅速对疫情进行综合评估，明确是否启动疫情应急预案。

4. 应急预案启动后，各部门在领导小组的统一指挥下，迅速到达岗位，履行职责，开展工作，同时应立即向疾病预防控制中心和上级卫生主管部门报告，并安排病人转至指定医院就诊。

5. 在转诊病人后，严格按照消毒隔离指南要求，对门诊、隔离场所及人员、设备等进行消毒，确保切断传染途径。

（六）补充说明

定期对全体员工进行传染病相关知识的培训，增强员工防范意识和应对能力。在重大疫情发生时，按照上级卫生行政部门要求，执行零报告制度，严格按照报告程序，不得瞒报、缓报、漏报。

三、卫生应急演练类型和特征

卫生应急演练根据组织形式和演练规模可分为讨论型演练和实战型演练两大类，其中讨论型演练包括主题研讨和桌面演练；实战型演练包括操练、功能性演练和全方位演练，见表 5-1。参加演练的人员主要包括控制人员、模拟人员、评估人员、受练人员、安全人员和后勤保障人员等。常见的突发传染病应急演练主要包括桌面演练、功能演练和全面演练 3 种类型。

表 5-1　5 种演练活动的主要特征比较

主题特征		演练类型			
		主题研讨	操练	桌面演练	功能性演练	全方位演练
演练形式		• 在可供聚集的地方非正式地讨论 • 各式各样的展示方法	• 真实的现场和设施 • 真实的装备	• 以叙述的方式表现 • 提问事件进展信息 • 聚集性讨论	• 互动式，复杂 • 受练人员对事件进展信息做出响应 • 追求逼真，但不真实使用设备	• 通告可能真实发生的事件 人员聚集到指定位置 • 视觉表述（展示） • 现场行动作为应急行动中心（emergency operations center，EOC）的输入
时间压力（时限性）		−	−	−	+	++
模拟难度		−	+	++	+++	+++++
控制人员		1 名主持人	1 名指挥人员	1 名主持人	1 名指挥人员	1 名或数名指挥人员
受练人员	管理和决策人员	√		√	√	√
	辅助决策人员	√		√	√	√
	协调人员	√	√		√	√
	实施人员	√	√			√
	现场人员	√	√			√
其他参演人员				评估人员	评估人员 模拟人员	评估人员 模拟人员 安全人员
演练场所		会议室	任何应急岗位	会议室	EOC	EOC+事件现场
演练时长		1~2 小时	0.5~2 小时	1~4 小时或更长	3~8 小时或更长	2 小时到 1 天或数天
准备工作		2 周，简单准备	1 个月，易于设计；参演人员需要预先进行主题研讨	1 个月准备时间；之前进行主题研讨和 1 次或多次操练	复杂，国外常需 >6 个月准备时间；之前进行较简单的演练；大量的资源分配	大量的时间、精力和资源；国外通常花 1 年到 1 年半的时间进行设计；为开展操练、桌面演练和功能性演练做准备

（来源：中国疾病预防控制中心《卫生应急演练技术指南（2013 版）》）

（一）桌面演练

桌面演练是指参演人员利用地图、沙盘、流程图、计算机模拟、视频会议等辅助手段，依据应急预案对事先假定的演练情景而进行交互式讨论和推演应急决策及现场处置的过程，从而促进相关人员掌握应急预案中所规定的职责和程序，提高指挥决策和协同配合能力。桌面演练一般在会议室内举行，事后采取口头评论形式收集参演人员的建议，提交一份简短的书面报告，总结演练活动和提出有关改进应急响应工作的建议，为功能性演练和全面演练做准备。

（二）功能性演练

功能性演练是针对应急响应功能，检验应急人员及应急体系的策划和响应能力。功能性演练一般在应急指挥中心或现场指挥部举行，并可同时开展现场演练，调用有限的应急设备。演练完成后，除采取口头评论形式外，还应提交有关演练活动的书面汇报，提出改进建议。功能性演练较桌面演练规模要大，需动员更多的应急响应人员和组织，必要时还要联合国家级或地方级应急机构参与演练过程。

（三）全方位演练

全方位演练，常简称全面演练，是指针对应急预案中全部或大部分应急响应功能进行检验，以评价应急组织应急运行的能力和相互协调的能力。全面演练为现场演练，演练过程要求尽量真实，调用更多的应急人员和资源，进行实战性演练，可采取交叉互动方式进行，一般持续几个小时或更长时间。演练完成后，除采取口头评论外，应提交正式的书面报告。

四、评价与总结

通过组织召开应急演练专业讨论评估会和总结评价会，有利于发现在突发公共卫生事件应急应对工作中应急保障、指挥调度，以及流程操作中存在的问题和不足，不断完善相关制度指引和方案。

（一）应急演练评价组织和实施

召开应急演练专业讨论评估会和总结评价会，一般由演练设计人员讲解演练过程、演练目的，由参演人员逐项从自身角度评价参演过程的问题、收获、感受，评估人员交流发现的问题，演示隔离服穿、脱程序，专家讲解规范化要求，探讨疫情响应的及时性，以及开展流行病调查组织协调事项，收集对应急演练的意见和建议。

应急演练评价指标通常包括：①疫情核实与会商；②现场流行病学调查；③实验室检测；④疫情控制；⑤风险沟通与健康教育；⑥应急终止与总结报告。

（二）演练效果评估评价

主要是找出不足项、整改项和完善项。

1. 不足项　是指演练过程中观察或识别出的应急准备缺陷可能导致在紧急事件发生时，不能确保应急组织或应急救援体系有能力采取合理应对措施，保护公众的安全与健康。应在规定的时间内予以纠正。最有可能导致不足项的应急预案编制要素包括职责分工、应急资源配置、通报方法与程序、通信、事态评估、公众教育与公共信息、保护措施，以及应急人员安全和紧急医疗服务等。

2. 整改项　应在下次演练前予以纠正。在以下两种情况下，整改项可列为不足项：

（1）某个应急组织中存在 2 个以上整改项，共同作用可影响保护公众安全与健康的能力。

（2）某个应急组织在多次演练过程中，反复出现前次演练发现的整改项问题。

3. 完善项　是指应急准备过程中应予改善的问题。完善项不同于不足项和整改项，它不会对人员安全与健康产生严重的影响，可以根据情况予以改进，不必一定要求予以纠正。

教学视频

第 5 章　预防流感

（王文军　张冬莹　薛玲）

思 考 题

1. 简述有效再生数的概念和意义。

2. 简述传染病的社区管控措施。

3. 什么是"三区两通道"？

4. 简述聚合酶链反应的原理、用途与意义。

5. 简述卫生应急预案演练类型。

第 **6** 章　食物中毒卫生应急

学习目标

1. 系统掌握食物中毒应急的概念、类型和诊断依据，以及食物中毒的应急准备、响应和处置。
2. 熟悉各类食物中毒的特点及处理要点、食品安全事件风险监测预警与应急评估。
3. 了解食物中毒事件应急预案的设计和制订。

情景导入　　　　　　　　　　"酸汤子"食物中毒事件

2020 年 10 月 5 日早上，黑龙江省某地某家庭成员亲属共 12 人参加了聚餐，家里长辈 9 人全部食用了酸汤子，3 个年轻人因不喜欢这种口味而没有食用。到了中午，9 位食用了酸汤子的长辈陆续出现身体不适。该酸汤子食材为该家庭成员自制，且在冰箱中冷冻近一年时间，疑似该食材引发食物中毒。截止到 2020 年 10 月 19 日中午，该省"酸汤子"中毒事件的 9 名中毒者已全部死亡。

事件发生后，经公安机关对现场提取物检测，未查出有毒物质，排除人为投毒可能。经医院化验检测，食物中黄曲霉素严重超标，初步判定为黄曲霉素中毒。

根据黑龙江省卫生健康委员会食品处发布的消息，该地食物中毒事件经疾病预防控制中心流行病学调查和采样检测后，在玉米面中检出高浓度米酵菌酸，同时在病人胃液中亦有检出，初步定性为由椰毒假单胞菌污染产生米酵菌酸引起的食物中毒事件。

2020 年 10 月 19 日，国家卫生健康委员会提示：北方酸汤子是用玉米水磨发酵后做的一种粗面条样的酵米面食品。夏秋季节制作发酵米面制品容易被椰毒假单胞菌污染，该菌能产生致命的米酵菌酸，高温煮沸不能破坏其毒性，中毒后没有特效救治药物，病死率达 50% 以上。

北方的臭楂子、酸汤子、格格豆及南方的发酵后制作的汤圆、吊浆粑、河粉等最容易致病。截止到 2020 年 10 月，全国已发生此类中毒事件 14 起，84 人中毒，37 人死亡。酵米面中毒的主要原因是使用了发霉变质的原料，虽然通过挑选新鲜无霉变原料、勤换水能够减少被致病菌污染的机会，但为保证生命安全，最好的预防措施是不制作、不食用酵米面类食品。

思考：

1. 什么是食物中毒事件？
2. 当食物中毒事件发生时，应如何应对？

从全球形势来看，突发公共卫生事件的发生几乎不可避免，应对突发公共卫生事件是体现政府公共管理能力和预防控制工作能力的重要标志。食物中毒事件是我国突发公共卫生事件中主要的事件类型之一，也是食源性疾病暴发的主要表现形式。重大食物中毒事件是影响公众健康乃至社会安定的突发公共卫生事件。建立食物中毒现场应急处置能力的综合体系是政府突发公共卫生事件应急建设的重要组成部分。

第一节　食物中毒卫生应急概述

一、食源性疾病及食物中毒的概念

目前，我国主要以突发公共卫生事件报告管理信息系统中报告的食物中毒类突发公共卫生事件（以下简称"食物中毒事件"）为基础，将其纳入国家公共卫生疾病应急管理的范畴。

食源性疾病对人类的健康危害很大，是重要的食品安全问题，也是重要的公共卫生问题。食物中毒（food poisoning）是指机体摄入了含有生物性、化学性有毒有害物质的食品或把有毒有害物质当作食品摄入后所出现的非传染性的急性、亚急性疾病。食物中毒属于食源性疾病的范畴。食源性疾病（foodborne disease）是指通过摄食进入人体内的各种致病因子引起的，通常具有感染性质或者中毒性质的一类疾病。致病因素多以食用受细菌污染的动物性食物为主。食物中毒不包括因暴饮暴食而引起的急性胃肠炎、食源性肠道传染病和寄生虫病，也不包括因一次大量或长期少量多次摄入某种有毒、有害物质而引起的以慢性毒害为主要特征的疾病。食物中毒的突发性强，如果不能及时处理，中毒者可能因救治不及时而造成死亡。为了保护人民群众的生命安全，政府相关部门要做好食物中毒的应急处理工作。

食物中毒在性质上可分为污染性中毒和有毒有害物质中毒。污染性中毒是指致病因子污染了食物，或病原物质通过食物链进入人体继而染上急性疾病。常见的污染性食物中毒有：①腐败或久置的食物出现的微生物感染；②半熟或全生的食物出现的微生物和寄生虫感染；③处理食物的器具不干净容易出现交叉感染；④被蛇、虫、鼠、蚁等小型动物和昆虫污染过的食物易产生大量的致病菌感染。有毒有害物质的中毒分为以下4种：①人们对食材认知有误而导致的食物中毒，或食物在烹饪和食用的过程中未经科学的筛选处理而食用引发的食物中毒，如迷信生吃鱼胆能明目、清火，于是生吃鱼胆导致寄生虫感染。此外，未经煮熟杀菌的鱼胆中含有大量细菌和病毒，易引起急性细菌性食物中毒。②食材自身的毒性引起的食物中毒，如河鲀中毒、鱼类的组胺中毒和毒蕈中毒等。③因为食材储存、加工或处理不当而引起的食物中毒，如发芽马铃薯、未煮熟的豆角引发的食物中毒。④化学物质引发的食物中毒，如腌制肉品中加入过量亚硝酸盐等添加剂，人们食用了这类食物后会发生化学性食物中毒。

我国的食物中毒事件具有明显的季节性，5～9月份为食物中毒事件的高发月份，致病因子以细菌性食物中毒为主，这与夏秋季节气温高、微生物繁殖快有关。因此，微生物性原因引起的食物中毒报告数在总报告起数和总中毒人数中均为第一。微生物性食物中毒以沙门菌、大肠埃希菌等肠道致病菌和葡萄球菌、肉毒梭菌等污染食物为主，微生物性食物中毒一直是导致中毒人数最多的首要原因。我国食物中毒的发生场所分为家庭、集体食堂、餐饮服务单位和其他4种。2000年以前，食物中毒主要发生在集体食堂、饮食服务单位和食品摊贩。其中，家庭食物中毒主要发生在贫困偏远农村的家庭聚餐中等，因其食品安全意识薄弱、有毒动植物鉴别能力不强、不能正确使用灭鼠剂或农药残留、兽药残留，加之当地医疗救助水平有限、交通不便，易发生大规模食品安全事故。此外，学校因集体供餐方式而易发生食物中毒事件，极易影响学生的身心健康和社会稳定，因此，2005年国家食物中毒报告制度将学校纳入通报范围。

食物中毒的诊断标准是以流行病学调查为主要依据，通过实验室诊断确定病因。诊断依据主要有：①病人有共同食物中毒史；②急性中毒潜伏期和病程较短，发病急剧；③临床表现，如发热、腹泻和呕吐等，基本表征相似；④一般无人与人之间的直接传染；⑤致病因子判定应遵照实验室诊断依据，如无，可判为原因不明。急性食物中毒发现初期，及时采取急救处理措施能有效改善病人的临床症状，并能有效地控制病情发展，为后续治疗争取足够的时间，避免重大意外事故的发生。对症状较轻的病人，采取的处理措施主要为催吐，病人在出现呕吐后及时治疗并休息一段时间后即可痊愈。若病人中毒症状表现较为严重，则需要采取洗胃、导泻和灌肠等措施进行处理，详细了解致病因素，后续再进行有针对性的诊断，并采取有针对性的方式进行治疗。在对病人进行治疗的过程中，通常不使用抗生素，若病人出现继发性感染则可适当使用抗生素。针对食物中毒的病人，医院需建立相关的绿色急救通道，避免病人病情被延误而引起严重的意外事件。

全国每年各类食物中毒事件上千起，严重威胁人民的身心健康甚至生命，因此，做好食物中毒事件应急处置意义重大。为了加强监控我国的食物中毒事件，国家卫生部门实施了食物中毒事件报告制度。最早的食物中毒报告制度可追溯到 1981 年卫生部颁布的《食物中毒调查报告办法》，其后在 1994 年出台了《食物中毒诊断标准及技术处理总则》（GB 14938—1994），规范了食物中毒的诊断及技术。1995 年 10 月 30 日颁布并实施的《中华人民共和国食品卫生法》，以国家法律的形式规定了食物中毒报告制度，要求发生食物中毒的单位和相关医疗机构及时向所在地卫生行政部门进行报告。2000 年 1 月 1 日实施《食物中毒事故处理办法》，同时废止了《食物中毒调查报告办法》，强化了应对食物中毒事件的措施。在食物中毒报告制度的基础上，卫生部于 2003 年 5 月 9 日颁布了《突发公共卫生事件应急条例》，针对重大食物中毒和职业中毒制定了专门的应急预案，将食物中毒事件纳入突发事件应急管理范畴。2003 年 11 月 7 日卫生部颁布的《突发公共卫生事件与传染病疫情监测信息报告管理办法》（2006 年修订）规定了食物中毒事故处理方法，并明确了各级疾病预防控制机构按照专业分工，承担责任范围内突发公共卫生事件和传染病疫情监测、信息报告与管理工作的具体职责，以及各级各类医疗机构承担责任范围内突发公共卫生事件和传染病疫情监测信息报告任务的具体职责，对疫情的报告、调查、信息监管与通报、监督管理、处罚等都做了详细规定。为了建立健全应对突发重大食品安全事故的救助体系和运行机制，最大限度地减少重大食品安全事故的危害，国务院于 2011 年 10 月 5 日修订了 2006 年 2 月 27 日颁布的《国家重大食品安全事故应急预案》，适当调整了预案结构，对我国食品安全事故具有指导和借鉴作用，其根据食品安全事故的性质、危害程度和涉及范围，将重大食品安全事故分为特别重大（Ⅰ级）、重大（Ⅱ级）、较大（Ⅲ级）和一般（Ⅳ级）食品安全事故，预案指明了应急处理指挥机构及监测、预警和报告等。2009 年 6 月 1 日实施的《中华人民共和国食品安全法》（以下简称《食品安全法》）对食品安全监管体制、食品安全标准、食品安全风险监测和评估、食品生产经营、食品安全事故处置等各项制度进行了补充和完善，确立了全新的科学监管体系，明确了各管理部门的职责，同时也为我国食物中毒防控事业打开了全新的局面。国务院颁布了与《食品安全法》相配套的《中华人民共和国食品安全法实施条例》，对《食品安全法》做了进一步的说明与补充。在法律、法规建设和完善的基础上，依据卫生部《食品安全行动计划》的要求，以及《食品安全法》对食品安全风险监测与评估的规定，"食品污染物监测网络和食源性疾病监测网络"的建设快速发展，至 2011 年底，我国已基本实现全国 31 个省、自治区和直辖市的覆盖。在卫生部《2010 年国家食源性疾病监测工作手册》的第三部分，明确食源性疾病（包括食物中毒）报告系统的报告范围及报告系统的工作流程。我国相关食物中毒法律、法规体系的建立和完善，保障了食品安全，使食品安全监管迈上一个新的台阶。

二、食物中毒卫生应急的意义

从目前社会整体形势来看，突发公共卫生事件难以完全避免，应对突发公共卫生事件所取得的效果如何，是评价疾病防控以及应急处置能力的重要标志。食物是人类生存的物质基础，是不可或缺的基本物质，保障食物在生产、加工、储运和销售全过程的质量安全尤为重要。食物中毒是食品卫生安全事件中发生率较高的事件，当食物中毒被确认为有毒物质中毒时，如果当事人不能得到及时的救治，就有生命危险，建立食物中毒应急方案与食物中毒现场处理措施对于此类突发公共卫生事件的防控有重要意义。在发现食物中毒病人时，应立即展开调查处理。调查的主要目的为：①了解食物中毒发生情况，确定是否为食物中毒及中毒性质，找出中毒食品，查清中毒的致病因子及导致发生中毒的途径；②查清食物中毒发生的原因，采取控制措施防止蔓延；③积累食物中毒资料，分析中毒发生的特点、规律，制订有效措施以减少和控制类似食物中毒发生；④为病人的急救治疗提供依据，对已采取的急救措施给予补充或纠正。通过及时有效的救护手段，保证人民群众的身体健康与生命安全，推进公共卫生安全领域的发展与进步。近年来，由于人口流通激增，人们崇尚野生、猎奇的消费心理导致误食等事件时有发生。应完善国家对动植物性食物中毒的诊断标准，可将形态学鉴定作为补充性诊断标准；加强实验室指标及检测方法的研究。此外，有必要加强形态学鉴定标准的研究，特别是基因检测研究，增加形态学鉴定的客观性和科技含量。

提升食物中毒突发事件的应急处置能力，在出现食品安全突发事件时可以迅速、高效地处理食物中毒，这既关系到群众的生命安全，又体现了政府部门的执政能力。各部门应根据本地区食物中毒发生情况，全面分析食物中毒的发生原因，根据季节及地域特征建立有针对性的食物中毒防控体系及应急预案。食品监管部门应加强协调配合和区域联防联动，实现信息共享，妥善应对和处置。根据食物中毒的监测数据，卫生部门应及时发布预警通报，并就添加剂、农药、兽药、重金属等造成的食物中毒，有针对性地向质检、农业、环保、食药等部门通报，促使其加大整治力度，共同改善当地食品卫生状况。此外，应重点加强对学校食堂、工地、农村餐馆等的监管，由当地卫生行政和疾控部门牵头，联合医院、公安、质检、市场监督管理局等相关单位，开展食物中毒事故演练，完善食物中毒应急处置机制，引导群众养成良好的饮食习惯，最大限度地保证群众的身体健康和生命安全。

针对我国食物中毒的特点，卫生应急管理的目标不仅是在事后处理，也应加强食物中毒高发人群、高发区域有关食物中毒知识的普及工作。地方各级行政部门应参照世界卫生组织安全制备食品的 10 条原则，结合当地饮食习惯、气候特点等，有针对性地开展食品中毒知识的普及工作。针对食物中毒的高发季节、高发区域、高发人群等，重点开展预防食物中毒的知识宣传教育工作。我国幅员辽阔，建议各省份结合当地的气候特点和公众饮食习惯，在食物中毒的高发季节、各类节假日前夕、重大活动举办前等重点时段加强监督、检查和指导，及时发布预警和风险提示。做好学校、托幼机构、工厂等集体单位食堂、饮食服务单位、农村自办家宴等重点场所的食品安全监管和指导工作。此外，加强对医务人员中毒防治知识的培训，提高食物中毒的医疗救治和调查处置能力，提高对罕见、少见毒物中毒诊断及救治和现场处置能力，降低病死率。有针对性地开展多种形式的健康教育，提醒公众慎食野外采摘的植物、毒蕈，对鲎等珍稀动物不猎食，拒绝捕食野生动物，普及预防各类食物中毒的知识，倡导良好的个人卫生和饮食卫生习惯，以减少食物中毒事件发生。

卫生应急管理和处置食物中毒事件是一项复杂而艰巨的工作，要加强突发中毒事件应急机制建设，加强技术力量，科学、规范、及时、有效地应对突发食物中毒事件发生。因此，应积极协调各有关部门的职能，加强对突发食物中毒事件的执行效力，不断加强食物中毒事件的宣传力度，普及食物中毒相关知识，提高公众自我保护意识，强化对食物中毒应急处置人员的培训，提高食物中毒调查处理技术水平。

第二节 食物中毒常见类型和特征

一、食物中毒的分类

食物中毒按病原物质通常分为细菌性食物中毒、有毒动植物食物中毒、化学性食物中毒和真菌毒素性食物中毒 4 类。

（一）细菌性食物中毒

细菌性食物中毒，即细菌污染了食物并在食物中大量繁殖达到可致病的数量或繁殖产生致病的毒素，人摄入了这种食物而引发的食物中毒。发生细菌性食物中毒的主要原因：一是食物储存方式不当或在一定温度下存放较长时间，造成病原菌大量繁殖；二是食物食用前未充分加热或煮熟。细菌性食物中毒潜伏期通常为2～4小时，有较明显的季节性，一般多发生在5～9月份。

1. 感染型食物中毒　因食入含有大量活的病原菌的食物后引起的中毒称为感染型食物中毒，如沙门菌、志贺菌、肠致病性大肠埃希菌、副溶血性弧菌、单核细胞增生李斯特菌等引起的食物中毒。病原菌随食物进入肠道，在肠道内继续生长繁殖，通过其侵袭力附着在肠黏膜或侵入黏膜及黏膜下层，引起肠黏膜的充血、白细胞浸润、水肿、渗出等炎性病理变化，因此，感染型食物中毒主要表现为发热和腹泻、呕吐等急性胃肠炎症状。

2. 毒素型食物中毒　细菌在食物中繁殖并产生有毒的外毒素（代谢产物），达到中毒量的外毒素随食物进入人体，经肠道吸收而发病，称为毒素型食物中毒，如肉毒毒素、葡萄球菌肠毒素等引起的食物中毒。毒素型食物中毒可表现为恶心、呕吐和腹痛等消化道症状，也可出现眼肌和咽肌瘫痪等中枢神经系统症状。肉毒毒素引起的食物中毒导致的神经系统症状最为常见。

（二）有毒动植物食物中毒

有毒动植物食物中毒是指因食入有毒动植物或食用方法不当而引起的食物中毒。有毒动植物食物中毒常散在性发生，但有较明显的季节性和地区性，这与有毒动物和植物的分布、生长成熟、采摘或捕捉、饮食习惯等有关。有毒动植物中毒发病急，一般在进食后1～3小时内发病，比细菌性食物中毒潜伏期短，临床症状有恶心、呕吐、腹痛、腹泻、头痛、头晕和程度不同的神经系统症状。有毒动植物食物中毒的发病率和病死率较高，根据有毒动物和植物种类的不同而有所差异。

1. 有毒动物食物中毒　引发有毒动物食物中毒主要有2种情形：①将天然含有有毒成分的动物或动物的某一部位当作食物，误食而引起中毒，如河鲀、有毒贝类、动物的内脏或腺体等。我国发生的有毒动物食物中毒主要就是河鲀中毒和鱼胆中毒。②在一定条件下，如变质或鲜度较差时，动物性食物体内产生了大量有毒成分而引起的中毒，如食用不新鲜鲐鱼等引起的组胺中毒。

2. 有毒植物食物中毒　引发有毒植物食物中毒主要有3种情形：①将天然含有有毒成分的植物或其加工制品当作食物或误食引起中毒，如毒蕈、蓖麻油等；②食物加工过程中未能破坏或去除有毒成分而引起中毒，如木薯、苦杏仁、未煮熟的豆浆等；③在一定条件下，植物性食物产生了大量的有毒成分而引起中毒，如发芽马铃薯等。

（三）化学性食物中毒

化学性食物中毒是指健康人经口摄入了正常数量、感官无异常，但含有较大量化学性有害物的食物后出现的急性中毒。引起的化学性食物中毒主要有3种情形：①食入被有毒化学物污染的食物，如有毒金属及其化合物、农药等污染的食物。②因添加非食品级的或伪劣的或禁止使用的食品添加剂、营养强化剂的食品，以及超量使用食品添加剂而导致的食物中毒，如亚硝酸盐引起的食物中毒。③因贮藏等原因，造成营养素发生化学变化的食物，如油脂酸败导致食物中毒。引起食物中毒的大多数化学物具有体内溶解度高、易被胃肠道吸收的特点，因此，化学性食物中毒发病时间、潜伏期、病情程度与食用量有关。再者，化学性食物中毒发生常有群体性，中毒者有相同的临床症状，如腹痛、腹泻、呕吐等急性胃肠炎症状，伴有畏寒、发热，严重者可发生酸中毒和休克。

（四）真菌毒素性食物中毒

真菌毒素性食物中毒是指食入被真菌及其毒素污染的食品而引起的中毒。霉变的谷物、花生、大豆、甘蔗和白薯是引起真菌毒素性食物中毒的常见食物。常见的真菌有曲霉菌（如黄曲霉菌、米曲霉菌）、青霉菌（如毒青霉菌、纯绿青霉菌）、镰刀霉菌（如半裸镰刀霉菌）和黑斑病菌（如黑色葡萄穗状霉菌）。真菌毒素对热稳定，通常的烹调方法和加热处理不能破坏真菌毒素。引起真菌毒素性食物中毒主要有 3 种情形：①谷物、油料等在储存过程中发生霉变，未经适当处理即作食物。②食用已制作好的发霉食物。③制作发酵食品时被有毒真菌污染或误用有毒真菌株。真菌性食物中毒潜伏期短，通常先出现消化道症状，如上腹不适、恶心、呕吐、腹胀、腹痛、厌食等，以后依各种真菌毒素的性质不同，表现为肝、肾、神经等器官的损害症状，甚至有些真菌毒素还可引发癌症。由于真菌繁殖和产生毒素需要一定的温度和湿度条件，因此真菌毒素性食物中毒具有明显的地区性和季节性。

二、食物中毒的特征

食物中毒的原因不同、症状各异，但一般都具有如下的发病特征和流行病学特征。

（一）食物中毒的发病特征

1. 发病与食物有关　中毒者近期内都食用过同类的食物或有相同的饮食史，发病范围局限在食用该类食物的人群，未食用者不发病，停止食用该食物后发病很快停止。

2. 发病呈暴发性、病例相对集中　中毒者发病急、潜伏期短，短时间内可有多人发病，很快形成发病高峰，呈暴发流行。

3. 具有相似的临床症状　食物中毒者多表现为恶心、呕吐、腹痛与腹泻等急性胃肠道症状，常先吐后泻，呕吐物多为进食的食物。部分中毒者会出现神经系统症状，多以头晕、头痛和眼部肌肉瘫痪等为主。

4. 不具有传染性　食物中毒没有人与人之间的传染过程，进食了相同食物的人才会有共同的临床表现。

（二）食物中毒的流行病学特征

1. 季节性特征　食物中毒发生的季节性与食物中毒的类型有关，细菌性食物中毒多发生在夏秋季，化学性食物中毒全年均可发生。

2. 地区性特征　不同类型食物中毒的发生有明显的地区性，如副溶血性弧菌食物中毒和河鲀中毒多发生于沿海地区，肉毒梭菌中毒主要发生在西部地区，霉变甘蔗中毒多见于北方地区。

3. 食品种类特征　动物性食物引起的食物中毒较为多见，其中肉及肉制品引起的食物中毒居首位。

4. 原因分布特征　微生物引起的食物中毒是最常见的食物中毒的原因。

5. 场所分布特征　食物中毒发生的场所多见于集体食堂、家庭和饮食服务单位，但发生中毒致人死亡的场所，家庭远高于其他场所。

6. 病死率特征　食物中毒的病死率与引发食物中毒的病原物质有关，如化学性食物中毒病死率高于细菌性食物中毒，但总体来说食物中毒病死率较低。

第三节　食物中毒的应急准备、响应和处置

食物中毒是常见的食品安全事故之一，根据《中华人民共和国食品安全法》的定义，食品安全事故（food safety incidents）是指食源性疾病、食品污染等源于食品，对人体健康有危害或者可能有危害的事故。其中，食源性疾病指食品中致病因素进入人体引起的感染性、中毒性等疾病，包括食物中毒。因此，食物中毒的现场调查和应急处置，应按《中华人民共和国突发事件应对法》《中华人民共和国食品安全法》《中华人民共和国食品安全法实施条例》《突发公共卫生事件应急条例》《国家突发公共事件总体应急预案》《国家食品安全事故应急预案》等的要求进行。

一、食物中毒的应急准备

（一）明确职责，建立协调机制

1. 明确职责　明确各部门职责，建立协调机制，调动各相关机构在食物中毒调查处理中的主动性，充分发挥其职能。

按照我国目前的食品安全监管体制及其部门分工，国家市场监督管理总局负责食品安全监督管理综合协调工作，并负责"食品安全事故应急体系建设，组织和指导食品安全事故应急处置和调查处理工作，监督事故查处落实情况"。国家卫生行政部门负责"突发公共卫生事件监测和风险评估计划，组织和指导突发公共卫生事件预防控制和各类突发公共事件的医疗卫生救援，发布法定报告传染病疫情信息、突发公共卫生事件应急处置信息"。

按《中华人民共和国食品安全法》规定，发生食品安全事故的单位应当立即采取措施，防止事故扩大。事故单位和接收病人进行治疗的单位应当及时向事故发生地县级人民政府食品安全监督管理、卫生行政部门报告。食品安全监督管理部门在日常监督管理中发现食品安全事故，或者接到有关食品安全事故的举报，应当立即核实情况，经初步核实为食品安全事故的，应当立即向同级卫生行政、农业行政、工商行政管理、质量监督等相关部门通报。医疗机构发现其接收的病人属于食源性疾病病人或者疑似病人的，应当按照规定及时将相关信息向所在地县级人民政府卫生行政部门报告。县级人民政府卫生行政部门认为与食品安全有关的，应当及时通报同级食品安全监督管理部门。县级以上人民政府卫生行政部门在调查处理传染病或者其他突发公共卫生事件中发现与食品安全相关的信息，应当及时通报同级食品安全监督管理部门。

县级以上人民政府食品安全监督管理部门接到食品安全事故的报告后，应当立即会同同级卫生行政、质量监督、农业行政等部门进行调查处理，并采取相应措施，防止或者减轻社会危害，向本级人民政府和上一级人民政府食品安全监督管理部门提出事故责任调查处理报告。疾病预防控制机构负责食物中毒事件的流行病学调查和对事故现场的卫生处理；进行实验室检验，调查诊断中毒原因；填报食物中毒登记报告表，完成流行病学调查报告并向同级食品安全监督管理部门、卫生行政部门提交；并承担日常的技术培训工作等。

2. 制订食物中毒应急处置预案　食物中毒属于食品安全事故。《食品安全法》规定，由国务院组织制订《国家食品安全事故应急预案》。

县级以上地方人民政府应当根据有关法律、法规的规定和上级人民政府的食品安全事故应急预案，以及本地区的实际情况，制订本行政区域的食品安全事故应急预案，并报上一级人民政府备案。食品安全事故应急预案应当对食品安全事故分级、事故处置组织指挥体系与职责、预防预警机制、处置程序、应急保障措施等作出规定。

食品生产经营企业应当制订食品安全突发事件应急处置方案，定期检查各项食品安全防范措施的落实情况，及时消除食品安全事故隐患。

3. 开展食物中毒调查处理的监测和培训工作

（1）省级卫生行政部门应建立由流行病学、病原微生物、分析化学、毒理学、卫生监督及临床医学等相关专业技术人员组成的常设专家小组，有计划地开展食物中毒流行病学监测和常见食物中毒的病原学研究。

（2）开展经常性培训工作。卫生行政部门和其他相关部门应经常对有关人员进行食物中毒报告及处理的技术培训，提高对食物中毒的诊断、抢救和控制水平。

（3）各级市场监督管理部门应定期向食品经营单位和个人宣传食物中毒的防控知识，并使其掌握食物中毒发生后的报告和应急处理方法。

（二）保障经费和所需物资设备

各级政府部门应充分满足食物中毒和相关突发事件调查处理的人力、物资和经费需求；疾病预防控制机构应配备常用的食物中毒诊断试剂和调查处理所需的工具器材；医疗机构应配备食物中毒特效治疗药物，并定期更新、补充。

二、食物中毒的应急报告和响应

（一）食物中毒报告

根据《食品安全事故调查处理办法（征求意见稿）》的要求，发生食品安全事件的单位，应当在 2 小时内向所在地县级食品安全监督管理部门、卫生行政部门报告。医疗机构发现其收治的病人可能与食品安全事件有关的，应当在 2 小时内向所在地县级食品安全监督管理部门、卫生行政部门报告。发现食品安全事件的单位或个人，应当及时向所在地县级食品安全监督管理部门、卫生行政部门报告。食品安全事件的报告应当及时、客观、真实，任何单位或者个人不得隐瞒、谎报、缓报。

食品安全监督管理部门接到食品安全事件报告或者通报后，应当立即进行初步核实，报告本级人民政府和上级食品安全监督管理部门。各级食品安全监督管理部门应当按照食品安全事件级别逐级上报，每级上报时间不得超过 2 小时。特别重大食品安全事件和重大食品安全事件报至国家市场监督管理总局，由国家市场监督管理总局上报国务院。较大食品安全事件上报至省级食品安全监督管理部门，一般食品安全事件上报至市级食品安全监督管理部门。必要时，在向上一级食品药品监督管理部门报告的同时可以越级报告。

食品安全监督管理部门应当采用书面形式报告食品安全事件，情况紧急时可以先行口头报告。初次报告后，应根据调查处理情况及时续报。

报告主要包括下列内容：①事件发生的单位、时间、地点，事件简要经过；②事件造成的发病和死亡人数、主要症状、救治情况；③可疑食品基本情况；④已采取的措施；⑤其他已经掌握的情况。

（二）食品安全事故分级标准和响应

按照食品安全事故（含食物中毒）的性质、危害程度和涉及范围，将食品安全事故分为 4 级，见表 6-1。

表 6-1　食品安全事故分级标准和响应规定

级别	标准	响应级别
特别重大食品安全事故	（1）受污染的食品流入 2 个以上省份或国（境）外，造成特别严重健康损害后果的；或经评估认为事故危害特别严重的 （2）国务院认定的其他 I 级食品安全事故	国务院启动 I 级响应
重大食品安全事故	（1）事故危害严重，影响范围涉及省内 2 个以上市级行政区域的 （2）1 起食物中毒事故中毒人数在 100 人以上，并出现死亡病例的 （3）1 起食物中毒事故造成 10 例以上死亡病例的 （4）省级人民政府认定的重大食品安全事故	省级人民政府启动 II 级响应
较大食品安全事故	（1）事故影响范围涉及市级行政区域内 2 个以上县级行政区域，给人民群众饮食安全带来严重危害的 （2）1 起食物中毒事故中毒人数在 100 人以上；或出现死亡病例的 （3）市（地）级以上人民政府认定的其他较大食品安全事故	市级人民政府启动 III 级响应
一般食品安全事故	（1）食品污染已造成严重健康损害后果的 （2）1 起食物中毒事故中毒人数在 99 人以下，且未出现死亡病例的 （3）县级以上人民政府认定的其他一般食品安全事故	县级人民政府启动 IV 级响应

三、食物中毒的诊断及技术处理

（一）食物中毒的诊断

食物中毒诊断主要以流行病学调查资料及病人的潜伏期和中毒的临床表现为依据，中毒的病因诊断则应根据实验室检查结果进行确定。

食物中毒的确定应尽可能有实验室诊断资料，但由于采样不及时或已用药或其他技术、学术上的原因而未能取得实验室诊断资料时，可判定为原因不明食物中毒，但一般应由 3 名副主任医师以上的食品卫生专家进行评定。

（二）食物中毒的技术处理

1. 对病人采取紧急处理，并及时报告相关职能部门

（1）立即停止食用可疑中毒食品。

（2）采集病人标本，以备送检。

（3）对病人的急救治疗包括急救（催吐、洗胃、清肠）、对症治疗和特殊治疗等。

2. 对中毒食品控制处理

（1）保护现场，封存中毒食品或疑似中毒食品。

（2）追回已售出的中毒食品或疑似中毒食品。

（3）对中毒食品进行无害化处理或销毁。

3. 对中毒场所采取的消毒处理　根据不同的中毒食品，对中毒场所采取相应的消毒处理。

四、食物中毒的应急处置

按照《食品安全事故调查处理办法（征求意见稿）》的要求，食品安全事件调查应当成立调查组，由食品安全监督管理部门主要负责人或者主管食品安全应急管理工作的负责人担任组长；根据需要，由应急管理、食品生产监管、食品经营监管、稽查执法等有关机构的人员参加。食品安全监督管理部门可以根据食品安全事件实际情况，组织卫生行政、质量监督、农业行政等有关部门和食品检验，以及疾病预防控制等有关机构参加调查工作。

发生食物中毒或疑似食物中毒事故时，卫生行政部门应按照《食品安全事故调查处理办法（征求意见稿）》和《食品安全事故流行病学调查工作规范》等的要求，及时组织县级以上疾病预防控制机构开展现场流行病学调查，并参与对可疑食品的控制、处理等工作，同时注意收集与食物中毒事故有关的证据。

县级以上疾病预防控制机构应当按照规定及时向调查组提交流行病学调查报告，明确食物中毒事件发病人数、死亡人数、事件原因、致病因素、污染食品及污染原因等。

（一）食物中毒现场调查处理的主要目的

1. 查明食物中毒暴发事件发生的原因，确定是否为食物中毒及中毒性质；确定食物中毒病例；查明中毒食品；确定食物中毒致病因子，查明致病因子的致病途径。

2. 查清食物中毒发生的原因和条件，并采取相应的控制措施防止蔓延。

3. 为病人的急救治疗提供依据，并对已采取的急救措施给予补充或纠正。

4. 积累食物中毒资料，分析中毒发生的特点、规律，制订有效措施以减少和控制类似食物中毒事件的发生。

5. 收集对违法者实施处罚的证据。

（二）食物中毒报告登记

食物中毒或疑似食物中毒事故的流行病学调查应使用统一的调查登记表，登记食物中毒事故的有关内容，尽可能包括发生食物中毒的单位、地点、时间、可疑及中毒病人的人数、进食人数、可疑中毒食品、临床症状及体征，以及病人就诊地点、诊断及抢救和治疗情况等。同时应通知报告人采取保护现场、留存病人呕吐物及可疑中毒食物等措施，以备后续的取样和送检。

（三）食物中毒的调查

接到食物中毒报告后，应立即指派 2 名以上相关专业人员赴现场调查，对涉及面广、事故等级较高的食物中毒，应成立由 3 名以上调查员组成的流行病学调查组。调查员应携带如下专业用品：采样工具、无菌容器、生理盐水和试管、棉拭子等；卫生监督笔录、采样记录、卫生监督意见书、卫生行政控制决定书等相关执法文书；取证工具、录音机、摄像机、照相机等；食物中毒快速检测箱；各类食物中毒的特效解毒药；记号笔、白大衣、帽子及口罩等。

1. 现场卫生学和流行病学调查 包括对病人、同餐进食者的调查，对可疑食品加工现场的卫生学调查。应尽可能采样进行现场快速检验，根据初步调查结果提出可能的发病原因、防控及救治措施。

（1）对病人和进食者进行调查：调查内容包括各种临床症状、体征及诊治情况，应详细记录其主诉症状、发病经过、呕吐物和排泄物的性状、可疑餐次（无可疑餐次者应调查发病前 72 小时的进食情况）的时间和食用量等信息。

通过对病人的调查，应确定发病人数、共同进食的食品、可疑食物的进食者的人数范围及其去向、临床表现及其共同点（包括潜伏期、临床症状、体征），掌握用药情况和治疗效果，并提出进一步的救治和控制措施建议。

调查人员首先要积极组织参与抢救病人，切忌不顾病人病情而只顾向病人询问，对病人的调查应注意：①应重视首发病例，并详细记录第一次发病的症状和发病时间。②尽可能调查到所发生的全部病例的发病情况，如人数较多，可先随机选择部分人员进行调查。③中毒病人临床症状调查应按规范的"食物中毒病人临床表现调查表"进行逐项询问调查和填写，并须经调查对象签字认可，对住院病人应抄录病历有关症状、体征及化验结果。④进餐情况应按统一制定的"食物中毒病人进餐情况调查表"，调查病人发病前 24～48 小时进餐食谱，进行逐项询问和填写，以便确定可疑中毒食物。中毒餐次不清时，需要对发病前 72 小时内的进餐情况进行调查，调查结果亦须经调查对象签字认可。⑤调查时应注意了解是否存在食物之外的其他可能的发病因子，以确定是否为食物中毒，对可疑中毒案件应及时通报公安部门。

（2）可疑中毒食物及其加工过程调查：在上述调查的基础上追踪可疑中毒食物的来源、食物制作单位或个人。对可疑中毒食物的原料及其质量、加工烹调方法、加热温度和时间、用具和容器的清洁、食品储存条件和时间、加工过程是否存在直接或间接的交叉污染、进食前是否再加热等进行详细调查。在现场调查过程中发现的食品污染或违反食品安全法规的情况，应进行详细记录，必要时进行照相、录像和录音等取证。

（3）食品从业人员健康状况调查：疑为细菌性食物中毒时，应对可疑中毒食物的制作人员进行健康状况调查，了解近期有无感染性疾病或化脓性炎症等，并进行粪便及咽部、皮肤涂抹采样等。

2. 样品的采集和检验

（1）样品的采集

1）食物样品采集：尽量采集剩余可疑食物，无剩余食物时可采集用灭菌生理盐水洗刷的可疑食物包装材料或容器后的洗液，必要时还应采集可疑食物的半成品或原料。

2）可疑中毒食物制、售环节的采样：应对可疑中毒食品生产过程中所用的容器、工（用）具，如刀、墩、砧板、盆、桶、餐具、冰箱等，进行棉拭子采样。

3）病人呕吐物和粪便的采集：应在病人服药前采集病人吐泻物，无吐泻物时，可取洗胃液或涂抹被吐泻物污染的物品。

4）血样、尿样采集：疑似细菌性食物中毒或发热病人，应采集病人急性期（3天内）和恢复期（2天左右）静脉血各3ml，同时采集正常人血样作对照。对疑似化学性食物中毒者，还需采集其血液和尿液样品。

5）从业人员可能带菌样品的采集：使用采便管采集从业人员的粪便（不宜留便）。对患有呼吸道感染或化脓性皮肤病的从业人员，应对其咽部或皮肤病灶处进行涂抹采样。

6）采样数量：对发病规模较大的中毒事件，一般应至少采集10～20名具有典型症状病人的相关样品，同时采集部分具有相同进食史但未发病者的同类样品作为对照。

（2）样品的检验

1）采集样品时应注意避免污染并在采样后尽快送检，不能及时送样时应将样品进行冷藏保存。

2）结合病人临床表现和流行病学特征，推断导致食物中毒发生的可能原因和致病因子的性质，从而选择针对性的检验项目。

3）对疑似化学性食物中毒，应将所采集的样品尽可能地用快速检验方法进行初筛定性检验，以协助诊断和指导救治。

4）实验室在收到有关样品后，应在最短的时间内开始检验，若实验室检验条件不足时，应请求上级机构或其他有条件的部门予以协助。

3.取证　调查人员在食物中毒调查的整个过程中必须注意取证的科学、客观、真实、合法，可充分利用录音机、照相机、摄像机等手段，客观地记录下与当事人的谈话及现场的卫生状况。在对有关人员进行询问和交谈时，必须做好个案调查笔录并经被调查者复阅签字认可。

（四）调查资料的技术分析

1.确定病例　病例的确定主要根据病人发病的潜伏期和各种症状（包括主诉症状和伴随症状）与体征的发生特点；并同时确定病人病情的轻重分级和诊断分级；确定流行病相关因素，提出中毒病例的共同性，确定相应的诊断或鉴定标准，对已发现或报告的可疑中毒病例进行鉴别。

2.对病例进行初步的流行病学分析　绘制发病时间分布图，可有助于确定中毒餐次；绘制发病的地点分布地图，可有助于确定中毒食物被污染的原因。

3.分析病例发生的可能病因　根据确定的病例和流行病学资料，提出是否属于食物中毒的意见，并根据病例的时间和地点分布特征、可疑中毒食品、可能的传播途径等，形成初步的病因假设，以采取进一步的救治和控制措施。

4.对食物中毒的性质作出综合判断　根据现场流行病学调查、实验室检验、临床症状和体征、可疑食品的加工工艺和储存情况等进行综合分析，按各类食物中毒的判定标准、依据和原则进行综合分析和判断。

（五）食物中毒事件的控制和处理

1.现场处理　食品安全事件发生单位应当妥善保护可能造成事件的食品及其原料、工具、用具设施设备和现场。任何单位和个人不得隐匿、伪造、毁灭相关证据。调查组成立后应当立即赶赴现场，按照监督执法的要求开展调查，根据实际情况可以采取以下措施：①通过取样、拍照、录像、制作现场检查笔录等方法记录现场情况，提取相关证据材料。②责令食品生产经营者暂停涉事食品、食品添加剂及食品相关产品的生产经营和使用；责令食品生产经营者开展全面自查，及时发现和消除潜在的食品安全风险。③封存可能导致食品安全事件的食品、食品添加剂及食品相关产品，必要时立即进行检验，确属食品质量安全问题的，责令相关食品生产经营者将问题产品予以下架、退市，依法召回。④查封可能导致食品安全事件的生产经营活动的场所。⑤根据调查需要，对发生食品安全事件的有关单位和人员进行询问，并制作询问调查笔录。

2. 对救治方案进行必要的纠正和补充　通过以上调查结果和对中毒性质的判断，对原救治方案进行必要的纠正和补充，尤其应注意对有毒动植物中毒和化学性食物中毒是否已采取有针对性的特效治疗方案，并提出建议。

3. 实施行政处罚　调查过程中发现相关单位涉及食品违法行为的，调查组应当及时向相关食品安全监督管理部门移交证据，提出处罚建议。相关食品安全监督管理部门应当依法对事发单位及责任人予以行政处罚；涉嫌构成犯罪的，依法移送司法机关追究刑事责任。发现其他违法行为的，食品安全监督管理部门应当及时向有关部门移送。

4. 信息发布　依法对食物中毒事件及其处理情况进行发布，并对可能产生的危害加以解释和说明。

5. 撰写调查报告　调查工作结束后，应及时撰写食物中毒调查总结报告，按规定上报有关部门，同时作为档案留存和备查。调查报告的内容应包括发病经过、临床特征和流行病学特点、病人救治和预后情况、控制和预防措施、处理结果和效果评估等。

第四节　食品安全事件风险监测预警与应急评估

一、食品安全风险监测与预警

食品安全事故的发生往往具有突发性、群发性、严重性、紧急性，在短时间内给人民的生命健康造成严重威胁。为了及时发现食品安全隐患，应做到早发现、早报告、早预警，尽可能地将食品安全事故控制在萌芽状态或事件发生的早期，从而降低食品安全事故概率。《中华人民共和国食品安全法》第十四条规定"国家建立食品安全风险监测制度，对食源性疾病、食品污染及食品中的有害因素进行监测"，赋予食品安全风险监测制度的法律地位。

我国食品安全风险监测系统是持续收集食源性疾病、食品污染物，以及食品中有害因素的监测数据及相关信息，并综合分析、及时报告和通报的活动。主要包括两大部分：一部分是对食品污染物及有害因素监测，包括食品中化学污染物及有害因素监测、微生物及其致病因子（如致病菌、病毒及寄生虫）监测及食品中放射性物质监测；另一部分是对食源性疾病监测，包括主动监测、异常事件监测和食物中毒病例报告。建立食品安全风险监测系统的目的是了解我国食品中主要污染物及有害因素的污染水平和变化趋势，确定危害因素的分布和可能来源，掌握我国食品安全状况，及时发现食品安全隐患；评价食品生产经营企业的污染控制水平与食品安全标准的执行情况和效果，为食品安全风险评估、风险预警、标准制（修）订和采取有针对性的监管措施提供科学依据；掌握我国食源性疾病的发病情况及流行趋势，提高食源性疾病的预警与控制能力。我国食品安全风险监测体系，见图6-1。

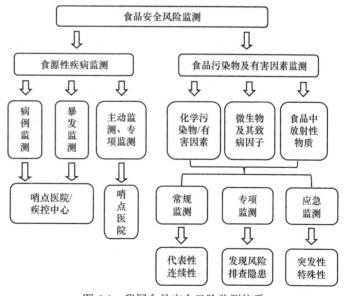

图 6-1　我国食品安全风险监测体系

（一）食品污染物及有害因素监测

食品污染物及有害因素监测主要包括食品中化学污染物及有害因素风险监测、食品微生物及其致病因子风险监测，以及食品中放射性物质监测。我国从 2000 年开始在全国范围内建立食品污染物监测网、食源性致病菌监测网，到 2019 年底，已覆盖了全国 99.13% 的区县级行政区域。监测指标也从 2000 年的 150 项增加到 2019 年的 1020 项。其中，食品中化学污染物及有害因素风险监测包括食品内的重金属元素、生物毒素、农药残留、兽药残留、有机污染物、禁限用物质、各种食品添加剂，以及在食品生产、加工及包装、贮藏等环节所带来的各种污染物等，共 985 项指标；食品微生物及其致病因子风险监测包括致病菌、卫生指示菌、病毒及寄生虫等，共 35 项指标。2011 年日本发生福岛核泄漏事故后，我国将食品中放射性物质监测工作也纳入国家食品安全风险监测范畴，其目的在于掌握全国特别是核电厂周边地区天然和人工放射性核素在食品中的水平分布和变动趋势，建立基线数据。

我国食品安全风险监测也从早期单一形式监测发展为常规、专项及应急 3 种监测形式。常规监测是为了获得食品中重点污染物连续性、代表性数据，掌握特定食品中污染物和有害因素的污染状况、污染趋势和地域分布，为食品安全风险评估、标准制订/修订及跟踪评价奠定了基础；其监测点、采样地点和采样时间要保持相对固定。而专项监测主要以发现食品安全风险隐患，为食品安全监测、确定生产加工过程可能存在的污染源和污染控制关键点等提供依据，因此，采样要有针对性。应急监测则通常是在突发公共卫生事件发生后开展，其目的是掌握事件发生对食品安全的影响，为突发事件应急处置提供技术支撑。

（二）食源性疾病监测

食源性疾病监测是指有计划地、连续地和系统地收集、整理、分析和解释食源性疾病在人群中的发生及影响因素的相关数据，并及时将监测所获得的信息及时发送、反馈给相关的机构和人员，用于疾病预防控制策略与措施的制订、调整和评价。食源性疾病监测的目的是收集食源性疾病信息，分析发病及流行趋势，发现食品安全隐患，及时采取相应的风险管控和监管措施，控制食源性疾病危害。

我国采用食源性疾病病例监测、暴发监测及主动监测、专项监测等多种形式相结合的方式来进行食源性疾病监测。

1. 食源性疾病病例监测　通过对个案病例信息的采集、汇总和分析，及时发现聚集性病例，提高食品安全隐患的早期识别、预警与防控能力。监测内容包括病例基本信息、临床症状与体征和饮食暴露史等信息。由医疗机构和疾病预防控制中心共同开展。

2. 食源性疾病暴发监测　通过对流行病学调查，确认食源性疾病暴发信息的收集和归因分析，掌握食源性疾病暴发的高危食品和危险因素，为政府制定和调整食源性疾病防控策略提供科学依据。监测内容为所有发病人数在 2 人及以上或死亡 1 人及以上的食源性疾病暴发，由医疗机构和疾病预防控制中心共同开展。

3. 食源性疾病主动监测　通过对特定病原体的监测，为食源性疾病诊断提供病原学确证，并结合流行病学调查，掌握重要食源性疾病的发病基线及流行趋势。由食品或可疑食品引起的、以腹泻症状为主诉的感染病例，以医疗机构作为主动监测哨点医院开展实验室监测。

4. 食源性疾病专项监测　通过对单核细胞增生李斯特菌感染病例和空肠弯曲菌感染病例进行监测，了解其发病状况和危险因素，为风险评估和食品安全标准制订、修订等提供基础数据。由省级卫生行政部门指定的哨点医院承担。

在进行食源性疾病监测的基础上，我国进一步建立国家食源性疾病分子溯源网络（TraNet）和食源性致病菌耐药性监测网络。食源性致病菌分子溯源是通过对病人和食品中食源性致病菌分离株［包括脉冲场凝胶电泳（PFGE）和全基因组测序］和聚类分析，为聚集性病例识别和调查提供技术支持，并构建我国食源性致病菌分子溯源数据库，承担单位有国家食品安全风险评估中心、省级疾病预防控制中心和具备检验能力的地市级疾病预防控制中心。食源性致病菌耐药性监测是通过对病人和食品中食源性致病菌分离株进行抗生素敏感性试验，掌握主要食源性致病菌的耐药水平和耐药趋势，为耐药性风险评估提供基础数据。该工作由省级疾病预防控制中心承担。

以上所有的食源性疾病监测数据和食源性疾病分子溯源数据都采用网络信息直报的形式汇总在我国的食源性疾病监测系统与预警网络（China Food Net）。该系统包括食源性疾病监测报告系统（病例监测）、食源性疾病暴发报告系统（事件监测）、国家食源性疾病分子溯源网络（溯源调查）、食源性疾病流行病学调查数据库、关联分析系统。通过将食源性疾病病例、事件监测报告系统及分子分型溯源网络采集的数据进行关联性分析，达到及早发现食源性疾病聚集性病例（病例关联）、同源暴发的食源性疾病事件（事件关联）、食源性疾病的系统性风险，并加以预警、干预的食源性疾病控制的目的。

二、食品安全事件应急风险评估

食品安全事件应急风险评估原则上按照确定风险评估目标、组建工作组、采集和确定风险评估所需数据、开展风险评估、起草和审议风险评估报告等程序逐步实施。以上流程可根据管理者对风险评估需求的急缓程度、按实际情况合并或同步实施。

（一）应急事件风险简述

处理重大食物中毒等食品安全事件时，风险管理者可向风险评估者提出应急评估任务的需求。在评估前需对应急事件进行风险简述，主要内容包括：①被污染的可能食物、污染的程度、所涉食物品种及流通范围；②是否会引起严重疾病或导致死亡；③事件波及的场所或地域范围；④受影响的人群数量和特征；⑤是否已明确食物中危害的来源；⑥若不采取措施是否会引起疾病蔓延。

综合考虑监管需求、数据可及性和风险特点等因素，启动应急风险评估，见图6-2。决策过程中重点考虑：①是否存在有效的风险管理措施（如现行有效的食品安全标准、危害识别关键控制点体系等）；②现有数据和信息是否足以进行风险评估；③既往的风险评估结果是否可应用于当

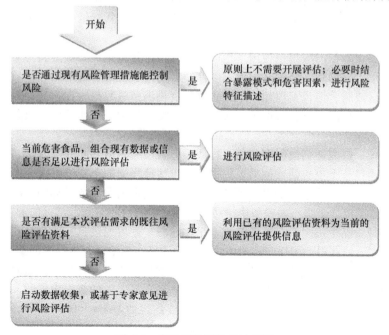

图6-2 启动风险评估的决策树

前的应急评估；④缺失的数据是否有相应的替代数据可以弥补或由专家商讨解决。

（二）应急评估的资料要求

1. 风险评估者应根据《食品安全风险评估数据需求及采集要求》整理、记录资料收集情况。

2. 应通过官方渠道或权威机构核实食品安全事件信息。

3. 分析评价数据质量和数据内容是否满足评估需求，把握关键数据，剔除不符合要求的数据，最大程度地利用现有数据进行应急评估。同时及时掌握最新数据，并随数据的更新，及时更新评估结果。

4. 缺失的数据原则上应先考虑采用替代资料，但替代资料的使用要经过专家论证；若无法采用替代资料的关键数据缺失，应向风险管理者提出数据补充要求，由管理者协调相关机构进行收集。

（三）风险评估的基本步骤

1. 危害识别与危害特征描述　根据收集的资料，定性或定量描述危害因素可能引起的不良健康效应，确定膳食健康指导值或剂量-反应关系。明确和已知的危害因素可采用权威机构的资料、专著或专题会议报告中的相关资料。危害因素尚不明确时，应分析其组成成分，对筛选出的可能导致风险的主要成分进行评估。需注意的是应急评估初期受时间和检测条件的限制，可能仅关注了混合物质中含量高的主成分，随着成分分析的进一步开展，如发现新的可能构成较大健康损害的物质，应及时更新评估结论。新发现的危害因素或剂量-反应关系数据不足时，需组织权威专家进行危害识别和危害特征描述的研讨。新发现的危害因素可使用类似物质的已知数据作为替代，当剂量-反应关系数据不足时，应采取更保守的方法，如使用恰当的不确定系数或把敏感人群的数据应用于全人群。

2. 暴露评估　利用所获得的食品中危害物质含量数据及消费量或摄入量数据，对人群或病例的暴露水平进行定性或定量评估。

（1）食品中危害因素含量数据：如食品安全问题源自安全事故，应收集和核实现有数据；如食品安全问题来自食品中危害因素的监测数据，应优先对这些监测数据进行分析利用。必要时由风险管理者组织协调相关机构采集相关食品进行检测，以补充危害因素含量数据。样品采集的范围、品种和数量应综合考虑危害因素的性质、波及范围、居民膳食结构、数据的缺失程度及时间进度要求等。

（2）食物消费量数据：应尽量使用本地区居民的消费量数据，其次是被污染食品的销售量或供应量及相对应的人口信息。当这些数据不能在短时间内获得时，可选用替代数据，其优先顺序依次为：邻近地区或膳食消费习惯相似地区居民的食物消费量数据、国家统计数据、预测模型数据、食物平衡表、国际区域膳食数据等。如被污染的食品类别十分明确，但缺乏相应的消费量数据时，可使用该类食品的上级类别或类似食品的消费量数据。

（3）其他考虑：暴露评估结果应包括平均或最有可能暴露量和高端暴露量。如不能获得个体的消费记录，可通过一个中心估计值乘以扩大系数以估计高端的食物消费量，但该系数的确定应经专家论证。最极端的方法是以最大生理消费水平作为高端消费量或最坏的情况。有需要时，可同时采用不同的暴露评估策略，如模型模拟法与实际检测方法相结合。常见的危害因素（如金属）要同时考虑本区域食品中该因素污染的基础水平，这些数据可通过已有的食品安全风险监测或已发布的总膳食研究资料获得。同样，还应考虑到其他途径（如空气、水等）的暴露情况。

3. 风险特征描述　是将危害特征描述和暴露评估的信息进行整合后，向风险管理者提供科学的建议。由于时间和可获取的资料有限，最初的评估通常是定性的或半定量的，可将风险划分为无、低、中和高风险 4 个等级，分级描述风险。为提高评估效率，可采用决策树的方法。图 6-3 和图 6-4 分别列出了化学物和微生物风险评估决策树。

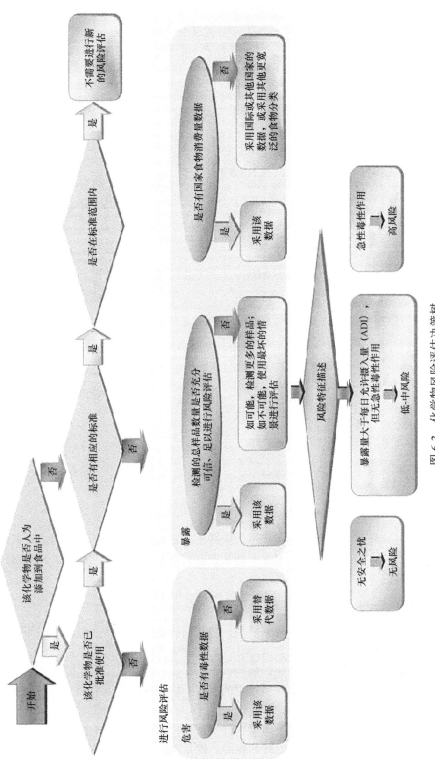

图 6-3　化学物风险评估决策树

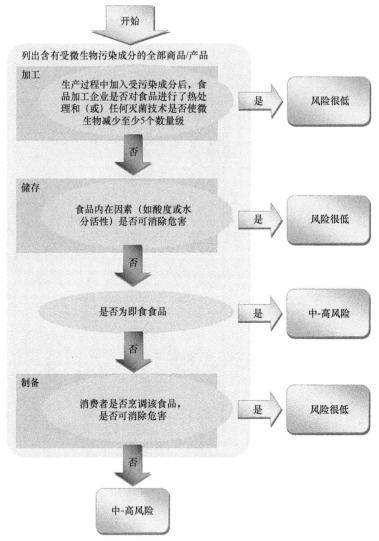

图 6-4　微生物风险评估决策树

　　紧急情况下，风险评估的步骤在实施过程中并不一定是依次开展的，有可能是同时开展或相互交叉，甚至部分步骤会颠倒顺序，也并不是都占有同等的时间和数据资源。具体过程要根据时间的紧迫性和资料的可获得性统筹考虑。

（四）应急评估的不确定性分析

　　通常情况下，受科学证据不足、数据缺失、替代数据的使用、情形假设及时间限制等因素的影响，应急风险评估的不确定性较大。风险特征描述时应予以充分考虑评估过程中的所有不确定性，阐明不确定性对评估结果可能造成的偏倚或影响。如可能，采用量化的方法对不确定性进行量化描述。及时和详细记录应急风险评估过程的所有不确定性，形成书面文档，为决策的制定及评估结果的交流和解释提供信息。

　　应急风险评估初期，风险评估者与风险管理者应保持及时、紧密的交流，明确风险评估的目的和方法等工作策略，并取得足够的支持和保障。确定工作策略后，风险评估工作应由风险评估者独立实施。应急风险评估的性质与方法取决于风险的性质、涉及场所（企业或地域）的情况、可利用的资源及其他因素的影响。

三、食品安全事件应对处置评价

《国家食品安全事故应急预案》中规定，"食品安全事故善后处置工作结束后，卫生行政部门应组织有关部门及时对食品安全事故和应急处置工作进行总结，分析事故原因和影响因素，评估应对处置工作开展情况和效果，提出对类似事故的防范和处置建议，完善总结报告"，即应对食品安全事故应对处置工作进行评价。应对处置评价工作是全方位、系统性审视与评估应急体系建设运行成效与问题、持续改进提升应急管理工作水平的重要途径。食物中毒属于食品安全事故，对有较大影响的食物中毒事件的应对处置工作需进行评价。食品安全事故的应对处置评价是对食品安全事故的响应、调查和处置等过程进行回顾性分析，获取完整的信息，并在此基础上进行评价的活动。通过对食品安全事故应对处置工作的评价，可及时发现应对处置工作中暴露的问题和薄弱环节，总结事故处置中的经验与教训，以促进应急管理工作日臻完善。与欧美国家相比，目前我国食品安全事故应对处置评价工作处于起步阶段，尚未形成科学机制。

（一）应对处置评价的原则

食物中毒等食品安全事故的应对处置评价应遵循以下原则。

1. 客观性原则　评价要以事故响应处置工作实际情况为基础，须与事实情况相符，确保评价过程中真实再现事故的起因、影响和调查处置工作，不做任何的篡改和歪曲。为确保客观性，不仅要实施内部评价，还要实施外部评价和第三方评价。

2. 独立性原则　事故应对处置评价工作的主体应具有独立性，不能被其他外部因素所干扰，以调查的事实为依据，以客观评价相关部门在食品安全事故处置过程中的成效为主要任务。为确保独立性，应成立独立的评估小组实施相应的评价工作。

3. 规范性原则　事故应对处置评价时，评价的程序、指标、标准、内容和结果等要规范，不能随意更改。

4. 公众参与原则　充分考虑食物中毒等食品安全事故涉及社会公众利益的客观事实，充分注重公众满意度在事故应对处置评价中的分量，坚持公众参与原则。

5. 目标导向原则　食品中毒等食品安全事故应对处置评价工作要以总结经验、吸取教训、改善和促进应急管理效能为最终和最重要的目标，以确保有针对性和有目的性地开展评价工作。

（二）应对处置评价的流程

1. 成立评估小组　应对处置评价要理论与实际相结合，要选择具有相应理论基础和实践经验的人员组建具有高素质和高水平的评估工作小组，实施评价工作。评价小组成员要包括在食品安全事故应急管理领域有扎实理论知识和丰富实践经验的专业人员和相关领域的专家、政府职能部门及相关单位人员、行业协会代表、企业代表和消费者代表等。

根据突发事件应对法等法律、法规规定，各级政府承担应急评价工作的主体责任。中央政府及其部门主要侧重于评估法律、法规和部门规章制度等方面存在的缺陷和不足，以便及时修订，为突发事件应对处置工作提供执行依据和授权。地方政府部门主要侧重于应急体制和机制评价，重点对资源配置能力、救援队伍分布、信息上传下达、预警信息发布和处置指挥机构等方面进行评价和改进。基层政府主要侧重于评价应急预案和应急演练，根据发现的问题及时修订与完善。同时，媒体和社会中介组织基于中立的立场独立开展突发事件调查评价，对于还原事件真相、澄清舆论认识误区也发挥着积极作用。

2. 制订评价方案　评价方案是实施应对处置评价工作的依据和内容，其设计是否科学合理会影响评价的质量和效果。评价方案要书面化，须明确应对处置评价的对象和内容，建立科学规范的评价标准、评价方法和评价流程。

3. 实施评价　实施评价时要以制定的实施方案为基础，评价小组成员要积极通过各种方式方法，如查阅资料、访谈调查、观察等，尽可能地收集评价工作所需的信息和资料，并对这些信息和资料进行整理和归类，以客观、公正地反映食物中毒等食品安全事故的来龙去脉和前因后果及应对处置工作的实际效果。随后，采用适宜的评价方法，根据拟定的评价标准进行评价，得出评价的结论。

4. 总结评价工作　对食品安全事故应对处置的评价工作进行总结，一是要对评价结果进行评估，包括自我检验、分析评价结果的信度和效度，就评价结论向有关人员征求意见，提高评价的科学性；二是要撰写评价报告，包括描述事故发生的经过和应对处置的过程，总结成功的经验、发现存在的不足和问题，提出改善应急管理工作的建议。

应对处置评价工作作用的发挥关键在于评价结果是否切实实用以指导改进应对处置工作。得到全面科学的评价结果只是应急处置评价工作的第一步，更重要的是要确保评价中总结或发现的好做法、好经验能及时巩固发展，评价中发现的短板和问题能及时补救改正。

第五节　食物中毒应急预案的制订和演练

一、概　　述

为了及时高效、合理有序地处理食物中毒事件，最大限度地减少人员伤亡和财产损失，把突发事件造成的损失和影响降到最低程度，各单位、机构，如酒店、学校食堂、敬老院等，应当依据相关法律、法规，包括《中华人民共和国安全生产法》《中华人民共和国食品安全法》《食物中毒事故处理办法》《突发公共卫生事件工作应急处理条例》等，结合单位实际情况，建立并完善食物中毒应急预案。为检验所制定的食物中毒应急预案的有效性，切实提高对突发食物中毒事件的快速反应和应急处置能力，应急处理机构应每年组织一次食物中毒应急救援演练。通过演练确定救援机构的反应时间，即将中毒病人从出事点送到医院的最短时间和最佳运送路线。演练结束后应及时进行总结，修改完善应急预案，以保持可操作性，形成统一领导、反应及时、科学决策、处置有序的应急系统，全面提升应对突发食物中毒事件的应对能力。

二、应急预案的设计和制订

（一）设置食物中毒应急处理小组

坚持统一领导、部门分工协作、防控与处理相结合的原则。设置包括组长1名、副组长若干名、部门成员若干名的食物中毒应急处理小组，明确各成员职责，在事故发生后能立刻各司其职。

1. 组长　负责全面协调处理食物中毒事件的一切事务，包括应急指挥、协调、救援等处置工作。

2. 副组长　需协助组长处理事件，负责组织联络和传递信息工作，根据食物中毒事件的态势如实向有关部门汇报等。

3. 其他各部门成员　在组长和副组长的指挥下分工合作。可根据具体情况进一步分为通信联络组、警戒保卫组、医疗救护组、物资保障组、善后处理组等，具体工作内容包括对可疑食物封存及留样以待后续化验、现场初步急救处理；联系救治医院并及时转送；对可疑中毒食物及其有关工具、设备和现场采取临时控制措施；必要时可对相关责任人进行临时控制，积极配合有关部门开展工作等。

（二）应急处理流程制订

食物中毒应急预案应该包括详细合理的应急处理流程，第一时间确保人们的生命安全。具体流程应该包括以下4个方面，结合单位实际情况制订。

1. 病人送诊　发现集体中毒事故迹象后，如2人以上在短时间内出现了相同的呕吐、腹痛、痉挛和其他中毒现象，事故发现的第一个人应在第一时间报告有关领导（食物中毒应急处理小组组长、副组长），同时即刻将中毒人员送往医院进行检查抢救，无交通工具时及时拨打急救中心电话"120"或"110"求助，并将抢救实情每隔 15 分钟向领导小组汇报一次。

2. 现场保护　发生集体食物中毒事故后，要及时保护好事故现场，包括立刻停止可疑食品及原材料的使用、供应或者售卖，由专人负责进行封存，以备检查；留存中毒人员的呕吐和排泄物以备化验；在卫生执法人员到达前，不对现场进行特殊清扫和消毒。在查明病因后，对中毒场所要采取相应的消毒处理。

3. 立即报告　领导小组负责将事故真实情况向上报告，应报告的单位有上级分管单位、疾控中心。有涉嫌故意投毒行为的，应报告公安局。组织人员协助专业人员进行各项工作，并进行问卷调查、写好调查报告。报告内容应包括食物中毒事件的时间、地点、初步原因、发展趋势和涉及范围、人员伤亡与危害程度等情况；除上述内容外，还包括初步推断食物中毒事件的原因以及已经采取的控制措施等。

4. 检验检测　立即提取 24 小时的留样并进行检查。同时在事故原因未完全调查清楚前，初步判断食物中毒的范围和影响，对尚没有中毒现象的人员进行认真的检查和观察，提前预防中毒后果的恶化。

三、演练方法和步骤

根据国务院《突发事件应急演练指南》和《安全生产事故应急演练指南》规定，演练类型按内容分为综合演练和专项演练；按形式分为桌面演练和现场演练；按目的分为检验性演练、研究性演练和示范性演练。不同演练类型、演练方法和步骤不尽相同。

（一）召开预案演练成员会议

由组织演练的领导小组解释演练目的，发放相关资料，明确演练参与人员分工及职责、演练时间和地点。要求参与人员思想和精力必须高度集中，听从指挥和调度，熟知自己所演练的角色及职责，演练中要认真对待，尽心尽力，力求真实，达到预案演练的目的。

（二）参加演练人员的分组及任务

根据食物中毒应急预案，对参加演练人员进行分组及任务设定。

（三）情景事件设置

例如，职工食堂午餐时间，多名就餐职工出现呕吐、腹痛、腹泻等疑似食物中毒事件。

（四）演练方式

1. 桌面推演　由演练控制人员根据情景事件提出问题，分别请主要参演单位的人员口头回答。一般情况下由各应急处置小组组长回答问题，较复杂的问题可进行简短协商后回答。演练过程中，领导、演练控制人员可随机提问。为了便于对演练过程的评判和演练评价人员记录演练过程，发放有文字资料和问题的参考答案。

2. 现场演练　组长接到事故信息后，及时赶到现场，进行应急决策和指挥。其他各参加演练人员按照分组及任务展开演练。

（1）联络协调组职责

1）接到指令后，负责迅速通知指挥部各成员。

2）准确、快速、高效地做好应急处置准备工作；负责应急车辆调度、应急物资调配、相关人员的组织。

3）负责各组之间工作协调。

（2）现场救援、控制组职责

1）负责实施现场抢救工作。

2）及时向指挥部报告情况。

3）维持好演练现场秩序。如厨师长对可疑食物及其工具、餐具、设备和现场采取临时控制措施，封存造成食物中毒或者可能导致食物中毒的食品及其原料，为事故原因的调查提供有关资料和样品。厨师在危机解除前，不能加工食品时，向就餐人员提供合格的应急食品，维持好演练现场秩序。

（3）后勤保障组职责

1）为事故应急救援提供好交通工具。

2）负责应急处置器材设施、物资购置、管理、调用和发放。

（4）医疗救护组职责

1）及时组织现场救治中毒人员。

2）负责衔接救助事宜。

3）配合医疗急救人员工作。

四、食物中毒应急演练总结

演习结束后，整理现场，应急小组根据演练情况撰写演练总结，根据实际情况对食物中毒应急预案进行优化，补充完善。

（王　慧　张晓峰　邱红玲　牟　为　李井泉　李　莎　闫媛媛）

思 考 题

1. 简述食源性疾病和食物中毒的区别与联系。

2. 细菌性食物中毒的特点。

3. 当发生食物中毒事件时，应如何组织调查和处理？

4. 简述我国食品安全风险监测体系的构成及作用。

5. 简述沙门菌风险评估的步骤，并绘制其风险评估决策树。

6. 简述食物中毒应急预案制订的步骤。

第 7 章 突发环境污染事件卫生应急

学习目标

1. 系统掌握突发环境事件和突发环境污染事件卫生应急的定义，以及环境污染事件的类型和特点。

2. 熟悉突发环境污染事件的应急处理内容及主要流程。

3. 了解我国环境应急监测技术方法和主要内容。

情景导入 　　　　　**松花江重大水污染事件**

2005 年 11 月 13 日，吉林省某石化公司双苯厂苯胺车间发生爆炸事故，造成多人死亡，数十人受伤。事故产生的约 100t（吨）苯、苯胺和硝基苯等有机污染物流入松花江，并引发松花江水污染事件。由于苯类污染物是对人体健康有危害的有机物，因而导致松花江发生重大水污染事件，沿岸数百万居民的生活受到影响。国务院事故及事件调查组认定，这是一起特大生产安全责任事故和特大水污染责任事件。污染事件的直接原因是双苯厂缺乏事故状态下防止受污染的"清净下水"流入松花江的措施，爆炸事故发生后，未能及时采取有效的针对性措施防止泄漏出来的部分物料和循环水及事故现场的消防水与残余物料的混合物流入松花江。污染事件的主要原因之一是该省环保局对水污染问题重视不够，没有按照有关规定全面、准确地报告水污染程度。（来源：中华人民共和国应急管理部网站调查报告）

思考：

1. 什么是突发环境污染事件卫生应急？

2. 在突发环境污染事件中，怎样进行环境应急响应分级？

突发环境污染事件卫生应急是公共卫生应急不可或缺的重要组成部分，其研究涉及问题十分广泛，既包括原生环境、次生环境、突发环境事件的环境质量评价及人群健康风险评估，又包括卫生应急响应、处置、监测、预案制订和演练；既涉及城乡住宅规划、工业企业的布局和安全生产，又涉及应急管理、应急立法和环境卫生监督体系的完善。鉴于此，深入开展突发环境污染事件卫生应急的研究，揭示突发环境事件对人群健康影响的生物学本质及其作用规律，控制环境有害因素并提出卫生要求和预防对策，对保护公众健康、维护国家稳定、维系人与自然和谐相处具有十分重大的现实意义。本章以突发环境污染事件卫生应急为主线，重点阐述了我国环境应急管理体系、常见环境污染事件的类型和特点、环境应急响应与处置、监测与评价及预案制订。

第一节　概　　述

环境是人类赖以生存发展的物质条件和基础，与人类的健康密切相关，二者相互对立、相互制约，又相互依存、相互转化。为了生产生活和自身的生存发展，人类不断地向周围环境获取物质和能量，同时又将废弃物排放于环境。随着自然环境和人类社会生产生活方式的演变，环境可以直接或间接影响人类的健康及活动。在工业及科技进步的同时，生态环境破坏、环境污染事件也已经不期而至。近年来，自然因素或人为违反环境生态法规的经济、社会活动和行为，造成突发环境事件频繁发生，对国家稳定、公众健康、环境治理、生态修复等多方面构成了严重威胁，如何应对突如其来的环境事件，最大限度地减少损失，已成为政府和社会公众共同关注的话题。

一、基本概念

为了准确理解突发环境污染事件卫生应急，首先需明确突发环境事件的概念。2015 年在中华人民共和国《突发环境事件应急管理办法》（环境保护部令第 34 号）中明确指出，突发环境事件（abrupt environmental accident）是指由于污染物排放或者自然灾害、生产安全事故等因素，导致污染物或者放射性物质等有毒有害物质进入大气、水体、土壤等环境介质，突然造成或者可能造成环境质量下降，危及公众身体健康和财产安全，或者造成生态环境破坏，或者造成重大社会影响，需要采取紧急措施予以应对的事件。突发环境事件的内容包括风险控制、应急准备、应急处置、事后恢复等工作。根据物质性质将其分为 3 类，即突发环境污染事件（包括大气污染、水体污染、土壤污染等）、生物物种安全环境事件和辐射环境事件。按照事件严重程度，突发环境事件分为特别重大、重大、较大和一般 4 级。

通过对以上概念的解读，突发环境污染事件卫生应急（health emergency response of environmental pollution accidents）是指为了预防由于自然灾害或人为因素、生产安全事故等造成大量有毒有害物质短时间进入环境介质，导致环境污染和公众健康危害的恶性事故，采取相应的监测、预测、预警、储备等应急准备工作，控制、减轻和消除突发环境事件引起的危害。

突发环境事件具有时间的突然性、污染范围的不确定性、健康危害的复杂性、负面影响的多重性等基本特征，给环境卫生应急人员的工作带来巨大挑战。

二、目的和意义

突发环境事件卫生应急的目的主要包括掌握和评估引起突发环境事件的物质、原因、所涉及的地域空间（或介质）；评判突发环境事件的分级；寻找污染治理重点；识别环境风险受体（包括人群、动植物等）；研究环境事件对人群健康的急慢性影响；为各类突发环境事件的估计、综合整治、工业企业规划及环境监督提供预防和处置依据。突发环境事件卫生应急需要遵循预防为主、常备不懈的方针，坚持统一领导、分级负责、快速反应、协调联动、科学处置、措施果断、资源共享、保障有力的原则。

突发环境事件卫生应急的意义是建立健全突发环境事件卫生应急的工作机制，科学高效合法地应对突发环境事件，保障人民群众生命财产安全和环境安全，以减少对社会的危害性，促进社会全面、协调、可持续发展。

三、我国环境应急管理体系

（一）环境应急管理体系的含义

尽管我国对于环境应急管理体系建设的步伐一直没有停止，但事实上迄今为止，环境应急管理体系的定义并没有真正统一。什么是环境应急管理体系，从不同角度、不同情景而言，其内涵都是不尽相同的。

体系（system）是指若干有关事物或某些意识相互联系而构成的一个整体。管理体系（management system）则是为了实现某个管理目标而采取的一系列管理手段、管理制度、管理组织架构形式。应急管理体系是指应对突发事件时的组织、制度、行为、资源等相关应急要素及要素间关系的总和。环境应急管理体系是完整的系统工程，是指在政府领导下，以法律为准绳，全面整合各种资源，制定科学规范的应急机制和应急预案，建立以政府为核心、全社会共同参与的组织网络，预防和应对各类突发环境事件，保障公众生命财产和环境安全，保证社会秩序正常运转的工作系统，是事前、事后的管理和事发、事中应急的有机结合与统一。

综上所述，中国环境应急管理体系以保障群众健康和环境安全为目标，以"事前预防—应急准备—应急响应—事后管理"4 个阶段的全过程管理为主线，围绕应急预案、应急管理体制、机制和法制的建设，构建起了"一案三制"的核心框架。该体系包括风险防控、应急预案、指挥协调、恢复评估四大核心要素，以及政策法律、组织管理和应急资源三大保障要素，各要素相互联系、相互作用，共同形成有机整体，是一个开放的、不断发展的体系。

（二）环境应急管理体系的类别

与危机管理的组织体系类似，常见的环境应急管理体系的构成模式也可以用直线型、职能型和直线职能型三者来概括。

1. 直线型　直线型组织结构是最简单和最基础的组织形式。在直线型组织机构中，下属部门只接受一个上级的指令，各级主管负责人对所属单位的一切问题负责。这类组织构成模式常用于小型风险主体。企业环境应急机构基本上可以直接完成突发环境事件的应对，这是企业管理要转化为社会主体的应对。

2. 职能型　职能型组织机构又称 U 型组织、多线性组织结构。它是按照职能来组织部门分工，由专门的管理部门并配备专职管理人员的管理模式。其特点是没有一个强有力的权力中心，综合协调较为困难。从环保体系内部来看，目前应急中心与其他职能部门的组织构建是属于职能型的，一旦发生突发应急事件，综合协调力度不大，各自为政的现象普遍。

3. 直线职能型　直线职能型组织结构综合了直线型和职能型的优点。在这种组织构建中，应急管理部门是政府部门的一个职能管理部门，其对下有业务指导作用，对平行机构与部门有组织协调作用，对政府主体则同时具备了参谋和咨询作用。

（三）我国环境应急管理体系

1. 纵向体系构成

（1）国家层面：在国务院事故调查组的统一领导下，生态环境部环境应急与事故调查中心为突发环境事件调查处置的牵头单位，负责重大、特别重大突发环境事件的应急、信息通报及应急预警等工作。

（2）省级层面：以省级环境应急中心或省环境监察局为主要力量，参与各类突发环境事件的调查与处置。部分地区将对环境污染纠纷事件的查处也列入省环境应急中心的主要职能。省级环境应急的基本作用在于现场参与较大及以上级别突发环境事件的处置，同时结合各省实际情况，探索适合本省情况的环境应急全过程管理模式，建立健全关于预防、预警等方面的规章制度。

（3）地市级层面：由于专职环境应急管理机构不健全，地市级层面上绝大部分仍然以兼职人员为主，环境监测、监察队伍在承担自身职能的同时，参与突发环境事件的调查处置。

2. "一案三制"的建设

（1）预案建设：是环境应急管理的龙头，是"一案三制"的起点。预案具有应急规划、纲领和指南的作用，是应急理念的载体，是应急行动的宣传书、动员令、冲锋号，是应急管理部门实施应急教育、预防、引导、操作等多方面工作的有力抓手。制订预案是依据宪法及有关法律、行政法规，把应对突发事件的成功做法规范化、制度化，明确今后如何预防和处置突发环境事件。实质上，是把非常态事件中隐性的常态因素显性化，也就是对历史经验中带有规律性的做法进行总结、概括和提炼，形成有约束力的制度性条文。

科学的环境应急预案体系应包括国家级应急预案、行业应急预案、各级政府应急预案、相关部门应急预案和企业应急预案，预案体系横向到边、纵向到底，符合综合化、系统化、专业化和协同化要求，预案之间相互衔接、统一协调、综合配套，发挥整体效用。2014 年 12 月 29 日，国务院办公厅发布《国家突发环境事件应急预案》，同时废止 2005 年 5 月 24 日发布的应急预案。经过几年的努力，我国已制定出各级应急预案 240 多万件，涵盖了各类突发事件。全国应急预案之网基本形成，预案修订和完善工作不断加强，动态管理制度初步建立。预案编制工作加快向社区、农村和各类企事业单位深入推进。地方和部门联合、专业力量和社会组织共同参与的应急演习有序开展。应急预案体系的建立，为应对突发事件发挥了极为重要的基础性作用。

就专门环境应急预案而言，从国家突发环境事件应急预案到各省、市突发环境事件等专项应急预案均编制完成，部分重点企业也编制完成企业突发环境事件应急预案。此外，编制完成了系列专门领域的突发环境事件应急预案，如《黄河敏感河段水污染预警与应急预案》《处置化学恐怖袭击事件应急预案》《核恐怖袭击事件应急预案》《淮河流域环境应急预案》《海河流域敏感区域水环境应急预案》等，全国环境应急预案体系初步建立。

（2）体制建设：应急管理体制主要是指应急指挥机构、社会动员体系、领导责任制度、专业处置队伍和专家咨询队伍等组成部分。

我国应急管理体制按照"统一领导、综合协调、分类管理、分级负责、属地管理为主"的原则建立。在机构和制度建设上，既有中央级的非常设应急指挥机构和常设办事机构，又有地方政府对应的各级指挥机构，并建立了一系列应急管理制度。在职能配置上，应急管理机构在法律意义上明确了在常态下编制规划和预案、统筹推进建设、配置各种资源、组织开展演习、排查风险源的职能，规定了在突发事件中采取措施、实施步骤的权限。在人员配备上，既有负责日常管理的从中央到地方的各级行政人员和专职救援、处置的队伍，又有高校和科研单位的专家。

我国环境应急管理的组织体系由应急领导机构、综合协调机构、有关类别环境事件专业指挥机构、应急支持保障部门、专家咨询机构、地方各级人民政府突发环境事件应急领导机构和应急处置队伍等组成。

（3）机制建设：应急管理机制是行政管理组织为保证环境应急管理全过程有效运转而建立的激励性制度。应急管理机制是为积极发挥体制作用服务的，同时又与体制有着相辅相成的关系。建立"统一指挥、反应灵敏、功能齐全、协调有力、运转高效"的应急管理机制，既可以促进应急管理体制的健全和有效运转，也可以弥补体制存在的不足。经过多年的努力，我国初步建立了环境风险预测预警机制、环境应急预案动态管理机制、环境应急响应机制、信息通报机制、部门联动工作机制、企业应急联动机制、环境紧急修复机制和环境损害评估机制等。

（4）法制建设：法律手段是应对突发事件最基本、最主要的手段。应急管理法制的建设就是依法开展应急工作，努力使环境应急处置走向规范化、制度化和法治化轨道。目前，我国应急管理法律体系基本形成，主要包括《中华人民共和国宪法》《中华人民共和国突发事件应对法》《中华人民共和国环境保护法》、环境污染防治单行法律、生态破坏防治与自然资源保护单行法律，以及相关法律与行政法规等。

第二节　常见环境污染事件的类型和特点

一、环境污染事件的类型

目前，国内外对于突发环境事件类型的分类并没有统一的规定，通过对国内外突发环境事件的调研汇总，可以根据环境污染事件的污染源、引发环境污染事件的物质、事件的原因和所涉及的地域空间（或介质）分类。

（一）根据事件的污染源分类

1. 有毒有害物质污染地表水或地下水　在生产生活过程中，因储存、使用、运输或处置不当造成的有毒有害物质进入地表水或地下水等。例如，福建省"7·3"某矿业公司重大突发环境事件。2010年7月3日，由于某矿业公司违规设计、施工，导致溶液池质量差，又因超能力生产和有关部门监管不力，加之受近期降雨影响，致使大量含铜酸性溶液泄漏，并通过人为非法打通的排洪洞流进汀江，从而引发重大环境污染责任事件，造成汀江水体、底泥严重污染，以及当地地下水严重污染。

2. 火灾、爆炸、交通事故引发污染事件　通常被称为次生环境事件，指易燃易爆危险化学品或危险废物意外发生火灾、爆炸等事故，造成空气、水体污染。特别要注意的是，消防水冲刷携带危险化学品或危险废物进入受纳水体，也属于此类事件。例如，1986 年 11 月，瑞士巴富尔市某化学公司仓库起火，装有 1250t 剧毒农药的钢罐爆炸，硫、磷、汞等毒物随着数百吨灭火剂进入下水道，排入莱茵河，形成 20km 长的微红色飘带，沿河鱼类死亡，自来水厂全部关闭。11 月21 日德国巴登市的苯胺和苏打化学公司冷却系统故障，又使 2t 农药流入莱茵河，使河水中污染物含量超标 200 倍。

3. 油污染事件　矿物油在生产、储存、运输、使用过程中意外泄漏，引起水体（含海水）或陆地污染。例如，"7·16"大连某石化公司原油泄漏事件。2010 年 7 月原油罐区输油管道发生爆炸，造成原油泄漏并引发火灾，造成特别重大生产安全责任事故以及次生海洋污染事件。该事件泄漏入海的原油约 1200t，造成大面积海洋、大气及土壤污染。

4. 毒气污染事件　生产、储存及运输有毒气体或易挥发性有毒液体的管道或容器一旦大量泄漏，便急剧污染周围空气，直接威胁群众的生命安全。例如，印度博帕尔毒气泄漏案。1984 年 12月 3 日凌晨，印度博帕尔市美国联合碳化物属下的联合碳化物（印度）有限公司设于贫民区附近的一所农药厂发生氰化物泄漏，引发了严重的后果。该事件造成了 2.5 万人直接死亡，55 万人间接死亡，另外有 20 多万人永久残废的人间惨剧。

5. 海洋突发环境事件　是指海上船舶、钻井平台等因撞击、倾覆事故造成矿物油等危险化学品泄漏至海洋，引起海洋生态污染破坏的事件。例如，2010 年 4 月 20 日，英国石油公司在美国墨西哥湾租用的钻井平台"深水地平线"爆炸事件。该事件泄入墨西哥湾的石油在 1700 万～2700万加仑（1 加仑=3.79L）之间，使得美国路易斯安那州超过 160km 的海岸受到泄漏原油的污染，墨西哥湾沿岸生态环境遭遇灭顶之灾。

6. 放射性污染事件　放射性物质丢失、被盗或失控，以核辐射形式直接危害公众生命健康安全的污染事件。例如，"5·7"某市丢失放射源铱-192 事故。2014 年 5 月 7 日，由于 4 名工作人员违规操作和保管，丢失用于管道探伤的放射源铱-192 一枚。放射源丢失期间，当地有人意外捡到了这枚放射源，受到严重辐射，后经治疗虽然保住性命，但仍遗留终身残疾。

7. 地震、洪水、台风等自然灾害造成的次生环境污染或生态破坏事件　是指由于发生各类自然灾害诱发的突发环境事故。例如，2011 年 3 月日本发生的福岛核泄漏事故，该事故造成有大约500t 的高放射性核污染水流入了海洋，对福岛附近海洋环境造成了致命打击。不仅如此，福岛核废水随着海洋流扩散到美国、加拿大等国。现在，这些放射性元素，又回流到日本附近海洋面。

（二）根据引发事件的物质分类

1. 易燃易爆危险品泄漏、爆炸事件。

2. 有毒化学品泄漏、扩散事件。

3. 溢油或油气井喷事件。

4. 非正常大量废水排放事件。

5. 放射性物品丢失、泄漏事件。

（三）根据事件的原因分类

1. 生产过程中意外事故所引发的泄漏、爆炸事件。

2. 运输过程中意外事故所引发的泄漏、爆炸事件。

3. 储存或处置过程中意外事故所引发的泄漏、爆炸事件。

4. 人为破坏所引发的泄漏、爆炸事件。

（四）根据事件所涉及的地域空间（或介质）分类

1. 重点流域、敏感水域水污染事件。

2. 重点城市大气污染事件。

3. 有毒化学品、放射性物品污染农田事件。

4. 陆地或海上油田井喷和天然气喷发事件。

5. 海上油轮溢油或有毒化学品泄漏事件。

二、环境污染事件的特点

突发环境污染事故和一般环境污染事故相比较，二者具有许多共性。如二者都对生态环境具有破坏作用、对人类的健康和生命安全造成严重威胁和伤害，以及会造成国家财产不同程度的损失等。但同时，突发环境污染事故又具有其独有的特征。

（一）发生时间的突然性

一般环境污染事故是污染物质常量的排放，有固定的排污方式和途径，并在一定时间内有规律地排放。而突发环境污染事故则与此不同，它没有固定的排放方式，事故的发生有很强的偶然性与意外性，往往突然形成，污染物排放途径和方式不定，在瞬间或极短时间内就造成危害。突发环境污染事故的发生难以预测，这是由于引发其发生的人为活动或自然因素具有一定的不确定性。人类活动引起的不确定性，如人口的变迁、经济的发展和社会的进步等；自然因素的不确定性，如水文、地理、温度、降水、日照、辐射，以及地震、洪水、火山爆发等自然现象或自然灾害，均可使突发环境污染事故的风险率提高。另外，由于人类认识客观世界能力的局限性，使人类在已开展的突发环境污染事故的风险评估、预测、防范等方面还会存在着各种偏差，如预测模型、风险参数、条件假设、推导等过程中存在的不确定性，这使人类还难以真正了解和掌握各种事故突发的客观规律，并难以对其进行有效控制和预防。例如，2010 年 4 月 20 日晚 22:00，美国路易斯安那州沿海的"深水地平线"石油钻井平台突然起火爆炸，平台上 126 名工作人员伤害严重，纷纷跳下 30m 高的钻塔逃生，共造成 7 人重伤、至少 11 人失踪。后经评估确定，此次爆炸及原油泄漏事件是美国历史上最严重的生态灾难，其经济损失高达 9.3 亿美元。

（二）污染范围的不定性

突发环境污染事故包括放射性污染事故、溢油事故、爆炸污染事故及农药、有毒化学品污染事故等多种类型，涉及众多行业与领域。就某一类事故而言，造成污染的因素众多，十分复杂。生产、储存、运输、使用和处置不当等都有发生污染事故的可能。由于造成突发环境污染事件的原因、规模及污染物种类具有很大的未知性，故对大气、水域、土壤、森林、绿地、农田等环境介质的污染范围带有很大的不确定性。例如，一个小型化工厂有毒气体储存罐突然爆炸，可能仅造成工厂周围的几平方千米内厂区、居民区空气污染。但如果是海上油轮泄漏或爆炸事故，其污染面积将波及广泛，甚至污染整个海域。例如，2010 年 7 月 16 日 20:00，某公司大连大孤山新港码头的储油罐输油管发生起火爆炸，导致 1500t 原油泄漏，溢油范围为 183km^2，重污染面积为 50km^2。

（三）负面影响的多重性

一般环境污染事故危害性相对较小，不会对人们的正常生活、生产秩序造成严重影响。突发环境污染事故发生突然，在瞬间内大量泄漏、排放有毒有害物质，如果事先没有采取防范措施，在很短时间内往往难以控制。不论是发达国家，还是发展中国家，突发环境污染事件一旦发生，将对社会安定、经济发展、生态环境、人群健康产生诸多影响，且事件级别越高，危害越严重，恢复重建越困难。例如，2011 年 3 月，日本福岛核电厂反应堆爆炸，辐射性物质向日本各地以及中国、韩国等扩散，致使我国 25 个省（自治区、直辖市）环境中出现微量放射性物质。2003 年 12 月重庆某县天然气井喷事故，由于污染范围迅速扩大，紧急疏散、转移群众达 65 000 余人，给人们心理造成一定压力，对当地社会安定、经济发展带来重大影响。据统计，此次井喷造成的直接经济损失高达 6432 万余元。

（四）健康危害的复杂性

由于各类突发环境污染事件的性质、规模、发展趋势各异，自然因素和人为因素互为交叉作用，所以具有复杂性。突发环境污染事件可对现场及周围居民产生严重的健康危害，其表现形式与事故的原因、规模、发生形式、污染物种类及理化性质有关。事故发生后的瞬间，可迅速造成人群急性中毒、急性刺激的作用，容易导致群死群伤。对于那些具有慢性毒性作用、环境中降解消除很慢的持久性污染物，则可对人群产生慢性危害和远期潜在效应。这种长期低浓度暴露所导致的健康危害，将是环境卫生学、毒理学及环境生态学等学科关注的热点、难点课题。

三、我国环境污染的现状

近 30 多年，我国社会经济发展、工业化和城市化取得了举世瞩目的成就，但由于环境管理水平的滞后、防御措施缺失和应急响应迟缓，各类环境风险事件频发，这不仅对生态环境造成了极大的破坏，同时危及人民的生命和健康，也引发了多起社会性事件，对社会稳定产生了极大危害。

近年来，我国突发环境事件发生次数总体呈下降趋势。《中国环境统计年鉴》数据表明，自 1993 以来，我国突发环境事件数量总体呈现出波动下降的趋势，2005 年之后我国突发环境事件数量下降趋势明显，2007 年后维持在每年 500 起左右平稳波动。2011～2017 年全国各类突发环境事件发生次数变化趋势见图 7-1。由图 7-1 可知，2011～2017 年全国突发环境事件发生次数总体呈下降趋势，其中 2013 年出现峰值（712次），2014 年则大幅下降，2015～2017 年呈平缓下降趋势。

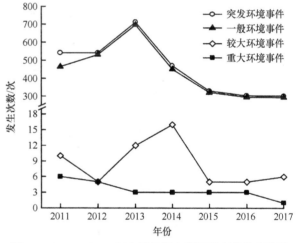

图 7-1　2011～2017 年全国各类突发环境事件发生次数变化趋势

2011～2017 年突发环境事件发生次数呈下降趋势，主要得益于法律、法规的制定和有效管理。其间，环境保护部相继出台了《企业突发环境事件风险评估指南（试行）》《突发环境事件应急管理办法》等，对突发环境事件进行相对有效的防控和应急管理；新《中华人民共和国环境保护法》《中华人民共和国大气污染防治法》《中华人民共和国水污染防治法》等多部相关法律的修订和实施，为保护和改善我国生态环境、防范环境风险发挥了重大作用。另外，《"十三五"生态环境保护规划》提出将环境风险纳入到常态化管理，开展全过程管控，并加强对重点领域风险的防控，有效地降低了环境风险。除此以外，相关研究表明，突发环境事件的减少也得益于环境风险控制技术的改善、经济水平和工业文明的提高、产业结构的调整，以及污染治理投资的增加。

现阶段，我国突发环境事件在空间分布上存在显著差异。2011～2017 年全国各地区突发环境事件发生次数见表 7-1。由表可知，华东地区突发环境事件发生次数的变化趋势与全国的突发环境事件一致，整体呈先上升后下降的趋势，于 2013 年达到峰值；华北、中南和西北地区突发环事件发生次数呈波动变化；东北、西南地区则变化不大。华东地区突发环境事件发生次数占比最高，为46.99%；西北和中南地区次之，分别为16.80%和16.27%；东北地区占比最小，仅为2.72%。由于华东地区经济总量大、发达程度高、行业和企业数量与种类繁多，且东部地区人口集中密度高和产业与生产要素集聚，社会经济高速增长，进而形成了若干人口密集区和城市化区，排污总量大。因此，华东地区成为各类突发环境事件多发地区。

表7-1　2011～2017年全国各地区突发环境事件发生次数及占比

地区	2011年	2012年	2013年	2014年	2015年	2016年	2017年	占比（%）
华北	78	46	36	22	25	27	33	8.34
东北	9	16	13	5	13	16	15	2.72
华东	291	320	431	246	103	60	54	46.99
中南	99	66	52	47	74	85	98	16.27
西南	51	46	36	29	36	44	43	8.90
西北	14	48	144	122	79	72	59	16.80
全国#	542	542	712	471	330	304	302	100.00

注：# 不包括西藏、香港、澳门和台湾地区。

人为因素是引起突发环境污染事件的主要原因。2011～2017年造成突发环境污染事件的污染原因见图7-2。与发达国家相比，我国对突发环境事件环境管理的相关研究起步相对较晚。新《中华人民共和国环境保护法》于2015年颁布实施，之前对非法排污造成环境污染事件的惩罚力度较轻，使环境保护没有引起公众的高度重视，导致一些企业为减少生产成本仍怀有侥幸心理而非法排污。企业在生产过程中，如不能及时排除安全隐患，往往因为操作不当或管理不善而引发重大生产安全事故，并且对突发环境事件不能做到及时正确的应对或处理，造成严重的环境污染和经济损失。此外，居民的不良行为也是造成突发环境污染事件的重要因素。由于城市化的发展，生活污水和生活垃圾排放量增加，而部分公众的环保意识淡薄，随意排放生活污水和丢弃生活垃圾；部分地区污水处理厂和垃圾处理厂的建设跟不上城市建设的步伐，导致突发环境污染事件发生。

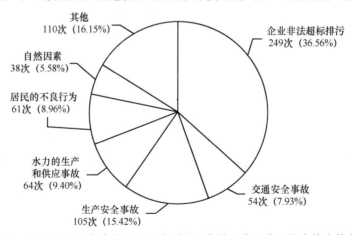

图7-2　2011～2017年全国不同污染原因引发的突发环境污染事件次数占比

随着我国近年来环境风险管理和应急水平不断提升，突发环境污染事件呈下降趋势，但重大突发环境污染事件仍时有发生，造成严重的环境污染，破坏自然环境，危害民众健康，造成群体性社会恐慌，引发社会动荡，导致巨大的经济损失。自2010年以来，国内10起重大突发环境污染事件及其危害情况见表7-2。

表 7-2 2010 年以来国内 10 起重大突发环境污染事件

	地点	时间	事件危害情况
1	福建省某县	2010 年 7 月	某金铜矿污水突然泄漏,造成汀江养殖鱼类大量死亡,直接经济损失近 2 亿元,当地生态环境遭到严重破坏
2	辽宁省某海域	2010 年 7 月	某码头某公司储油罐输油管发生起火爆炸,1500t 原油泄漏,溢油范围 183km²,重污染面积 50km²
3	广东省某市	2010 年 9 月	锡矿高旗岭尾矿库溃坝,22 人死亡,房屋全倒 523 户、受损户 815 户;下游流域范围内交通、水利等公共基础设施,以及农田、农作物等严重损毁
4	云南省某市	2011 年 4 月	某公司 140 余车工业铬渣被非法倾倒,致使当地水库六价铬超标 2000 倍,对当地养殖业、渔业造成极大经济损失
5	山东省某海域	2011 年 6 月	某公司蓬莱 19-3 油田 C 平台 C20 井,在钻井作业中发生井涌事故,使海域劣四类海水面积达 840km²,海水石油平均浓度超过历史背景值 40.5 倍
6	广西壮族自治区某市	2012 年 1 月	某厂违法排放含镉工业污水,龙江河水中的镉含量约 20t,污染段长约 300km,300 多万市民饮用水污染,133 万尾鱼苗、40 000kg 成鱼死亡
7	山东省某海域	2013 年 11 月	某公司输油管线破裂,100m² 路面被原油污染,海面过油面积约 3000m²,起火爆炸造成 63 人遇难,136 人因伤病住院
8	湖北省某县	2014 年 8 月	某公司选矿废水未经处理直接排放至自然洼地,随地下水水系进入巫山县千丈岩水库,造成 5 万人饮用水受到污染
9	甘肃省某县	2015 年 11 月	某公司选矿厂尾矿浆溢流井破裂,大量尾矿浆泄漏,太石河 23km、西汉水 125km、嘉陵江约 196km 河段锑浓度严重超标
10	天津市滨海新区	2015 年 8 月	某公司危险品仓库特别重大火灾爆炸事故,两次爆炸强度分别相当于 3 吨、21 吨三硝基甲苯(TNT),共造成 165 人死亡、8 人失联、798 人住院,直接经济损失 68.66 亿元

到目前为止,我国虽然已初步形成了突发环境事件风险应急管理体系,但对于突发环境事件的防控和治理体系仍有待进一步完善。长期以来,我国的突发环境污染事件风险管理模式主要是以事件驱动型的模式为主,在这样的管理模式下,我国突发环境污染事件的风险防控水平也得到了一定提升;此外,常规的环境管理与政策,如清洁生产、循环经济和总量控制等,对于突发环境污染事件风险水平的削减也有一定的效果。在这样的管理模式下,除了上述突发环境污染事件总数下降外,一些长期慢性环境风险也得到不断改善。例如,近年来,特别是在《大气污染防治行动计划》实施以来,我国 PM2.5 呈现出了下降趋势;又如,自《重金属污染综合防治"十二五"规划》实施以来,重金属污染事件的频次也得到了控制。

总的来说,我国突发环境污染事件的风险水平总体有所改善,但仍处于高位,而各类新型、未知环境污染事件风险的涌现,会使我国未来环境风险趋势存在着更多的不确定性。未来应当加强环境管理制度建设,建立和完善企业、区域环境风险评价体系和环境管理体系;完善环境管理法律体系;加强监管机制和防控预警建设,强化源头控制;加强多部门之间的联合执法与协调合作,继续落实和完善流域一体化管理体系;平衡东西部的相关环境保护政策,避免差异化的环境规定导致污染企业的迁移现象。

第三节 环境事件应急响应和处置

一、预警和准备

环境预警与应急准备,是处理一切环境突发事件的基础和必备条件。做好环境预警与应急准备,对突发环境事件早发现、早报告和早预警,不仅可以有效地处置突发事件,减少人员伤亡,还可以降低人民财产损失。

（一）信息监测

生态环境部有关单位按照早发现、早报告、早处置的原则，开展了针对国内（外）环境信息、自然灾害预警信息、例行环境监测数据的综合分析和风险评估工作。全国各级有关部门应建立健全突发环境事件监测制度，完善监测信息来源渠道，加强对可能导致突发环境事件的信息收集，及时开展对监测信息的分析和评估工作。全国各级政府和有关部门按照职责分工，负责突发环境事件的信息接收、报告、处理、分析，以及预警信息监控，对可能发生的突发环境事件预警信息核实、甄别和确认后，及时报告于同级生态环境部门，为事件发生后快速、准确地制订控制策略和措施提供依据和支撑。其中，生态环境部门负责环境污染事件、生物物种安全事件、辐射事件；海洋部门负责海上石油勘探开发溢油事件；交通部门负责海上船舶、港口污染事件。

（二）预防和准备

各级政府及有关部门需做好突发环境事件的预防工作，开展污染源、生物物种资源和放射源的调查，掌握全国环境污染源的产生、种类和分布情况，加强源头防控。组织进行突发环境事件的预测、分析和风险评估工作，完善突发环境事件应急预案。定期排查环境安全隐患，健全风险防控措施，统筹安排突发环境事件应急所需要的物资、设备和基础设施建设。建立健全环境安全预警系统、应急资料库和应急指挥技术平台。

（三）预警

对突发环境事件情况核实属实的，按照属地为主、分级响应的原则，事发地县级以上人民政府可根据事态级别确定响应级别，并启动或者建议上级相关部门启动响应的突发环境事件应急预案。根据突发环境事件的严重程度和急迫程度，可将突发环境事件的预警分为特别重大（Ⅰ级）、重大（Ⅱ级）、较大（Ⅲ级）和一般（Ⅳ级）4级，依次使用红色、橙色、黄色和蓝色表示。蓝色预警由县级人民政府发布，黄色预警由市（地）级人民政府发布，橙色预警由省级人民政府发布，红色预警由事发地省级人民政府根据国务院授权发布。

二、环境应急报告和时限

（一）报告时限

根据中华人民共和国生态环境部门颁布的《突发环境事件信息报告办法》规定，突发环境事件涉事单位应立即采取应对措施，并向环境部门和当地政府及时报告，同时通报可能受到污染危害的单位和群众。对于初步认定为特别重大（Ⅰ级）或重大（Ⅱ级）突发环境事件的，事件发生地设区的市级或者县级人民政府生态环境主管部门应当在2小时内向本级人民政府和省级人民政府生态环境主管部门报告，同时上报生态环境部门。省级人民政府生态环境主管部门接到报告后，应当进行核实并在1小时内报告生态环境部。对初步认定为较大（Ⅲ级）或一般（Ⅳ级）突发环境事件的，事件发生地设区的市级或者县级人民政府生态环境主管部门应当在4小时内向本级人民政府和上一级人民政府生态环境主管部门报告。发生以下无法判明等级的突发环境事件，事发地市级或县级环境部门应当按照重大（Ⅱ级）或者特别重大（Ⅰ级）突发环境事件的报告程序上报，包括对饮用水水源保护区造成或者可能造成影响的；涉及居民聚居区、学校、医院等敏感区域和敏感人群的；涉及重金属或类金属污染的；有可能产生跨省或跨国影响的；因环境污染引发群体性事件或社会影响较大的；事发地生态环境部门认为有必要报告的其他突发环境事件。

上级政府环境部门若先于下级政府环境部门获悉突发环境事件信息，可要求下级政府环境部门核实并报告相应信息。在突发环境事件处置过程中，按照事件变化情况调整事件级别报告信息。

（二）报告程序和内容

一般可将环境应急程序简单分为报警、接报核实和报告 3 个部分。

1. 报警　在发生突发环境事件的第一时间，涉事单位或民众可通过拨打"110""119"和"12369"等公共举报电话，或通过网络、传真的形式向政府及相关部分反映突发环境事件的情况。

2. 接报核实　接到事件信息后，接报人应该立即对事件信息进行核实，核实以后可将有关书面报告材料或者电话记录内容及时报送相关主管领导，同时分送其他相关领导、应急部门负责人和相关部门。特别重大事件应该同时分送主要领导。

3. 报告　突发环境卫生事件的报告分为初报、续报和终报。

（1）初报：在发现或者得知突发环境卫生事件后首次上报。初报应当报告突发环境事件的发生时间、地点、信息来源、事件起因和性质、基本过程、主要污染物和数量、监测数据、人员伤亡情况、饮用水水源地等环境敏感点受影响情况、事件发展趋势、处理情况、拟采取的措施，以及下一步工作建议等初步情况，并提供可能受到事件影响的环境敏感点的分布示意图。

（2）续报：在查清有关基本情况、事件发展情况后随时上报。续报应当在初报的基础上，详细报告有关处置进展情况。

（3）终报：在突发环境事件处置完毕后上报。终报应当在初报和续报的基础上，报告处理突发环境事件的措施、过程和结果；事件潜在或间接危害，以及损失、社会影响、处理后的遗留问题、责任追究等详细情况。

突发环境事件信息应当进行书面报告。情况紧急时，初报可先通过电话报告，但应当在规定时间内补充书面报告。书面报告中应当写明突发环境事件的报告单位、报告签发人、联系人及联系方式等内容，并尽可能提供地图、图片，以及相关的多媒体资料。对情况不明晰的重大（Ⅱ级）或者特别重大（Ⅰ级）突发环境事件，以及发生在敏感区域、特殊时期或可能演化为重大、特别重大突发环境事件，应当边报告、边核实，不受分级标准限制。无法立即核实清楚的，应当先报告，并注明"正在核实中"，同时指定专人核实上报，必要时可以越级报告。

三、环境应急响应和处置

（一）环境应急响应的主要工作内容

环境应急响应工作是一个复杂的系统工程，涉及社会各个层面。环境应急响应需要各个行政部门根据法定职责和义务，按照科学技术规范，实施应急响应任务。主要内容包括：①控制源头。需要在突发环境事件的第一时间，及时有效地控制突发事件的危险源，防止事故的进一步扩大和发展。②救助受伤人员。对于在突发环境事件中受伤的人员，需要及时、有序、科学地实施救援。③自身防护，疏散撤离群众。对于具有扩散性的环境污染事件，需要及时疏散群众，并组织群众实施自身防护。④污染场所打扫清理。对于环境事件所造成的污染，应采取及时、科学的清理措施，防止污染进一步扩散，伤及群众。除此之外，突发事件应急响应过程还应该了解事件发生的原因及其性质，准确评估事件的影响范围和危险程度，查明伤亡人员情况，为顺利开展事件调查奠定基础。

（二）环境应急响应的主要原则

环境应急响应的主要原则需要遵循以下几个部分。

1. 以人为本　即一切环境应急活动必须要将人民的生命财产安全作为首要任务，最大程度地保证公众健康和人民群众生命财产安全。

2. 依法、规范处置　即需要各级应急工作单位，根据我国现行相关法律、法规和规范，进行突发环境应急工作。

3. 统一指挥、各负其责　即应急响应工作应该在各级党委、政府等相关机构领导和指挥下，各单位、部门和各方应急救援力量协同合作，高效发挥应急指挥机制。

4. 属地为主、分级响应　即充分发挥地方政府部门的职能作用，强调属地管理原则，实施分级响应，形成上下一致、配合密切的应急处置机制。

5. 科学规范　即采取先进、科学的应急处置设备和技术，发挥专业人士作用，提高应急科技应用水平和智慧能力，最大程度地减少突发环境事件所造成的不良影响。

（三）环境应急响应程序

1. 应急响应分级　突发环境事件分级是分级响应的首要判定条件，根据《中华人民共和国环境保护法》《中华人民共和国突发事件应对法》《中华人民共和国放射性污染防治法》和《国家突发公共事件总体应急预案》及相关法律、行政法规，我国制定了《国家突发环境事件应急预案》。该预案根据突发环境事件的严重程度、影响范围和发展态势，将突发环境事件的应急响应由高到低分为4级，即特别重大（Ⅰ级）、重大（Ⅱ级）、较大（Ⅲ级）和一般（Ⅳ级）应急响应。突发环境事件应急响应由地方各级政府按照相关规定负责响应工作，环保总局及国务院相关部门根据具体情况给予协调支援。应急响应启动后，可视事件发展情况调整响应级别。

（1）特别重大突发环境事件（Ⅰ级）：凡符合下列情形之一的，为特别重大突发环境事件。

1）因环境污染直接导致30人以上死亡或100人以上中毒或重伤的。

2）因环境污染疏散、转移人员5万人以上的。

3）因环境污染造成直接经济损失1亿元以上的。

4）因环境污染造成区域生态功能丧失或该区域国家重点保护物种灭绝的。

5）因环境污染造成设区的市级以上城市集中式饮用水水源地取水中断的。

6）Ⅰ、Ⅱ类放射源丢失、被盗、失控并造成大范围严重辐射污染后果的；放射性同位素和射线装置失控导致3人以上急性死亡的；放射性物质泄漏，造成大范围辐射污染后果的。

7）造成重大跨国境影响的境内突发环境事件。

（2）重大突发环境事件（Ⅱ级）：凡符合下列情形之一的，为重大突发环境事件。

1）因环境污染直接导致10人以上30人以下死亡或50人以上100人以下中毒或重伤的。

2）因环境污染疏散、转移人员1万人以上5万人以下的。

3）因环境污染造成直接经济损失2000万元以上1亿元以下的。

4）因环境污染造成区域生态功能部分丧失或该区域国家重点保护野生动植物种群大批死亡的。

5）因环境污染造成县级城市集中式饮用水水源地取水中断的。

6）Ⅰ、Ⅱ类放射源丢失、被盗的；放射性同位素和射线装置失控导致3人以下急性死亡或者10人以上急性重度放射病、局部器官残疾的；放射性物质泄漏，造成较大范围辐射污染后果的。

7）造成跨省级行政区域影响的突发环境事件。

（3）较大突发环境事件（Ⅲ级）：凡符合下列情形之一的，为较大突发环境事件。

1）因环境污染直接导致3人以上10人以下死亡或10人以上50人以下中毒或重伤的。

2）因环境污染疏散、转移人员5000人以上1万人以下的。

3）因环境污染造成直接经济损失500万元以上2000万元以下的。

4）因环境污染造成国家重点保护的动植物物种受到破坏的。

5）因环境污染造成乡镇集中式饮用水水源地取水中断的。

6）Ⅲ类放射源丢失、被盗的；放射性同位素和射线装置失控导致10人以下急性重度放射病、局部器官残疾的；放射性物质泄漏，造成小范围辐射污染后果的。

7）造成跨设区的市级行政区域影响的突发环境事件。

（4）一般突发环境事件（Ⅳ级）：凡符合下列情形之一的，为一般突发环境事件。

1）因环境污染直接导致 3 人以下死亡或 10 人以下中毒或重伤的。

2）因环境污染疏散、转移人员 5000 人以下的。

3）因环境污染造成直接经济损失 500 万元以下的。

4）因环境污染造成跨县级行政区域纠纷，引起一般性群体影响的。

5）Ⅳ、Ⅴ类放射源丢失、被盗的；放射性同位素和射线装置失控导致人员受到超过年剂量限值照射的；放射性物质泄漏，造成厂区内或设施内局部辐射污染后果的；铀矿冶伴生矿超标排放，造成环境辐射污染后果的。

6）对环境造成一定影响，尚未达到较大突发环境事件级别的。

2. 应急响应程序

（1）启动应急预案：对突发环境事件情况核实属实的，按照属地为主、分级响应的原则，事发地县级以上人民政府根据事态级别确定响应级别，并启动或者建议上级相关部门启动响应的突发环境事件应急预案。

（2）指挥部成立、协调与指导：上级环境部门和政府应成立环境应急指挥部，指挥和协调突发环境事件的应急工作。各级应急机构根据上级指挥机构的要求，按照应急预案进行环境应急处置和实施应急救援。上级政府组织有关专家对突发环境事件情况进行分析和评估，并派遣相关人员赴现场进行应急救援指挥，并与事发地现场指挥部协同、配合，共同实施应急处理与处置。指挥部建议设立现场处置（流行病学调查）、实验室检测、媒介生物控制、消毒和感染控制、风险沟通（新闻宣传）、健康教育和后勤保障等工作组。

（3）现场处置：先期处置，发生突发环境事件的单位应当立即启动应急预案，采取措施切断、控制污染源，避免污染物向环境进一步扩散，严防二次污染和次生、衍生灾害的发生。若涉事单位不明确，由当地环境部门及政府进行现场污染处理工作并进行调查，查明污染物来源、种类和污染范围，切断、控制污染源。

突发环境事件发生后，事发地各有关单位按照职责分别负责相应应急处置工作，包括危险源的监控；建立现场警戒区和交通管制区，确定重点防护区域；实施应急救援和疏散群众；消除次生、衍生灾害；救援物资的接收和分配。

各级环境部门对突发环境事件地区进行大气、水体、土壤等应急监测工作。根据污染物的种类、性质和当地自然条件和地域情况，确定污染物影响范围；根据监测结果，分析、研判突发环境事件的变化趋势，预测事件的发展变化情况，明确应急监测方案，为突发环境事件应急决策提供依据。

自然灾害发生后，根据可能衍生的公共卫生风险，受灾地区疾病预防控制机构可根据需要在灾后第一时间建立包括症状监测、媒介生物控制、饮用水卫生监测、食品卫生监测等在内的临时主动监测系统。

（4）信息发布和管理：突发环境事件发生后，环境部门及政府及时通过广播、电视和互联网等途径，对外发布准确、权威的突发环境事件和应急处置信息，正确引导社会舆论。疾病预防控制机构应该在应急指挥部或卫生行政部门的统一指挥下，构建卫生监测信息的收集和报告机制，明确报告时间、信息种类内容、信息报告格式、报告频次和报告机构等。卫生信息报告实行归口管理，由灾区应急指挥部或卫生行政部门核实确认后以统一口径进行通报发布。

（5）安全防护：根据突发环境事件的性质和特点，专业应急处置人员配备专业防护设备，采取相应的安全防护措施，进行现场应急处置。在事发地周围的安全区域设立紧急避难所，告知污染区域群众需采取的安全防护措施，并根据事发地区的自然条件和人员密度等，确定群众的疏散方式和途径，组织群众安全疏散撤离后妥善安置。

（6）医学救援：立即组织当地的医疗救治资源和力量，对伤病员进行诊疗，将重症伤病员及时、安全地转运至有条件的医疗机构进行救治。对受污染的人员进行去污消洗工作，并提出保护群众健康的建议和措施。医疗卫生专家、卫生应急队伍处于待命状态，根据情况前往支援事发地区的医学救援工作。同时需要做好受突发环境事件影响人员的心理援助工作。

（7）维护社会稳定：关注突发环境事件发生地区及受影响地区的市场供应情况和公众反映，加强对生活必需品的市场监管和价格调控。加强对事件影响地区的社会治安管理，严厉打击传播谣言、制造恐慌和哄抢救灾物资等违法犯罪行为。加强受灾群众安置场所和救灾物资存放场所等区域的治安管理。做好受灾地区人员与涉事单位和当地环境部门、政府相关部门的矛盾化解和法律服务工作。

（8）应急终止：当突发环境事件已得到有效控制，污染物的释放已降至规定限值内，事件造成的相关威胁和危害已消除，或事件现场各种应急处置工作已无继续的必要时，由启动应急响应的最高级别政府经过综合评估、研判后，终止应急响应。应急状态终止后，根据事件的具体情况，继续进行环境监测和评价工作。

（9）后期处置：各级政府和环境部门做好突发环境事件受灾地区的人员安置工作，并成立环境事件调查组，查找事件原因。组织专家对事件影响范围、程度进行分析、评估，为受灾地区的损害赔偿和生态环境修复提供依据。对应急方案和应急过程进行评价，根据评估结果修订完善应急预案。

（10）应急保障：各级政府和环境部门做好突发环境事件的应急保障，包括预案、资金、物资、交通、通信、人力资源和技术保障，以及针对环境事件的宣传、培训和演练，并对应急能力进行考核评价。

3. 应急响应措施

（1）Ⅰ级、Ⅱ级应急响应措施：发生特别重大、重大突发环境事件时，启动Ⅰ级、Ⅱ级应急响应，采取以下措施。由省级政府负责启动应急响应，并上报生态环境部及国务院有关部门；省指挥部根据国家环境应急指挥机构的部署进行救援工作，并及时报告突发环境事件的基本情况、事态发展情况和应急救援处置的进展情况；根据应急需要，成立现场指挥部，赶赴现场进行应急处置工作；组成应急专家组，对事件情况进行分析、研判，为事发地政府提供技术支持；必要时派出专家参加并指导现场应急工作，并调集其他相应救援力量实施增援。

（2）Ⅲ级应急响应措施：发生较大突发环境事件时，启动Ⅲ级应急响应，采取以下措施。由市级政府负责启动应急响应，并上报省政府和省生态环境部门；市级指挥部根据应急需要，成立现场指挥部，赶赴现场进行应急处置工作，并及时向省政府和省生态环境部门报告环境事件的基本情况、事态发展情况和应急救援处置的进展情况；省生态环境部门组织有关专家，对事件情况进行分析、研判，为事发地政府提供技术支持；必要时派出专家参加指导现场应急工作，并调集其他相应救援力量实施增援。

（3）Ⅳ级应急响应措施：发生一般突发环境事件时，启动Ⅳ级应急响应，采取以下措施。由县级政府负责启动应急响应，根据应急需要成立现场指挥部，赶赴现场进行应急处置工作，并及时向市级政府、市级生态环境部门报告事件和应急工作的相关情况；省生态环境部门根据事件具体情况，提供技术和应急力量支持。

第四节　环境应急监测、评价及卫生救援

一、应急监测原则及技术方法

（一）环境应急监测的工作原则

应急监测是污染事故处理中不可或缺的组成部分，是对污染事故进行及时、正确应急处理、减轻事故危害和制订处置措施的根本依据，应急监测在处置突发环境污染事故中起到了不可替代

的作用。为适应处理工作的要求，环境监测应该遵从以下 3 个原则。

1. 及时性 接到应急响应指令时，应做好相应记录并立即启动应急监测预案，开展应急监测工作。一般而言，当环境突发事件发生时，及时发现污染源、采集环境事件重要数据，对进一步制订应急处置方案和采取适当措施具有至关重要的作用。

2. 可行性 突发环境事件发生后，应急监测队伍应立即按照相关预案，在确保安全的前提下，开展应急监测工作。

3. 代表性 开展应急监测工作，应尽可能以足够时空代表性的监测结果，尽快为突发环境事件应急决策提供可靠依据。在污染态势初步判别阶段，应以第一时间确定污染物种类、监测项目、大致污染范围及程度为工作原则；在跟踪监测阶段，应以快速获取污染物浓度及其动态变化信息为工作原则。

（二）环境应急监测工作的作用

环境应急监测（environment emergency monitoring）是指在环境应急情况下，为发现和查明环境污染情况和污染范围而进行的环境监测，包括定点监测和动态监测。其目的是发现和查明环境污染状况、掌握污染的范围和程度，以及变化趋势。环境应急监测包括突发污染事故监测、对环境造成自然灾害等事件的监测，以及在环境质量监测、污染源监测过程中发现异常情况时所采取的监测等。环境应急监测是环境应急体系中的重要组成部分，是突发环境事件处置中的重要环节，是对污染事故进行及时、正确应急处理、减轻事故危害和制订处置措施的根本依据。其主要作用如下。

1. 对污染物进行现场快速定性监测，及时判明污染物与污染类型，为现场应急救援和疏散工作提供快速的科学依据。

2. 对污染物和相关环境进行快速定量监测，对环境污染物的性质、污染范围、污染变化趋势、受影响的范围、危害程度作出准确的认定，为污染事故的应急处理与环境保护提供技术保障。

3. 对污染物扩散和短期内不能消除、降解的污染物进行跟踪监测，为环境污染的预防、环境恢复、生态修复提出建议措施等。

4. 对污染事件的相关污染源和相关生态环境进行监测，为污染事故的原因分析与事故处理提供技术支持。

5. 避免突发事故后被人为夸大，以致造成经济损失，造成紧张气氛，甚至影响社会稳定。通过环境应急监测，可以及时发布信息，以正视听，让人民群众满意，让政府放心。

（三）环境应急监测技术

1. 现场环境应急监测技术 现场环境应急监测技术主要是利用现有的仪器设备，采用合适的技术方法，如便携式气相色谱仪、电化学法等，对环境污染物进行快速分析测试，完成对环境污染物快速应急监测。随着监测技术的不断提高，便携式现场快速监测成为应急监测的主流，采用便携式现场监测设备更是应急监测的有效手段。

目前常见的应急监测技术主要有以下几种。

（1）检测管法：通过采用快速检测管或检测箱，可及时有效地反映现场环境污染物的成分。例如，德国生产的快速检测试剂管有 350 多个品种，通过采集环境气体，观测检测管的颜色变化，可分辨气体中是否存在氨气（NH_3）、一氧化碳（CO）、二氧化氮（NO_2）、氯化氢（HCl）等在内的多种有毒气体。

（2）便携式气相色谱仪法：便携式气相色谱的检测能力主要是由其检测器决定，往往配用一根中等极性的柱子就能分离出许多目标化合物。常见的气相色谱检测器有热导池检测器、氢火焰检测器、光离子化检测器、电子俘获检测器等。光离子化检测器（PID）可检测无机有害气体、有机气体或蒸汽；电子俘获检测器（ECD）可检测卤代烃、氯代苯类、硝基苯类、有机氯杀虫剂等。

（3）化学比色法：该法是简易监测分析中常用方法之一。比色法利用化学反应显色原理进行分析，其优点是操作简便、反应较迅速，反应结果都能产生颜色或颜色变化，便于目视或利用便携式分光光度计进行定量测定。由于器材简单、监测成本低，易于推广使用。但比色法的选择性较差，灵敏度有一定的限制。采用化学试剂测试组件现场测定时，分析方法主要有目视比色法和滴定法。

除以上检测方法之外，现场环境应急常用的检测方法还包括侦检片法、试纸法、植物检测法、化学产味法等。

2. 实验室应急监测技术 对于一些特大的污染事故，污染物质成分复杂，污染范围大，影响时间长，有时需进行全面的检测分析，以全面了解和掌握事故发生后对空气环境、地表水、地下水、饮用水、生物、食品、土壤、固体废物的污染情况，以及可能产生的影响。适用的实验室检测法有：无机污染物可用原子吸收光谱法、等离子体发射光谱法、离子色谱法、离子选择电极法等；有机污染物质可用气相色谱法、液相色谱法、红外光谱法及色谱/质谱法等。

（1）原子吸收光谱法：原子吸收光谱法是根据物质产生的原子蒸气中待测元素的基态原子对光源特征辐射谱线吸收程度进行定量的分析方法。具有灵敏度高、选择性好、较好的精密度和准确性等特点。

（2）气相色谱法：是以气体为流动相的色谱分析法。根据所用的固定相不同，可分为气固色谱、气液色谱；按色谱分离的原理，可分为吸附色谱和分配色谱；根据所用的色谱柱内径不同，又可分为填充柱色谱和毛细管柱色谱。该方法具有分离效能高、灵敏度高、选择性好、分析速度快、用样量少等特点。

二、应急监测程序及主要内容

（一）污染态势初步判别

1. 现场调查原则及主要内容 迅速通过各种渠道搜集突发环境事件相关信息，初步了解污染物种类、污染状况及可能的污染范围及程度。现场调查可包括如下内容：事件发生的时间和地点，必要的水文气象及地质等参数，可能存在的污染物名称及排放量；污染物影响范围，周围是否有敏感点，可能受影响的环境要素及其功能区划等；污染物特性的简要说明及其他相关信息（如盛放有毒有害污染物的容器、标签等信息）。

2. 现场调查污染物和监测项目的确定 优先选择特征污染物和主要污染因子作为监测项目，根据污染事件的性质和环境污染状况确认在环境中积累较多、对环境危害较大、影响范围广、毒性较强的污染物，或者因污染事件对环境造成严重不良影响的特定项目，并根据污染物性质（自然性、扩散性或活性、毒性、可持续性、生物可降解性或累积性、潜在毒性）及污染趋势，按可行性原则（尽量有监测方法、评价标准或要求）进行确定。

（1）已知污染物监测项目的确定：根据已知污染物及其可能存在的伴生物质，以及可能在环境中反应生成的衍生污染物或次生污染物等确定主要监测项目；对固定污染源引发的突发环境事件，了解引发突发环境事件的位置、设备、材料、产品等信息，采集有代表性的污染源样品，确定特征污染物和监测项目；对移动污染源引发的突发环境事件，了解运输危险化学品或危险废物的名称、数量、来源、生产或使用单位，同时采集有代表性的污染源样品，确定特征污染物和监测项目。

（2）未知污染物监测项目的确定：可根据现场调查结果，结合突发环境事件现场的一些特征及感官判断，如气味、颜色、挥发性、遇水的反应特性、人员或动植物的中毒反应症状及对周围生态环境的影响，初步判定特征污染物和监测项目；可通过事件现场周围可能产生污染的排放源的生产、运输、安全及环保记录，初步判定特征污染物和监测项目；可利用相关区域或流域的环境自动监测站和污染源在线监测系统等现有仪器设备的监测结果，初步判定特征污染物和监测项目；可通过现场采样分析，包括采集有代表性的污染源样品，利用检测试纸、快速检测管、便携式检测仪器、流动式监测平台等现场快速监测手段，初步判定特征污染物和监测项目。若现场快速监测方法的定性结果检出，需进一步采用不同原理的其他方法进行确认；可现场采集样品（包括有代表性的污染源样品）送实验室分析，确定特征污染物和监测项目。

3. 初步判别方法的选用　为迅速查明突发环境事件污染物的种类（或名称）、污染程度和范围，以及污染发展趋势，在已有调查资料的基础上，充分利用现场快速监测方法和实验室现有的分析方法进行鉴别、确认。可采用检测试纸、快速检测管、便携式检测设备、移动监测设备（车载式、无人机、无人船）及遥感等多手段监测技术方法；现有的空气自动监测站、水质自动监测站和污染源在线监测系统等在用的监测方法；现行实验室分析方法。当上述分析方法不能满足要求时，可根据各地具体情况和仪器设备条件，选用其他适宜的方法。

4. 污染范围及程度初步判别　根据现场调查收集的基础数据、文献资料，以及分析结果，借助遥感、地理信息系统、动力学模型等技术方法，必要时可依靠专家支持系统，初步判别突发环境事件可能影响的时空范围、污染程度。

（二）应急监测方案的制订

1. 制订环境应急监测方案　根据突发环境事件污染物的扩散速度和时间、发生地的气象及地域特点，制订应急方案。应急方案应包括但不限于突发环境事件概况、监测布点及距事发地距离、监测断面（点位）经纬度及示意图、监测频次、监测项目、监测方法、评价标准或要求、质量保证和质量控制、数据报送要求、人员分工及联系方式、安全防护等方面内容。应急监测方案应根据相关法律、法规、规章、标准及规范性文件等要求进行编写，并在突发环境事件应急监测过程中及时更新调整。

2. 监测范围和布点

（1）布点原则：根据国家环境标准，即《突发环境事件应急监测技术规范（HJ 589—2021）》要求，采样断面（点）的设置一般以突发环境事件发生地及可能受影响的环境区域为主，同时应注重人群和生活环境、事件发生地周围重要生态环境保护目标及环境敏感点，重点关注对饮用水水源地、人群活动区域的空气、农田土壤、自然保护区、风景名胜区及其他需要特殊保护的区域的影响，合理设置监测断面（点），判断污染团（带）位置、反映污染变化趋势、了解应急处置效果。应根据突发环境事件应急处置情况，动态及时更新调整布设点位。对被突发环境事件所污染的地表水、大气、土壤和地下水，应设置对照断面（点）、控制断面（点）；对地表水和地下水还应设置削减断面（点）。布点要确保能够获取足够的有代表性的信息，同时应考虑采样的安全性和可行性。对突发环境事件固定污染源和移动污染源的应急监测，应根据现场的具体情况布设采样断面（点）。

（2）确定监测范围和布点

1）采样断面（点）的布设及编号：水和废水、空气和废气、土壤和固体废物等采样断面（点）的布设可参照国家标准执行。采样断面（点）应当设置编号。因应急监测方案调整变更采样断面（点）的，在原断面（点）之间的新设断面（点）应依序以下级编号形式插号。应急监测项目设置可根据初步判定的内容进行。

2）监测频次：主要根据现场污染状况确定。事件刚发生时，监测频次可适当增加，待摸清污染变化规律后，可适当减少监测频次。依据不同的环境区域功能和现场具体污染状况，力求以最合理的监测频次，取得具有足够时空代表性的监测结果，做到既有代表性、能满足应急工作要求，又切实可行。

3）应急监测方法：应急监测方法的选择以支撑环境应急处置需求为目标，根据监测能力、现场条件、方法优缺点等选择适宜的监测方法，保障监测效率和数据质量。在满足环境应急处置需要的前提下，优先选择国家或行业标准规定的监测方法，同一应急阶段尽量统一监测方法。样品不易保存或处于污染追踪阶段时，优先选用现场快速测定方法。采用现场快速测定方法测定的结果应在监测报告中注明。对于现场快速测定方法，除了自校准或标准样品测定外，亦可采用其他不同原理的方法进行对比确认，达到质量控制的目的。可利用相关环境质量自动监测系统和污染源在线监测系统等作为补充监测手段。

（三）监测样品管理

1. 样品管理的目的　是保证样品的采集、保存、运输、接收、分析和处置工作有序进行，确保样品在传递过程中始终处于受控状态。

2. 样品标识和保存　样品应以一定的方法进行分类，如可按环境要素或其他方法进行分类，并在样品标签和现场采样记录单上记录相应的唯一性标识。样品标识至少应包含样品编号、采样点位、监测项目、采样时间和采样人等信息。有毒有害、易燃易爆样品，特别是污染源样品应用特别标识（如图案、文字）加以注明。除现场测定项目外，对需要送实验室进行分析的样品，根据不同样品的性状和监测项目，应选择合适的存放容器和样品保存方法，尽量避免样品在保存和运输过程中发生变化。对易燃易爆及有毒有害的应急样品应分类存放，保证安全。

3. 样品运送和交接　对含有易挥发性的物质或高温不稳定物质的样品，应低温保存运输。样品运输前应将样品容器内、外盖（塞）盖（塞）紧。装箱时应安全分隔以防样品破损和倒翻。每个样品箱内应有相应的样品采样记录单或送样清单，应有专门人员运送样品并填写样品交接记录单。对有毒有害、易燃易爆或性状不明的应急监测样品，特别是污染源样品，送样人员在送实验室时应告知接样人员样品的危险性，接样人员同时向实验室人员说明样品的危险性，实验室分析人员在分析时应注意安全。

4. 现场监测　现场监测仪器设备的选用宜以便携式、直读式、多参数的现场监测仪器为主，要求能够通过定性、半定量的监测结果，对污染物进行快速鉴别、筛查及监测。可根据本地实际和全国环境监测站建设标准要求，配置常用的现场监测仪器设备，如检测试纸、快速检测管和便携式检测仪器等快速检测仪器设备。有条件的可使用整合便携式/车载式监测仪器设备的水质车和大气应急监测车等装备。使用后的检测试纸、快速检测管、试剂及废弃物等应按相关要求妥善处置。

5. 分析和预测　根据监测结果，分析突发环境事件变化趋势，并通过专家咨询和讨论，预测并报告时间发展和污染物变化情况，作为突发环境事件应急决策的科学依据。

三、应急监测质量保证和控制

（一）基本原则

应急监测的质量保证和质量控制，应覆盖突发环境事件应急监测全过程，重点关注方案中点位、项目、频次的设定，以及采样及现场监测、样品管理、实验室分析、数据处理和报告编制等关键环节。

（二）采样与现场监测的质量保证及质量控制

采样与现场监测人员应具备相关经验，掌握突发环境事件布点采样技术，熟知采样器具的使用和样品采集、保存、运输条件。若进入危险区域开展采样及现场监测，应经相关部门同意，在保证安全的前提下方可开展工作。采样和现场监测仪器应进行日常的维护、保养，确保仪器设备保持正常状态，仪器离开实验室前应进行必要的检查。应急监测时，允许使用便携式仪器和非标准监测分析方法，但应对其得出的结果或结论予以明确表述。可采用自校准或标准样品测定等方式进行质量控制，用试纸、快速检测管和便携式检测仪器明确表达。用试纸、快速检测管和便携式检测仪器进行定性时，若结果为未检出则可基本排除该污染物；若结果为检出则只能暂时判定为"疑是"，需要再用不同原理的其他方法进行确认。若两种方法得出的结果较为一致，则结果可信，否则需继续核实或采用不同原理的其他方法进行确认。

（三）样品管理的质量保证和质量控制

应保证样品从采集、保存、运输、分析和处置的全过程均有记录，确保样品处在受控状态。样品在采集和运输过程中应防止样品被污染及样品对环境的污染。运输工具应合适，运输中应采取必要的防震、防雨、防尘、防爆等措施，以保证人员和样品的安全。

（四）实验室分析的质量保证和质量控制

实验室分析人员应熟练掌握实验室相关分析仪器的操作使用和质量控制措施。实验室分析仪器应在检定周期或校准有效期内使用，进行日常的维护、保养，确保仪器设备始终保持良好的技术状态。实验室分析的质量保证措施可参照相关监测技术规范执行。

四、医疗救助

在发生突发环境污染事件后，对于事故现场出现的中毒、伤亡人员进行紧急医疗救护，而疏散、妥善安置周围群众也是环境应急的重要工作。

在突发环境污染事件发生后，须及时对现场采取紧急的医疗救助。如果现场出现大面积的伤亡人员，医务人员首先要对现场伤亡人员进行简单的统计及分类。医务人员可根据伤亡人员伤势轻重、受伤类型及可能的预后进行初步分类，并分别在死亡、重伤、中度伤、轻伤人员的手臂上围黑色、红色、黄色和绿色纱布，以便醒目地辨认和进行分类处理。

在事故现场，选取未受到污染的临近区域建立紧急救护站，选择就地治疗。也可以选取附近医疗机构，建立医学救护基地。对于伤亡人员的基本处理原则是抢救危重、防止继发损伤、简单处置、尽快转移。根据伤亡人员具体状况，可分别进行以下处理和处置。

1. 对于生命垂危病人　应以抢救生命为重，如病人出现心跳、呼吸骤停或即将停止，应紧急实施现场心肺复苏术。

2. 处理多发性复合伤病人　对于多发性复合损伤病人，医务人员应对其进行仔细检查，避免错过不易发现的损伤。

3. 紧急抢救中毒病人　对于出现中毒症状的病人，应及时将病人转离事故现场，并立即脱去受污染的衣服；根据毒物化学性质，有选择性地使用清洗液，并对已知毒物可使用特效解毒药。

4. 处理创伤性损伤　对于出现创伤性的病人，应及时进行清创处理；如有骨折、出血，可在现场进行简单固定和止血，然后转至附近有手术条件的医院治疗。

五、应急终止

（一）应急终止的条件

凡符合下列条件之一的，即满足应急终止条件。

1. 事件现场得到控制，事件条件已经消除。

2. 污染源的泄漏或释放已降至规定限值以内。

3. 事件所造成的危害已经被彻底消除，无继发可能。

4. 事件现场的各种专业应急处置行动已无继续的必要。

5. 采取了必要的防护措施以保护公众免受再次危害，并使事件可能引起的中长期影响处于合理且尽量低的水平。

（二）应急终止的程序

1. 现场救援指挥部确认终止时机或由事件责任单位提出，经现场指挥部批准。

2. 现场救援指挥部向所属各专业应急救援队伍下达应急终止命令。

3. 应急状态终止后，相关类别环境事件专业应急指挥部应根据政府有关指示和实际情况，继续进行环境监测和评价工作，直至其他补救措施无须继续进行。

（三）应急终止后的行动

1. 环境应急指挥部指导有关部门及突发环境事件单位查找事件原因，防止类似问题的重复出现。

2. 有关类别环境事件专业主管部门负责撰写特别重大、重大环境事件总结报告，于应急终止后上报。

3. 应急过程评价由生态环境部组织有关专家，会同事发地省级人民政府组织实施。

4. 根据实践经验，有关类别环境事件专业主管部门负责组织对应急预案进行评估，并同时修订环境应急预案。

5. 参加应急行动的部门负责组织、指导环境应急队伍维护、保养应急仪器设备。

第五节　突发环境事件卫生应急典型案例分析

一、案例背景

2005 年 3 月 29 日，京沪高速某路段发生了一起重大交通事故。一辆载有 40t（超载 25t）液氯的槽罐车因车祸导致罐内大量的液氯泄漏。事故最终造成 3 个乡镇 29 人中毒死亡，350 人住院治疗，270 人留院观察。处置中疏散 15 000 余人，约 133.33hm²（公顷）农作物受灾，京沪高速公路受影响路段关闭 20 个小时。江苏省淮安市在接到报警后，迅速调集应急队伍到现场组织监测及救援，经过近 65 个小时的艰苦奋战后，成功处置了这起液氯槽罐泄漏事故。受灾的、受影响的群众在 4 月 3 日已陆续返回家园。

二、应急准备

（一）应急监测接报和启动

2005 年 3 月 29 日 21:35，淮安市消防支队接到公安局"110"指挥中心的通知，被告知京沪高速路发生了车辆交通事故，大量的液化气钢瓶散落地面，疑似有毒气泄漏排放。消防支队 11 辆消防车和 90 名官兵迅速出动，并于 20 分钟后赶到现场。淮安市环境监测中心随后接到通知，立即成立了应急指挥部，下设侦检、搜救、疏散、堵漏、稀释和安检 6 个指挥小组。侦检小组迅速展开了侦查工作。

（二）现场情况

消防支队和调查小组赶到现场之后，发现遍地都是积水和盐酸，空气中也弥漫着刺激性气体，周边的环境已被笼罩在一片毒雾之中。侦检小组查明泄漏来自侧翻的槽罐车，车上无人，确定了泄漏物为氯气，泄漏口为 2 个比较规则的圆形空洞，泄漏量很大。另一辆卡车运载的液化气钢瓶为空瓶，司机已经死亡。事发时为偏南风，风力较小，不利于氯气的扩散，离事故发生点 300m 内氯气浓度高。

（三）环境污染物基本特性

氯气是一种强烈的刺激性气体，易溶于水，主要作用于气管、支气管、细支气管，也作用于肺泡。氯气对于人体的急性毒害作用主要和空气中氯气的浓度有关。低浓度时，可侵犯眼部和上呼吸道，对局部黏膜也有烧灼和刺激作用；高浓度和接触时间过长，可侵入呼吸道深部。氯气吸入后与呼吸道黏膜的水分作用生成次氯酸和氯化氢，从而产生损害作用。因为生物体内不具备将次氯酸再分解为氯化氢和新生态氧的能力。氯化氢可使上呼吸道黏膜水肿、充血和坏死。次氯酸可透过细胞膜，破坏膜的完整性、通透性及肺泡壁气-血屏障、气-液屏障，引起眼、呼吸道黏膜充血、炎性水肿、坏死；高浓度时可致呼吸道深部病变，形成肺水肿，也可引起迷走神经反射性心搏骤停或喉痉挛，出现电击样死亡。

三、应急响应和处置

（一）人员安排

1. 现场监测调查人员　现场监测调查人员身穿防护服、佩戴空气呼吸器，加强个人防护，确保自身安全。主要负责对污染源环境影响进行调查，及时了解污染物的分布状况。工作人员主要携带手持式仪器，根据监测方案在待测点进行监测，同时做好个人防护工作。

2. 安全保障人员　立即清理、疏散高速路两头滞留的驾乘人员，并设立警戒线；使用喷雾水枪对泄漏气体稀释驱散；对进出现场的人员进行严格的记录，强调进出时间，检查个人防护装备。

3. 站内分析人员　分析人员主要对采集样品进行迅速分析。

4. 材料报告人员　报告人员根据上级领导要求向省、市各级环保局上报监测快报，并随时上报特殊地段污染浓度。

5. 后勤保障和通信人员　后勤保障与调动人员负责接班和通信联络，保证事故现场进行不间断采样监测、实验室现场不间断进行测定工作，并随时联络各工作小组负责人，统一协调调度。同时，需要及时调集器材装备、油料、食品、御寒物资等到场，保障供给。

（二）监测布点

1. 空气污染监测布点　监测网点的布设方法按经验法执行，采样点设在整个监测区域的高、中、低3种不同污染物浓度的地方。在受氯气污染敏感点以及300m、600m和1000m处用甲基橙溶液进行吸收采样，测定网点的1小时值。每隔1小时测定1次，持续测定4天。

2. 事故发生点和处理点的监测　使用氯气检测管和PEG35ToxiRAE氯气测定仪对事故发生点的空气进行测定；在指挥部采取措施处理槽罐中剩余氯气时，对工作场所实施24小时监测，每隔1小时监测1次，持续24小时。为指挥部抢险提供数据，保障现场处理人员的安全。

3. 环境空气和室内空气监测　在污染事故的事故源处理结束后，对照空气质量标准对环境进行检测。主要是在转移居民返回家之前，需对居民家中进行室内空气采样检测，分析是否存在有害气体。每家每天检测1次，连续测定2天，超标的处理后进行再次测定，直到满足标准要求。

4. 地表水监测采样布点确定　本次氯气泄漏事故的突出污染问题是对周围乡镇、村的环境空气的影响，从氯气与水反应及产物的性质和氯气与水接触的可能性、时间，以及溶解度来说，水质特别是深层地下饮用水受到污染的可能性较小。为慎重起见，从4月30日起连续4天对事故处理点跃进河上下游、集中式饮用水、农户小型压井地下水进行监测，并对事故处理池中的处理液进行监测，每日1次。

5. 受灾农作物采样布点　事故发生地的东北侧是一片麦田，但这片麦田却被熏成了金黄色，有酸腐气味发出，但是1000m外植物表现为翠绿色。监测人员对受灾农作物小麦和油菜等进行氯化氢、pH的监测，为氯气泄漏这种特定情况下氯气对植物的影响及为善后处理工作提供技术支持。以离事故源10m远的受灾作物作为0号点，向东南扇形按三条线辐射状每100m左右采集一个作物样品，每条辐射线共采7~8个样。选择300株左右的植物为样本，采集时选择离田埂地边2m范围以内的样品。由于监测目的是了解特定情况下氯气对植物的影响，故采样的部位为植株根部以上的部分，而不是植物全部植株。

6. 土壤采样布点 为掌握本次污染事故对农田土壤的影响，对污染区土壤进行监测。共采集41 个土样并对其进行分析。以离事故源 10m 远的受灾作物作为 0 号点，向东南扇形按三条线辐射状每 100m 左右采集一个样品及一些远距离样品。采集样品时，选择离田埂地边 2m 范围以内 0～5cm 的表层土壤。监测目的是了解特定情况下氯气对土壤的影响，故采集的是表层土壤。

（三）监测因子的确定

1. 空气采样监测因子测定 氯气泄漏时以分子形态存在，但其活性极强，遇到空气中的水分后生成次氯酸和氯化氢。因此，确立前期监测以氯气为主，后期同时监测氯气和氯化氢。

2. 水质监测因子测定 监测 pH、氯化物，对事故处理池加测碱度。

3. 植物体监测因子测定 监测植物体中的氯化物、pH 等。

4. 土壤监测因子测定 监测土壤 pH、氯化物。

（四）监测方法

空气中的氯气监测分别采用《固定污染源排气中氯气的测定甲基橙分光光度法》（HJ/T 30—1999）标准、应急检测管法、PEG35ToxiRAE 和 PEG7800RAE 现场测定仪法。氯化氢检测分别采用离子色谱法（见《空气和废气监测分析方法》）和盖斯曼傅里叶红外气体分析仪进行现场分析。评价标准：参考《工业企业设计卫生标准》（TJ 36—79）中居住区大气中有害物质的最高容许浓度。氯气浓度一次性监测值为 $0.1mg/m^3$，日均值为 $0.05mg/m^3$；氯化氢浓度一次性监测值为 $0.05mg/m^3$，日均值为 $0.015mg/m^3$。水质监测采用便携式 pH 计法，《水质 氯化物的测定 采用硝酸银滴定法》（GB 11896—89）标准，碱度测定为酸碱指示剂滴定法。土壤中 pH 测定采用《固体废物 腐蚀性测定 玻璃电极法》（GB/T 15555.12—1995）标准，土壤氯化物测定采用《水质 氯化物测定 采用硝酸银滴定法》（GB 11896—89）标准。

（五）监测结果及处理建议

大气检测结果显示，监测人员赶到现场后，根据风速、风向，使用应急检测管和 PEG35ToxiRAE 测定仪对事故发生地空气中的氯气含量进行测定，确定氯气的污染范围，确定氯气污染的安全距离在 1000m，为事故现场人员疏散提供了安全防护参考。次日采用化学法开展对周围空气中氯气、氯化氢进行检测。用 PEG35ToxiRAE 测定仪、PEG7800RAE 测定仪和实验室甲基橙分光光度法，连续 4 天分别对事故周围空气中的氯气进行测定，空气中氯气的浓度为 $0.3～26mg/m^3$。在氯气泄漏污染地点下风向，氯气监测浓度值随着距离增加而降低，到 1000m 左右浓度降至标准值以下；在污染源清除大概 72 小时后，空气中氯气浓度接近正常值。结果显示，在事故源被处理后（3 月 31 日），空气中氯气的浓度迅速下降，到 4 月 2 日后，氯气浓度已降到 $0.05mg/m^3$ 以下，符合空气质量标准。对于环境空气和室内空气监测，调查结果显示，氯化氢的浓度峰值出现在氯气峰值之后大约 24 小时，在氯气污染消除以后，氯化氢成为影响空气质量的另一重要因子。用离子色谱法和盖斯曼傅里叶红外分析检测发现，氯化氢的浓度大于 $0.3mg/m^3$，空气中氯化氢含量超标，建议指挥部采取的措施是向空气中、农田作物、环境物品，特别是事故发生地附近的村民居室内喷洒碳酸氢钠溶液，通过在空气中喷洒碳酸氢钠溶液，降低了空气中氯化氢含量，监测结果表明，该措施使空气中氯化氢浓度下降 70% 左右。经过 2～3 次碳酸氢钠溶液喷洒，村民居室内氯化氢浓度降低到 $<0.015mg/m^3$，在较短的时间内使空气中的氯化氢降至符合空气质量标准（$<0.015mg/m^3$），保证受灾群众尽早安全返回家园。4 月 3 日，指挥部通知受灾群众可以安全回家。

水质监测结果显示，在跃进河上、下游 200m 范围小河流水质中，pH 由于事故处理池中的处理碱溶液两次渗漏而略有升高；河流中氯化物浓度仍在正常范围内；集中式饮用水、农户小型压井地下水的监测值与正常值基本一致。氯气泄漏事故污染对水体影响基本可以忽略不计。氯气遇水生成次氯酸和盐酸具有一定的消毒杀菌作用，且自然条件下在水中的溶解度较小。可以认为本次氯气污染对地面水、饮用水短期和长期均无影响。为此建议指挥部对一般水体无须采取特殊处理措施。

植物样本监测结果显示，受灾作物的叶片组织已经完全被损害，再生的可能性极小。对离事故源 10～1000m 远的受灾主要作物中氯化物的含量进行检测，受灾作物中氯含量严重超过正常值范围，离事故源越近，作物中的氯含量越高。为避免植物产生氯化氢，造成二次污染，建议事故处理指挥部及时采取切实可行的措施（如将坏死植物迅速铲除或喷洒碳酸氢钠溶液），积极有效地消除氯污染带来的一系列问题。

土壤样本监测结果显示，土壤样品 pH 与土壤正常值基本一致。因此，本次氯气泄漏污染事故对土壤的酸碱度影响不大，土壤中氯化物监测浓度值也在土壤正常值范围内，本次氯气事故不会影响土壤的性质，对土地无须采取任何处理措施，结果见表 7-3。

表 7-3 环境监测结果

监测类别	监测因子	监测点位距事故点距离（m）	监测结果					
			3 月 29 日	3 月 30 日	3 月 31 日	4 月 1 日	4 月 2 日	4 月 3 日
空气环境	氯气（mg/m³）	20	0.7～34	0.8～26	1.2～33	0.18	0.05	<0.03
		300	0.45～5.6	2.1	1.8	0.13	0.033	<0.03
		600	0.36～2.77	0.6	0.6	<0.03	<0.03	<0.03
		1000	0.30～1.96	0.3	0.3	<0.03	<0.03	<0.03
	氯化氢（mg/m³）	300		0.102	0.222	0.496	0.348	<0.003
		600		<0.015	0.281	0.423	0.365	<0.003
		1000		<0.015	0.236	0.267	0.312	<0.003
居民家中空气	氯气（mg/m³）	50～100			0.131	0.063	<0.03	<0.03
						0.042	<0.03	<0.03
	氯化氢（mg/m³）	50～100			0.496	0.34	0.06	<0.003
						0.12	0.05	<0.003
地表及饮用水	pH	200～1000			7.69～8.14			
	氯化物（mg/L）				43.6～57.3			
土壤	pH	10～1000			6.61～7.43			
	氯化物（mg/kg）				271～586			
植物	pH	10～1000			1.68～7.11			
	氯化物（mg/kg）				39.12～947			
	氯化物（% 干重）				2.64～25.8			

（六）卫生救援及治疗

病人立即脱离氯气环境接触，移至空气新鲜处，脱去被污染的衣服和鞋袜，静卧休息。对于出现刺激反应者，严密观察至少 12 小时，并予以对症治疗。如果出现呼吸困难，应选择合适的方法给氧，使动脉血氧分压维持在 8～10kPa，吸入氧浓度不应该超过 60%。发生严重肺水肿或急性呼吸窘迫综合征的病人，要给予鼻面罩持续正压通气或气管切开呼吸末正压通气疗法，呼气末压力宜在 0.5kPa 左右；应用高频喷射通气疗法；应早期、足量、短程使用糖皮质激素，以防治肺水肿。维持呼吸道通畅，可给予雾化吸入、支气管解痉药，去泡沫药可用二甲硅油（二甲基硅油），如有指征应及时实施气管切开术。合理掌握输液量，避免输液量过多、过快等诱发肺水肿。慎用利尿药，一般不用脱水药。中、重度者应积极防治肺部感染，合理使用抗生素。此外，支持和对症治疗也相当重要，如维持血压稳定，纠正酸碱和电解质紊乱；给予高热量、高蛋白、多维生素、易消化的饮食，提高中毒者的抵抗力等。出现眼部有刺激症状时应彻底冲洗，可用弱碱性溶液（如2% 碳酸氢钠溶液）于结膜下注射；皮肤烧伤，按酸烧伤行常规处理；氯痤疮可用 4% 碳酸氢钠软膏或地塞米松软膏涂患处。

四、结　论

1. 本次事故对空气环境、农作物等植物影响最为严重，对地表水、地下水和土壤的影响危害很小，可以忽略不计。

2. 对氯气和氯化氢的及时监测和上报，为整个事故处理措施的选择和实施提供了科学支持。

3. 针对现场实际情况，科学制订了应急预案。根据预案，工作人员客观真实而且快速地监测出本次氯气泄漏污染事故对水、空气、土壤和植物体在不同时间段的污染情况。

4. 过硬的应急监测能力以及先进的应急监测设备为此次应急救援提供了可靠的技术支持。

5. 应急准备、启动和执行迅速且有效，省市环境监测中心及应急指挥部起到了至关重要的作用。

（马继轩　田耀华）

思　考　题

1. 环境应急响应的主要工作内容包括哪些？
2. 常见环境污染事件的类型及特点有哪些？
3. 突发环境污染事件的应急处理流程有哪些？

第 8 章　突发职业性化学中毒卫生应急

学习目标

1. 系统掌握突发职业性化学中毒的基本概念、常见类型；化学中毒事故分级；卫生应急准备、响应和处置的主要内容。

2. 熟悉常用个体防护装置的分型、组成与选用；职业性化学中毒应急预案制订和演练方法。

3. 了解突发职业性化学中毒卫生应急的目的和意义。

情景导入　　　　　　　　　**氨气中毒事件**

1977 年 4 月 29 日 23:00，某化学工业公司化肥厂正在进行夜间生产，值班工人突然发现液氨系统压力骤然下降，厂生产调度室立即根据生产流程寻找事故原因。10 分钟后发现是该厂合成车间外通往液氨仓库的一条直径 89mm 的液氨管道腐蚀而断裂，致使管道内的液氨溢漏。厂总调度室决定关闭该管道两端阀门，切断毒源泄漏。但此时已有 3 吨液氨漏出，氨气波及面积已达 2.4km^2。当时，在车间生产的工人和下班路过的工人被包围在氨气弥漫的范围之中，先后共有 43 人发生急性氨中毒。

本次事故泄漏液氨 3 吨，有 43 人发生急性氨中毒，经抢救无 1 例发生死亡和出现后遗症。事故处置成功的经验：①该厂值班工人能及时发现液氨泄漏处，处理果断，未造成更大量液氨继续泄漏，制止了事故扩大；②立即成立了事故抢救指挥部，指挥部的决策正确，指挥有力；③该厂设有训练有素的气体防护站，事故后几分钟内救护车能赶到现场，将中毒病人及时救离中毒现场，并能进行院前抢救；④医院对急性中毒抢救工作常备不懈，接到事故通知后，即使在夜间，也能立即将有关医务人员召集到医院，制订了正确的抢救方案，抢救工作重点突出，针对毒物特点，预防了病人中毒性肺水肿的发生，效果明显。

思考：

1. 你认为该事故的成功处置在卫生应急中的体现主要有哪些？

2. 如何制订氨气中毒应急预案？

近年来，我国经济的快速发展以及新技术、新材料、新工艺的广泛应用，催生了许多新的职业、工种和劳动方式，劳动者在职业活动过程中接触的职业病危害因素也呈现出复杂多样的特点。随着化学工业的迅速发展，全球登记的化学物总数已超过 2000 万种，其中 6 万～7 万种化学品常用于工农业生产和生活。据 WHO 估算，全球每年严重的中毒事故 10 万～50 万起，特别是以突发化学中毒事故最为常见，且多数都与职业因素有关，是最为常见且危害严重的突发公共卫生事件类型之一。因此，做好突发职业性化学中毒事件的卫生应急处置工作至关重要。本章主要对职业性化学物中毒进行阐述，尤其是对会引起突发事故的职业性化学中毒及卫生应急进行介绍。

第一节　概　　述

一、基本概念

毒物（poison）是指在一定条件下摄入较小剂量即可引起机体暂时或永久性病理改变，甚至危及生命的化学物质。机体过量接触毒物引起代谢障碍或功能紊乱和组织损害的病理状态称为中毒（poisoning）。劳动者在职业活动过程中由于接触毒物而引起机体的功能性或器质性损伤，甚至危及生命的状况称为职业中毒（occupational poisoning）。在职业活动过程中一次或短时间内大量接触毒物而导致的中毒称为急性职业中毒。职业中毒事故具有突发性、群体性和复杂性等特点。

二、目的和意义

突发职业性化学中毒事故事关人民群众的生命健康，与个人和社会的安危息息相关，正逐渐成为社会普遍关注的焦点。如果突发职业性化学中毒事故处理不当，会严重危害人们的身心健康，影响社会的稳定，打破正常的社会秩序。具备突发中毒事件的应对能力和不断提高突发事件的处理能力是提升国家治理能力的内在要求。常见的突发职业性化学中毒事件有设备泄漏和爆炸导致的群体急性化学性中毒、大型生产事故、核电装置泄漏、煤矿瓦斯中毒、瓦斯爆炸和煤尘爆炸等情况。突发职业性化学中毒事件往往是突然发生，甚至事先没有任何征兆，因此，事故发生地的周边人员极易在无有效防护的情形下中毒，在较短时间内即可造成大量人员职业性损伤、中毒甚至死亡，波及范围广，受害人员多，后果严重。此外，引起职业中毒的化学物种类不同而造成机体的损伤情况存在差异，且多数职业中毒尚缺乏有效治疗方法，一旦发生便很难治愈，严重危害劳动者的身心健康。同时，严重的职业中毒事故也可酿成突发公共卫生事件，危及周围居民生命财产安全，导致生态环境破坏，如油气田井喷、化学危险品运输过程的泄漏事故等，造成严重社会影响，甚至国际政治影响。职业中毒事故的突发性、群体性，以及严重的危害性，意味着其救援、处置难度加大，难以用传统的常规方式进行判断和处理。

目前，我国缺乏必要的应急机制，如何有效应对突发化学中毒事件，尚无统一的、标准的应急管理及救援流程与方法。在不少职业中毒事故中，有时由于救援人员缺乏安全意识、未配备必要防护用具而进行盲目施救，造成二次事故发生、伤亡扩大的现象。此外，突发事件引发的媒体和公众关注也不容忽视，如若不及时沟通，将会引发不必要的疑虑和恐慌。这也要求我们除了需要采取特定的应急方案处置危机外，还要积极进行应急沟通，获得公众的理解和配合。

总之，突发职业性化学中毒事故的卫生应急处理目的在于找出突发事件的原因，并通过有效的指挥和管理、资源协调与调动，实现对危机态势的及时和有效控制，最大限度地减少危机事件造成的生命和健康危害，降低死亡率和残疾率，保障公众身心健康与生命安全，维护正常的社会秩序，促进社会经济的顺利发展。因此，突发职业性化学中毒事件的卫生应急处置工作具有巨大的社会意义。

第二节　职业性化学中毒常见类型

所有的化学物质在特定的条件下均可能对机体产生有害作用。不同种类毒物的毒性大小存在差别，各自的毒性作用特点也存在差异，所引起的临床表现自然也就不可能千篇一律。另外，根据毒物暴露剂量和持续时间的不同，可将职业中毒划分为不同类型。当机体一次性暴露于大剂量毒物时，可引起急性中毒；小剂量长时间的暴露，可引起慢性中毒。明确毒物类型、毒理特性，以及中毒途径等，对于尽早实现中毒病人的诊治以及探明职业中毒事故的发生原因至关重要。本节将从职业中毒化学物种类及常见的化学中毒情况两方面进行简要叙述。

一、化学中毒的分类

（一）金属及类金属中毒

金属（metal）主要是指原子结构中最外层电子数较少（一般小于4）的元素组成的单质。在室温下为固态（除汞以外）、熔点、硬度较高，延展性、导电性和传热性好，发生氧化反应或置换反应后可生成相应的金属氧化物、金属化合物。金属可分为以下几类。①轻金属：密度小于$4500kg/m^3$，如铝、镁、钾、钠、锶等。②重金属：密度大于$4500kg/m^3$，如铜、镍、钴、铅、锌、锡、锑、铋、镉、汞等。③贵金属：金、银及铂族金属。④稀有金属：锂、铷、铯等稀有轻金属；钛、锆、钼、钨等稀有难熔金属；镓、铟、锗、铊等稀有分散金属；钪、钇、镧系等稀土金属。⑤放射性金属：镭、钫、钋及锕系元素中的铀、钍等。

类金属（metalloid）是指在元素周期表对角线上的几种元素，其性质介于金属与非金属之间，故也称为准金属、半金属、亚金属或似金属。类金属包括硼、硅、锗、砷、锑、硫、硒、碲等。

金属及类金属在工农业生产、国防建设、科技发展和日常生活中应用广泛。当劳动者从事矿山掘进、开采、冶炼、精炼加工等岗位时，均可能接触到各种金属和（或）类金属。金属及类金属急性职业中毒事故常因意外的化学反应或密闭空间燃烧或焊接所致。

（二）有机溶剂中毒

有机溶剂是指用作溶剂的有机物质的总称，常温常压下呈液态，大多数易挥发、易燃、易爆，应用广泛，使用量大；多数对人体有一定的毒性，但生物蓄积作用不明显。除了经吸入途径外，有机溶剂还可通过污染水、食物等途径造成人群中毒。发生职业中毒的有机溶剂种类复杂，几乎涵盖了所有种类，如苯、甲苯、三氯乙烯、二氯乙烷、溶剂汽油、三氯甲烷、二甲基甲酰胺、四氯化碳、正己烷等。近年来，有机溶剂中毒在突发公共卫生事件中，尤其是在职业性化学中毒中的比例明显增长，已成为一个较为普遍且突出的问题。有机溶剂职业中毒事故在工农业生产中的多数岗位均可发生，常因缺乏对有机溶剂毒性的认识、缺乏相应的防护条件、工作时间过长或作业过程管理不当等所致。

有机溶剂按化学结构特征可分为以下几类。

1. 芳香烃类　苯、甲苯、二甲苯等。

2. 脂肪烃类　戊烷、己烷、辛烷等。

3. 脂环烃类　环己烷、甲基环己烷、环戊烷等。

4. 卤代烃类　三氯甲烷、氯乙烷、氯苯、二氯苯等。

5. 醇类　甲醇、乙醇、异丙醇、异丁醇等。

6. 醚类　乙醚、四氢呋喃等。

7. 酯类　甲酸酯、乙酸酯等。

8. 酮类　丙酮、甲基丁酮、甲基异丁酮、环己酮等。

9. 二醇类　乙二醇、乙二醇单乙醚等。

10. 其他　二硫化碳、乙腈、硝基丙烷、吡啶、二甲基甲酰胺等。

（三）刺激性气体中毒

刺激性气体（irritant gas）是指对眼、皮肤特别是呼吸道黏膜具有刺激作用的一类气体，以及在常态下虽非气体但经蒸发、升华或挥发后形成蒸气或气体的液体或固体物质，是导致以机体呼吸系统结构损伤与急性功能障碍为主要临床表现的一大类化学物。此类气态物质多具腐蚀性，故易腐蚀容器、管道等设备而发生跑、冒、滴、漏等污染作业环境甚至污染现场周围环境，危害范围广，是工业生产中最常见的有害气体。刺激性气体职业中毒事故的发生主要集中在生产、检修、清洗和爆破等岗位，常因不遵守操作规程、密闭空间作业不规范、在缺乏防护措施或防护不当的情况下进行作业所致。

刺激性气体种类较多，常见的有氯及其化合物（氯化氢、光气）、硫的化合物（二氧化硫、三氧化硫）、氮的氧化物（一氧化氮、二氧化氮）、氨、氟化氢等。按其化学成分可分为以下几类。

1. 酸类　硝酸、盐酸、硫酸、铬酸、氯磺酸、甲酸、乙酸、丙酸、丁酸等。

2. 氮的氧化物　一氧化氮、二氧化氮、五氧化二氮等。

3. 氯及其化合物　氯、氯化氢、二氧化氯、光气、双光气、氯化苦、二氯化砜、四氯化硅、三氯氢硅、四氯化钛、三氯化锑、三氯化砷、三氯化磷、三氯氧磷、五氯化磷、三氯化硼等。

4. 硫的化合物　二氧化硫、三氧化硫、硫化氢等。

5. 成碱氢化物　氨。

6. 强氧化剂　臭氧。

7. 酯类　硫酸二甲酯、二异氰酸甲苯酯、甲酸甲酯、氯甲酸甲酯等。

8. 金属化合物　氧化镉、氧化银、羰基镍、五氧化二钒等。

9. 醛类　甲醛、己醛、丙烯醛、三氯乙醛等。

10. 氟代烃类　八氟异丁烯、氟光气、六氟丙烯、氟聚合物的裂解残液气和热解气等。

11. 军用毒气　氮芥气、亚当氏气、路易氏气等。

12. 其他　二硼氢、氯甲基醚、四氯化碳、一甲胺、二甲胺、环氧氯丙烷等。

（四）窒息性气体中毒

窒息性气体（asphyxiating gas）是指经呼吸道吸入后使氧的供给、摄取、运输和利用发生障碍，使全身组织细胞得不到或不能利用氧而导致机体缺氧窒息的一类有害气体。这类气体除了导致职业中毒以外，也常见于生活场所，如家庭室内采用煤炉取暖且通风不良等情形下的中毒。窒息性气体职业中毒事故多发生于密闭空间、地下室或矿井，主要集中在清洗、检修、生产、采矿和挖掘等岗位，常因违章作业、缺乏通风或通风不良、缺乏有效防护或意外事故所致。

常见的窒息性气体有一氧化碳、硫化氢、氢氟酸和甲烷等。按其作用机制可分为以下两类。

1. 单纯窒息性气体　这类气体本身无毒，或毒性很低，或属惰性气体，但当它们在空气中的浓度升高时，可使空气中氧的比例和含量明显降低，继而进入呼吸道、血液和组织细胞中的氧含量也会降低，最终导致机体缺氧、窒息，如二氧化碳、氮、氢、甲烷、乙烷、水蒸气及氦、氖、氩等惰性气体。其中，二氧化碳主要起单纯窒息性气体作用，但当其浓度很高（超过正常浓度的5～7倍）时，可造成中毒性知觉丧失。

2. 化学窒息性气体　这类气体是指机体吸入后能对血液或组织产生特殊的化学作用，使血液运送、释放氧的能力或组织利用氧的能力发生障碍，引起组织细胞缺氧窒息，如一氧化碳、硫化氢、氢氟酸和苯胺等。根据毒性气体作用环节的不同又可将化学窒息性气体分为以下两类。

（1）血液窒息性气体：阻碍血红蛋白与氧的结合或妨碍血红蛋白向组织释放氧，降低血液运输氧的能力，造成组织供氧障碍而窒息的气体，如一氧化碳、一氧化氮、苯的硝基或氨基化合物等气体或气态物。

（2）细胞窒息性气体：主要通过抑制细胞内呼吸酶的活性从而阻碍细胞对氧的摄取和利用，发生细胞内窒息的气体，如硫化氢、氢氟酸等。

（五）高分子化合物中毒

高分子化合物（high molecular compound）是指分子量高达几千至几百万，化学组成简单，由一种或几种单体（monomer）经聚合或缩聚而成的化合物，故又称聚合物（polymer）。聚合是指许多单体连接起来形成高分子化合物的过程，此过程中不析出任何副产品，如许多单体乙烯分子聚合形成聚乙烯；缩聚是指单体间首先缩合析出一分子的水、氨、氯化氢或醇以后，再聚合为高分子化合物的过程，如苯酚与甲醛缩聚形成酚醛树脂。高分子化合物应用广泛，涉及工业、农业、化工、建筑、通信、国防、医学领域，以及日常生活用品等方面。

高分子化合物本身作为成品是无毒的或者毒性很低，它的毒性主要取决于所含游离单体的数量以及所需助剂的品种。例如，脲醛树脂（电玉粉）对皮肤的刺激作用较酚醛树脂（电木粉）为强，因为前者所含游离单体（甲醛）较后者为多；大多数添加剂，如增塑剂、稳定剂和颜料等与聚合物的高分子仅是机械结合，故这类化合物和残留的游离单体就很容易从聚合物内部逐步移行至表面，从而易与人体接触，或污染空气、水和食品等，对人体健康产生一定的危害。因此，高分子化合物职业中毒事故在其生产过程中的每个阶段均可发生，常因作业场所密闭或通风不良、作业者未穿防护服或未佩戴防毒面罩等所致。

常见的高分子化合物有塑料、合成纤维、合成橡胶、涂料和粘胶等。按其来源不同可分为以下两类。

1. 天然高分子化合物　蛋白质、核酸、纤维素、羊毛、棉、丝、天然橡胶、淀粉等。

2. 合成高分子化合物　合成橡胶、合成纤维、合成树脂等。通常所说的高分子化合物主要指合成高分子化合物。按骨架和主链成分的不同，又可将其分为以下两类。

（1）有机高分子化合物：骨架以碳为主，间有氧（如聚酯）或氮（如尼龙）等。

（2）无机高分子化合物：骨架是以除碳以外的其他元素为主，如聚硅烷骨架全部由硅构成。

（六）苯的氨基和硝基化合物中毒

苯的氨基和硝基化合物是指苯或其同系物（如甲苯、二甲苯、酚）苯环上的氢原子被一个或几个氨基（—NH_2）或硝基（—NO_2）取代后形成的芳香族氨基或硝基化合物。其广泛应用于制药、染料、油漆、印刷、橡胶、炸药、香料、油墨等生产工艺过程中。苯的氨基和硝基化合物职业中毒事故可因车间生产环境通风不良、设备维修不及时导致"跑、冒、滴、漏"现象发生，以及未佩戴或防护用具佩戴不当或误食被污染的食物所致。

常见苯的氨基和硝基化合物有苯胺、苯二胺、硝基苯、三硝基甲苯（TNT）和硝基氯苯等。

（七）农药中毒

农药（pesticides）是指用于防止、控制或消灭一切虫害的化学物质或化合物。《中华人民共和国农药管理条例》中明确规定，农药是用于预防、消灭或者控制危害农业、林业的病、虫、草和其他有害生物，以及有目的地调节植物、昆虫生长的化学合成物或者来源于生物、其他天然物质的一种或者几种物质的混合物及其制剂。农药易于获得，接触广泛，既有大量从事生产、运输、保存、使用的职业接触人群，也有通过污染的产品、水体、土壤等环境接触的社会人群。农药职业中毒事故常因违章作业或意外事故而使生产废气或含高浓度农药的燃料气泄漏于工作场所，或在农药储存、搬运和供销等环节因违规操作造成农药泄漏，或在缺乏有效防护的情况下配制和喷洒农药所致。

农药分类方法较多，可按化学结构分为无机化学农药和有机化学农药；按成分分为原药和制剂；按照对靶生物的作用方式分为触杀剂、胃毒剂、熏蒸剂、内吸杀虫剂等。根据农药的使用用途不同，将其分为以下几类。

1. 杀虫剂　杀螨剂、有机磷酸酯类杀虫剂［如敌敌畏、美曲磷脂（敌百虫）、乐果、氧乐果、马拉硫磷、二嗪磷、内吸磷、对硫磷、甲拌磷、乙硫磷、治螟磷、毒死蜱、苯硫磷、辛硫磷、特普等］、氨基甲酸酯类杀虫剂（如呋喃丹、涕灭威、灭多威、拉维因等）、拟除虫菊酯类杀虫剂（如溴氰菊酯、醚菊酯、氯氰菊酯、甲氰菊酯、氟氰菊酯、氟丙菊酯、氯氟氰菊酯等）、沙蚕毒素类杀虫剂、有机氯类杀虫剂等。

2. 杀鼠剂　中枢神经系统兴奋类杀鼠剂（如毒鼠强、毒鼠灵、毒鼠硅等）、有机氟类杀鼠剂（如氟乙酰胺、氟乙酸钠等）、有机磷酸酯类杀鼠剂（如毒鼠磷、溴代毒鼠磷、除鼠磷等）、抗凝血类杀鼠剂（如杀鼠灵、杀鼠醚、敌鼠、克鼠灵等）、熏蒸性杀鼠剂（如氯化苦、溴甲烷、磷化锌等）、干扰代谢类杀鼠剂（灭鼠优）、植物类杀鼠剂（如毒鼠碱）等。

3. 杀菌剂　多菌灵、代森锰锌、井冈霉素等。

4. 除草剂　草甘膦、百草枯、莠去津、烯禾啶、敌稗等。

5. 植物生长调节剂　芸苔素内酯、多效唑、赤霉素等。

此外还有生物化学农药、微生物农药、植物源农药、转基因生物、天敌生物等特殊农药。

除了上述的职业性化学中毒分类外，我国于 2013 年颁布的《职业病分类和目录》中，将职业病分为 10 类共 132 种，其中第 5 类职业性化学中毒中列出了 60 种职业中毒种类，见表 8-1。

表 8-1 职业中毒种类

序号	化学物质	序号	化学物质	序号	化学物质
1	铅及其化合物（不包括四乙基铅）	21	硫化氢	41	苯的氨基及硝基化合物（不包括三硝基甲苯）
2	汞及其化合物	22	磷化氢、磷化锌、磷化铝	42	三硝基甲苯
3	锰及其化合物	23	氟及其无机化合物	43	甲醇
4	镉及其化合物	24	氰及腈类化合物	44	酚
5	铍	25	四乙基铅	45	五氯酚（钠）
6	铊及其化合物	26	有机锡	46	甲醛
7	钡及其化合物	27	羰基镍	47	硫酸二甲酯
8	钒及其化合物	28	苯	48	丙烯酰胺
9	磷及其化合物	29	甲苯	49	二甲基甲酰胺
10	砷及其化合物	30	二甲苯	50	有机磷
11	铀及其化合物	31	正己烷	51	氨基甲酸酯类
12	砷化氢	32	汽油	52	杀虫脒
13	氯气	33	一甲胺	53	溴甲烷
14	二氧化硫	34	有机氟聚合物单体及其热裂解物	54	拟除虫菊酯类
15	光气	35	二氯乙烷	55	铟及其化合物
16	氨中毒	36	四氯化碳	56	溴丙烷
17	偏二甲基肼	37	氯乙烯	57	碘甲烷
18	氮氧化合物	38	三氯乙烯	58	氯乙酸
19	一氧化碳	39	氯丙烯	59	环氧乙烷
20	二硫化碳	40	氯丁二烯	60	上述条目未提及的与职业有害因素接触之间存在直接因果关系的其他化学物质

二、常见的化学中毒情况

（一）铅中毒

铅（lead，Pb）在自然界中主要以硫化铅及氧化铅的形式存在，经开采加工后成为金属铅，可广泛用于蓄电池制作、金属冶炼、化工制造、印刷等工业生产中，是国民经济不可或缺的重要金属之一。但是，其危害性亦不容忽视。职业性铅中毒是指铅及其化合物的蒸气、烟或粉尘通过呼吸道侵入机体导致的包括神经系统、血液系统、消化系统、泌尿系统及生殖系统等在内的全身多系统损害，也可见于由消化道吸收而中毒的情形，但意义不大。铅中毒事故可因铅矿的开采冶炼或熔铅作业等过程中未进行有效防护所致，多发生于长期接触铅及其化合物的作业工人。此外，铅作为一种广泛存在的工业污染物也造成了大范围的环境污染和重大公共卫生问题。除了职业性接触外，普通民众特别是年幼儿童容易受环境来源的铅影响而发生中毒。

1. 理化特性 Pb 为灰白色、富有光泽的重金属，原子量为 207.2，位于第六周期 ⅣA 族，密度高（11.3g/cm³），熔点为327℃，沸点为1740℃，温度超过400℃时可转变成铅蒸气，在空气中易氧化而失去光泽。离子半径相对较大（1.2Å），电负性高（1.8），易与蛋白质相互作用。不溶于水。

2. 毒性特点　主要通过呼吸道进入体内，吸收速度快，吸收量大。此外，铅也可经消化道摄入，大部分不能经完整的皮肤吸收（四乙基铅可经皮肤、黏膜吸收）。进入体内后，血液中90%以上的铅与红细胞结合，其余存于血浆中。血浆中的铅一部分是以磷酸氢铅（$PbHPO_4$）和甘油磷酸铅为主的可溶性铅，另一部分是血浆蛋白结合铅。铅可在体内蓄积，90%～95%的铅储存于骨骼内，为储存铅，无生物活性。除骨组织外，脑、肝、脾、肾、肌肉等器官中也有较多的铅分布，和血铅一样为可转运性铅，具有生物活性。骨铅与血液和软组织中的铅保持着动态平衡。吸收的铅主要经肾随尿排出，少部分通过粪便、唾液、汗液、乳汁等形式排出体外。乳汁内的铅可影响婴儿，骨骼中的铅也可在孕妇妊娠期释放入血而影响到发育中的胎儿。

3. 中毒途径　铅的职业性中毒可见于铅矿的开采冶炼、蓄电池的制造维修、化工行业、印刷行业、橡胶工业、塑料工业、玻璃工业和农药工业等含铅作业的生产过程中。其主要以蒸气、烟尘及粉尘的形式经呼吸道侵入机体。食入性铅中毒主要来自铅作业场所的进食、饮水。

4. 临床表现

（1）急性中毒：短时间内暴露于高浓度铅所致，多见于服用大剂量的铅化合物的情形，工业生产中少见。主要表现为恶心、呕吐、食欲缺乏、腹胀、腹绞痛、便秘等消化系统症状，以及疲劳、溶血性贫血和神经功能的改变，严重者可出现中毒性脑病。

（2）慢性中毒：职业性铅中毒比较常见的是慢性中毒。临床上常表现为神经、血液、消化、泌尿、生殖等多系统综合症状。公共卫生应急中较少涉及。

5. 诊断原则　急性中毒无特定的标准，可以参见《职业性慢性铅中毒的诊断》（GBZ 37—2015）。根据确切的铅职业接触史，以神经、消化、造血系统损害为主的临床表现和有关实验室检查结果为主要依据，结合现场职业卫生学调查资料进行综合分析，排除其他原因引起的类似疾病后，方可诊断。

（1）轻度中毒

1）血铅≥2.9μmol/L（600μg/L），或尿铅≥0.58μmol/L（120μg/L），且具有下列一项表现者，可诊断为轻度中毒：①红细胞锌原卟啉（ZPP）≥2.91μmol/L（13.0μg/g Hb）；②尿δ-氨基-γ-酮戊酸≥61.0μmol/L（8000μg/L）；③有腹部隐痛、腹胀、便秘等症状。

2）络合剂驱排后尿铅≥3.86μmol/L（800μg/L）或≥4.82μmol/24h（1000μg/24h）者，可诊断为轻度铅中毒。

（2）中度中毒：在轻度中毒的基础上，具有下列一项表现者，①腹绞痛；②贫血；③轻度中毒性周围神经病。

（3）重度中毒：在中度中毒的基础上，具有下列一项表现者，①铅麻痹；②中毒性脑病。

6. 处理原则

（1）治疗原则：中毒病人宜根据具体情况，使用金属络合剂驱铅治疗，如依地酸钙钠、二巯丁二钠（二巯丁二酸钠）等注射或二巯丁二酸口服，辅以对症治疗。

（2）其他处理：如需劳动能力鉴定，按《劳动能力鉴定　职工工伤与职业病致残等级》（GB/T 16180—2014）处理。

（二）汞中毒

汞（mercury，Hg）俗称水银，广泛存在于空气、水、土壤等自然环境中，理论上所有人都在某种程度上与汞接触。世界卫生组织认为，汞是属于重大公共卫生关切的十大化学物质之一。汞广泛用于温度计、日光灯、仪器仪表等的制造及贵重金属的提炼，作业过程中短期内吸入高浓度汞蒸气或摄入可溶性汞盐均可致急性汞中毒事件的发生，多为在密闭空间内工作或意外事故造成。例如，2010年某兵工厂发生一起因子弹底火报废而引起的急性汞中毒事件，导致3人严重汞中毒，其余12人都有不同症状。又如，2016年5月某小学发生一起群体性儿童急性汞中毒事件。此外，汞中毒事件也可为涂抹汞化合物制成的油膏经皮肤吸收所致。

1. 理化特性　汞是唯一的液态金属，呈银白色，原子量为200.59，液态汞比重为13.6，蒸气相对密度为6.9，熔点为-38.9℃，常温下即可蒸发，沸点为356.6℃。表面张力大，溅落地面后即形成许多小汞珠，且可被粗糙的桌面、泥土、地面缝隙、衣物等吸附，增加蒸发的表面积。不溶于水及有机溶剂，液体汞易溶于硝酸、热浓硫酸和类脂质。可与金、银等重金属生成汞合金（汞齐）。

2. 毒性特点　金属汞主要以蒸气形式经呼吸道进入体内。人体吸入浓度为$1.2\sim8.5mg/m^3$的汞蒸气可致急性中毒。由于汞蒸气具有高脂溶性，可迅速弥散，透过肺泡壁被吸收，吸收率可达85%。完整皮肤基本上不吸收汞，消化道对金属汞的吸收也甚微（汞盐及有机汞除外）。汞在全身分布广泛，最初分布于红细胞及血浆中，之后到达全身很多组织。最初集中在肝，随后转移至肾，以近曲小管上皮组织内含量最多。汞在体内可诱发生成金属硫蛋白，这是一种低分子富含巯基的蛋白质，主要蓄积在肾，对汞在体内的解毒和蓄积以及保护肾起一定的作用。汞易透过血脑屏障和胎盘，并可经乳汁分泌而影响胎儿发育。汞主要经尿排出，少量随粪便、呼出气、唾液、汗液、毛发等排出。汞在人体内的半衰期（$T_{1/2}$）约为60天。汞毒性作用的确切机制尚不完全清除，有待进一步研究。汞与巯基结合可在一定程度上解释汞毒性作用的特点。汞在体内被氧化为二价汞离子后，与蛋白质的巯基具有特殊亲和力。由于巯基是细胞代谢过程中许多重要酶的活性部分，当与汞结合后其活性将受到干扰，如汞离子与谷胱甘肽结合后形成不可逆复合物而损害其抗氧化功能；与细胞膜表面上酶的巯基结合，可改变酶的结构和功能。

3. 中毒途径　汞的职业中毒可见于汞矿的开采与冶炼；电工器材、仪器仪表制造和维修；工业用途，如化工生产烧碱和氯气用汞做阴极电解食盐；生产含汞药物及试剂；汞齐的生产及应用；军工生产用雷酸盐（雷汞）制造雷管做起爆剂；在原子能工业中，用汞做钚反应堆冷却剂等情形。

4. 临床表现

（1）急性中毒：由短时间内吸入高浓度汞蒸气（$>1mg/m^3$）或摄入可溶性汞盐所引起，多见于密闭空间作业或意外事故等情形。起病急骤，表现为头痛、头晕、乏力、全身酸痛、寒战、发热（38～39℃）等神经系统及全身症状；其他尚有口腔-牙龈炎、汞毒性皮炎、间质性肺炎、急性胃肠炎，以及蛋白尿、红细胞尿、肾衰竭等肾功能损害。

（2）慢性中毒：较常见，典型表现为易兴奋症、震颤和口腔炎。神经系统早期可出现头晕、乏力、健忘、失眠、多梦等类神经症及易兴奋症、震颤（逐渐由休息时的微细震颤发展为意向性粗大震颤），可伴有头部震颤和运动失调，少数出现周围神经炎；后期可出现幻觉和痴呆。龈缘可见蓝黑色汞线。此外尚有胃肠功能紊乱、免疫功能障碍、生殖功能异常及肾损害等。

5. 诊断原则　参见《职业性汞中毒诊断标准》（GBZ 89—2007）。根据接触金属汞的职业史、出现相应的临床表现及实验室检查结果，参考职业卫生学调查资料进行综合分析，排除其他病因所致类似疾病后，方可诊断。

（1）急性中毒

1）轻度中毒：短期内接触大量汞蒸气，尿汞增高，出现发热、头晕、头痛、震颤等全身症状，并具有下列一项者。①口腔-牙龈炎和（或）胃肠炎；②急性支气管炎。

2）中度中毒：在轻度中毒基础上，具有下列一项者，①间质性肺炎；②明显蛋白尿。

3）重度中毒：在中度中毒基础上，具有下列一项者，①急性肾衰竭；②急性中度或重度中毒性脑病。

（2）慢性中毒

1）轻度中毒：长期密切接触汞后，具有下列任何三项者。①神经衰弱综合征；②口腔-牙龈炎；③手指震颤，可伴有舌、眼睑震颤；④近端肾小管功能障碍，如尿低分子蛋白含量增高、尿汞增高。

2）中度中毒：在轻度中毒基础上，具有下列一项者。①性格情绪改变；②上肢粗大震颤；③明显肾损害。

3）重度中毒：慢性中毒性脑病。

6. 处理原则

（1）治疗原则

1）急性中毒：①迅速脱离现场，脱去污染衣服，静卧，保暖；②驱汞治疗：用二巯丙磺钠或二巯丁二钠治疗；③对症处理与内科相同。

2）慢性中毒：①驱汞治疗：用二巯丙磺钠或二巯丁二钠、二巯丁二酸治疗；②对症处理与内科相同。

（2）其他处理

1）观察对象应加强医学监护，可进行药物驱汞。

2）急性和慢性轻度汞中毒者，治愈后可从事正常工作。

3）急性和慢性中度及重度汞中毒者，治疗后不宜再从事接触汞及其他有害物质的作业。

（三）苯中毒

苯（benzene）广泛应用于工农业生产中，如作为苯酚、农药、塑料等的合成原料；作为溶剂、萃取剂和稀释剂；作为燃料等。急性苯中毒是指短时间内吸入大剂量的苯蒸气或口服含苯的有机溶剂所引起的以中枢神经系统抑制为主要临床表现的疾病，可出现全身性危重症状，严重者数分钟内即可死亡；长期接触低浓度的苯可引起慢性苯中毒，偶尔也见于有意服用或误服而中毒的情形，主要影响骨髓造血功能。

过往我国苯中毒问题较突出，在急性、慢性职业中毒中均居前列。从事箱包加工、制鞋、印刷等行业的作业工人，因慢性苯中毒而患再生障碍性贫血甚至死亡的案例屡有报道。例如，2002年河北省某地苯中毒事件，导致 6 名生产加工人员相继死亡。又如，2005 年吉林省某公司双苯厂一车间发生爆炸，不仅造成了 5 人死亡、1 人失踪，以及近 70 人受伤，还导致约 100t 苯类物质（苯、硝基苯等）流入松花江，造成了严重的环境污染，使沿江数百万居民的生活受到影响。再如，2019 年江苏某地发生"3·21"化工企业特大爆炸事故，调查显示，该事故与以苯为原料的生产过程中产生的硝化废料自燃爆炸有关，共造成 78 人死亡、76 人重伤、640 人住院治疗，直接经济损失 19.86 亿元。

1. 理化特性　苯是最简单的芳香族有机化合物，具有致癌性，分子式 C_6H_6，常温下为无色透明、带特殊芳香刺激性气味的液体。分子量为 78.11，熔点为 5.51℃，沸点为 80.1℃，极易挥发，蒸气比重为 2.77。燃点为 562.22℃，蒸气与空气混合物爆炸极限为 1.4%～8.0%，易燃。微溶于水，能与乙醇、氯仿、乙醚、丙酮、二硫化碳、四氯化碳、冰醋酸、丙酮、油等有机溶剂互溶。

2. 毒性特点　苯属于中等毒性。其主要以蒸气形式由呼吸道进入人体，开始吸入量可高达70%～80%，而后随着血苯增加而吸收量逐渐减少到 20% 左右。苯口服后在消化道中吸收完全，但实际意义不大。皮肤吸收很少。各组织器官中苯的含量与其脂肪量相关，骨髓中含量最多。进入机体的苯，40%～60% 以原形由呼气排出，一部分以原形储存于体内组织，其余的经肝代谢后由肾排出。主要在肝内代谢，大部分氧化为酚类，极少量以酚或酮等形式经肾排出。急性毒性作用主要是抑制中枢神经系统，表现为中枢神经麻醉。高浓度苯蒸气对眼、呼吸道黏膜和皮肤有一定的刺激作用。液态苯直接吸入后可引起肺水肿和出血。慢性毒性作用影响骨髓造血功能，表现为骨髓毒性和致白血病作用。

3. 中毒途径　苯的职业中毒可见于接触与苯有关的生产作业中，绝大多数接触苯及其同系物甲苯和二甲苯，属混苯作业。如从事制鞋、箱包、家具、玩具、化工、喷漆等工作；制造含苯环的药物、农药、合成橡胶、塑料、染料、合成纤维、炸药等；作为溶剂、萃取剂和稀释剂用于制造油漆、树脂、印刷、人造革、粘胶；分馏焦炉气煤焦油及石油的裂化重整；作为燃料等。

4. 临床表现

（1）急性中毒：由短时间内吸入大量苯蒸气或口服多量液态苯后引起。主要表现为中毒性麻痹，其过程与酒醉或手术时的全身麻醉相似，伴有黏膜刺激症状。轻者出现头晕、头痛、恶心、呕吐，以及兴奋、欣快感、走路不稳等表现。进一步发展为意识模糊加重，进入浅昏迷状态，呼之不应，再继续吸入高浓度的苯则进入深昏迷。严重者出现昏迷、抽搐、呼吸和循环衰竭，甚至死亡。急性中毒时尿酚和血苯可增高。常有肝、肾损害及心电图异常。

（2）慢性中毒：由长期接触低浓度苯而引起。其中毒症状是逐步发生的，可因工作环境、个体健康状况，以及对毒物的敏感性不同而有所差异，与性别、年龄等因素也有一定的关系。早期常表现为非特异性神经衰弱综合征，如头晕、头痛、失眠、多梦、乏力、记忆力减退等，或伴有心动过速或过缓等自主神经系统功能紊乱表现。造血系统损害是慢性苯中毒的特征。轻度中毒者可无明显自觉症状，而血常规检查异常。最早和最常见的血常规异常表现为外周血白细胞计数持续性减少，主要是中性粒细胞减少。有些病例的白细胞中出现毒性颗粒或空泡等。随着病情进一步发展，病人血小板计数也减少并出现出血倾向，表现为牙龈出血、鼻出血、皮下出血点或紫癜。严重中毒者可发生再生障碍性贫血，因感染而反复发热，少数可转化为白血病。苯引起的白血病多在长期高浓度接触后发生，其中以急性粒细胞白血病为主。

5. 诊断原则　参见《职业性苯中毒诊断标准》（GBZ 68—2022）。

（1）急性苯中毒：根据短期内吸入大量苯蒸气的职业接触史，出现以意识障碍为主的临床表现，结合现场职业卫生学调查，参考实验室检测指标，进行综合分析，并排除其他疾病引起的中枢神经系统等损害，方可诊断。

1）轻度中毒：短期内吸入大量苯蒸气后出现头晕、头痛、恶心、呕吐、黏膜刺激症状，伴有轻度意识障碍。

2）重度中毒：短期内吸入大量苯蒸气后出现下列临床表现之一者，①中、重度意识障碍；②呼吸、循环衰竭；③猝死。

（2）慢性苯中毒：根据3个月及以上密切接触苯的职业史，出现以造血系统损害为主的临床表现，结合现场职业卫生学调查，参考实验室检测指标，进行综合分析，并排除其他病因引起的血常规、骨髓象等改变，方可诊断。

1）轻度中毒：有3个月及以上密切接触苯的职业史，可伴有头晕、头痛、乏力、失眠、记忆力减退、反复感染等临床表现。在3个月内每2周复查一次外周血细胞分析，并具备下列条件之一者：①白细胞计数4次及以上低于3.5×10^9/L；②中性粒细胞计数4次及以上低于1.8×10^9/L；③血小板计数4次及以上低于80×10^9/L。

2）中度中毒：多有慢性轻度中毒症状，可伴有反复感染和（或）出血的临床表现，并具备下列条件之一者。①白细胞计数低于3.5×10^9/L或中性粒细胞计数低于1.8×10^9/L，伴血小板计数低于80×10^9/L；②白细胞计数低于2.5×10^9/L或中性粒细胞计数低于1.3×10^9/L；③血小板计数低于60×10^9/L。

3）重度中毒：多有慢性中度中毒症状，并具备下列条件之一者。①全血细胞减少症；②再生障碍性贫血；③骨髓增生异常综合征。

6. 处理原则

（1）急性中毒：迅速将中毒病人转移至空气新鲜处，立即脱掉被污染的衣物，清洗被污染皮肤黏膜，注意保暖，保持呼吸道通畅，监测生命体征。急救原则与内科急症相同。慎用β-肾上腺素能药物。病人病情恢复后，轻度中毒者可恢复原工作，重度中毒者原则上应脱离苯作业岗位。

（2）慢性中毒：治疗原则与血液系统疾病中造血系统损害相同。经确诊患病的员工应脱离苯作业岗位。

（四）氯气中毒

氯气（chlorine，Cl_2）作为一种基本化工原料，广泛用于印染、纺织、制药、造纸、橡胶、塑料等化工生产的氯化工序，也用于如四氯化碳、漂白粉等含氯化合物的制造以及泳池、饮用水消毒等。急性氯气中毒多由意外事故所致，因氯气易扩散，一旦大量泄漏容易造成群体性中毒事件的发生，可见于液氯罐车爆罐、破阀、倾覆，或工厂的产氯、用氯管道破裂，亦可见于废品收购站违章切割废旧氯气罐等情况。

我国氯气中毒事件层出叠见，是不容忽视的急性职业中毒事故之一。例如，2004年重庆"4·16"三氯化氮爆炸氯气外泄事故，造成9人死亡、3人受伤，15万群众疏散，直接经济损失277万元。又如，2008年云南昆明"9·17"氯气中毒事故，由于工人操作不当致使液氯泄漏并气化扩散，共造成71名施工人员不同程度中毒。再如，2017年河北沧州"5·13"氯气中毒事故，造成2人死亡、25人入院治疗。

1. 理化特性 氯气为黄绿色、具有异臭和强烈刺激性的剧毒气体。易压缩，在高压下可液化为琥珀色的液体。分子量70.91，相对密度2.488，熔点-101℃，沸点-34.6℃。易溶于水、碱性溶液，以及二硫化碳和四氯化碳等有机溶液。氯气遇水生成次氯酸和盐酸，次氯酸再分解为氯化氢和新生态氧。氯气在高热条件下可与一氧化碳发生作用，生成毒性更大的光气。氯气可助燃，在日光下与易燃气体混合时会发生燃烧爆炸。

2. 毒性特点 氯气吸入后主要作用于气管、支气管、细支气管，也可作用于肺泡，导致相应的病变。氯气对人体的急性毒性与其在空气中的浓度有关。氯气的嗅阈和刺激阈在$0.06\sim5.80mg/m^3$范围内。低浓度（如$1.5\sim90.0mg/m^3$）时仅侵犯眼和上呼吸道，表现为烧灼和刺激作用。高浓度或接触时间过长（如$120\sim180mg/m^3$，$30\sim60$分钟），可侵入呼吸道深部，引起中毒性肺炎、肺水肿。吸入高达$3000mg/m^3$的氯气时，可引起迷走神经反射性心搏骤停或喉痉挛，出现电击样死亡，一般滤过性防毒面具也不具有保护作用。氯气的损害作用主要由氯化氢和次氯酸所致，损伤程度因吸入浓度的不同而异。氯化氢可使上呼吸道黏膜水肿、充血和坏死；次氯酸可引起眼、呼吸道黏膜充血、炎性水肿、坏死，高浓度接触时可致肺水肿形成。此外，次氯酸还可与半胱氨酸的巯基起反应，抑制多种酶活性。

3. 中毒途径 氯气职业中毒事故可见于产氯、用氯的设备及容器被腐蚀或作业者不遵守操作规程而发生"跑、冒、滴、漏"等情形；储氯钢瓶因缺乏维护、年久失修，以及保管、运输不当而发生破损，引起泄漏或爆炸事故。

4. 临床表现

（1）急性中毒：常见于突发事故。起病及病情变化较迅速，几乎无潜伏期，可立即出现眼和上呼吸道刺激反应，如畏光、流泪、咽痛及呛咳等。主要为呼吸系统损害的表现，可发生咽喉炎、支气管炎、肺炎或肺水肿，肺部可无明显阳性体征或有干、湿啰音，胸部X线可见相应的病理改变。严重者出现急性呼吸窘迫综合征；吸入极高浓度氯气时可引起声门痉挛或水肿、支气管痉挛或反射性呼吸中枢抑制而迅速窒息死亡或心搏骤停所致猝死。此外，接触液氯或高浓度氯气时还可导致急性皮炎或皮肤及眼的烧伤。

（2）慢性中毒：见于长期接触低浓度氯气，引起上呼吸道、结膜及皮肤刺激症状。此外，病人可有乏力、头晕等神经衰弱症状和胃肠功能紊乱表现，皮肤可发生痤疮样皮疹和疱疹，亦可引起牙齿酸蚀症。

5. 诊断原则 参见《职业性急性氯气中毒诊断标准》（GBZ 65—2002）。根据短期内吸入较大量氯后迅速发病，结合临床症状、体征、胸部X线表现，参考现场劳动卫生学调查结果综合分析，排除其他原因引起的呼吸系统疾病，方可诊断。

（1）刺激反应：出现一过性眼和上呼吸道黏膜刺激症状，肺部无阳性体征或偶有散在性干啰音，胸部 X 线无异常表现。

（2）轻度中毒：临床表现符合急性气管支气管炎或支气管周围炎，如出现呛咳、少量痰、胸闷；两肺有散在性干、湿啰音或哮鸣音；胸部 X 线表现可无异常或可见下肺野有肺纹理增多、增粗、延伸、边缘模糊。

（3）中度中毒：凡临床表现符合下列诊断之一者。

1）急性化学性支气管肺炎：如有呛咳、咳痰、气急、胸闷等，可伴有轻度发绀；两肺有干、湿啰音；胸部 X 线表现常见两肺下部内带沿肺纹理分布呈不规则点状或小斑片状边界模糊、部分密集或相互融合的致密阴影。

2）局限性肺泡性肺水肿：除上述症状、体征外，胸部 X 线常显示单个或多个局限性轮廓清楚、密度较高的片状阴影。

3）间质性肺水肿：如胸闷、气急较明显，肺部呼吸音略减低外，可无明显啰音；胸部 X 线表现肺纹理增多模糊，肺门阴影增宽边界不清，两肺散在点状阴影和网状阴影，肺野透亮度减低，常可见水平裂增厚，有时可见支气管袖口征及克氏 B 线。

4）哮喘样发作：症状以哮喘为主，呼气尤为困难，有发绀、胸闷；两肺弥漫性哮鸣音；胸部 X 线可无异常发现。

（4）重度中毒：符合下列表现之一者。

1）弥漫性肺泡性肺水肿或中央性肺水肿。

2）急性呼吸窘迫综合征（ARDS）。

3）严重窒息。

4）出现气胸、纵隔气肿等严重并发症。

6. 处理原则

（1）治疗原则

1）现场处理：立即脱离接触，保持安静及保暖。出现刺激反应者，严密观察至少 12 小时，并予以对症处理。吸入量较多者应卧床休息，以免活动后病情加重，并应用喷雾剂、吸氧；必要时静脉注射糖皮质激素，有利于控制病情进展。

2）合理氧疗：可选择适当方法给氧，吸入氧浓度不应超过 60%，使动脉血氧分压维持在 8～10kPa。如发生严重肺水肿或急性呼吸窘迫综合征，给予鼻面罩持续正压通气（CPAP）或气管切开呼气末正压通气（PEEP）疗法，呼气末压力宜在 0.5kPa（5cmH₂O）左右。

3）应用糖皮质激素：应早期、足量、短程使用，并预防发生不良反应。

4）维持呼吸道通畅：可给予雾化吸入、应用支气管解痉药，消泡沫药可用二甲硅油（消泡净）；如有指征，应及时施行气管切开术。

5）预防发生继发性感染。

6）支持疗法：维持血压稳定，合理输液及应用利尿药；纠正酸碱和电解质紊乱；良好的护理及营养支持等。

（2）其他处理

1）治愈标准：由急性中毒所引起的症状、体征、胸部 X 线异常等基本恢复，病人健康状况达到中毒前水平。

2）中毒病人治愈后，可恢复原工作。

3）中毒后如常有哮喘样发作，应调离刺激性气体作业工作。

（五）硫化氢中毒

硫化氢（hydrogen sulfide，H₂S）一般不直接用于工业生产，常是生产过程中产生的废气，是一种具有刺激性的窒息性气体。急性硫化氢中毒是指短时间内吸入较大量硫化氢气体后引起的以中枢神经系统、呼吸系统为主的多器官损害，亦可伴有心脏等器官功能障碍的全身性疾病。急性职业性硫化氢中毒事故的发生常见于从事石油开采加工业、煤化工业、煤矿采选业等人员，且中毒现场往往人员集中，起病迅速，常在接触后立即发病或接触数分钟、数十分钟后发病，若不及时脱离接触并接受急救处理，将造成严重后果。

有研究统计，2005～2017 年以来，我国硫化氢中毒事故虽然整体呈下降趋势，但仍处于频发状态，造成了一定的人员伤亡、财产损失，以及恶劣的社会影响。例如，2003 年重庆市某县"12·23"特大井喷事故，导致 243 人因硫化氢中毒而死亡，2142 人不同程度中毒需住院治疗，约 65 000 人被紧急疏散安置，直接经济损失高达 6432 万元；2015 年山西晋城"5·16"硫化氢泄漏中毒事故中，致 1 人中毒死亡，盲目施救又造成 7 人中毒死亡，事故共造成 8 人死亡、6 人受伤，直接经济损失约 538 万元。

1. 理化特性　H_2S 是一种比空气重（气体的相对密度为 1.19）的易燃、无色、具有强烈腐败臭鸡蛋气味的酸性气体，分子量为 34.08，熔点为-82.9℃，沸点为-60.7℃；易溶于水生成氢硫酸，也易溶于醇类、汽油、煤油和原油等。

2. 毒性特点　H_2S 属急性剧毒物，是一种强烈的神经毒素，目前无特效解毒药。低浓度时，作用于眼、呼吸道黏膜和湿润皮肤生成的氢硫酸和硫化钠具有刺激和腐蚀作用；高浓度时，可造成中枢神经系统损伤和全身毒性作用。H_2S 进入机体后可与氧化型细胞色素氧化酶的 Fe^{3+} 发生结合，抑制细胞色素氧化酶，导致细胞内窒息；也可与二硫键结合并干扰有关酶的活性，妨碍细胞氧化还原过程和能量供应，进而加重细胞内窒息。H_2S 刺激嗅神经、呼吸道黏膜末梢神经，以及位于颈动脉窦和主动脉体的化学感受器，反射性引起中枢兴奋，浓度进一步升高时，兴奋作用转变为抑制作用；此外还可直接麻痹呼吸中枢及血管运动中枢，造成"电击样"死亡。

3. 中毒途径　H_2S 职业中毒常因违反操作规程或生产、输送设备的意外泄漏、损坏所致，可见于含硫物质的开采加工及生产使用过程、有机化工原料的制造、地下勘查或开采等职业活动中。此外，H_2S 中毒事故也见于无防护措施而盲目进行施救的特殊情形。

4. 临床表现　急性 H_2S 中毒临床表现因其接触浓度不同而异。H_2S 具有刺激作用、窒息作用和神经毒性作用。浓度较低时，表现为流泪、畏光、眼胀痛、异物感；鼻咽部干燥、灼痛；头晕、头痛、乏力、恶心、呕吐；可有轻度至中度意识障碍。检查可见眼结膜充血、水肿；肺部呼吸音粗糙，可闻及散在干、湿啰音。胸部 X 线显示肺纹理增强。接触浓度进一步升高时，可立即出现明显的头痛、头晕、乏力、恶心、呕吐，意识障碍明显，为浅至中度昏迷，可有共济失调等症状。同时有明显的眼和呼吸道黏膜刺激症状，发生急性支气管肺炎，出现视物模糊、结膜充血水肿、咳嗽、胸闷、痰中带血、轻度发绀等。肺部可闻及较多干、湿啰音，胸部 X 线显示两肺纹理模糊，肺野透亮度降低或有片状密度增高阴影。心电图显示心肌损害。吸入高浓度 H_2S 后以中枢神经系统临床表现最为突出，迅速出现头晕、心悸、呼吸困难、行动迟钝等明显的中枢神经系统症状，继而呕吐、腹泻、腹痛、烦躁和抽搐，意识障碍达深昏迷或呈植物状态，可并发化学性肺水肿及心、肝、肾等多脏器衰竭，最后可因呼吸肌麻痹而死亡。接触极高浓度的 H_2S 可造成数秒内突然倒下，呼吸停止，即所谓的"电击样"死亡。

5. 诊断原则　参见《职业性急性硫化氢中毒诊断标准》（GBZ 31—2002）。根据短期内吸入较大量硫化氢的职业接触史，出现以中枢神经系统和呼吸系统损害为主的临床表现，参考现场劳动卫生学调查综合分析，并排除其他类似表现的疾病，方可诊断。

（1）接触反应：接触硫化氢后出现眼刺痛、畏光、流泪、结膜充血、咽部灼热感、咳嗽等眼和上呼吸道刺激表现，或有头痛、头晕、乏力、恶心等神经系统症状，脱离接触后在短时间内消失者。

（2）轻度中毒：具有下列情况之一者。

1）明显的头痛、头晕、乏力等症状，并出现轻度至中度意识障碍。

2）急性气管支气管炎或支气管周围炎。

（3）中度中毒：具有下列情况之一者。

1）意识障碍表现为浅至中度昏迷。

2）急性支气管肺炎。

（4）重度中毒：具有下列情况之一者。

1）意识障碍：程度达深昏迷或呈植物状态。

2）肺水肿。

3）猝死。

4）多脏器衰竭。

6. 处理原则

（1）治疗原则

1）迅速脱离现场，吸氧，保持安静，卧床休息，严密观察病情变化。

2）抢救、治疗原则是以对症及支持治疗为主，积极防治脑水肿、肺水肿，早期、足量、短程使用肾上腺糖皮质激素。对中度、重度中毒，有条件者应尽快安排高压氧治疗。

3）对呼吸、心搏骤停者，立即进行心肺复苏，待呼吸、心跳恢复后，有条件者尽快高压氧治疗，并积极对症、支持治疗。

（2）其他处理：急性轻度、中度中毒者，痊愈后可恢复原工作；重度中毒者，经治疗恢复后应调离原工作岗位。

（六）氯乙烯中毒

氯乙烯（vinyl chloride，VC）又称乙烯基氯，作为原料，在工业上主要用于聚氯乙烯合成及其他塑料制品的生产。在聚氯乙烯的生产合成工艺中，精馏、转化、聚合等工段都有可能接触氯乙烯单体而导致职业中毒事故的发生，常见于作业工人贸然进入密闭或通风不良的空间场所等情形。例如，2016年四川德阳"3·16"聚乙烯中毒事故，直接原因是员工违反操作规程而进入聚合釜内进行清釜检修作业，再加之救援人员盲目施救，事故最终造成3人死亡、2人受伤的局面。

1. 理化特性　氯乙烯化学式为 CH_2CHCl，分子量为62.50，常温常压下为略带芳香气味的无色气体，加压冷凝易液化为液体。沸点为-13.9℃，蒸气压为403.5kPa（25.7℃），蒸气密度为2.15g/L。易燃易爆，与空气混合时的爆炸极限为3.6%～26.4%（容积百分比）。微溶于水，可溶于醇和醚、四氯化碳等。热解时可释放光气、氯化氢、一氧化碳等。

2. 毒性特点　属于低毒类。主要以蒸气形式通过呼吸道吸入体内，主要分布于肝、肾，其次为皮肤、血浆，脂肪组织中含量最少。此外，皮肤被液态氯乙烯污染时也可吸收少部分。大部分氯乙烯在肝进行代谢后随尿排出，代谢途径与其浓度有关。吸入低浓度氯乙烯时，主要通过醇脱氢酶途径代谢；吸入高浓度氯乙烯时，当醇脱氢酶的代谢途径达到饱和后主要在肝微粒体细胞色素 P450 酶的作用下发生一系列复杂反应而后随尿排出。此过程生成的中间产物氯乙醛则在醛脱氢酶作用下生成氯乙酸后随尿排出。

3. 中毒途径　氯乙烯职业中毒常因违规作业、缺乏防护设备所致，可见于聚氯乙烯生产、三氯乙烷合成等各种以氯乙烯为原料的职业劳动过程中。其中，因进入聚合釜内进行清洗或维修作业的工人接触氯乙烯浓度最高，故多数中毒事故常发生于"清釜工"。

4. 临床表现

（1）急性中毒：常因检修设备或意外事故吸入大量氯乙烯所致，如清釜作业和意外泄漏等情形。主要引起中枢神经系统的损害，呈现麻醉作用，表现为不同程度的意识障碍。轻度中毒者呈麻醉前期症状，有眩晕、头痛、恶心、乏力、胸闷、嗜睡、步态蹒跚等表现，及时脱离接触并予以新鲜空气后症状即可减轻或消失。重度中毒者可出现意识障碍，可有呼吸系统损害如急性肺损伤，甚至出现脑水肿，严重病人可持续昏迷甚至死亡。此外，接触氯乙烯液体后可引起皮肤的局部损害，表现为麻木、红斑、水肿，以及组织坏死等。

（2）慢性中毒：见于长期接触氯乙烯的情形，对人体全身多系统造成不同程度的损伤。有人称氯乙烯引起的慢性中毒症状为"氯乙烯病"或"氯乙烯综合征"。

1）神经系统：主要表现为类神经症和自主神经功能紊乱，如睡眠障碍、多梦、手掌多汗等。清釜工可出现皮肤瘙痒、烧灼感、手足发冷发热等多发性神经炎表现，少数病人有时还可见手指、舌或眼球震颤。神经传导和肌电图可见异常。

2）消化系统：表现为恶心、食欲不振、腹胀、便秘或腹泻等消化道症状。可有肝、脾不同程度肿大或单纯肝功能异常。疾病后期可见明显肝大及肝功能异常，伴有黄疸、腹水等。一般肝功能指标改变不敏感，而静脉色氨酸耐量试验（ITTT）、肝胆酸（CG）、γ-谷氨酰转移酶（γ-GT）、前清蛋白（PA）则相对较为敏感。该临床表现对于慢性氯乙烯中毒的诊断意义重大。

3）肢端溶骨症（acroosteolysis，AOL）：一种特殊的指骨末端溶解性病变，多发生于工龄较长的清釜工。早期可有雷诺现象，是血管神经功能紊乱所引起的肢端小动脉痉挛性疾病。病人手指在受冷后出现麻木、疼痛、肿胀，并由灰白变为苍白、发绀，随后逐渐出现末节指骨骨质溶解性损害。X线检查可见一指或数指末节指骨粗隆的边缘性缺损，呈半月状，并伴有骨皮质硬化，最后发展至指骨变短变粗，呈杵状指。个别还可见趾骨病损。手指动脉造影可见管腔狭窄，部分或全部阻塞。硬皮样改变可与雷诺现象同时或在其之后出现，主要特征为皮肤增厚、皮肤弹性下降、水肿，活动受限。肢端溶骨症的发生常伴有肝脾肿大，有助于诊断慢性氯乙烯中毒。

4）血液系统：出现溶血和贫血倾向，嗜酸性粒细胞增多，部分病人可有轻度血小板减少、凝血功能障碍等表现。

5）皮肤：经常接触氯乙烯者可出现皮肤干燥、皲裂、丘疹、粉刺或手掌皮肤角化、指甲变薄等。部分病人可出现湿疹样皮炎或过敏性皮炎。少数还可发生脱发。

6）肿瘤：部分病例出现肝血管肉瘤或肝癌。

7）生殖系统：女职工及男职工配偶的流产率、妊娠并发症的发病率增高，胎儿畸形的发生率也有所增高。

8）其他：呼吸系统表现为上呼吸道刺激症状，内分泌系统可出现暂时性功能障碍。此外部分病人可出现甲状腺功能受损。

5. 诊断原则　参见《职业性氯乙烯中毒的诊断》（GBZ 90—2017）。

（1）急性中毒：根据短期内吸入高浓度氯乙烯气体的职业史，出现以中枢神经系统损害为主的临床表现，可伴有肝脏及其他器官系统损害，结合实验室检查结果及工作场所职业卫生学调查进行综合分析，排除其他原因所致类似疾病，方可诊断。

1）轻度中毒：短期内接触高浓度氯乙烯气体后出现头晕、头痛、恶心、呕吐、胸闷、步态蹒跚、嗜睡、朦胧等，符合轻度意识障碍。

2）中度中毒：在轻度中毒基础上，具有下列情况之一者，①中度意识障碍；②轻度意识障碍，并伴有急性轻度或中度中毒性肝病。

3）重度中毒：在中度中毒基础上，具有下列情况之一者，①重度意识障碍；②以中度意识障碍为主的多器官（系统）损害。

（2）慢性中毒：根据长期接触氯乙烯气体的职业史，出现以肝和（或）脾损害、雷诺现象及肢端溶骨症等为主的临床表现，结合实验室检查结果及工作场所职业卫生学调查进行综合分析，排除其他原因所致类似疾病，方可诊断。

1）轻度中毒：职业接触氯乙烯气体3个月以上，出现头晕、头痛、乏力、失眠、多梦、记忆力减退、易怒、多汗等类神经症表现，具有下列情况之一者。①雷诺现象，可伴有硬皮样改变；②肝功能生物化学试验检测指标二项异常，病程在3个月以上；③影像学检查证实肝肿大伴肝功能生物化学试验检测指标一项异常，病程在 3 个月以上。

2）中度中毒：在轻度中毒的基础上，具有下列情况之一者，①肢端溶骨症；②肝硬化代偿期；③影像学检查证实脾大。

3）重度中毒：肝硬化失代偿期。

（3）接触反应：短时间内吸入高浓度氯乙烯气体后出现头晕、头痛、恶心、胸闷、乏力等症状，无意识障碍，并在脱离接触后 24～48 小时内症状减轻或消失。

6. 处理原则

（1）治疗原则

1）现场处理：迅速脱离现场，去除受污染的衣服，用流动清水或肥皂水冲洗皮肤。

2）急性中毒：急性氯乙烯中毒无特效解毒药。急救措施和对症治疗原则与内科相同。

3）慢性中毒：尽早脱离接触。出现肝损害者，给予保肝及对症治疗。

（2）其他处理：如需劳动能力鉴定，要按我国《劳动能力鉴定　职工工伤与职业病致残等级》（GB/T 16180—2014）处理。

第三节　职业性化学中毒的应急准备、响应和处置

一、卫生应急准备

急性职业中毒事件发生时间急促、中毒类别繁多，多数中毒难以预料和影响程度不一，必须及时进行现场调查与处理工作。为确保突发职业性急性中毒发生时能够及时开展现场调查处理工作，有效控制和减少突发化学中毒造成的危害和影响，在平时做好充分的各项应急准备工作是十分必要的。各地要按照"中央指导、地方负责、统筹兼顾、平战结合、因地制宜、合理布局"的原则，逐步建成包括急救机构、传染病救治机构和化学中毒与核辐射救治基地在内的，符合国情、覆盖城乡、功能完善、反应灵敏、运转协调、持续发展的医疗救治体系。

（一）物资准备

物资准备包括当地工矿企业化学品生产、使用与防护情况资料和毒物数据库资料的收集及救援人员个人防护装备、特效急救药品、现场调查设备、采样设备，一般医疗设备和后勤应急物资等准备。

1. 建立职业中毒预警机制　各级卫生行政部门要支持各地职业病防治机构日常建设，建立起职业中毒预警机制，加强对当地化学品使用的监测。通过日常监测预警，了解当地工矿企业化学品生产、使用与防护情况，及时对存在的问题进行整改，消除事故于萌芽状态中。在事故发生后，为事故的处理提供准确的基础数据。

2. 现场救援设备　承担现场调查、监测任务的职业病防治机构或其他有关部门，应装备有突发职业中毒现场监测车，其中包括必需的采样和快速检测仪器设备，并做好妥善的专人保管和准备工作，以便急用。现场检测应配备仪器设备如下。

（1）便携式现场快速检测仪器：备有快速检气管；CO、O_2、光气、氟化氢（HF）、氢氰酸（HCN）、H_2S、SO_2、Cl_2 等电化学传感器测定仪；便携式气相色谱-质谱联用仪、便携式红外气体分析仪等，能够在事故现场测定并迅速查明中毒原因。

（2）现场采样设备：采样泵、采气袋、玻璃注射器、各种吸附管、连接管、脚架、样品保存箱、砂轮、绳索、防爆电筒等必备物品。

（3）直读式干湿温度计、风速仪和气压表。

（4）有条件的可做实验动物的准备：如小白鼠、大白鼠、小鸡、狗、鱼等。

（5）其他：包括帐篷、刀具、照明等应急物资。

3. 个体防护装置　做好个体防护是开展现场救援的保证，为保护现场调查人员的身体健康，防止意外中毒事故发生，应配备一些必需的个人防护设备，如安全帽、防护手套、防护眼镜、防护鞋、防护衣、防护口罩、具有针对性的有效防毒面具、供气式防护面具等。

4. 急救治疗药品与器材的准备　应根据个别化学品具有特效解毒药的特点，结合当地化学品使用情况，配备一些现场急救和治疗需要的器材和特效解毒药品。

（1）一般急救设备：如人工简易呼吸器及吸引器、车载式呼吸机、便携式输氧设备、快速血气分析设备与试剂等。

（2）特殊解毒药物

1）氰化物解毒药：如亚硝酸异戊酯、3% 亚硝酸钠、4-二甲氨基苯酚（4-DMAP）等。

2）高铁血红蛋白还原药：如亚甲蓝。

3）有机磷抢救用药：如解磷定、氯磷定、阿托品等。

4）金属络合剂：如依地酸钙钠（EDTA）、喷替酸钙钠（促排灵）、二巯基丙磺酸钠、二巯丁二钠、青霉胺等。

（3）洗消物品：如眼镜、皮肤冲洗设备及充足清水。

（4）交通工具。

（5）通信设备和计算机网络设备。

（6）参考资料准备：可配备有《急性化学中毒抢救手册》《中华职业医学》和《职业病临床指南》等资料。

（二）应急队伍建设

各级卫生行政部门和相关技术部门应组建相应的突发职业中毒应急处理小组，应急小组技术人员应有职业卫生、中毒急救、毒物化学检测和临床检验技术人员，以及卫生监督人员等参加。应急队伍应加强相关业务培训与应急演练，保证应急人员训练有素，在应对突发事故发生时做到有条不紊，应急工作能够紧张有序开展。要强调带队的人员专业要求，兼顾应急管理和专业技术。

（三）应急预案编写

结合当地实际情况，并针对事故风险较高的化学品编写应急救援预案，预案包括下列内容。

1. 应急处理组织的组成和相关部门的职责。

2. 监测、预警、信息收集、分析、报告、通报制度。

3. 应急设施、设备、救治药品和医疗器械，以及其他物资和技术的储备。

4. 事故报告、信息传递、事故风险评估与医疗应急资源估算、应急响应。

5. 现场勘查检测，以明确事故原因、识别具体危害因素及评估严重程度。

6. 事故源的控制及消除。

7. 事故地区人员的疏散、救治及转运。

8. 现场应急救援、医疗卫生保障及后续治疗康复。

9. 事故的调查和处理。

10. 应急响应的终止和善后处理。

11. 宣传报道、舆论导向。

二、卫生应急响应

（一）指挥部门

在国务院统一领导下，国务院卫生行政部门负责组织、协调全国突发中毒事件的卫生应急工作，负责统一指挥、协调特别重大突发中毒事件的卫生应急处置工作。重大、较大和一般事件分别由省级、地市级和县级卫生行政部门在同级人民政府的统一领导和指挥下，负责卫生应急响应。必要时，可以向同级人民政府提出成立应急指挥部的建议。

（二）风险评估和医疗救援资源的估算

事故发生后，卫生行政部门应核实报告信息，并根据报告信息组织专家对事故进行初步综合风险评估和医疗救援资源的估算。应根据事故中危害因素或化学品性质、致病特点、数量、事故类型，以及事故现场、周边人群情况、事故地点地理环境和气象条件等因素综合作出事故危害后果和需使用医疗资源估算。

事故发生后，可以运用有关应急管理系统对危害事故、后果进行评估，对救援进行估算。目前，由广东省职业病防治院牵头研制的"广东突发化学中毒事故危害评估与医学应急救援资源系统"可供应急专业机构和领导在应急工作中参考使用。该系统将防化工程、气象科学、化工、现代医学、化学灾害事故处置与计算机技术等多学科知识交叉融合在一起，对常见有毒有害化学物质发生连续泄漏、超压爆炸、火灾等突发事故后产生的有毒云团危害范围和受其影响的人员伤亡率、伤亡人数与有毒云团向下风传播的各种动态数据进行了定量评估，预测或评估易燃易爆化学危险品燃爆事故所造成的损伤范围、持续作用时间及物资损坏程度。

（三）响应的启动与终止

根据评估结论，决定是否启动应急预案，按照预案组织落实相应的应急措施，组织医疗卫生应急队伍进行现场调查，迅速开展医疗救治，落实各项事故应急处理措施。在事故处理过程中再根据现场获得的信息及时调整应急方案，并及时向上级部门报告。

负责应急响应的当地卫生行政部门要根据中毒事件的发展趋势和影响范围，结合实际情况和预防控制工作的需要，及时向上级卫生行政部门报告，调整响应级别和响应部门。当中毒人数或死亡人数增加导致响应级别可能改变时，应及时上报并由上级卫生行政部门决定是否调整响应级别。上级卫生行政部门对应急处理工作进行督导和技术支持。

三、卫生应急处置

突发公共卫生事件应急处理要采取边调查、边处理、边抢救、边核实的方式，针对应急处理的基本任务分工合作，采取有效措施控制事态发展。

（一）化学事故应急救援的基本任务

1. 控制危险源 及时控制造成事故的危险源是应急救援工作的首要任务，只有及时控制住危险源，防止事故的继续扩展，才能及时、有效地进行救援。职业中毒事故发生后，应立即停止导致中毒的生产作业，对现场实行防止毒物扩散的应急措施，封存未被使用的毒物，清理现场，以控制事故现场，防止事态扩大恶化；特别对发生在城市或人口稠密地区的职业中毒事故，应尽快组织工程抢修队与事故单位技术人员或消防人员一起及时控制危险源，控制事故继续扩展。

2. 抢救受害人员 是应急救援最重要的任务，也是医疗应急人员负责承担的任务。在应急救援行动中，及时、有序、有效地实施现场急救与安全转送伤员是降低伤亡率、减少事故损失的关键。对于从高毒区（热区）转送出来或对其他受化学品毒物污染中毒的人员要迅速转移至安全区域，并为病人消除污染，及早为病人开展院前救治。在病例较多时，需要进行鉴别分类，以尽最大可能利用有限医疗资源，提高抢救效率。

3. 指导群众防护，组织群众撤离 由于中毒事故发生突然、扩散迅速、涉及范围广、危害大，职业中毒发生扩散时，应根据危害风险后果评估，及时指导和组织群众采取各种措施进行自身防护，并向上风方向迅速撤离出危险区或可能受到危害的区域。在撤离过程中应积极组织群众开展自救和互救工作。

4. 做好现场清洁，消除危害后果　对事故外溢的有毒有害物质和可能对人和环境继续造成危害的物质，应及时组织人员予以清除，消除危害后果。

5. 事故原因调查分析　组织对现场的勘查和取证，包括现场毒物的采样分析、有关事故人员的询问笔录，以判明事故或中毒原因和影响范围；向有关政府部门提交事态调查报告和进一步处理的建议。

（二）现场应急措施

在现场应急工作中，应对事故性质及时进行判断，明确危害因素，采取措施防止伤员的继续中毒，并早期对病人开展院前救治。

1. 危害识别　事故现场毒物识别是开展现场救援和对病人有效救护的基础，因而在事故应急处理工作中，应尽快分析了解事故现场相关毒物的性质及浓度。监督部门在日常工作中，通过职业病危害申报等管理方式，基本上对生产企业的危害因素已有初步了解。在清楚本地资料的情况下，有针对性地进行毒物检测，及时调整应急处理方案。在毒物未明情况下，应尽快综合各种信息，如考虑同类行业和工种可能存在的危险物质，以及同类企业类似事故的有关资料或中毒病人的症状和体征，结合现场快速气体检测管及快速检测仪器的现场定性、定量等检测结果，进行综合分析，识别、确定中毒事故的中毒物质。

2. 事故现场分区　综合现场危害因素监测和事故现场环境与气候特点，根据事故区域毒物浓度和时间浓度衰变关系，确定事故区域的危险分区，以指导救援工作的开展，避免事故后果的进一步扩大，见图8-1。区域的范围可能随时间的增加、毒物的扩散而发生变化。

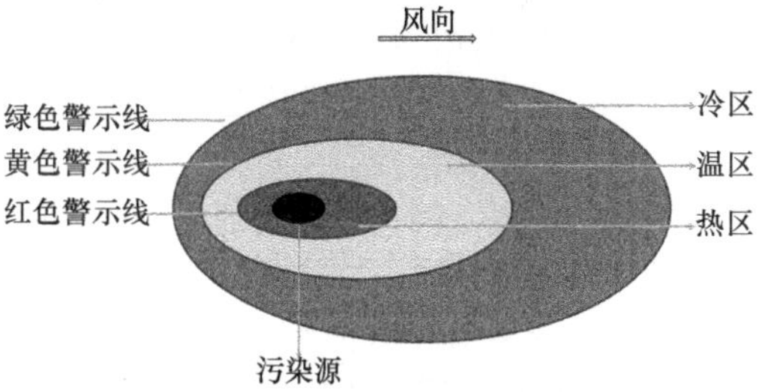

图 8-1　化学事故现场分区

（1）热区（红色区、限制区，hot zone）：即事故源区或紧邻事故污染现场的地域。进入此区，极有可能遭受直接污染，因此，在此区域内必须装备 A 级或 B 级个体防护装置。通常在此区域的主要任务是进行疏散，并不执行除污和病患照护。一般用红线将其与事故外的区域分隔开来。

（2）温区（黄色区、除污区，warm zone）：指围绕在热区以外，仍可能受到化学品污染或造成损害的区域，一般用黄线将其与外界环境分隔开来。在此区域内的救护人员仍要避免被危险因素污染。位于热区以外的区域，包括入口通道（除污走廊）及其两个出入管控点，伤员、毒化灾害救护人员和设备都在此区接受除污。在此区进行必要的皮肤除污前给予医疗照护，如保持病人呼吸道畅通、固定颈椎和安置于长背板上等。位于热区的伤亡人员要通过特定通道转移过热区（红色警示线），交给位于温区的救护人员。被污染的伤亡人员要在被洗消后转移出温区。因而，最好能够在温区建立洗消区。洗消区分成两种，一种处理伤亡人员，另一种处理穿戴防护服的救援人员。

（3）冷区（绿色区、支援区，cold zone）：在温区洗消线外，其有毒物质浓度应低于短时间接触的容许浓度。避免遭受污染的设备和人员都放置在此区，可以在该区设立医疗救护站和事故救援指挥机构。由于在事故处理中要控制可能试图接近或进入事故现场的公众、新闻记者和其他围观者，避免给他们本人和其他人带来危险，以及对救援工作的影响，所以，首先要确立的分离线是冷区（绿色区）。

3. 病员检伤分类与去污

（1）病员检伤分类：现场首先要对接触者进行检伤分类，最大限度地使用专业人员、设备与设施等医疗救援资源，尽最大可能成功抢救更多的受害者。

对涉及人员众多的事件，可专门在温区内设立污染伤员紧急救助和检伤分类区域。伤员在此区域得到初步救助和分类，通过伤员洗消通道处理后，再转送到安全区抢救处，这样也可以减轻伤员抢救站的压力，提高救助效率。

伤员检伤分类应由经验丰富的急诊医生执行，按检伤分类医生的判断，在伤员胸前或手臂做一标志（也可在其他部位），抢救站的医务工作者根据提示对病人进行分类救助、护理。但应避免标志在洗消时被干扰或消除。

（2）去污：伤员的去污染是在污染物有可能继续危害病人或对应急人员造成二次污染时使用。对伤员的去污染首先应是粗略去污染，即在将病人移出高危区后，脱换病人衣物，估计可除去70%～80%污染物，这也是相当必要的。每个暴露于二次污染危险的病人在送去医院前应粗略去污染。在入院前，还应对伤员进行二次去污染，即用水快速地全身清洗，或彻底洗消、擦干，换上干净衣物。如伤员的皮肤染毒则应用大量清水冲洗或用特效消毒剂进行消毒。如果现场未能二次去污染和彻底去污染，接收医院应配备有二次去污染和彻底去污染的设备和医护人员。在去污染操作时，不能耽误病人的撤离和治疗。伤员如有消化道中毒，还需要立即催吐、洗胃和导泻。

4. 院前救治 院前救治对中毒病人能否得到有效治疗至关重要。在安全区内的救援人员应对中毒人员尽早作出诊断，针对不同化学毒物的特点和中毒病人的伤情，采用特效治疗、对症治疗和综合治疗，治疗和护理并重，尽量减少并发症和后遗症等，为中毒病人送到医院后能够比较顺利地开展全面治疗打下良好的基础。

（1）加强监护、维持呼吸和循环功能：特别要保护好重要器官功能，病情较重病人应严密监测血压、心跳、呼吸变化，维持好心肺功能。中毒者如发生心跳、呼吸骤停，应立即实施人工呼吸、体外心脏按压等呼吸复苏措施及应用恢复心搏骤停的药物。

（2）早期解毒治疗：中毒病人宜早期给予解毒治疗。重度中毒病人应早期给予吸氧及足量糖皮质激素。根据不同化学毒物的中毒，及时给予相应的特效抗毒药物或特殊排毒药，是有效减少伤亡的根本保证之一。

（3）尽快阻遏毒物的毒性发挥

1）非特异性解毒措施：应用还原型谷胱甘肽、乙酰半胱氨酸、葡萄糖醛酸、三磷酸腺苷（ATP）、葡萄糖、维生素C、糖皮质激素、纳洛酮和活性炭等；有条件者可在现场开展血液灌流、血浆置换等。

2）特异性解毒措施：针对毒物的主要毒性采取措施，以减弱或消除其毒性，促使其转化为低毒或无毒化合物，加速其排出。但具有特异性解毒药的化学物质极少。主要解毒药物有各种金属络合剂、解氟灵（乙酰胺）、肟类化合物等。

（三）常用个体防护装置

个体防护装置（personal protective equipment，PPE）是指为了保护突发公共卫生事件处置现场工作人员免受化学、生物与放射性污染危害而设计的装备，包括防护服、防护眼面护具、防护手套和呼吸用品等。进入化学毒物污染区实施救援的人员和处于污染源区的人员，应根据现场化学毒物与危害特点选用个体防护装置，防止自身化学中毒与损伤。

1. 个体防护装置（PPE）分型

（1）A级PPE：是完全封闭的、防化学品的服装，包括全面罩正压式空气呼吸器、全封闭气密化学防护服、防护手套、防化学防护靴和安全帽等，可对周围环境中的气体与液体提供最完善的保护。

（2）B级PPE：可以对液体提供如A级一样的保护，但不是密的防护服装。包括全面罩正压式空气呼吸器、非气密性可防化学液体渗透的头罩式化学防护服、防化学防护手套、防化学防护靴和安全帽等。适用于蒸气危害皮肤情况不严重，而呼吸需要完全保护的情况。

（3）C级PPE：配有面部完全被覆盖的正压或负压的呼吸器（一种滤过型气罩）。包括有可隔离颗粒物和少量液体喷溅的头罩式化学防护服，以及防化学液体渗透的防护手套、防护靴等。

（4）D级呼吸防护：衣裤相连的工作服或其他普通工作服、靴子及手套。

2. 个体防护装置（PPE）的组成与使用

（1）防护服、防护眼面罩和防护手套、靴子

1）防护服：在化学物泄漏和中毒现场处置中，不同防护区域所需要的防护不同，一个区域内使用的防护服不能够在其他区域使用。防护服的选用要依据泄漏物的种类、存在的方式、环境条件及浓度等综合考虑。对具有腐蚀性气态物质（蒸气、粉尘、烟雾等）存在的现场，防护服要具有耐腐蚀性、高隔离效率、一定的防水性和衣裤连体，以及袖口、裤脚有较好的密合性等；对于非蒸发性的固态或液态化学物，仅需要穿有一定隔离效率的防护服即可。

2）防护眼面罩：防护眼面用具都具有防高速粒子冲击和撞击的功能，但不同的眼面罩可分别具有防液体喷溅、防有害光（强可见光、红外线、紫外线、激光等）、防尘等不同功效。针对具有刺激性和腐蚀性气体、蒸气的环境，建议选择全面罩，因为眼罩并不能做到气密。如果事故现场需要动用气割等能够产生有害光的设备，应配备相应功能的防护眼镜或面屏。全面罩呼吸器对眼睛具有一定的保护作用。

3）防护手套：种类繁多，除抗化学物类外，还有防切割、电绝缘、防水、防寒、防热辐射、耐火阻燃等功能。需要注意的是，一般的防酸碱手套与抗化学物的防护手套并不等同。由于许多化学物相对手套材质具有不同的渗透能力，需要时应选择具有防各类化学物渗透的防护手套。根据防护手套的特性，参考可能的接触机会和使用环境，科学选用适当的手套。此外，还要考虑化学品的存在状态（气态、液体）和浓度，以确定该手套能否满足需要。如由天然橡胶制造的手套可应付一般低浓度的无机酸，但不能抵御浓硝酸及浓硫酸。

4）防护鞋（靴）：与防护手套类似，防护鞋（靴）对酸碱和腐蚀性物质有一定的抵御性能。防护鞋（靴）的防护功能多种多样，包括防砸、防穿刺、防水、抗化学物、绝缘、抗静电、抗高温、防寒、防滑等。

（2）呼吸道防护用品：分为过滤式（空气净化式）和隔绝式（供气式）两种类型。

1）过滤式呼吸防护用品：是把吸入的环境空气，通过净化部件的吸附、吸收、催化或过滤等作用，除去其中有害物质后作为气源，供使用者呼吸用，分为自吸过滤式和送风过滤式两类。

A. 自吸过滤式防护用品（non-powered air purifying respirator）：依靠佩戴者呼吸克服过滤部件的阻力，主要由头带、过滤元件和密合型面罩 3 部分构成。按面罩类型可分为半面罩，能罩住口、鼻，或口、鼻和下颌的密合型面罩；全面罩，能罩住眼、鼻和口，与头面部紧密结合的密合型面罩。按过滤元件类型可分为随弃式和可更换式，随弃式为过滤元件与面罩之间不可拆卸，过滤元件及其他部件失效后需整体废弃，适用于半面罩。此外，呼吸气阀、头带等其他部件也允许更换。按防护对象类型可分为防颗粒物（或称防尘）、防有毒气体或蒸气、颗粒物与毒气或蒸气综合防护面罩。

B. 送风过滤式：按动力源分为机械动力送风和电动送风。按照头面部送气导入装置的种类分为：密合型面罩，包括半面罩和全面罩；开放型面罩，只罩住使用者的眼、鼻和口，与脸形成部分密合，也称松配合面罩或头罩；送风头罩，能完全罩住头、眼、鼻和口直至颈部，也可罩住部分肩部或与防护服联用。按面罩内压力模式分为正压式和负压式面罩。

2）隔绝式呼吸防护用品：将使用者呼吸器官与有害空气环境隔绝，靠本身携带的气源（携气式或称自给式全面罩正压式空气呼吸器）或导气管（长管供气式），引入作业环境以外的洁净空气供呼吸。按照面罩内压力模式分为正压式和负压式面罩。按照供气气流分为连续供气式（只适用于长管供气式系统）、压力需求式。在应急反应中 A 和 B 级呼吸防护装置都选择全面罩正压式空气呼吸器，一般不会选择长管供气式。我国目前全面罩正压式空气呼吸器产品一般执行消防行业的空气呼吸器标准，目前在抢险作业中也有不少选择欧美进口产品。

3）呼吸器的使用

A. 过滤式呼吸器：在环境中氧气浓度低于 18% 时禁止使用，在有毒有害气体性质不明时也禁止使用。其按过滤元件的作用方式分为过滤式防尘呼吸器和过滤式防毒呼吸器。前者主要用于

隔断各种直径的粒子，通常称为防尘口罩和防尘面具；后者用以防止有毒气体、蒸气、烟雾等经呼吸道吸入产生危害，通常称为防毒面具和防毒口罩。化学过滤元件产品一般分滤毒罐和滤盒两类。滤毒罐（盒）的防护性能具有专一性，应根据环境中有毒有害气体的性质进行选择，如单纯过滤某些有机蒸气类、防酸性气体类（如二氧化硫、氯气、氯化氢、硫化氢、二氧化氮、氟化氢等）、防碱性气体类（如氨气）、防特殊化学气体或蒸气类（如甲醛、汞），或各类型气体综合防护类。有些滤毒元件同时配备了颗粒物过滤，有些允许另外安装颗粒物过滤元件。

B. 供气式呼吸器：能使戴用者的呼吸器官与污染环境隔离，由呼吸器自身供气（空气或氧气），或从清洁环境中引入空气维持人体的正常呼吸。可在缺氧、尘毒严重污染、情况不明的有生命危险的作业场所使用，一般不受环境条件限制。按供气形式分为供气式和携气式两类。携气式呼吸器自备气源，属携带型，根据气源的不同又分为氧气呼吸器、空气呼吸器和化学氧呼吸器；供气式只适用于定岗作业和流动范围小的作业。

C. 其他：普通脱脂棉纱布口罩无过滤效率、密合性等参数要求，不具备阻断颗粒性有害物和吸附有毒物质的功能，所以不能用于各类突发公共卫生事件现场防护。活性炭口罩在纱布口罩的基础上加入了活性炭层，有一定的减轻异味的作用（如处理腐烂物质），但此类口罩不能增加阻断有害颗粒的效率，活性炭的浓度不足以吸附有毒物质，所以不能用于各类突发公共卫生事件现场防护，甚至不能用于有害气体超标的环境。

（四）个体防护装置的选用

1. PPE 选用 呼吸防护用品的使用环境分为两类，第一类是立即威胁生命或健康的浓度（immediately dangerous to life and health concentration，IDLH）环境，可导致人立即死亡，或丧失逃生能力，或导致永久健康伤害。第二类是非 IDLH 环境。IDLH 环境包括以下几种情况：空气污染物种类和浓度未知的环境、缺氧或缺氧危险环境和有害物浓度达到 IDLH 的环境。对应于所有应急现场 IDLH 环境必须配用正压全面型全面罩正压式空气呼吸器。即个体防护装置均须达到 A 级（窒息性或刺激性毒物等）或 B 级（不挥发的有毒固体或液体）防护要求，对不明毒源的事件现场，救援者装置均要达到 A 级。

C 级防护所对应的危害类别为非 IDLH 环境，允许使用过滤式呼吸防护用品。选择过滤式呼吸防护用品时必须确知有害物种类和浓度，有害物浓度不得达到 IDLH 浓度，而且不能缺氧。各类过滤式呼吸防护用品的防护等级均有规定的指定防护因数（assigned protection factor，APF）。如半面罩 APF=10，全面罩 APF=100。APF 的含义是，在呼吸器功能正常、面罩与使用者脸部密合的情况下，预计能够将面罩外有害物浓度降低的倍数。如自吸过滤式全面罩一般适合于有害物浓度不超过 100 倍职业接触限值的环境。安全选择的原则是，选择 APF 大于危害因数的呼吸器。危害因数用于评价现场有害物浓度水平，危害因数=现场有害物浓度/该有害物安全接触限值浓度。危害因数＞1，说明存在呼吸危害；APF＞危害因数，说明使用者实际接触的有害物浓度低于安全接触限值，属于安全水平。

对过滤式呼吸器，要根据现场有害物的种类、特性、浓度选择面罩种类及适当的过滤元件。当有害物种类不详或不具有警示性或警示性很差，以及没有适合的过滤元件时，就不能选择过滤式呼吸防护用品。

根据应急响应现场可能遇到的有害物质，对一般的粉尘、烟和雾等，应使用防颗粒物过滤元件，但需要在过滤效率等级方面和过滤元件类别方面加以区分。过滤效率选择原则：致癌性、放射性和高毒类颗粒物应选择效率最高档，微生物类至少要选择效率在 95% 档。类别选择原则：如果是油性颗粒物（如油雾、沥青烟、一些高沸点有机毒剂释放产生油性的颗粒等）应选择防油的过滤元件。作为应急响应配备，100 级过滤元件具有以不变应万变的能力。如果颗粒物还具有挥发性，必须同时配备防护对应气体的滤毒元件。

2. 呼吸器的选用　呼吸器的佩戴要根据接触毒物和头型选择不同类型和大小的面具，以保证和发挥呼吸防护面具的正常性能。使用时，应检验面罩与具体使用者面部的密合性。如借助喷雾装置，将经过特殊配比如糖精（甜味）或苦味剂液体喷雾，在确认使用者能够尝到试剂味道的前提下，依靠使用者对检验喷雾的味觉，判断面罩内是否能够尝到喷雾。如果尝不到，一般可以判断面罩密合。如使用者在检验中能够尝到味道，则有两种可能性，一是面罩型号不适合，二是面罩佩戴或调节方法不当。或者也可戴好头罩后，用手堵住滤毒罐进气口，用力吸气，有"窒息"感时，可认为气密性基本良好，否则不可使用。在使用时要注意防止滤毒罐底部的进气孔和头罩呼气阀被外来物料堵塞。如在使用中发现异样气味即为失效，当然对剧毒或无气味的毒气如氢氰酸、一氧化碳等则不能用此法，此时立即以最快的速度脱离现场，更换面具。在无法脱离时，则针对不同故障采取各种应急措施。

（1）头罩导气管发现空洞，用手指捏住；若导气管破损，可设法将滤毒罐与头罩直接连接使用，但应注意罩体增重带来的移位漏气。

（2）呼气阀损坏时，应立即用手指堵住出气孔，呼气时将手放松，吸气时再堵住；或让呼气从罩体边缘泄出。

（3）头罩损坏严重不起作用时，应屏住气，脱掉头罩，直接将滤毒罐的罐口含在嘴里，用手捏住鼻子，通过滤毒罐直接呼吸。发现滤毒罐有小孔时，可用手、黏土或其他材料堵塞。

（五）事故调查分析

突发职业中毒的现场调查工作主要开展以下几项内容，并填写突发职业中毒现场劳动卫生学调查表。

1. 一般情况调查　应包括事故点的调查及周围受影响情况的调查。主要调查发生突发职业中毒的单位名称、性质及隶属情况、单位地址、联系电话、引起职业中毒的原因、接触人数、中毒人数、死亡人数、发生中毒的时间、地点（车间）、产品名称及生产多长时间、有无各类规章制度、周围受影响的范围、受威胁的居民数、气象条件等。

2. 接触史的调查　主要调查接触人员、中毒者和死亡者的接触史及可能接触的有毒有害物质情况等。

3. 工艺和生产过程　要了解生产工艺过程，对生产过程中的有关化学物质要进行了解、记录，包括生产中的原料、中间体、辅助剂、杂质、成品、副产品及废物等，以及生产设备运转情况及职业卫生防护设施等。

4. 中毒经过和原因的调查　发生突发职业中毒的经过要进行比较详细的调查，要从发生中毒前的操作情况、操作人员情况、使用的仪器设备、原料、产品及机器运行情况，以及中毒发生前后的情况和当时气象条件等都应进行调查和了解。

5. 防护情况的调查　要对生产环境有无有效的防护设备和防护措施情况进行调查，同时要了解工人个体的防护情况、工人卫生情况和安全卫生教育情况等。

（六）现场样品采集

1. 化学物和空气样品采集　为明确职业中毒事故原因，有效救治中毒病人，应现场采集样品送实验室检测。一般样品采集量：化学品 200g（ml）、水 1000ml 和空气 50L。快速定性检测也可用清洁的注射器抽取事故现场的 100ml 空气进行快速测定（气相色谱法），也可用直读式气体检测仪测定空气中的毒物。注意要用清洁的玻璃器皿、聚乙烯或聚四氟乙烯等容器盛装，切勿使用金属或陶土器皿。

2. 生物样本的采集　胃内容物是确定中毒的最好检体，尿液是分析非挥发性毒物的较好检体，血液是分析 CO 中毒的唯一检体，也可来分析挥发及非挥发性毒物，是毒物检测中最重要的样品。样本采集量：血液 5～10ml；尿液 100ml 以上；胃内容物 100ml 以上。最好用玻璃器皿盛装，尽量不加防腐剂和抗凝剂。样品应密封，并贴上载明样品名称、来源、数量、采样时间与地点、采样人、对样品的处理等信息的标签。还应注意采集现场空白对照样本，要充分考虑到样品污染的可能性，并采取有效的措施加以避免。

第四节　职业性化学中毒应急预案制订和演练

一、概　述

化学中毒事故常伴有隐匿性、突发性、群体性和扩散性等特征，甚至可能演变成为非常严重的公共卫生事件甚至公共卫生危机，给人民群众的生命安全、财产，以及社会稳定带来较大的威胁和影响。如何加强化学中毒应急救援能力建设，包括发生突发化学中毒事故时，如何制订应急预案、如何进行应急演练是各级部门关注的重点。

（一）目的

职业性化学中毒应急预案制订和演练目的在于发生突发化学中毒事故后，能够迅速、高效、有序地进行各项医疗卫生救援工作，提高医疗卫生部门应对化学中毒事故救援的处置水平，最大程度地减少人员伤亡和健康损害，保障人民群众身体健康和生命安全，维护社会稳定。

（二）依据

依据包括《中华人民共和国突发事件应对法》《中华人民共和国职业病防治法》《使用有毒物品作业场所劳动保护条例》《突发公共卫生事件应急条例》《医疗机构管理条例》《职业病危害事故调查处理办法》和《国家突发公共卫生事件应急预案》，以及其他地方部门制定的突发公共事件总体应急预案等。

（三）工作原则

统一领导、分级负责；属地管理、明确职责；依靠科学、依法依规；反应及时、措施得力；整合信息、资源共享；平战结合、常备不懈。

二、应急预案设计和制订

（一）应急组织体系及职责

各级卫生行政部门在同级人民政府或突发公共事件应急指挥机构的统一领导、指挥下，与有关部门密切配合、协调一致，共同应对突发化学中毒事故的发生。各级卫生行政部门在加强各级化学中毒事故医疗卫生救援基地建设的同时，必须把各级医院、职业病防治机构、卫生监督机构、采供血机构、健康教育机构，以及精神卫生救援机构等进行统一管理，明确职责，提高救治能力和工作效率。

1. 应急指挥部及其办公室　成立职业中毒事件应急处理指挥部，负责突发职业中毒事件预防、现场控制、应急设施、设备、救治药品和医疗器械，以及其他物资和技术的储备与调度；负责突发职业中毒事件处理的统一指挥、协调、组织等工作。指挥部办公室负责日常工作。

2. 应急专业技术机构

（1）化学中毒医疗救援基地

1）省级化学中毒医疗救援基地：根据平战结合原则，建立化学中毒医疗救治 ICU、化学中毒信息和专家库、化学毒物检测中心和化学中毒康复中心，开展相关医学研究和技术培训，制订各种化学中毒事故应急救援方案，加强化学中毒救治的物资储备，组建应急救援队，负责指导市级化学中毒事故医疗救援基地的工作。

2）市级化学中毒医疗救援基地：各市至少指定一家市级医疗卫生机构作为市级突发化学中毒事故医疗救援基地并组建应急救援队伍，负责全市化学中毒事故伤病人员的集中救治工作，制订常见的化学中毒事故应急救援方案。积极配合省级化学中毒事故医疗救援基地的工作，确保化学中毒事故危重伤员能够得到及时有效的治疗。

3）县（区）级化学中毒事故医疗救援站：各县（区）至少指定一家县（区）级医疗卫生机构作为县（区）级化学中毒事故医疗救援站，负责全县（区）化学中毒事故伤病人员的初步救治工作，分类救治，及时转运危重伤员，积极配合市级化学中毒事故医疗救援基地的工作。

（2）各级医院：制订并落实化学中毒事故应急预案，提高应对化学中毒事故的医疗救援能力。当化学中毒事故造成的伤病人员较多时，各医院应按照有关指令，负责派出紧急医疗救援队伍赴现场参加医疗救护工作，及时调配医疗力量，收治现场分流的伤员。

（3）各级职业病防治机构：负责做好事故现场卫生学评估，进行化学品监测，提出划分监测区、控制区、安全区域边界，以及中毒防护的建议。

（4）各级卫生监督机构：负责加强化学中毒事故现场公共场所卫生监督检查工作。

（5）其他相关专业机构：各级采供血机构、健康教育机构及精神卫生救援机构等在化学中毒应急中也应积极发挥机构职能，做好应急工作。

（二）应急响应

1. 化学中毒事故分级　根据突发化学中毒事故的性质、严重程度、可控性及造成人员伤亡和危害程度，由重到轻分为突发特别重大（Ⅰ级）、重大（Ⅱ级）、较大（Ⅲ级）和一般化学中毒事故（Ⅳ级）4个等级。

（1）突发特别重大（Ⅰ级）化学中毒事故：是指突发化学品泄漏事故导致100人以上中毒，或者10人以上死亡，省级人民政府或有关部门请求国家在医疗卫生救援工作上给予支持的突发化学中毒事件。

（2）突发重大（Ⅱ级）化学中毒事故：发生急性化学中毒50人以上99人以下，或者死亡5人以上9人以下。

（3）突发较大（Ⅲ级）化学中毒事故：发生急性化学中毒10人以上49人以下，或者死亡1人以上4人以下。

（4）突发一般（Ⅳ级）化学中毒事故：发生急性化学中毒9人以下，无死亡病例。

2. 分级响应机制　按化学中毒事故的可控性、严重程度、影响范围和人员伤亡情况，应急响应分为特别重大（Ⅰ级）、重大（Ⅱ级）、较大（Ⅲ级）、一般（Ⅳ级）四级响应。特别重大（Ⅰ级）和重大（Ⅱ级）突发化学中毒事故的医疗卫生救援应急响应，根据有关规定由省级卫生行政部门首先负责先期响应并组织实施；市卫生行政部门负责较大（Ⅲ级）化学中毒事故的医疗救援应急响应；各县（区）卫生行政部门负责一般（Ⅳ级）化学中毒事故的医疗救援应急响应。

3. 应急响应措施

（1）省、市级卫生行政部门

1）立即启动突发化学中毒事故医疗卫生救援应急指挥部，及时向本级及上级人民政府或指挥部报告事件基本情况和医疗卫生救援情况。

2）立即启动化学中毒事故医疗救援基地工作，派出医疗卫生救援队伍赶赴现场，协助抢救伤病人员。

3）尽快会同有关部门检测、评估，以确定中毒化学品的种类、浓度、污染范围和污染程度。采取措施，防止化学品继续对人员造成健康危害。

4）召开专家组会议，对事故进行分析评估，并向指挥部提出进一步的处置建议。

5）在超出本级处置能力时，及时请求上级卫生部门支援。

（2）县（区）级卫生行政部门：结合本地实际，自行确定应急响应行动，并按要求及时向本级人民政府和市卫生行政部门报告救援情况。在超出本级处置能力时，及时请求市级卫生部门支援。

4. 应急响应终止　化学中毒源头得到有效控制，伤病员在医疗机构得到救治，中毒事故发生48小时后未再出现新发中毒病人；并且，Ⅰ、Ⅱ级突发事故经省级应急指挥部批准，Ⅲ级突发事故经市级应急指挥部批准，Ⅳ级突发事故经县（区）级应急指挥部批准，方可终止响应。

（三）信息的接警和报告

1. 各级各类医疗卫生机构发现或接到突发化学中毒事故的报告后，应立即将有关情况向所在地的卫生行政部门报告，同时报告中毒医疗救援基地，以便先期处置。

2. 各县（区）级卫生行政部门接到医疗卫生机构或其他有关部门突发化学中毒事故报告或通报后，应在2小时内将有关情况向上一级卫生行政部门和当地人民政府报告。

3. 市级卫生行政部门接到有关突发化学中毒事故报告或通报后，应在2小时内将有关情况向省级卫生行政部门和当地人民政府报告。

4. 省级卫生行政部门接到Ⅰ、Ⅱ级突发化学中毒事故报告或通报后，应在2小时内将有关情况向国家卫生行政部门和省人民政府报告。

（四）应急保障

1. 技术保障　各地要按照"平战结合"原则，利用现有资源，指定建设省、市、县（区）三级突发化学中毒事故医疗救援机构。组建化学中毒医疗卫生救援应急队伍，省级总人数不少于100人，市级总人数不少于60人，县（区）级总人数不少于30人（以上人数为参考人数，各地根据实际情况可做适当调整）。

2. 后勤保障　根据化学中毒医疗卫生救援的实际工作需要，被指定的各级突发化学中毒事故医疗救援机构要在当地政府的统筹下，进行救护车辆、交通工具和通信设备的配备，并进行定期检查，保证处于完好状态。

3. 药品储备　根据化学中毒医疗卫生救援的实际工作需要，被指定的各级突发化学中毒事故医疗救援机构要在当地政府的统筹下，进行化学中毒急救药品的常量储备。急救车中要常备一定数量和种类的急救药品，各医院药房要有一定库存量，并掌握急需时的供药渠道。

4. 经费保障　突发化学中毒事故医疗卫生救援所必需的经费，由各级政府财政部门负责统筹安排和补偿。

三、演练方法和步骤

积极开展日常应急演练是保证突发化学中毒事件应急处置工作做到科学、高效、有序的必要手段。演练可通过职业卫生实战演练、桌面推演、应急体能训练等多种形式开展，以高标准、严操作的要求来锻炼、提高职业卫生应急水平，达到打造一支指挥有力、临阵不乱、召之即来、来之能战的应急强队的目标。由于实战演练不但备受时空的限制，还会带来很高的成本负担，本部分内容以常用的桌面推演形式为例，介绍应急演练的方法和步骤。

（一）模拟事故情况

一般通过播放一段应急处置视频，模拟突发化学气体泄漏引起多人中毒的事故现场。采用情景开发法，按事发响应、救援处置、恢复重建3个阶段，设计组织疏散、报告响应、指挥控制、现场救援、检测评估、伤员转运、监督整改、事故终结等场景，并在各环节预留较大的想象和研讨空间。要求参与演练的各队结合视频的内容框架，围绕整个处置过程进行讨论补充，再分别编写事故调查报告。

（二）模拟媒体应对

在设计和考核上力求妥善引导舆论，整合信息资源，让群众能及时、客观、正确地了解到事故情况，达到有效减少事故负面影响、维护社会稳定、提高全社会应急能力的目的。

（三）应急基础知识竞赛

题目设置可根据实例改编，设有文字表述题和视频情景题2种，并将化学中毒判断、应急处置、采样分析等内容贯穿其中。例如，中毒现场可以将伤者分为3类，哪一类具有优先救治权？需使用供气式呼吸器的急救现场是什么？请根据视频描述的症状判断可能是什么化学物中毒？同时考查队员对卫生应急的法律、法规及业务知识的掌握程度。

（四）应急装备展示

要求各队根据突发化学中毒事故的现场处置需求，提交相应的应急物资清单并展示主要的应急装备，包括现场处置服装、车辆、救援仪器设备、个人防护装备、采样检测器材等。

（五）专业点评及评分标准

利用专业评委参考国内外大型演练制订而成的评估表，对各队的组建运作、编写的调查报告、问答环节的表现，以及应急装备等情况进行全面的考核和点评。

四、评价与总结

（一）评价

应急预案演练结束后，须由3名以上化学中毒与医疗救援方面的专家组成演练评估专家组，对整个演练进行点评，提出有关优缺点。专家组应从演练的各项工作组织水平，如筹备实施效果、决策能力、处置成效、防护安全、经济效益、协调度和迅捷度等多个方面对整个演练进行点评，分析中毒事故应急演练策划是否完善、指挥是否得当；各单位各部门分工是否明确、协调配合；是否科学、有序、高效地完成了演练任务；整体实施效果是否达到预期目标。

（二）总结

应急预案是根据事件的特点、以往应对类似事件的经验、对事件结果的预测分析而预先制订的行动方案，实际中毒现场的情况是瞬息万变的，不同生产单位的生产过程繁简不一，因此，生产单位在事故应急预案编制过程中，应充分明确和考虑自身可能存在的重大突发职业危害及其后果，结合自身应急能力的实际，对应急的一些关键信息（如潜在重大突发职业危害及后果分析、支持保障条件、决策、指挥与协调机制）进行详细而系统的描述，同时在组织机构、分级预警、物资储备、后勤保障等方面不能生硬照搬上级预案，要有针对性，特点突出，这样才能满足指导突发职业性化学中毒应急救援工作的需要。最后，相关单位应根据突发化学中毒事故医疗卫生救援实施过程中发现的问题，及时对应急预案进行修订、补充和更新。

（刘莉莉　李建祥）

思　考　题

1. 简述突发职业性化学中毒事故的分级。

2. 化学事故现场是如何分区的？

3. 阐述突发职业性化学中毒现场应急措施。

4. 呼吸防护用品的使用环境有什么要求？

5. 简述卫生应急预案的编制与演练方法。

第 9 章　核和辐射事故卫生应急

学习目标

1. 系统掌握核和辐射的基本概念及辐射防护的目的、任务和方法。
2. 熟悉核和辐射事故的分级、应急准备和响应。
3. 了解核和辐射事故应急响应评估等。

情景导入　　　　　　　　**切尔诺贝利核事故**

　　1986 年 4 月 26 日，位于乌克兰基辅以北 130km 的普里皮亚季镇附近的切尔诺贝利核电厂 4 号机组发生了猛烈爆炸，反应堆活性区及部分厂房遭到破坏，一些控制棒和燃烧着的石墨块被抛了出来，大量的放射性粉尘随着大气飘散到苏联西部地区、东欧地区、北欧部分地区。事故造成了严重的人员伤亡和环境影响。据 2005 年国际原子能机构、世界卫生组织和乌克兰等机构的联合报告显示，该事件死亡人数约为 9000 人，事故周围 6 万多平方千米的土地受到污染，数百万人受到核辐射影响。该事故被认为是历史上最严重的核事故，也是首例被国际核事件分级表评为 7 级事件的特大事故。

思考：

1. 切尔诺贝利核事故给了我们哪些启示？
2. 什么是核事故？核事故有哪些特点？

第一节　概　　述

　　随着国民经济发展，核和辐射技术已广泛应用于工业、农业、医学和环保等领域，涉及人类生产和生活的各个方面。然而，核和辐射技术如同双刃剑，在石油测井、工业探伤、放射诊断和治疗、教学科研及同位素示踪等方面应用的同时，也存在着辐射安全问题。为适应当前我国公共卫生应急的新形势，应做好核事故和辐射事故卫生应急工作，有效防范和合理处置核和辐射事故，及时控制污染，保障人民健康，促进社会经济持续发展。

一、电离辐射的基本概念

（一）原子与原子核

　　原子是组成物质的基本单位，由原子核（nucleus）和核外电子组成。原子核由质子（proton）和中子（neutron）组成，质子和中子统称为核子（nucleon）。在中性原子中，原子核的质子数等于核外电子数，也代表核电荷数，称为原子序数。原子核内的质子数和中子数之和称为质量数。元素（element）是指原子核内具有相同质子数的同一类原子的总称。原子核内具有特定数目的中子和质子，且具有相同能量状态的一类原子称为核素。能够自发发射粒子或射线的核素称为放射性核素。核内具有相同质子数而中子数不同的核素互称同位素，如 ^{1}H、^{2}H、^{3}H 是氢的同位素。

（二）辐射的定义和类别

　　辐射是以电磁波或粒子的形式向周围空间传播能量的统称。根据能量的大小和电离能力可将辐射分为电离辐射与非电离辐射两类。电离辐射是指其携带的能量大，足以使物质原子或分子中的电子成为自由态，从而使这些原子或分子发生电离现象的辐射。非电离辐射一般不能引起物质原子或分子的电离，而只能引起分子的振动、转动或电子在轨道上能级的改变。电离辐射分为直接电离辐射和间接电离辐射。直接电离辐射是指那些具有足够大的动能，能够直接引起物质的分子、原子电离的带电粒子，如 β 粒子、质子和 α 粒子等。间接电离辐射是能够释放出直接电离粒子或引起核反应的非带电粒子，如光子（γ 射线、X 射线）、中子等。凡是与物质直接或间接作用时，能使物质电离的一切辐射均称为电离辐射。

电离辐射可分为电磁辐射和粒子辐射两大类。

1. 电磁辐射 能量以电磁波的形式由源发射到空间的现象称为电磁辐射（electromagnetic radiation）。根据频率和波长，电磁辐射又可分为无线电波、微波、可见光、红外线、紫外线、X 射线和 γ 射线等。X 射线和 γ 射线波长极短，频率很高，使其具有很大的光子能量，能使分子或原子发生电离，属于电离辐射。X 射线和 γ 射线具有波粒二象性，故又称光子。X 射线和 γ 射线与物质的相互作用分为两个过程，首先 X 射线和 γ 射线通过光电效应、康普顿效应和电子对效应产生次级电子和转移能量，然后次级电子通过电离作用损失能量。

2. 粒子辐射（particle radiation） 是一些高速运动的粒子，具有运动能量和静止能量，通过消耗自身的动能把能量传递给其他物质。主要的粒子辐射有 α 粒子、β 粒子（或电子）、质子、中子、负 π 介子和带电重离子等。α 粒子由两个中子和两个质子组成，带正电荷，质量大，在短距离内引起较多电离。β 粒子是带有一个单位负电荷的粒子，质量很小。中子是质量为 1.009 原子质量单位的不带电的粒子，通过组织时不受带电物质的干扰，穿透力较大。中子与 X 射线或 γ 射线都是通过产生带电的次级粒子引起物质分子电离的，不同之处在于 X 射线或 γ 射线与核外电子发生作用，而中子只与原子核发生作用。重离子是指比氢重的原子失去或部分失去轨道电子后的带正电的直接电离离子。

二、电离辐射的量和单位

（一）放射性活度

1. 放射性活度（activity） 是表征放射性强弱的物理量，简称活度，指放射性核素单位时间内发生的衰变数，通常用符号 A 表示。A 等于放射性核素在时间间隔（dt）内发生放射性衰变的期望值（dN）除以 dt 所得的商，即 $A = dN/dt$，国际单位制（SI）单位的专用名称是贝可勒尔，符号为 Bq，简称贝可，1Bq 等于每秒一次核衰变。

2. 半衰期（half-life） 是指在单一的放射性衰变中，放射性活度降至其原有值的一半时所需要的时间，用 $T_{1/2}$ 表示。

（二）吸收剂量

吸收剂量（absorbed dose）是电离辐射授予质量为 dm 的物质的平均能量 $d\bar{\varepsilon}$ 除以 dm 之商。吸收剂量 D 的 SI 单位为 J/kg，此单位的专用名称为戈瑞，符号为 Gy，1Gy=1J/kg。吸收剂量的旧专用单位为拉德（rad），1Gy=100rad。

（三）当量剂量

辐射生物效应受到辐射类型、剂量与剂量率大小、照射条件、生物种类和个体生理差异等因素的影响，因此，相同的吸收剂量未必产生同样的生物效应。为了比较不同类型辐射引起的有害效应，在辐射防护中引进了当量剂量的概念。当量剂量（equivalent dose，$H_{T,R}$）是组织器官（T）中的平均吸收剂量 $D_{T,R}$ 与辐射权重因数（radiation weighting factor，W_R）之积。当量剂量的 SI 单位是 J/kg，专用单位为希沃特，符号为 Sv，1Sv=1J/kg，1Sv=1000mSv，旧的非法定计量单位为雷姆（rem），1Sv=100rem。

国际放射防护委员会（International Commission on Radiological Protection，ICRP）推荐的 W_R，见表 9-1。

表 9-1　国际放射防护委员会推荐的辐射权重因数

辐射种类	能量范围	辐射权重因数（W_R）
光子	所有能量	1
电子和介子	所有能量	1
质子（反冲质子除外）	能量＞20MeV	5
α粒子、裂变碎片、重离子		20
中子	能量＜10keV	5
中子	10～100keV	10
中子	能量＞100keV～2MeV	20

（四）有效剂量

有效剂量（effective dose，E）专指当所考虑的效应是随机性效应时，在全身非均匀照射的情况下，人体所有器官或组织（T）的当量剂量（H_T）与组织权重因数（W_T）的加权值。

国际放射防护委员会根据各种器官或组织对辐射的敏感性以及该器官或组织受损伤时被诊断和治疗的可能程度，给出了人体各组织、器官的组织权重因数（W_T），见表 9-2。

表 9-2　组织权重因数（W_T）

组织	W_T	$\sum W_T$
骨髓（红）、结肠、肺、胃、乳腺、其余组织	0.12	0.72
性腺	0.08	0.08
膀胱、食管、肝、甲状腺	0.04	0.16
骨表面、脑、唾液、皮肤	0.01	0.04
合计	—	1.00

（五）待积当量剂量

待积当量剂量（committed equivalent dose）是指体内单次摄入放射性物质后，在某一特定组织内接受的剂量当量率的时间积分。ICRP 规定积分时间为摄入后的 50 年，这段时间被认为是一生中的工作年限。

（六）待积有效剂量

待积有效剂量是组织的待积当量剂量乘以各自的权重因数求和。

三、辐射生物效应

（一）辐射生物效应的类型

1. 急性效应和慢性效应　急性效应是指短时间内受到较大剂量照射，迅速出现的效应。慢性效应是指照射剂量率比较低，随着照射时间延长，照射剂量增加，效应逐渐积累，经历较长时间表现出来的效应。

2. 早期效应和远期效应　早期效应是指电离辐射作用于生物机体后，出现以骨髓型、胃肠型和脑型损伤为主的效应。远期效应是指电离辐射作用于生物机体数月乃至数十年后才发生的效应。

3. 躯体效应和遗传效应　躯体效应是指电离辐射对人体细胞的损伤，损伤显现在受照者本人身上，包括急性损伤、慢性损伤和远期效应 3 种情况。遗传效应是指生殖细胞受照后产生突变而显现在受照者后代身上的生物效应。

4. 确定性效应和随机性效应　确定性效应是指当受照剂量达到阈值以上时发生，损害的程度随剂量的增加而增加的效应，如照射后造血系统白细胞减少。随机性效应是指效应发生不存在阈值，发生的概率随照射剂量的增加而增加的效应。遗传效应和辐射诱发癌变均属于随机性反应。

（二）影响辐射生物效应的主要因素

1. 与辐射有关的影响因素

（1）辐射类型：传能线密度（linear energy transfer，LET）是指带电粒子在单位长度径迹上传递的能量，是描述射线品质的指标。高 LET 的电离辐射，电离密度大，射程小，内照射时生物效应相对较强；低 LET 的电离辐射，电离密度小，射程大，照射时生物效应强。

（2）剂量和剂量率：一般情况下，剂量越大，效应越强。在一定剂量范围内，同等剂量照射时，剂量率越高，生物效应越强。

（3）照射方式：同等剂量照射时，一次照射比分次照射效应强；全身照射比局部照射效应强。

2. 与机体有关的影响因素

（1）种系差异：一般来说，生物进化程度越高，辐射敏感性越强。

（2）性别：雌性个体的辐射耐受性稍大于雄性，这与体内性激素含量差异有关。

（3）年龄：幼年和老年辐射敏感性高于壮年。

（4）生理状态：机体处于过冷、过热、过劳和饥饿等状态时，辐射耐受性降低。

（5）健康状况：体弱者、慢性病病人或合并创伤时，辐射耐受性降低。

四、辐射的健康危害

（一）急性放射病

急性放射病是机体在短时间内一次或多次受到大剂量（通常＞1Gy）电离辐射照射引起的全身性疾病，是电离辐射照射所致确定性生物效应中最严重的一种。一次受到贯穿力较强的 X、γ 射线超过 1Gy 时，即可发生外照射急性放射病。引起急性放射病的原因，一是事故情况下的异常照射，即放射源失去控制，人员受到大于规定的剂量当量限值照射；二是医疗照射，如为治疗某些恶性肿瘤而进行的全身性大面积照射，这种照射也可引起急性放射病；三是核武器爆炸照射。根据受照剂量、病程特点和严重程度可将外照射急性放射病分为骨髓型、肠胃型和脑型急性放射病 3 种类型。

1. 骨髓型急性放射病　照射剂量范围为 1～10Gy，这是临床上较多见的急性放射病，以骨髓等造血组织损伤为基本病变，白细胞减少，感染及出血为主要临床表现，具有典型的阶段性病程，可区分为初期、假愈期、极期和恢复期。根据其严重程度可分为 4 度，即轻、中、重和极重度，其受照剂量下限可大致分别为 1Gy、2Gy、4Gy 和 6Gy。

2. 肠胃型急性放射病　病程阶段性不明显，照射剂量范围多在 10～50Gy，以肠道损伤为基本病变，临床出现频繁呕吐、腹泻、水电解质代谢紊乱，3～5 天后进入极期，出现造血功能障碍，通常于 2～3 周内死亡。

3. 脑型急性放射病　病程阶段性不明显，照射剂量范围多在 50Gy 以上，以脑组织损伤为基本病变，临床出现意识障碍、抽搐、震颤等中枢神经系统症状，通常在 1～3 天内死亡。

（二）慢性放射病

慢性放射病是机体在较长时间内受到超过剂量当量限值的电离辐射作用，引起以造血系统损伤为主的全身性疾病。我国在吸收国外经验的基础上，总结国内从事职业性照射人员的临床病例特点，制定和执行《慢性放射病诊断标准及处理原则》。由外照射所致的称为外照射慢性放射病。近年来，我国由于辐射防护条件改善，慢性放射病很少见。慢性放射病临床表现如下。

1. 自觉症状　早期表现主要是神经衰弱症候群，病人出现疲乏、无力、头晕、头痛、记忆力减退、眨眼障碍等症状。

2. 体征　在早期通常无明显体征，有时可发现如下异常。①神经系统变化：病人出现眼睑、舌、手指震颤，以及腱反射异常、龙贝格征等症状；②皮肤营养障碍：病人出现皮肤干燥、脱屑、毛发脱落及皮肤色素沉着等症状；③全身状况：病人全身状况欠佳、体重下降等；④晶状体：病人晶状体可出现混浊点；⑤心电图：病人心电图显示低电压、心动过缓等异常变化。

3. 实验室检查　包括造血系统、内分泌系统、生殖系统和免疫系统等检查。造血系统改变最为常见，而且外周血液中以白细胞变化出现最早。早期内分泌系统无明显改变，稍晚期部分病人可出现肾上腺皮质和甲状腺功能衰退。生殖系统可见精子减少、精子活动减弱、精子质量下降和精子畸形增多；女性雌激素水平下降，卵巢功能减退。免疫系统表现为细胞及免疫功能低下。由于慢性放射病的临床表现没有特异性，因此，必须全面调查病人放射接触史、接受的照射剂量值、自觉症状和实验室检查4个方面的资料，在排除其他疾病的基础上作出综合性诊断。

（三）内照射危害

在放射性核素生产、实验研究、核医学应用，以及核电厂运行时，有可能因防护措施不力或操作失误而使过量放射性核素进入体内。特别是在核武器爆炸及核电厂事故情况下，有大量放射性核素释放于环境中，这些核素可通过各个环节和多种途径进入人体，引起放射性内污染（radiation internal contamination）。放射性内污染是体内放射性核素超过其自然存在量，它是一种状态，而不是一种疾病，但内照射也可能引起内照射损伤，即放射性核素通过内照射导致机体产生具有临床意义的病理学损伤的总称，包括内照射引起的器官或组织损伤、内照射放射病（radiation sickness from internal exposure）和内照射诱发的恶性肿瘤及遗传危害。

1. 急性内照射放射病　短时间内大量放射性核素进入体内，使人们受到1Gy的内照射时，则发生急性内照射放射病。内照射放射病的临床表现，或以全身性表现为主，与急性外照射放射病相似，可有不典型的初期反应、造血障碍和神经衰弱症候群；或以该放射性核素靶器官的损害为主，并往往伴有放射性核素初始进入体内途径的放射性损伤表现。上述临床表现，可能发生在放射性核素进入体内的早期（几周内）和（或）晚期（数月至数年）。对靶器官的损害因放射性核素的种类而异。

（1）放射性碘引起甲状腺功能低下、甲状腺结节（thyroid nodule）形成和甲状腺癌（thyroid cancer）出现等。

（2）镭、锶等亲骨性放射性核素引起骨质疏松、病理性骨折和骨肉瘤等。

（3）稀土族元素和以胶体形式进入体内的放射性核素引起网状内皮系统的损害和肝癌发生。

2. 内照射致癌　放射性核素内照射诱发肿瘤发生的部位与放射性核素的滞留部位具有相符性，即肿瘤易发部位多是核素主要的滞留部位。骨骼和肺是一些核素的重要滞留部位，也是诱发肿瘤的常见部位。放射性核素内照射诱发肿瘤与化学致癌相比具有多发性和广谱性，即同一机体内可有几个器官或组织同时发生同类型或不同类型的肿瘤。病理研究表明，放射性核素内照射诱发的肿瘤，多是上皮组织的各种癌、间叶组织的肉瘤和造血组织的白血病。

放射性内污染诱发肿瘤，都要经过从受到照射至发生肿瘤的潜伏期，其长短受多种因素影响，如辐射剂量及动物种属、性别、受照年龄和组织器官等。一般认为，白血病的潜伏期平均约为8年，而实体瘤（如乳腺癌及肺癌）的潜伏期要比此值长2～3倍。影响内照射致癌效应的因素有：放射性核素的辐射类型、辐射能量、摄入的放射性活度、摄入途径和方式、分布与滞留特点、吸收剂量和剂量率，动物种属、性别、年龄，以及环境综合因素等，其中，最重要的是受照射器官或组织对辐射的敏感性、吸收剂量和剂量率。

五、辐射防护

（一）辐射防护的任务和目的

1. 辐射防护的根本任务 任务是既要保护从事放射性工作的人员和广大公众及其后代的健康与安全，又要允许正当照射的必要活动，有利于核技术的应用和发展。

2. 辐射防护的主要目的 为人类提供适当的防护标准而不过分限制伴有辐射的有益实践，防止发生有害的确定性效应，并限制随机性效应的发生概率，使之保持在可合理达到的最低水平。

（二）辐射防护的三原则

辐射防护的基本原则由3个基本要素组成。

1. 实践的正当性 在施行伴有辐射照射的任何实践之前，都必须经过正当性判断，确认这种实践具有正当的理由，即辐射实践带来的利益超过付出的代价。

2. 辐射防护的最优化 应避免一切不必要的照射，在考虑到经济和社会因素的条件下，所有辐射照射都应保持在可合理达到的尽量低的水平。

3. 个人剂量限制 为了避免发生辐射的确定性效应，并把随机性效应的发生率降至可接受的水平，必须对个人剂量加以限制。《电离辐射防护与辐射源安全基本标准》（GB 18871—2002）规定了相应剂量限值，如工作人员为每年20mSv（5年平均值，并且任何一年不超过50mSv），而公众人员为每年1mSv。不应将剂量限值应用于获准实践中的医疗照射。

（三）外照射防护

外照射指的是放射源在体外对人体的照射。一般来说，外照射主要包括X射线、γ射线和β射线及中子照射等，其防护包括时间防护、距离防护和屏蔽防护3种措施。

1. 时间防护 在照射条件不变的情况下，受照剂量与时间成正比，通过减少接触放射源或受照时间，可以达到减少受照剂量的目的。

2. 距离防护 人体受到照射的剂量率是随着与电离辐射源距离的增大而减少的。当辐射源为点源时，剂量率与距离平方成反比。

3. 屏蔽防护 为了达到有效的防护目的，在人体与放射源之间设置屏蔽。进行屏蔽防护时，应根据辐射源的类型、活度和用途做出合理的设计。对X射线和γ射线照射，一般采用铅、不锈钢、贫铀和钢筋混凝土墙壁进行屏蔽；β射线照射一般用铝、有机玻璃和塑料等材料进行屏蔽；中子辐射的有效屏蔽材料是石蜡和硼。

（四）内照射防护

内照射是指放射性物质经呼吸道、消化道、皮肤、黏膜和伤口及其他各种途径进入机体后，放射性核素发出的射线对人体造成的照射。放射性核素一旦进入体内，就对机体产生连续性照射，直至放射性核素完全衰变成稳定性核素或全部排出体外。进入体内的放射性物质可通过胃肠道、呼吸道、泌尿道及汗腺、唾液腺和乳腺等途径从体内排出。

防护内照射最好的方法是避免或减少放射性物质的摄入。如前所述，放射性物质是通过吸入、食（饮）入、皮肤及伤口进入人体内部的，因此，可以针对这几个摄入途径采取防护措施，避免摄入放射性物质或者采取合理措施将放射性物质的摄入量降到尽量低的水平。内照射的一般防护方法包括以下几方面。

1. 包容　对于放射性物质，在操作过程中，通过采用通风橱、手套箱等方法，将放射性物质密闭起来；操作强放射性物质时，应在密闭和经过防护处理的热室内用机械手操作。对于操作人员，可用工作服、鞋、帽、口罩、手套、围裙、气衣等方法将操作人员围封起来，防止放射性物质进入人体。

2. 隔离　根据放射性核素的毒性大小、操作量多少和操作方式等，将工作场所进行分级、分区管理。

3. 净化　通过吸附、过滤、除尘、凝聚沉淀、离子交换、蒸发、储存衰变、去污等方法，尽量降低空气、水中放射性物质的浓度，降低物体表面放射性污染水平。

4. 稀释　在合理控制下，利用干净的空气或水使空气或水中的放射性浓度降低，能够减少放射性物质进入人体的数量。如果对排入环境的污染空气和污水进行稀释时，要遵守有关法规的要求。

第二节　核和辐射事故的卫生应急管理体系

一、核事故的应急管理体系

（一）核事故的定义

核事故（nuclear accident）是指核电厂或其他核设施中发生的严重偏离运行工况的状态。在这种状态下，放射性物质的释放可能或已经失去应有的控制，达到不可接受的水平，可能造成厂内人员受到放射性损伤和放射性污染；严重时，放射性物质泄漏到厂外，污染周围环境，对公众健康造成危害。

（二）核事故分级

国际核事件分级（international nuclear event scale，INES）针对核能利用、核燃料循环、核技术利用，以及放射性物品运输等相关实践中发生的核与辐射事件，分析这些事件对人和环境的影响、对设施放射性屏障和控制的影响，以及对纵深防御影响的安全意义，并依据相应的分级原则对核与辐射事件进行分级。

国际核事件分级标准把核事件分为 7 级，其中，1～3 级为事件，4～7 级为事故，对安全没有影响的事件划分为 0 级，影响最大的事故评定为 7 级，见图 9-1、表 9-3 和表 9-4。其中表 9-4 常用于安全重要性的迅速沟通。在安全领域，事故（accident）和事件（event）的概念不完全一致。

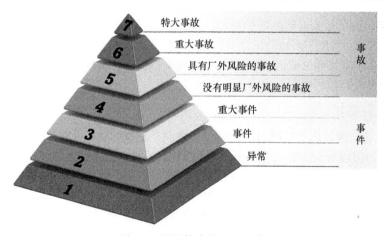

图 9-1　国际核事件分级标准

安全事件是发生过的偏离正常运行轨道的事件，对一定人群会产生一定影响的事情。安全事故是一种动态事件，它开始于危险的激化，终止于既成事实的后果，是以一系列原因事件按一定的逻辑顺序流经系统而造成的损失，即事故是造成人员伤害、死亡、职业病或设备设施等财产损失和其他损失的意外事件。例如，1979 年美国三英里岛核电厂事故属于 5 级核事故，1986 年苏联切尔诺贝利核电厂事故和 2011 年日本福岛第一核电厂事故属于 7 级核事故。我国是 IAEA 的成员国，核事故应急管理领域也采用 INES。

表 9-3 INES 的一般准则

INES 等级	人与环境	设施的放射屏障和控制	防御纵深
7 级/特大事故	放射性物质大量释放，具有大范围健康和环境影响，要求实施计划的和长期的应对措施		
6 级/重大事故	放射性物质明显释放，可能要求实施计划的应对措施		
5 级/具有厂外风险的事故	放射性物质有限释放，可能要求实施部分计划的应对措施；辐射造成多人死亡	反应堆堆芯受到严重损坏；放射性物质在设施范围内大量释放，公众受到明显照射的概率高；发生原因可能是重大临界事故或火灾	
4 级/没有明显厂外风险的事故	放射性物质少量释放，除需要局部采取食物控制外，不太可能要求实施计划的应对措施；至少有 1 人死于辐射	燃料熔化或损坏造成超过堆芯放射性总量 0.1% 的释放；放射性物质在设施范围内明显释放，公众受到明显照射的概率高	
3 级/重大事件	受照剂量超过工作人员法定年限值的 10 倍；辐射造成非致命确定性健康效应（如烧伤）	工作区中的辐射剂量率超过 1Sv/h；设计中预期之外的区域内严重污染，公众受到明显照射的概率低	核电厂接近发生事故，安全措施全部失效；高活度密封源丢失或被盗；高活度密封源错误交付，并且没有准备好适当程序进行处理
2 级/事件	一名公众成员的受照剂量超过 10mSv；一名工作人员的受照剂量超过法定年限值	工作区中的辐射水平超过 50mSv/h；设计中预期之外的区域内设施受到明显污染	安全措施明显失效，但无实际后果；发现高活度密封源、器件或运输货包无监管，但安全措施保持完好；高活度密封源包装不适当
1 级/异常			一名公众成员受到过量照射，超过法定限值；安全部件出现少量问题，但纵深防御仍然有效；低放射源、装置或运输货包丢失或被盗
0 级/偏差	无安全意义		

表 9-4 INES 事件性质及实例

级别/名称	事件性质	实例
7 级/特大事故	• 大型核装置（如动力堆的堆芯）中大部分放射性物质向外释放，一般涉及短寿命放射性裂变产物的混合物（其数量相当于超过 10^{16}Bq 的碘-131）。这类释放可能引起急性健康效应；在可能涉及一个以上国家的大范围地区有慢性健康效应；有长期环境后果	1986 年苏联切尔诺贝利核电厂（现属乌克兰）事故；2011 年日本福岛第一核电厂事故
6 级/重大事故	• 放射性物质向外释放，其数量相当于 10^{15}~10^{16}Bq 的碘-131。这类释放可能需要全面实施地方应急计划的防护措施，以限制严重的健康效应	1957 年苏联基斯迪姆后处理厂（现属俄罗斯）事故
5 级/具有厂外风险的事故	• 放射性物质向外释放，其数量相当于 10^{14}~10^{15}Bq 的碘-131。这类释放可能需要部分实施当地应急计划中的防护措施，以降低健康效应的可能性 • 设施严重损坏。这可能涉及反应堆堆芯的严重损坏、重大临界事故或者由于重大火灾或爆炸引起放射性物质在设施内大量释放	1952 年加拿大恰克河核事故；1957 年英国温茨凯尔反应堆事故；1979 年美国三英里岛核电厂事故

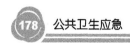

续表

级别/名称	事件性质	实例
4级/没有明显厂外风险的事故	• 放射性物质向外释放，使关键人群受到几毫希沃特级别剂量的照射。对于这种释放，除当地可能需要进行食品管制外，一般不需要厂外保护性行动 • 核设施明显损坏。这类事故可能造成重大厂内修复困难的损坏，如动力堆堆芯部分熔化和非反应堆设施内发生的可比拟的事件 • 一名或更多工作人员受到极可能发生早期死亡的过量照射	1973年英国温茨凯尔（现为塞拉菲尔德）后处理厂事故；1980年法国圣洛朗核电厂事故；1983年阿根廷布宜诺斯艾利斯临界装置事故；1999年日本东海村JCO临界事故
3级/重大事件	• 放射性物质向外释放超过规定限值，使关键人群受到十分之几毫希沃特级别剂量的照射。对于这类释放，可能不需要厂外保护措施 • 造成工作人员受到足以引起急性健康效应的剂量的厂内事件和（或）造成污染严重扩散的场内事件 • 安全系统再发生故障可能造成事故工况的事件，或如果发生某些始发事件，安全系统将不能防止事故发生的状况	1989年西班牙范德略斯核电厂事故
2级/事件	• 安全措施明显失效，但仍有足够的纵深防御，可以应对进一步故障事件 • 造成工作人员受到超出规定年剂量限值的照射事件和（或）造成设施内有显著量的放射性存在于设计未考虑区域内，并且需要纠正行动的事件	卡达哈希核电厂事件
1级/异常	• 超出规定运行范围的异常情况，可能由于设备故障、人为差错或规程有问题引起	2009年法国诺尔省葛雷夫兰核电厂事件；2010年中国大亚湾核电厂事件
0级/偏差	• 偏差没有超出运行限值和条件，并且依照适当的规程得到正确的管理	2008年斯洛文尼亚科斯克核电厂事件

（三）核事故应急管理体系

我国核事故应急工作实行三级管理，即国家核事故应急组织、核设施所在省（自治区、直辖市）核事故应急组织，以及核设施营运单位核事故应急组织。

1. 国家核事故应急组织　国家核事故应急协调委员会负责组织协调全国核事故应急准备和应急处置工作。国家核事故应急协调委员会由工业和信息化部、公安部、民政部、生态环境部、国防科工局、军队有关部门等24个成员单位组成。国家核事故应急协调委员会的日常工作由国家核事故应急办公室承担。国家核事故应急协调委员会设立专家委员会，为国家核事故应急工作重大决策和重要规划及核事故应对工作提供咨询服务和建议。国家核事故应急协调委员会设立联络员组，承担国家核事故应急协调委员会交办的事项。

2. 省（自治区、直辖市）核事故应急组织　省级人民政府根据有关规定和工作需要成立省（自治区、直辖市）核事故应急委员会，由有关职能部门、相关市县、核设施营运单位的负责同志组成，负责本行政区域核事故应急准备与应急处置工作，统一指挥本行政区域核事故场外应急响应行动。未成立核事故应急委员会的省级人民政府指定相关部门负责本行政区域核事故应急准备与应急处置工作，或由省级人民政府直接领导、组织、协调本行政区域场外核事故应急工作。

省核事故应急委员会设立专家组，提供决策咨询；设立省核事故应急办公室，承担省核事故应急委员会的日常工作。

3. 核设施营运单位核事故应急组织　核设施营运单位核事故应急指挥部负责组织场内核事故应急准备与应急处置工作，统一指挥核事故应急响应行动，配合和协助做好场外核事故应急准备与响应工作，及时提出进入场外应急状态和采取场外应急防护措施的建议。

二、辐射事故的应急管理体系

（一）辐射事故的定义

辐射事故（radiation accident）是指放射性源丢失、被盗、失控，或者放射性同位素和射线装置失控，导致人员受到意外的异常照射或者有环境污染后果的事件。辐射事故主要包括核技术利用中发生的辐射事故；放射性废物处置设施发生的辐射事故；铀矿冶炼及伴生矿开发利用中发生的环境辐射污染事故；放射性物质运输中发生的事故；可能对我国环境造成辐射影响的境外核试验、核事故及辐射事故；国内外航天器在我国境内坠落造成环境辐射污染的事故；各种重大自然灾害引发的次生辐射事故。

（二）辐射事故的分级

根据辐射事故的性质、严重程度、可控性和影响范围等因素，从重到轻将辐射事故分为特别重大辐射事故、重大辐射事故、较大辐射事故和一般辐射事故 4 个等级。

1. 特别重大辐射事故 是指Ⅰ类、Ⅱ类放射源丢失、被盗、失控造成大范围严重辐射污染后果，或者放射性同位素和射线装置失控导致 3 人以上（含 3 人）急性死亡。

2. 重大辐射事故 是指Ⅰ类、Ⅱ类放射源丢失、被盗、失控，或者放射性同位素和射线装置失控导致 2 人以下（含 2 人）急性死亡或者 10 人以上（含 10 人）重度急性放射病、局部器官残疾。

3. 较大辐射事故 是指Ⅲ类放射源丢失、被盗、失控，或者放射性同位素和射线装置失控导致 9 人以下（含 9 人）重度急性放射病、局部器官残疾。

4. 一般辐射事故 是指Ⅳ类、Ⅴ类放射源丢失、被盗、失控，或者放射性同位素和射线装置失控导致人员受到超过年剂量限值的照射。

（三）辐射事故应急管理体系及主要职责

我国辐射事故应急工作主要由国务院及国务院有关部门、各级人民政府和有关部门，以及生产、销售、使用放射性同位素和射线装置的单位组成，见图 9-2。

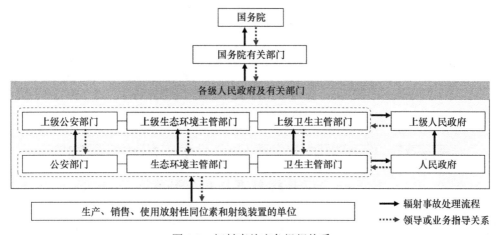

图 9-2　辐射事故应急组织体系

《放射性同位素与射线装置安全和防护条例》（国务院令第 449 号）规定，国务院生态环境主管部门对全国放射性同位素、射线装置的安全和防护工作实施统一监督管理。国家公安、卫生等部门按照职责分工和本条例的规定，对有关放射性同位素、射线装置的安全和防护工作实施监督管理。县级以上地方人民政府生态环境主管部门和其他有关部门，按照职责分工和本条例的规定，对本行政区域内放射性同位素、射线装置的安全和防护工作实施监督管理。主要涉及部门及分工如下。

1. 生态环境主管部门 县级以上人民政府生态环境主管部门会同同级公安、卫生、财政等部门编制辐射事故应急预案，报本级人民政府批准。负责辐射事故的应急响应、调查处理和定性定级工作，协助公安部门监控追缴丢失、被盗的放射源。

2. 公安部门   参与编制人民政府的辐射事故应急预案，负责丢失、被盗放射源的立案侦查和追缴。

3. 卫生主管部门   参与编制辐射事故应急预案，负责核与辐射事故的卫生应急。发生辐射事故的单位应当立即将可能受到辐射伤害的人员送至当地卫生主管部门指定的医院或者有条件救治辐射损伤病人的医院，进行检查和治疗，或者请求医院立即派人赶赴事故现场，采取救治措施。

生态环境主管部门、公安部门、卫生主管部门应当及时相互通报辐射事故应急响应、调查处理、定性定级、立案侦查和医疗应急情况。

生产、销售、使用放射性同位素和射线装置的单位，应当根据可能发生的辐射事故的风险，制订应急方案，做好应急准备。

三、核和辐射事故卫生应急管理体系

核和辐射事故卫生应急主要由各级卫生行政部门负责。我国核事故和辐射事故卫生应急组织体系，见图9-3。

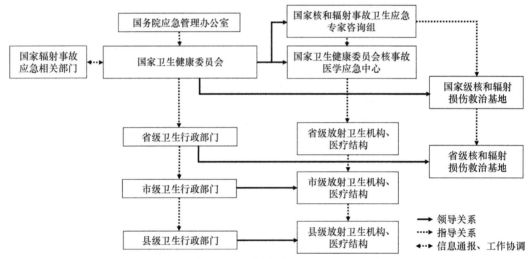

图9-3   我国核和辐射事故卫生应急组织体系

第三节   核和辐射突发事件的卫生应急准备和响应

一、核和辐射事故应急预案

核和辐射事故具有突发性、应急响应的复杂性，以及政治、社会等方面的敏感性，应做好充分应急准备，制订出各级应急预案。一旦发生事故，即可根据预案进行及时有效的应对和处置，最大程度地控制、减轻或消除事故及其造成的人员伤亡和财产损失，保护环境，维护社会正常秩序。核和辐射事故应急预案，又称核和辐射事故应急计划，是对核和辐射事故应急响应的目标、政策和运作方式，以及对有计划、协调一致和有效响应所需要的组织、管理和责任等的描述。核和辐射事故应急预案规定了国家和地方有关部门、核和辐射事故责任单位等向社会和公众就所承担的应急准备和响应的责任和任务方面所做的承诺，是其他核和辐射相关程序和检查清单编制的基础。作为一份经过审批的文件，核和辐射事故应急预案是有约束力的规范性的文件，并应有专门的执行程序加以支持。

（一）核事故应急预案

我国应急预案体系的构建是由政府主导的自上而下的政策动员过程。《中华人民共和国突发

事件应对法》《中华人民共和国核安全法》《中华人民共和国放射性污染防治法》《突发公共卫生事件应急管理条例》和《核电厂核事故管理条例》等法律、法规都对核事故应急预案的制订和管理作出了规定。

我国核事故应急采用三级管理体系。国家核事故应急协调委员会负责国家核事故应急预案的制定工作，报国务院批准后实施，并要在法律、行政法规、国际公约、组织指挥体系、重要应急资源等发生变化后，或根据实际应对、实战演习中发现的重大问题，及时修订完善本预案。预案实施后，国家核事故应急协调委员会组织预案宣传、培训和演习。国家核事故应急协调委员会成员单位和省核应急委、核设施营运单位，结合各自职责和实际情况，制订各部门、行政区域和单位的核应急预案。省级核事故应急预案要按有关规定报国家核事故应急协调委员会审查批准。国家核事故应急协调委员会成员单位和核设施营运单位预案报国家核事故应急协调委员会备案。在企业层面，核事故应急预案包含卫生应急预案的内容。

（二）辐射事故应急预案

辐射事故主要指核技术应用领域发生的事故。根据《放射性同位素与射线装置安全和防护条例》（国务院令第 449 号）第四十一条规定，县级以上人民政府生态环境主管部门应当会同同级公安、卫生、财政等部门编制辐射事故应急预案，报本级人民政府批准。辐射事故应急预案应当包括下列内容：①应急机构和职责分工；②应急人员的组织、培训，以及应急和救助的装备、资金、物资准备；③辐射事故分级与应急响应措施；④辐射事故调查、报告和处理程序。

生产、销售、使用放射性同位素和射线装置的单位，应当根据可能发生的辐射事故的风险，制订本单位的应急方案，做好应急准备。核技术应用单位辐射事故应急预案的制订，要符合实际情况，应急预案要具有可操作性，应急行动要限制在一定的规模范围之内，应急预案要包括卫生应急的内容。

（三）核和辐射事故卫生应急预案

无论是核事故还是辐射事故，卫生应急和医学救援都由卫生行政部门主要负责。国家层面核和辐射事故卫生应急预案主要为《卫生部核事故和辐射事故卫生应急预案》，该预案于 2009 年发布实施，是我国核和辐射事故卫生应急的纲领性文件，说明了卫生应急的法律法规依据，详细规定了核和辐射事故卫生应急运行的体制和机制。省、市（地）、县级卫生行政部门制订辖区内的核事故和辐射事故卫生应急预案。

核和辐射事故卫生应急预案的主要内容：①编制总则；②组织体系及职责；③应急准备；④核和辐射事故卫生应急响应；⑤附则。

二、核和辐射事故卫生应急准备

应急准备是指采取行动，以有效缓解对人的健康和安全、生活质量、财产或环境的危害或有害影响的能力。其目的是通过制订完善的应急预案，按照干预原则实现应急响应的目标。为此，要确保应急预案中的各项安排得到落实，使得在任何核或辐射应急状态下，不同层次（现场、地方、国家、国际）上的应急组织都能及时协调并有效地进行响应。

（一）信息沟通与协调联动

各级卫生行政部门在同级人民政府的统一领导下，建立健全与核事故应急协调组织、环保、公安、交通、财政和工信等相关部门，以及军队和武警部队卫生行政部门的信息通报、工作会商、措施联动等协调机制。

（二）健全卫生应急网络

依托国家级和省级核和辐射损伤救治基地，健全核事故和辐射事故卫生应急网络，加强核事故和辐射事故卫生应急机构和人员队伍建设，建立健全信息沟通和技术合作机制，不断提高核事故和辐射事故卫生应急能力。国家卫生健康委员会负责国家级核和辐射损伤救治基地的运行和管理，有关省（自治区、直辖市）卫生行政部门负责辖区内的省级核和辐射损伤救治基地的运行和管理。

（三）队伍准备

国家卫生健康委员会负责国家级核事故和辐射事故卫生应急队伍的建设和管理。省级卫生行政部门建立健全辖区内的核事故和辐射事故卫生应急队伍。核设施所在地的市（地）级卫生行政部门建立核事故卫生应急队伍。各级卫生行政部门要组织加强应急队伍培训和演练，不断提高应急队伍的救援能力，确保在突发核事故和辐射事故时能够及时、有效地开展卫生应急工作。国家核事故应急协调委员会依托各成员单位、相关集团公司（院）和科研院所现有能力，加强突击抢险、辐射监测、去污洗消、污染控制、辐射防护、医学救援等专业救援队伍建设，配备必要的专业物资装备，强化专业培训和应急演习。省核事故应急委员会、核设施营运单位及所属集团公司（院），按照职责分工加强相关核应急队伍建设，强化日常管理和培训，切实提高应急处置能力。国家、省、核设施运营单位核事故应急组织应加强核应急专家队伍建设，为应急指挥辅助决策、工程抢险、辐射监测、医学救治、科普宣传等提供人才保障。

（四）物资和装备准备

各级卫生行政部门负责建立健全核事故和辐射事故卫生应急仪器、设备装备和物资准备机制，指定医疗机构和放射卫生机构做好应急物资和装备准备，并及时更新或维护。核事故和辐射事故卫生应急物资和装备包括应急药品、医疗器械、辐射防护装备、辐射测量仪器设备等。国家、省核事故应急组织及核设施营运单位建立健全核事故应急器材装备的研发、生产和储备体系，保障核事故应对工作需要。核和辐射事故医学应急专业组织应储备一定数量的医学应急用药箱、防护设备和现场辐射剂量检测仪器。医学应急用药箱应适时更新，辐射剂量检测仪器应保持良好的运行状态并定期校准。核和辐射事故医学应急配备的药箱、防护设备和现场辐射剂量检测仪器如下。

1. 防护测量及设备 包括 X、γ 射线巡测仪（防护水平）；X、γ 射线巡测仪（环境水平）；α、β 射线表面污染检测仪；就地 γ 谱仪、热释光剂量仪、中子射线巡测仪、数字式个人剂量计、高分辨 γ 能谱仪、水和食物污染监测仪等。

2. 放射防护用品 包括污染防护服、带呼吸器的防护面具、带滤膜的防护口罩、防护眼镜、防护手套等。

3. 应急药物

（1）辐射损伤防治药：如氨磷汀、尼尔雌醇、雌三醇、安多霖等。

（2）放射性核素阻吸收药：碘化合物、普鲁士蓝、褐藻酸钠、钴盐、吸附剂等；放射性核素促排药：钙促排灵（二乙烯三胺五乙酸三钠钙，Ca-DTPA）、锌促排灵（Zn-DTPA）、二巯丙磺酸钠、硫酸镁或硫酸钠，利尿剂、碳酸氢盐等。

（3）体表消洗去污药盒。

（4）局部辐射损伤防治药：如贯新克（复方维生素 B_{12} 溶液）、烧伤膏等。

（5）其他辅助治疗药：如地西泮（安定）、恩丹西酮等。

4. 其他应急设备及物资 核辐射应急监测车、放射源收储工具或放射性物质回收车、除污洗消器械、担架、救护车。

（五）技术储备

国家和省级卫生行政部门组织有关专业技术机构开展核事故和辐射事故卫生应急技术研究，

建立和完善辐射受照人员的快速剂量估算方法、快速分类和诊断方法、医疗救治技术、饮用水和食品放射性污染快速检测方法等，加强技术储备。

（六）通信与交通准备

各级卫生行政部门要在充分利用现有资源的基础上建设核事故和辐射事故卫生应急通信网络，确保医疗卫生机构与卫生行政部门之间，以及卫生行政部门与相关部门之间的通信畅通，及时掌握核事故和辐射事故卫生应急信息。

（七）资金保障

核事故和辐射事故卫生应急所需资金，按照《财政应急保障预案》执行。县级以上人民政府应当将核辐射事故应急处置经费列入本级财政预算，包括法律、法规及标准的制定、修订，以及核辐射事故预防、监测、预警、调查处置、宣传、补偿、应急物资储备、应急专业人员培训、恢复生产保护等体系运转专项经费。保证紧急状态防控、救助、善后救济和恢复生产的费用，保障公众生命安全和健康及经济发展。

（八）培训

各级卫生行政部门定期组织开展核事故和辐射事故卫生应急培训，对核事故和辐射事故卫生应急技术人员、管理人员进行国家有关法规和应急专业知识的培训与继续教育，提高应急技能。

（九）演练

各级卫生行政部门适时组织开展核事故和辐射事故卫生应急演练，积极参加同级人民政府和核应急协调组织举办的核事故和辐射事故应急演练。为了使相关人员了解应急计划、熟练掌握应急处置方法、检验应急计划，以及完善相关预案，各级核应急组织应当根据实际情况采取桌面推演、实战演习等方式，经常开展应急演习。

（十）公众宣传教育

各级卫生行政部门通过广播、影视、报刊、互联网、手册等多种形式，对社会公众广泛开展核事故和辐射事故卫生应急宣传教育，指导公众用科学的行为和方式应对突发核事故和辐射事故，提高自救、互救能力，注意心理应激问题的防治。

（十一）国际合作

按照国家相关规定，开展核事故和辐射事故卫生应急工作的国际交流与合作，加强信息和技术交流，合作开展培训和演练，不断提高核事故和辐射事故卫生应急的整体水平。

三、核和辐射事故卫生应急响应启动

（一）核和辐射事故报告

1. 核事故报告　当出现危及核设施安全运行的工况或事件，核设施运营单位须及时向国家核应急办、省核应急办、核电主管部门、核安全监管部门报告。一旦核事故发生进入"应急待命"或以上状态发生后 15 分钟内，核电厂应急总指挥或授权指定人，首先用电话或传真向有关部门发出应急通告（报告），内容包括核事故发生时间、发生事故的机组、事故前工况、事故起因、发展趋势、是否有放射性物质释放、气象条件、应急状态、已采取的应急措施等。

2. 辐射事故报告　根据《放射性同位素与射线装置安全和防护条例》，国务院生态环境主管部门对全国放射性同位素射线装置的安全和防护工作实施统一监督管理。发生辐射事故时，生产、销售、使用放射性同位素和射线装置的单位应当立即向当地生态环境保护部门、公安部门，以及卫生主管部门报告。生态环境主管部门、公安部门、卫生主管部门接到辐射事故报告后，应当立即派人赶赴现场，进行现场调查并采取有效措施，控制并消除事故影响，同时将辐射事故信息报告本级人民政府和上级人民政府生态环境主管部门、公安部门和卫生主管部门。接到事故报告后，如属于较大以上（含较大）级别辐射事故的，应在2小时内报至省人民政府；特别重大、重大辐射事故，应在4小时内报告国务院。医疗机构或医师发现有病人出现典型急性放射病或放射性皮肤损伤症状时，应在2小时内向当地卫生行政部门报告，接到辐射事故报告的卫生行政部门，应在2小时内向上一级卫生行政部门报告，直至省级卫生行政部门，同时向同级生态环境部门和公安部门通报，并将辐射事故信息报告同级人民政府；发生特别重大辐射事故时，应同时向国家卫生健康委员会报告。省级卫生行政部门接到辐射事故报告后，经初步判断，认为该辐射事故可能属特别重大辐射事故和重大辐射事故时，应在2小时内将辐射事故信息报告省级人民政府和国家卫生健康委员会，并及时通报省级生态环境部门和公安部门。

（二）核和辐射事故的卫生应急响应程序

核和辐射事故的卫生应急响应程序至少需要包括以下9个内容。

1. 迅速控制事故发展，防止事故扩大，尽快使核设施或辐射工作恢复到正常状态。

2. 抢救事故现场受伤、受污染人员，但必须注意通过限制受照射时间和其他方法，使抢救人员接受的辐射剂量控制在发生严重非随机效应的阈值之下。

3. 及时、真实地将事故状况报告上级主管部门和监督部门。

4. 控制事故现场，防止无关人员进出，避免放射性污染的扩散与蔓延。

5. 快速进行事故后果的评价，预测事故发展趋势，并根据实际的或潜在的事故后果大小，决定是否需要采取保护公众的措施。对于有严重后果的重大辐射事故，用于保护公众的防护措施包括隐蔽、撤离、服用放射性同位素阻断药物、放射性去污及食物与饮水控制等。必须注意，任何防护措施的采取，都可能带来新的风险和危害，因此，防护措施的采取应在利益-代价分析的基础上，谨慎选择。

6. 处置放射源、放射性物质及受到沾染的物品、设备，清除污染场地。

7. 送储超过放射性废物标准的物质。

8. 对污染处置现场进行监测，检验清污效果。

9. 使受影响的地区与环境恢复到正常状态。

（三）核和辐射事故应急状态分级及响应

1. 核事故应急状态分级及响应　一般核设施的应急状态分为应急待命、厂房应急、场区应急三级。核电厂的应急状态除以上三级外，增加场外应急，又称总体应急，即分为应急待命、厂房应急、场区应急和场外应急四级。

（1）应急待命：出现可能危及核电厂安全的工况或事件的状态。宣布应急待命后，应迅速采取措施缓解后果和进行评价，加强营运单位的响应准备，并视情况加强地方政府的响应准备，为Ⅳ级响应。

（2）厂房应急：异常事件或工况恶化，已经或可能即将发生放射性物质释放事故，但辐射影响只局限于核电厂的有限区域，主要在厂房内，此为Ⅲ级响应。

（3）场区应急：放射性物质释放扩大，辐射影响已经或可能扩至整个场区，但场区边界处的辐射水平没有或预期不会达到干预水平，此为Ⅱ级响应。

（4）场外应急：辐射影响已经或预期可能超越场区边界，辐射水平已经或可能达到应急干预水平，此为Ⅰ级响应。

2. 国家级核事故卫生应急响应　具体见表9-5。

表 9-5　国家级核事故卫生应急响应

应急状态	国家卫生健康委员会核事故医学应急办公室
厂房应急	• 向国家卫生健康委员会核事故医学应急领导小组有关领导报告 • 通知国家卫生健康委员会核事故医学应急中心 • 24 小时值班 • 各专业技术部进入待命状态，做好卫生应急准备 • 根据指令实施卫生应急
场区应急	• 国家卫生健康委员会核事故医学应急中心指导应急工作 • 各专业技术部进入待命状态，做好应急支援准备 • 根据指令实施应急支援 • 向国家核事故应急协调委员会（以下简称国家核应急协调委）报告卫生应急准备和实施卫生应急的情况
场外应急	• 进入场外应急状态，各专业技术部启动应急响应程序，根据指令实施应急支援 • 随时向国家核事故医学应急领导小组办公室报告和提出建议 • 国家卫生健康委员会核事故医学应急中心指挥卫生应急行动 • 按照国家卫生健康委员会核事故医学应急办公室的指令实施卫生应急任务 • 掌握事故发展和医学应急支援情况，及时向国家核应急协调委报告卫生应急的进展情况
卫生应急响应 终止	• 核事故卫生应急工作完成，伤病员在指定医疗机构得到救治，国家卫生健康委员会核事故医学应急领导小组可宣布核事故卫生应急响应终止 • 将响应终止的信息和书面总结报告及时报国家核应急协调委

3. 地方卫生应急响应　地方核事故卫生应急组织根据地方核事故应急组织或国家卫生健康委员会核事故医学应急领导小组的指令，启动卫生应急响应程序。各级地方卫生行政部门在本级人民政府领导下，负责组织、协调本行政区域内核和辐射事故的卫生应急工作，包括组织协调伤员分类、伤员救护、受污染伤员处理、受照剂量估算、公众防护、饮用水和食品的放射性检测、卫生应急人员防护等工作，必要时可请求上级核事故卫生应急组织支援。

4. 辐射事故卫生应急响应分级　辐射事故的卫生应急响应坚持属地为主的原则。特别重大辐射事故、重大辐射事故的卫生应急响应由国家卫生健康委员会组织实施；较大辐射事故和一般辐射事故的卫生应急响应由省级卫生行政部门组织实施。卫生行政部门接到辐射事故的通报、报告或指令后，负责组织辖区内的卫生应急工作，见表 9-6。

表 9-6　辐射事故卫生应急响应组织体系及响应工作

辐射事故分级	组织体系	应急响应工作
特别重大辐射事故	国家卫生健康委员会	上报国务院应急办，同时通报生态环境部门；国家卫生健康委员会核事故医学应急领导小组组织专家对损伤人员和救治情况进行综合评估，根据需要及时派专家或应急队伍赴事故现场开展卫生应急，开展医疗救治和公众防护工作
	辐射事故发生地的省（自治区、直辖市）卫生行政部门	在国家卫生健康委员会的指挥下，组织实施辐射事故卫生应急响应工作
重大辐射事故	国家卫生健康委员会	国家卫生健康委员会核事故医学应急办公室主任组织实施卫生应急工作，根据需要及时派遣专家或应急队伍赴事故现场开展卫生应急
较大辐射事故	省（自治区、直辖市）卫生行政部门	组织实施辖区内的卫生应急工作，立即派遣卫生应急队伍赴事故现场开展现场处理和人员救护，必要时可请求国家卫生健康委员会支援
一般辐射事故	辐射事故发生地的市（地）、州和县级卫生行政部门	在省（自治区、直辖市）卫生行政部门的指导下，组织实施辐射事故卫生应急工作

四、核和辐射事故卫生应急响应终止

（一）应急终止条件

符合以下条件之一的，即满足应急终止条件：①辐射污染源的泄漏或释放已降至规定限值以内；②事故所造成的危害已经被彻底消除，无继发可能；③事故现场的各种专业应急处置行动已无继续的必要。

（二）应急终止下达

核和辐射事故的卫生应急工作完成，伤病员在医疗机构得到救治，国家卫生健康委员会核事故医学应急领导小组可宣布特别重大辐射事故的卫生应急响应终止，并报国务院应急办公室备案，同时通报生态环境部；省（自治区、直辖市）卫生行政部门可宣布卫生应急响应终止，并报当地政府应急办公室备案，同时通报当地政府生态环境部门。

（三）总结报告

核和辐射事故卫生应急响应终止后，应找出事故的原因，评价危害，总结经验教训，并形成报告向上级汇报，避免类似的事件发生。组织和参与卫生应急响应的地方卫生行政部门在 1 个月内提交书面总结报告，报送上级卫生行政部门，抄送同级生态环境部门和公安部门。重大辐射事故和较大辐射事故的卫生应急响应总结报告上报国家卫生健康委员会。

五、核和辐射事故卫生应急响应评估

（一）进程评估

针对核和辐射事故卫生应急响应过程的各个环节、处理措施的有效性和负面效应进行评估，对伤员和公众健康的危害影响进行评估和预测，及时总结经验与教训，修订技术方案。

（二）终结评估

核和辐射事故卫生应急响应完成后，各相关部门应对卫生应急响应过程中的成功经验及时进行总结，针对出现的问题及薄弱环节加以改进，及时修改、完善核事故卫生应急预案，完善人才队伍和体系建设，不断提高核事故卫生应急能力。评估报告上报同级人民政府应急办公室和上级卫生行政部门。

第四节　核和放射突发事件的医学救援、救治和处置

一、核和辐射事故的医学救援

核和辐射事故一旦发生，按应急程序立即进行响应，现场医学救援行动应遵循快速有效、边发现边抢救、先重后轻、对危重伤员先抢救后除污染，以及保护救援人员的原则。

现场救援由事故发生地的基层医疗机构组织实施，并且在短时间内上报相关行政部门。若救援人员或救援设备不足时，可请求上级行政部门派遣救援人员以及救援设备进行支援。医学救援人员到达现场后，首先要了解核和放射突发事故中放射源类型和强度，以及事故现场人员损伤情况，以确保医学救援人员更好地实施救助。救援人员进入现场后，须立即将伤员及群众撤离事故现场，以保护公众的生命安全。

（一）现场医学应急组织体系

现场医学应急组织应包括指挥组、救治组、医学应急官员、放射评估员、伤员运送组，见表 9-7。

表 9-7 现场医学应急组织体系及主要职责

组织	人员构成	主要职责
指挥组	卫生官员（组长）	掌握有关事故、伤亡及威胁公众健康的基本信息；为现场医学应急队员分配任务；及时通知医院医学应急主管部门做好准备；向上级报告现场医学应急情况
救治组	具备应急医学、放射生物效应、辐射防护知识和技能的专业人员	在事故现场为伤员提供紧急医学救助，清除伤员放射性污染，进行伤员分类
医学应急官员	卫生官员	把事故可能造成的健康影响通知公众，启动相应应急程序；启动服碘防护和确定进行长期医学随访的对象
放射评估员	具有资质的放射防护人员	评估现场人员的放射危害和防护状态，及时采取相应措施；参与现场放射性监测、污染控制和伤员除污染等
伤员运送组	具备处理伤员技能、受过放射性污染控制培训的人员组成	把伤员从事故现场转送到医院医学应急区

（二）医学应急救援的任务

救治重症和抢救生命是医学应急救援的首要要务，尽可能消除或减少放射性核素进入人体的各种途径和机会，检查涉及事故人员的损伤程度，根据事故性质、人员受照射情况、剂量水平，采取积极的医学救治措施，最大限度地降低辐射物质对于人体的损害。根据 2005 年 8 月出版的《卫生应急工作手册》，核和放射性突发事件医学救援有如下 7 个主要任务。

1. 初步估计人员受照剂量，设立临时分类站，进行初步分类诊断和处理，必要时及早使用抗放射药物。

2. 对人员进行放射性体表污染检查和初步去污染处理，注意防止污染扩散，对开放性污染伤口去污后可酌情进行包扎。

3. 初步判断人员有无放射性核素体内污染，必要时及早采取阻断吸收和促进排出的措施。

4. 尽可能收集可估计人员受照剂量的物品和生物样品。

5. 填写伤员登记表。

6. 根据初步分类、诊断处置伤员。

7. 对突发事件的医学和公共卫生后果进行初步评估，给出放射防护和公共卫生建议。

（三）伤员分类与救护

1. 伤员分类目的 为确定受核和辐射事故受伤伤员的种类和受伤的程度，需在受伤地域由医务人员对其伤后早期的伤情、伤类进行初步判断和划分，以便区分伤员治疗优先次序，及时对其进行合理的医疗救治和后送治疗，提高治愈率，减少伤残率，实现医疗资源的合理分配，保证现场医学救援合理有序进行，最大限度地降低核和辐射事故的危害，以上过程即为伤员分类（triage）。伤员分类又称伤员现场或检伤分类，详见第十章。伤员分类是核辐射事故现场医学处理的重要措施之一。

2. 伤员分类及救护 对有放射性损伤的伤员必须首先进行辐射监测，由辐射防护人员和临床医师共同作出判断，分检出有无放射性污染。随后快速观察伤员外观和体征，重点询问受伤史，迅速分检出不同伤类和伤情。伤员分类一般依据伤员是否受外照射损伤及伤情；是否有体表、体内及伤口放射性污染及污染程度；需要医疗救治的紧急程度和救治方法；是否需要医疗后送、后送时机和地点等特征进行分类，见图 9-4。

根据我国 2014 年发布的《核和辐射事故伤员分类方法和标识》（GBZ/T 255—2014），在核和辐射事故医学救援现场中，常规损伤伤员和放射性核素污染伤员的现场分类可分为 4 个等级，统一使用不同颜色进行分类标识。救治顺序见表 9-8。

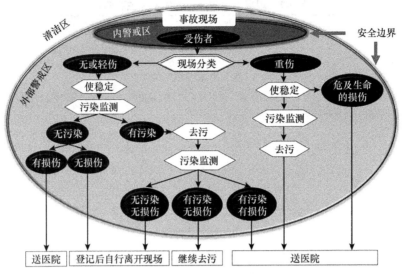

图 9-4　伤员分类及处置流程图

表 9-8　伤员分类标识及救治顺序

救治顺序	标识	受伤情况	分类条件
第一优先处理	红色标识	重度伤员	• 外照射剂量可能大于 2Gy • 放射性核素摄入量可能大于 10 倍的年摄入量限值 • 伤口有活动性出血并伴有放射性核素污染 • 体表放射性核素污染可能造成皮肤的吸收剂量大于 5Gy • 放射烧伤复合伤（简称放烧复合伤） • 放冲复合伤 以上 6 条具备任意 1 条者
第二优先处理	黄色标识	中度伤员	• 外照射剂量可能在 1～2Gy • 放射性核素摄入量可能为 5～10 倍的年摄入量限值 • 伤口放射性核素污染 • 体表放射性核素污染可能造成皮肤的吸收剂量为 3～5Gy 以上 4 条具备任意 1 条者
延期处理	绿色标识	轻度伤员	• 外照射剂量在 0.2～1Gy • 放射性核素摄入量为 1～5 倍的年摄入量限值 • 体表放射性核素污染可能造成皮肤的吸收剂量小于 3Gy 以上 3 条具备任意 1 条者
最后处理	黑色标识	死亡遗体	死亡人员

对于死亡遗体要区分体表有无放射性核素污染。体表有放射性核素污染的尸体要防污染扩散，体表没有放射性核素污染的尸体按常规处理。所有分类标识统一佩戴在受伤者胸前或手腕部位，先处置放射性损伤伤员，后处置常规伤员。

现场存在有生命危险的伤员，即使尚未进行放射性污染监测，也应立即救助。稳定伤情，用消毒敷料盖住伤口，送往医院。如有需要，请求医学救援。送走有生命危险的伤员后，需对其他伤员进行放射性污染监测和分类，然后进行相应医学救助及去污等措施。现场如有死亡遗体，应先把在现场发现的遗体放到隐蔽处，再转走伤员。因外照射死亡的遗体，无须采取防护措施；有放射性污染的遗体需放置标签；待运走遗体后，对存放处进行去污处理。

3. 剂量估算　应在受照后 72 小时内完成剂量估算，方法包括收集个人剂量计及可供事故剂量测量用的样品进行测量，初步估算受照剂量；或通过环境剂量率及伤员受照的时间估算个人剂量；

对资料进行复核，进行人体受照剂量估算；结合临床症状（如早期症状及其严重程度、临床表现等）及实验室数据（如外周血淋巴细胞计数等）进行综合判断，给出事故受照者剂量的最终报告。外照射急性大剂量全身受照后的剂量估算，最终结果应依据染色体畸变分析、物理剂量和临床症状、体征综合确定。

4. 放射性污染监测 针对不同伤员分类情况应快速展开放射性污染监测。主要包括个人监测、伤口监测及眼、耳、口和鼻监测 3 个部分。

（1）个人监测：对于无伤和轻伤人员，应在放射评估员参与下，对伤员进行放射性污染监测和分类，然后进行相应医学救助和采取其他措施。伤员放射性污染监测顺序：身体一侧头顶→颈部→衣领→肩部→手臂→手腕→手→手臂内侧→腋下→体测→腿→裤口和鞋→腿内侧→再监测另一侧→体前→体后。对于重伤员，应获得医师同意，个人监测不可影响对生命垂危伤员的救治和转运；重伤员仰卧，只测头顶、面部、双手、双腿和前身；如身体状况允许，可测量背部。

（2）伤口监测：为确定放射性物质在伤口的位置，以便有效去污，应采用专用伤口探测器测量无覆盖伤口。

（3）眼、耳、口和鼻监测：使用探测器测量眼、耳、口和鼻周围部位，找出污染点，同时用湿润棉签擦拭口和鼻，取擦拭物测量。

5. 生物样品采集 为估算受照射者的剂量和病情判断，需采集核和辐射突发事件受害者身体的生物材料及随身或现场的有关样品，供生物剂量、热释光剂量测定和中子活化分析用。收集的样品要严格进行分类、编号、造册和封存。

（1）现场样品采集的基本要求：现场样品的采集对估算病人的受照剂量、放射性损伤的诊断，以及制订治疗方案非常重要。因此，在核和辐射事故的现场救援时，对样品的采集要引起足够的重视。现场样品采集时要遵守以下基本要求：①样品采集的目的要明确；②样品采集的时间要适时；③样品能够妥善保管；④采集样品不能损害到伤员健康，不能延误抢救时间。

（2）现场样品的采集：在核和辐射事故现场救援时，现场样品采集要合理和及时，医师根据伤员的诊治需要提出采样种类，主要由护士实施；放射卫生人员根据估算剂量的需要提出采样要求并实施，如果是生物样品，由护士实施；采集的样品要妥善保管并做好样品采集记录。

1）外照射事故受照人员的样本采集与处理：在进行去污处理前将耳道、鼻孔、口角及伤口用棉签擦拭，并将擦拭物和切除的受污染组织置于试管中；脱下的衣物、口罩等应放置在密闭容器中，每个容器都应贴上标签，标注病人的姓名、地点、样品名称、收集时间和日期，并且标注放射性，用于鉴定放射性核素或进行粒度分析。

2）受到内污染时的样本采集与处理：放射性核素可经由呼吸道、消化道、皮肤伤口，甚至完好的皮肤进入体内导致内污染。当发现可能导致放射性内污染的情况，如环境中放射性核素外溢或放射性气溶胶浓度升高、工作人员口罩内层污染、体表放射性核素严重污染等，应立即着手调查污染核素种类，收集鼻拭子、留存的口罩、尿样、粪便、呼吸带气溶胶样品等有关样品，对放射性核素摄入量作初步估计，必要时留取血液、唾液、痰液、呕吐物等其他样品供放射性分析用。每个样品须标注病人姓名、地点、取样类型、取样日期和时间，置于合适的容器中，并标注放射性。有条件时可做全身放射性测量，检测体内沉积的放射性核素及其水平。

6. 去污处理 去污（decontamination）是对于检测到有放射性污染但非危重伤员，在没有医学禁忌的前提下，应尽可能脱掉污染衣物。污染衣物应放入塑料袋密封标识和隔离保存。同时根据放射性污染监测结果，按伤口、眼、耳、鼻、口、高水平皮肤污染区和低水平皮肤污染区顺序清除放射性污染，并随时注意观察伤员生命体征。

（1）体表放射性外污染物的处理：即放射性核素体表污染（external contamination of radionuclides）。放射性核素黏附于人体表面如皮肤或黏膜（包括健康的体表或创面）时，受放射性物质污染的人员脱离事故现场后，应立即脱去被污染的衣物和鞋。对开放性污染伤口去污后可酌情进行包扎，以免感染。残留于体表的放射性核素，须尽快去污，避免在人体体表停留时间过长、被吸收入体，而造成人体损伤。根据国家 2009 年 3 月 6 日发布的《人体体表放射性核素污染处理规范》，对疑似放射性核素吸收入体的人员，需进行下一步的体内核素检测，对其生物样品进行放射性核素分析，估算放射性核素的摄入量，以便更好地进行进一步医学处理。

（2）放射性内污染的处理：放射性核素经消化道、呼吸道、皮肤或创面进入体内，在体内的含量超过其自然存在量。若发现环境中的放射性核素外溢或放射性气溶胶浓度升高，则可能已经出现放射性内污染的情况。针对内污染的情况，需阻止人体对核素的继续吸收，促进放射性物质排出体外，减少核素在体内堆积对人体造成危害。核与放射性突发事件一旦发生，应在短时间内撤离事故现场。同时，脱离现场后首先用棉签去除鼻孔残留的核素，然后再用大量的生理盐水冲洗鼻腔，以减少放射性核素经呼吸道途径的吸收。为减少核素经人体胃肠道吸收，在对口腔进行洗漱后可用药物催吐，必要时可进行洗胃，阻止或减少放射性核素继续吸收。人体体表的放射性核素处理不及时或不正确时，对体内放射性核素的吸收也会产生影响。因此，采用及时、正确的方式处理人体体表污染也可减少人体放射性内污染的吸收。同时，需要通过收集、留取可能受到照射的人员的个人物品或生物样品，以检测人体内核素的剂量水平，从而初步评估核事故，以正确进行去污或救治处理，避免对公众的人身健康造成威胁。

二、事故照射人员的医学救治

■（一）医学处理原则

我国对核和辐射事故伤员实行分级救治。

一级救治：①无呕吐，早期有局部红斑；②全身受照剂量＜1Gy，局部受照剂量＜10Gy。

二级救治：①受照后 2～3 小时出现呕吐，受照后 10～24 小时出现局部红斑或异常感觉；②全身受照剂量≥1Gy 且＜2Gy，局部受照剂量≥10Gy 且＜15Gy。或者：①受照后 1～2 小时出现呕吐，受照后 6～8 小时出现局部红斑或异常感觉；②全身受照剂量≥2Gy 且＜4Gy，局部受照剂量≥15Gy 且＜20Gy。

三级救治：①受照后 1 小时出现呕吐和（或）其他严重症状，如低血压、颜面充血、腮腺肿大；受照后 2～5 小时或更早，皮肤和（或）黏膜早期红斑并伴有水肿、疼痛。②全身受照剂量≥4Gy，局部受照剂量≥20Gy。

首先应尽快消除有害因素的来源，同时将事故受照人员撤离现场，检查人员受危害的程度，并积极采取救护措施，及时向上级部门报告。根据事故的性质、受照的不同剂量水平、不同病程，迅速采取相应对策和治疗措施。在抢救中应首先处理危及生命的创伤、出血和休克等，对估算受照剂量较大者应选用抗辐射药物。对疑有体表污染的人员，应进行体表污染的监测，并迅速进行去污染处理，防止污染的扩散。对事故受照人员逐个登记并建立档案，除进行及时诊断和治疗外，尚应根据其受照情况和损伤程度进行医学处理及相应的随访观察，以便及时发现可能出现的远期效应，达到早期诊断和治疗的目的。

■（二）外照射事故受照人员的救治

可根据受照人员的初期症状、体征、外周血淋巴细胞绝对数和事故剂量重建计算机方法估算早期剂量，并参照其他物理剂量的估算结果，迅速作出病情的初步估计。外照射急性放射病人，应根据《职业性外照射急性放射病诊断》（GBZ 104—2017）采取综合性对症治疗。对伴有急性放射皮肤损伤的病人，应根据《职业性放射性皮肤疾病诊断标准》（GBZ 106—2020）进行分度诊断和治疗。对伴有放冲复合伤或放烧复合伤的病人，应根据《放冲复合伤诊断标准》（GBZ 102—2002）和《放烧复合伤诊断标准》（GBZ 103—2002）进行诊断和治疗。根据核和辐射事故的分级救治要求，进行如下分级救治，见表 9-9。

表 9-9　外照射事故受照人员分级救治措施

全身受照剂量（Gy）	救治
<0.1	一般医学检查，确定是否需要治疗
0.25~1	对症治疗
0.5~1	住院观察，并给予及时治疗
1~2	必须住院严密观察和治疗
>2	专科医院救治

（三）内照射事故受照人员的救治

放射性核素可经呼吸道、消化道、皮肤伤口甚至完好的皮肤进入体内造成内照射损伤。可依据污染史（事故性质、事故现场放射性核素的种类和浓度、人体污染途径等），进行生物样品的放射性测定分析（如血液、尿液、粪便及其他内容物等）和全身或靶器官的体外放射性测量，用事故剂量重建计算机方法估算剂量，并结合临床表现等进行综合判定。

对于放射性核素进入人体内的情况，应尽早清除初始进入部位的放射性核素，包括彻底洗消体表污染，防止污染物的扩散；疑有吸入时，应清洗鼻腔、含漱、祛痰，必要时使用局部血管收缩药；有摄入时，可催吐、洗胃、使用缓泻药和阻吸收药物；同时根据放射性核素的种类和摄入量，尽早选用相应药物进行促排治疗。对超过 5 个年摄入量限值的放射性核素内照射人员，应进行医学观察及相应的治疗；对超过 20 个年摄入量限值者（属于严重内照射），应进行长期、严密的医学观察和积极治疗，并注意远期效应。

（四）内外混合照射事故照射人员的救治

存在内外混合照射时的医学处理可参照外照射及内照射事故受照人员处理方式进行。伴有体表创伤时，可用生理盐水、络合剂反复冲洗。对用生理盐水和络合剂难以去除的污染，可考虑扩创手术切除。

三、核和辐射事故应急监测

核和辐射事故应急监测（nuclear and radiation accident emergency monitoring）是在核和辐射事故应急情况下，为发现和查明放射性污染情况和辐射水平而进行的监测。它是进入核和辐射事故应急状态以后所进行的一种非常规性辐射监测，其目的是尽可能及时地提供关于核和辐射事故对环境及公众可能带来辐射影响方面的监测数据，以便为剂量评价和防护行动决策提供技术依据。

由于时间的紧迫性及照射途径的不同，不同事故阶段的应急监测目的和任务也不尽相同。在事故早期，主要是尽可能多地获取关于放射性烟羽特性（放射性烟云漂移的方向、高度、核素组成及其分布），以及地面上的辐射水平（地表、空气中的浓度）等方面的资料；在事故中、后期主要是获取关于地面上的辐射水平，以及与食物链（特别是饮用水和食物）污染相关的资料。根据我国国家环境保护标准《辐射事故应急监测技术规范》（HJ 1155—2020），现场监测包括源的搜寻、源特征识别、环境污染监测、人员污染监测及环境恢复确认 5 个部分。通过进行现场辐射监测有利于鉴别出辐射源、放射性核素类型，从而可判断出核与放射性突发事件的性质、种类，以及危险程度，因而更好地进行医学救援。在进行救援之前，应对现场辐射环境进行监测，以便采取有效的措施进行救援前防护。

（一）环境污染监测

对事故现场及周围环境进行测量。必要时，对可能受到污染的空气、土壤、水体等环境介质进行采样分析，将监测结果与历史数据或对照点监测数据进行比较，分析环境污染水平及范围。

为了掌握事故发生后的环境污染水平、范围及变化趋势，一般需要扩大监测范围，在污染物扩散方向开展监测，并对可能或已受污染的环境进行连续跟踪监测，直至环境污染得到控制且恢复至本底水平或满足相关标准要求。

（二）应急人员污染监测

1. 应急人员个人体表监测 应急人员在进入和离开事故现场前应进行个人体表监测，通常采用直接测量法进行测量，重点测量足、臀部、肘、手、脸和头发等暴露部位。同时对可能受污染的手表、钱包和个人剂量计等个人物品进行表面污染监测，当发现个人物品已经污染的，应把已污染物品密封包装，做好登记并注明处置方式。当个人体表污染 2 倍于天然本底以上者，应视为放射性核素污染人员，可按照《人体体表放射性核素污染处理规范》进行去污处理。

2. 应急人员个人内照射监测 若发生应急人员因食入、吸入或通过伤口渗入放射性物质的情况，应进行个人内照射监测。可用 X、γ 射线辐射监测仪对沉积于人体内的放射性物质所发射的 X、γ 射线（包括轫致辐射）在体外直接测量；对于不发射 γ 或 X 射线（包括轫致辐射）的放射性核素，应对可能受到污染的个人有关生物学样品（包括尿液、粪便、呼气、血液、鼻涕和组织样品等）或者实物样品（如气溶胶样品和表面样品等）采样分析。

（三）环境恢复确认

对于放射源事故，完成放射源的处置后，应对恢复后的事故现场及周围环境进行监测，确认环境是否污染及污染情况。对环境污染进行去污后，应对现场环境进行表面污染监测，并对污染区域的环境介质进行采样分析，确认现场及周围环境辐射水平已处于环境辐射本底水平或满足相关标准要求。现场应急人员及所用的工具和设备也应进行表面污染监测，确认完成去污。

进行现场辐射环境监测时应当注意，在现场可能会随时遭遇危险，要及时采取必要的保护措施，不要在没有防护措施的情况下进入核事故现场进行监测，避免对救援人员自身造成非必要的损伤。在核和放射性突发事件救援过程中，若事故现场辐射水平高时，首先将伤员紧急撤离现场，然后再根据受伤情况进行相应的医学处理。

四、公众与救援人员防护

医学救援的主要人群包括在核和辐射事故发生和处理过程中牵涉到的人员（伤员、病人等），以及参与核与放射性突发事件医学救援的人员。事故发生后，救援现场还会存在大量的放射性污染物质，对现场救援人员以及社会公众都构成严重威胁。应对公众以及救援人员采取有效的防护措施，从而避免或减少放射性污染物的损伤。核和辐射突发事件的发生具有突发性，很难事先知道事件发生的时间和地点，现场急救任务重，专业防护与救治要求高。

（一）公众防护

1. 个体防护 核和辐射事故发生后，公众应采取个人防护措施，如尽可能立即脱离事故现场，不可逗留；用衣物、毛巾等物品捂住口鼻，以减少吸入放射性物质的剂量；穿戴雨衣、靴子、手套、帽子和口罩等日常防护用品；脱离现场到达指定地点后，将被污染的衣服、鞋子、帽子和口罩脱下暂存，身体用水淋浴即可；在获取放射性碘释放、气象条件、受影响区域人数和敏感人群等方面信息后，在指导下服用碘化钾药片等。

2. 心理支持 发生核和辐射事故后，由于危及的人群多、波及面广，易对涉及事故的人群造成严重的心理问题。因此，应在事故后及时对公众进行心理疏导，减轻核和辐射事故引起的公众社会心理效应。消除或减缓公众社会心理效应最根本的解决方法是进行宣传教育，使得公众能够正确看待核事故的发生。可通过制订公众教育计划，以多种形式（如核事故的宣传册或宣传栏等），普及核和辐射事故防护知识、事故发生概率和类型等，让社会公众正确了解放射性物质与日常生活的密切联系，以及应对核与放射性突发事故的方法，消除大众恐慌心理。合理利用大众媒体、医师、护士、应急人员、官员、教师和心理工作者等不同类型人群，向公众提供宣传和告知事故发生的情况，并进行心理疏导。一旦发生核和辐射事故，当地政府部门应在第一时间准确发布权威性信息，信息完全公开化，防止他人歪曲事实、恶意炒作，尽可能稳定大众情绪，避免造成社会公众的恐慌。设立咨询中心，采用心理辅导、集体晤谈及心理治疗性干预等措施，安排人员回答公众关心的问题，对公众心理问题进行干预，缓解公众对核恐慌的心理效应，尤其注重为特殊人群（如孕妇和有精神健康问题的人群）提供特殊帮助，从而促进社会的稳定发展。

（二）救援人员防护

1. 个体防护　救援人员与专业人员前往事故现场前，须准备个人剂量监测仪或个人剂量报警仪、血压计、防护面具、防护衣、防护眼镜、防护手套、口罩、一次性医用帽子、鞋套等防护用品。必要时可服用抗辐射药，以降低人体的受照剂量。

医学救援人员在到达现场后，应佩戴个人剂量监测仪或个人剂量报警仪，并统一放于左胸前的防护服内，避免放射性物质污染，救援任务结束后，由专人回收进行检测；穿戴密封的防护服、鞋套、手套、防护眼罩、口罩或口鼻式防护面具等防止吸入污染物；负责清洗污染伤员的工作人员，需佩戴具有防水功能的防水服、雨鞋、橡胶手套等；医学救援人员在救治下一名伤员前，须及时更换可能被伤员触碰到的器械和手套，以防出现交叉感染的情况；尽可能与放射源保持最大距离，在救援过程中产生的放射性废物必须转移到指定地点暂存，以防止公众与救援人员受到不必要的照射。

2. 心理支持　应急救援人员由于经常直接面对事故灾害，更易产生一系列的急性应激反应，称为灾后综合征。面对事故救援产生的心理压力，应急救援人员需要掌握心理救助技术进行自我调节，同时也需要专业人员对其进行心理危机干预，防止灾后综合征的发生，提高救援效率。同时，在应急救援开展前，应向应急人员介绍任务概况、可能遇到的风险、放射防护知识和污染控制程序，强调应急人员的个体防护，以避免因任务不明造成精神紧张。救援应安排足够数量应急人员，必要时轮班工作，适当休息，必要时强制休息，以便救援人员补充体力，同时也有必要让应急人员了解家人情况。完成任务后，应对救援行动开总结会，分析遇到的心理问题。

（曹　毅　周芸）

思 考 题

1. 核和辐射事故应急的概念是什么？核和辐射事故应急预案制订的意义是什么？

2. 辐射防护的三原则是什么？外照射防护的措施有哪些？

3. 阐述核和辐射事故的医学救援中伤员的分类与救治。

第 10 章　自然灾害卫生应急

学习目标

1. 系统掌握灾害的概念、灾后人群健康危害的评估和医学检伤分类方法。
2. 熟悉自然灾害常见公共卫生问题、自然灾害风险及其内涵，以及自然灾害风险系统的结构。
3. 了解灾害应急预案制订和演练。

情景导入　　**青海省玉树地震的医疗救治和卫生防疫**

2010 年 4 月 14 日 7:49，青海省玉树藏族自治州玉树市发生 7.1 级地震。截至 14 日 12:00，地震已经造成 67 人死亡，百余人受伤，大量房屋倒塌，根据上述情况，中国地震局决定将地震应急响应级别升级为 Ⅰ 级，并立即进入 Ⅰ 级地震响应状态。截止到 2010 年 4 月 25 日 15:00，玉树地震已造成 2220 人遇难，失踪 70 人；同时，上万人在地震中受伤。卫生部对此高度重视，迅速成立了青海省玉树地震卫生应急领导小组，领导小组立即召开会议，启动自然灾害卫生应急 Ⅰ 级响应，分析研究灾区医疗救治和卫生防疫工作的形势和任务，部署调动全国卫生力量开展医疗卫生救援工作。截至 14 日 18:00 时，卫生部门已派出青海、四川、西藏、甘肃共 5 支 287 人的医疗卫生救援队伍携带医药物资赶赴灾区，其中青海省 123 人的救援队伍和四川甘孜州 71 人的救援队伍已到达灾区开展伤员救治工作。卫生部还在全国组织了 18 支 396 人的专家组和 60 支 1320 人的医疗救援队伍随时待命。同时，卫生部已要求中国疾病预防控制中心对灾区鼠疫防控形势进行分析评估，并迅速组织落实防控措施，有效防范鼠疫暴发和流行。

思考：

1. 国家级应急医疗救援队组成框架包括哪些？
2. 卫生应急队伍现场工作任务主要包括哪些？

人类生活的地球是一个完整的生态系统，自然因素在生态系统内保持相对稳定，为人类生存提供了必要的条件。自然灾害的发生和发展是自然因素变异或人类活动导致生态平衡被打破的结果。人类认识自然、改造自然是一个十分漫长的过程，自然灾害也将伴随人类社会的发展而长期存在。

第一节　概　述

我国是世界上自然灾害发生较多的国家，具有灾害种类多、发生频率高、强度大、时空分布广等特征。

一、常见自然灾害类型

（一）定义

灾害（disaster）是指任何引起人员伤亡、设施破坏、经济严重损失、健康状况及卫生条件恶化的事件，当发生事件的规模已超出发生所在地的承受能力而不得不向外界寻求专门求助时，可称为灾害。灾害内涵应该包括两方面的内容：一是强调致灾因子的动力条件；二是强调灾害事件的后果。若某些致灾因子导致平衡被打破，危及人群的安全和生命，就造成了灾害或称灾难。

　　自然灾害（natural disaster）是指由于自然异常变化造成的人员伤亡、财产损失、社会失稳、资源破坏等现象的一系列事件，是所有类型自然灾害的总称。自然灾害首先是自然现象，其次才是和人类社会有关的事件，即自然事件。我国幅员辽阔，地理气候条件复杂，是世界上自然灾害较多的国家之一。各种突发自然灾害不仅造成群众的大量伤亡和财产的损失，还引起社会的动荡和自然的变化。

（二）灾害的特征

　　1. 危害性　灾害一旦发生，就必然会对人类生命、财产，以及赖以生存的其他环境和条件产生严重的危害，灾害的损失严重程度往往表现为本社区或地区难以承受而需要向外界求援。灾害的影响主要表现为两个方面：对人类生命和健康的影响，如死亡、受伤及对健康其他方面的有害影响；对社会结构物的影响，如对建筑物、通信和公共设施的破坏。

　　2. 突发性　自然灾害是处于临界爆发而形成的灾难，往往爆发时间较为短暂。当外界存在可以诱发的致灾因子且造成影响时，灾害可以在极短的时间内（数分钟甚至数秒）对周围环境及人群造成伤害。而外界致灾因子的累积及作用是无法准确察觉到的，故而难以采取有效措施，而灾难爆发程度也很难完全预测，如地震、火山爆发、泥石流、龙卷风和风暴潮等。

　　3. 连续性　自然灾害往往不会单独发生，某一项灾难的发生常会诱发或导致后续一系列伴随的其他种类的灾难，前者为后者的诱因或直接因素，后者则为前者的延续。例如，地震过后可能会伴有海啸、山体滑坡等；火山爆发之后伴随大量火山尘对空气的污染及海啸等自然灾害。而连续性也体现在自然灾害的频繁性和连锁性方面。各种灾害都按照自身的规律频繁发生，相互间又可交织诱发。许多灾害，特别是较大的灾害发生，常常诱发其他次生灾害，形成灾害链。

　　4. 广泛性与区域性　灾害类型多样，各种灾害的分布十分广泛，几乎遍及地球的每一个角落。但是，在不同的地区，由于自然环境、人类活动、经济基础和社会政治等方面存在着差别，灾害的类型、特性及其产生的影响存在地区差异。

　　5. 不可避免性和可防御性　由于人类认识水平的有限性，即使在科技发达的今天，人类依然不能非常准确地预测某些自然灾害。灾害是不可避免的，关键在于社会面对自然灾害时所采取的态度，不要由于人为因素将灾害变成灾难。灾害的可防御性是指人为致灾因素可以防御，而且灾害后果可以减轻。人们可以通过在自然灾害发生之前采取抗灾工程等工程性措施和减灾方针政策、法规、管理、教育等非工程性防御措施，以防止或延迟灾害的发生，减轻灾害发生时造成的危害和损失。

　　6. 周期性　根据对历史上有记录的自然灾害发生时间进行统计，一些种类的自然灾害的发生往往具有一定的发生周期及规律。例如，我国重大洪涝灾害和地震的出现具有一定的规律，近千年来，中国地震活动也有明显的活跃期与平静期交替出现，相距时间是 100 年左右。有些自然灾害的出现也与天文现象的周期性有关，自然灾害的周期性也为自然灾害的预测预报提供了一定的科学依据。

　　7. 公众对紧急救助的需求性　灾害发生后，公众需要避难场所、衣服、食物和饮用水，以及紧急医疗援助等，政府相关部门应做好自然灾害后群众的基本生活保障工作。

（三）常见自然灾害类型

　　从不同角度人们对自然灾害理解不同，存在多种分类方法。根据自然灾害的种类可把自然灾害分为地震灾害、洪涝灾害、气象灾害（暴雨、旱灾、飓风、台风、龙卷风、低温冰冻和冰雹等）、海洋灾害（海啸、赤潮和风暴潮等）、地质灾害（滑坡、泥石流、崩塌和地面塌陷等）、农作物生物灾害、森林和草原灾害等。根据导致自然灾害的致灾因子可将灾害分为大气圈致灾因子（干旱、台风、暴雨、冰雹、低温、霜冻和冰雪）、水圈致灾因子（洪水、内涝、风暴潮和海冰）、生物圈致灾因子（农作物病虫害、森林和草原病虫害和鼠害）、岩石圈致灾因子（地震、滑坡、泥石流和沉陷）。通常生物灾害由其他灾害诱发会变得更加严重。

目前国内和国际没有统一的自然灾害的分级，根据救灾工作经验，一般将自然灾害的灾度分为巨灾、大灾、中灾、小灾、微灾5级。①巨灾：死亡人数逾万人，或直接经济损失在亿元以上；②大灾：死亡人数千至万人，或直接经济损失在千万元至亿元之间；③中灾：死亡人数百至千人，或直接经济损失在百万元至千万元之间；④小灾：死亡人数十至百人，或直接经济损失在十万元至百万元之间；⑤微灾：死亡人数十人以下，或直接经济损失在十万元以下。每个等级的自然灾害都可使用灾度进行评价，灾度是用于衡量灾害对社会影响的综合指数。

常见的自然灾害发生后，人们生存的环境有了巨大改变，环境的改变为传染病的发生提供了适宜的条件，主要有下列改变导致传染病发生风险增大。在正常情况下，传染源排出病原体，病原体通过特定的传播途径感染易感人群或动物，通过感染后的人或者动物的互相传染而引发传染病，感染病原体的人和动物都是传染源。在自然灾害发生后，这些传染源依然存在，但是人类的生存状态和自然条件却发生了改变，正常情况下可以预防控制的传染病在自然灾害面前是否能预防和控制，是一个值得警惕的问题。自然灾害发生后，因为人类生活设施的毁坏，人群一般是暴露在传染病传播的危险因素中，集中居住、环境被严重破坏和污染、滋生出大量传染病传播的昆虫媒介，这时传染病的传播途径是多样性的，极易暴发传染病。自然灾害发生后，人们心理容易发生巨大变化，此时人们都处于惊恐、无助、悲痛及失去亲人后的巨大心理创伤之中，没有了正常的生活条件，人群的免疫水平整体急剧下降，成为传染病的易感人群。自然灾害发生后，人员流离失所，正常的传染病防控流程被破坏，早期发现、预防、控制传染病的能力也随之下降，传染病防控的药品、疫苗、器材、消毒剂、杀虫剂等可能出现临时短缺。以上列举了自然灾害中易导致传染病发生的主要因素。同时，自然灾害发生季节不同、发生地区不同，容易暴发或流行的传染病种类也不尽相同，这为有针对性地进行传染病防控工作提供了思路和依据。

二、自然灾害常见公共卫生问题和防治的意义

通常情况下，突发性自然灾害容易使人类措手不及，易造成人员伤亡事件和较大财产经济损失；而缓发性自然灾害则影响面积较大，持续时间较长，若不及时防治，同样也能造成巨大的经济损失，甚至导致疾病蔓延和生命损失。

（一）自然灾害常见公共卫生问题

1. 人员伤亡及社会恐慌　自然灾害事件往往具有突发性、难预见性、影响范围大等特征，易导致大量的人员伤亡，伤亡主要出现在受到灾害冲击的地区和灾害发生时间内。受伤分为轻伤和重伤两个等级：轻伤是指因灾害受伤后经过治疗能够痊愈或基本痊愈，可恢复正常生活和生产能力的人；重伤是指受伤严重，经专门治疗不能痊愈，永久失去正常生活、生产能力，或终身残疾的人。如地震引起的人员伤亡主要是房屋倒塌及洪水、海啸、滑坡、泥石流、火灾、爆炸、毒气泄漏、传染病、寒冷和饥饿等因素造成的。在各种自然灾害中，地震是造成人员伤亡较严重的自然灾害之一。自然灾害引起的人员伤亡数量主要取决于灾害强度和灾区的人口分布情况，发生在城市的大地震常造成数以万计的人员伤亡。此外，人员伤亡数量还与灾害发生时间、灾区基础设施、救灾医疗条件，以及灾害预报水平密切相关。以地震为例，如果发生在日间，或灾区房屋抗震能力普遍较高，或对地震进行了比较准确的预报及及时的疏散预防，则可大大减少地震人员伤亡数量。自然灾害容易引发次生灾害，如有毒化学品或放射源泄漏、火灾、泥石流、滑坡等偶发事件造成人员伤亡。自然灾害发生后灾民要承受心理悲痛和心理创伤，遭受瞬间失去正常生活而出现衣、食、水、住顿时无着的心理惊恐，人群免疫水平急剧降低，对传染病的易感性增加。抢劫、斗殴等犯罪行为，在这种极端环境下也容易发生。

2. 饮用水供应系统破坏　绝大多数自然灾害都可能造成饮用水供应系统的破坏，常在灾后引起肠道传染病的暴发和流行。洪涝发生时饮用水源被破坏，灾民常把地表水作为饮用水源，这些水往往被上游的人畜排泄物、尸体，以及损毁建筑中的污物所污染。特别是在低洼内涝地区，灾民被洪水围困，更易引起水源性疾病的暴发和流行。地震后建筑物的破坏也会累及供水系统，或中断正常供水，这对城市居民影响较严重。由于管道破坏，残存的水源也极易遭到污染。泥石流、海啸与风灾也可能发生这种情况。旱灾发生时水源枯竭、饮用水短缺，居民对仅存的水源集中用水，一旦水源受到污染，会造成严重的传染病暴发流行。

3. 传染病暴发或流行　自然灾害通常不会直接导致重大的传染性疾病暴发或流行，但在特定的环境下会增大传染病流行的风险。由于公共卫生设施（如供水管道和污水处理系统）损坏，短期内传染病发病率增高最常见的原因是排泄物污染水和食物，主要传播疾病为肠道传染病，如霍乱和菌痢等。人群密度的增高和迁移安置的处理不当也可加大传染病暴发的风险。大规模人群迁移和聚集增加了清洁饮用水、食物供应的压力。由于人口居住拥挤、现存的环境卫生服务设施不完善，更是加大了直接接触传播与经呼吸道传播的传染病的发生风险，如麻疹、流感、肺结核、脑膜炎及急性出血性结膜炎等。除此以外，灾难可能造成动物和病媒生物栖息环境的变化，一些自然疫源性疾病会随着病媒生物与人的接触增加而形成传播条件，如鼠疫、疟疾、流行性乙型脑炎（简称乙脑）和钩端螺旋体病等。

4. 人群安置与迁徙　灾后常有大量的自发或有组织的人群迁移，需要提供更多紧急人道主义援助。人群的大规模迁徙，首先给一些地方病（如疟疾、血吸虫病）的蔓延创造了条件。无论是灾民外流，还是灾区重建时还乡，都会使一些无免疫人群暴露在一个某病低水平自然流行的人群之中，从而造成这些疾病的发病率上升。如果灾害持续时间较长，人们会被迫搬迁寻找临时的栖身之地，临时的居住地往往是公共卫生服务覆盖不到的地区。在短时间内如此多的人口迁移面临许多公共卫生方面的问题，会导致人群中免疫状态的改变，甚至出现免疫屏障的受损，使传染病暴发和流行的风险增大。另外，大量救援人员进入灾区，一方面可能将灾区没有或较少见的新病原体带入灾区，增加这些疾病流行的风险；另一方面，外来人员对灾区某些地方性流行的传染病缺乏有效免疫，也可能导致相关疾病的流行。

5. 医疗机构及基础设施破坏　公共基础设施的破坏包括供水、电力、燃料、交通、通信和排水系统破坏，常导致工作秩序、医疗卫生服务和公共卫生服务的及时性受到影响。而灾难造成大量的伤病人员需要紧急救治，大量的心理疾病病人也需要疏导。因此，短时间内大量的医务人员和医用物资的缺乏会导致救助的延误和耽搁。除此之外，公共卫生服务的能力受损，一方面体现在公共卫生服务机构受损，包括建筑物毁坏、设备仪器损坏、实验室遭到破坏、数据和技术资料丢失，以及传染病上报系统损坏等；另一方面则为公共卫生服务人员的减少，如卫生防疫人员本人受伤，或是其家庭成员失踪、家庭财产损失等造成卫生防疫人员无法全力投入救灾防病工作等。同时，免疫规划、妇幼卫生、精神卫生、药物和疫苗供给等正常工作秩序受到破坏，对于灾区可能出现的疫情也无法得到有效的处理和控制。

6. 食物及水源供应　受灾之后一段时间内常会出现食物短缺。导致食品短缺的原因有两个：一是灾区的食品储备被破坏，导致可分配食品供应不足；二是配送系统受到破坏，如交通道路的毁坏、运输车辆的短缺等，食物无法得到有效分配。即使不存在食品数量不足，但人们获取食品困难，也会导致食品短缺。在食物绝对数量不足情况下，营养和食品安全问题会增加一些婴幼儿、老人的灾后死亡概率。灾后短期内食品援助配给是主要的和必需的方式，但一般不需要长期依靠外援、捐助甚至进口。灾害发生时，局部的食物安全问题难以避免。恶劣条件下，食品易霉变、腐败、污染等。自然灾害发生后，饮用水供应和排水系统也因为遭到破坏而造成饮用水短缺，水资源的破坏会引起严重的健康风险。安全饮用水缺乏、排泄物污染及垃圾处理困难会导致卫生条件恶化，引发肠道传染病及其他疾病。自然灾害后，生活及工业垃圾的运输处理和污水排放系统及城市各项卫生设施普遍被破坏，造成垃圾堆积，蚊虫大量滋生。受条件限制，灾区的人畜尸体只能临时就地处置，在气温高、雨量多的情况下，尸体迅速腐败，严重污染空气和环境。此外，有毒有害的化学物质泄漏也是常需要面对的问题。

7. 人群健康及精神卫生 由于生活和生存环境的改变，一些老年人及身患基础病的易感人群会导致旧疾及心脑血管疾病、高血压、糖尿病等疾病的发作。灾民临时居住于简陋的帐篷之中，日间的烈日暴晒容易导致中暑，夜间则因物资的缺乏易着凉感冒，年老体弱者、儿童和患有基础疾病的脆弱人群更易患病。除基础疾病外，精神状态不稳定往往成为灾难之后主要和紧急的公共卫生问题。生存环境充满随时再次发生灾害的风险，对未来不确定性所导致的压力无法得到缓解，失去亲人的痛苦等均可导致焦虑、恐惧、抑郁等心理应激反应，并引起短期心理沟通障碍。无论在哪里，保护和维持受灾区域内家庭、社区和社会结构都是心理救援工作的重点。另外，精神卫生问题的高危人群也可能是卫生工作者和那些人道主义救援的志愿者群体。

（二）自然灾害防治的意义

根据自然灾害的本质可知，自然灾害实质上是不可避免的。现今研究自然灾害的目的不在于完全消灭自然灾害，而是学会将其转化，与自然灾害和平共处。人们更多的提议是减轻自然灾害而不是根治自然灾害，也就是说必须力争以较少的损耗来抵消自然灾害对人类造成的更大损害。换句话说，应尽可能改变自然界物质的能量结构，避免、削弱或推迟致灾物质运动所必需的能量积累，或控制其释放所涉及的空间范围，才是研究自然灾害的意义所在。今后也应该在实践中多通过法律、政策、行政管理、经济和工程以外的技术等非工程措施，来降低自然灾害风险。

灾难不仅对人民生命与正常生活造成严重影响，还涉及社会生产、生活的方方面面。探索自然灾害形成原理及治理方法，将灾害由害变利，不仅是造福于百姓，也是服务于社会。除了自然灾害产生的人员伤亡、经济损失，还要关注灾害对于其他方面的影响，包括生态环境、经济运行、社会秩序的影响程度，甚至是公众心理健康的影响，并且也要清楚自然灾害中所孕育的有利机会，争取化灾为福，造福社会。

自然灾害是突发公共事件的一种，给人们带来的生命和财产损失往往不可估量。自然灾害具有突发公共事件的共同特点，也具有自身的一些特性。为了应对自然灾害，应当加强应急管理工作，进一步提高公众的防灾、减灾意识，加强应急预案建设，做好物资储备，通过预警和快速反应机制预防和应对自然灾害，并在灾后积极做好重建、恢复工作，以尽可能减少自然灾害带来的损失。当然，自然灾害的应急管理还需要有关方面的大力支持和配合。人类对自然灾害本质的认识水平是随着时代的进步、经验的积累和技术的发展而不断提高的，并且在此基础上不断改进减灾、防灾措施。

三、自然灾害风险系统

（一）自然灾害风险及其内涵

自然灾害风险（natural disaster risk）是指自然灾害事件发生的时间、空间、强度的可能性，是由自然灾害系统自身演化而导致未来损失的不确定性。自然灾害风险最本质、最核心的内涵有3个，即"未来性"、"不利性"和"不确定性"。

（二）自然灾害风险系统的结构

自然灾害风险系统是围绕承灾体未来价值损失的不确定性，从自然灾害系统出发而建立的一个完整的具有普适意义的分析体系，涉及结构、作用机制和演化结果等方面。自然灾害系统是自然灾害风险系统的物质基础，其自身的架构以及与自然灾害系统结构要素的对应关系见图10-1和图10-2。

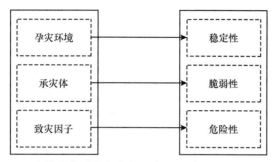

图 10-1　自然灾害系统与自然灾害风险系统要素的对应关系

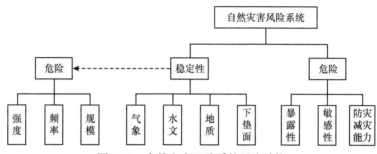

图 10-2　自然灾害风险系统层次结构

1. 危险性　是指致灾因子造成损害的可能性。危险性是致灾因子所具有的特征，是偶然的、可能的，会随着各种因素的影响而发生变化。致灾因子的危险性是由孕灾环境的稳定性所决定的。

现实的社会危害性是从过去的危险性转化而来。危害性是灾害的本质特征，没有严重的危害性就没有自然灾害存在。危害性则是已然的，其对社会造成的后果是一个定量。危害结果一旦发生就不再改变，危险性分析是对致灾因子活动规模、强度和活动频次（频率）的不确定性分析。

2. 稳定性　是指在一定时空背景条件下的孕灾环境可能诱发或加剧自然灾变的程度，涉及气象、水文、地质和地形地貌等因素。从风险的角度对孕灾环境的研究称为稳定性分析。

3. 脆弱性　20 世纪 70 年代，怀特（White）首次提出了脆弱性的概念，之后被广泛应用于灾害学、生态学、金融学、社会学和经济学等许多方面。

（1）脆弱性的概念：脆弱性是指承灾体由于自身结构或接近危险区域而易受致灾因子破坏的一种状态，是承灾体自身的属性。致灾因子对承灾体的影响程度由承灾体自身的脆弱性决定，脆弱性分为物理脆弱性和功能脆弱性。

（2）脆弱性的性质：脆弱性是系统的基本属性。脆弱性由系统内部功能结构所决定而不依赖于危险事件，它的产生和改变受所处环境的社会、经济、制度和权力的影响。系统没有绝对的安全，也没有完全的不安全，系统的脆弱性总是存在的。

1）脆弱性具有相对性：系统暴露在某一扰动影响下是脆弱的，而暴露在另一种扰动下可能是稳定的、可靠的。

2）脆弱性具有隐蔽性：脆弱性具有很强的隐蔽性，很难被发现，而且并不是所有的脆弱性都能被彻底发现或完全消除。

3）脆弱性具有复杂性：由于系统的复杂性和系统所处环境的复杂性使得开展脆弱性分析非常困难。

（3）脆弱性分析：被认为是把灾害事件与风险研究紧密联系起来的重要桥梁。从风险的角度对承灾体的脆弱性分析包括暴露性、敏感性和防灾减灾能力 3 个方面。

1）暴露性：是指对应致灾因子影响范围内承灾体价值的空间分布特征。

2）敏感性：反映了承灾体自身易于遭受致灾因子破坏的可能性。

3）防灾减灾能力：是指人类通过工程和非工程措施，从灾害的监测预报体系、防御体系、紧急救援体系和灾后恢复重建体系出发，保护承灾体的价值免受致灾因子破坏的能力。防灾减灾能力主要由抵抗力和恢复力两部分构成。抵抗力是承灾体抵御自然灾害破坏的能力，是承灾体与生俱来的特征，是脆弱性的构成要素和研究基础。恢复力是指自然灾害发生后，承灾体得到修复的能力。抵抗力在灾前是可以把握的，增强承灾体抵抗力是人类主动适应灾害的过程，只有使抵抗力增强到一定程度，才能使人类社会免于受损。恢复力是未知数，有时甚至不存在恢复的可能，只有破坏后重建的机会。

脆弱性与暴露性、敏感性呈正相关，与抵抗力、恢复力呈负相关。在某一灾害事件中，脆弱性越高，致灾因子对承灾体破坏程度越大，所导致的灾害损失越严重。人是系统最活跃的元素，人的某些行为直接影响到系统的脆弱性。

（三）自然灾害风险系统的作用机制

自然灾害是自然灾害风险系统的演变结果。危险性是自然灾害风险产生的外因，脆弱性则是风险产生的内因，外因通过内因起作用，共同决定了承灾体价值性损失的大小。自然事件能否给人类社会造成灾害损失，关键取决于承灾体抵抗力与致灾因子破坏力的比较。

（四）自然灾害风险评估

自然灾害风险评估（natural disaster risk assessment）是基于自然灾害风险系统而进行的对于自然灾害各项因素及作用结果的风险评估，其核心是对承灾体的易损性分析。易损性分析就是在对承灾体脆弱性水平进行综合分析的基础上，确定承灾体未来价值性损失对致灾因子危险性的响应关系。它通过分析自然灾害风险系统要素间的相互作用，从灾害系统各项因素影响机制的角度来揭示风险的大小，在灾情预判和灾害应急中有重要的应用价值，是风险评估依赖的重要手段。

承灾体的脆弱性和致灾因子的危险性成为自然灾害风险评估中的核心评估要素，在某种程度上，对于脆弱性和危险性的判断，往往决定了对于灾害风险形成机制的定义。致灾因子分析的重点为灾害发生的可能性、重现期、发生地点和影响强度。

自然灾害风险评估主要有两条路径：一是通过推演自然灾害的演变过程。自然灾害风险是自然灾害的"前身"，即两者在发展时间上具有先后关系，自然灾害风险在前，自然灾害在后，前者为后者在自然条件下的量变过程，当量变过程完成，自然灾害就会发生。当一个自然灾害平息后，下一个自然灾害风险又将处于孕育之中，二者据此构成了一种周期性的循环。二是基于历史上发生过的自然灾情。历史的灾情在统计上可视为未来灾情的重现。基于该途径的自然灾害风险评估历史资料丰富且易于收集，同时避开了自然灾害风险系统复杂的作用关系，因而操作相对简单，相对实用性更强。

第二节 自然灾害中的公共卫生应急服务

一、灾后人群健康危害的评估和需求

（一）灾后人群健康危害的评估

自然灾害发生后，在最短的时间内组织专家开展快速卫生评估，尽快了解灾害造成的灾情、伤情、病情、疫情，搜集灾区与公共卫生相关的居住、食物、饮用水、环境卫生、病媒生物、医疗和公共卫生服务现状、灾民健康需求等方面的信息，并结合灾害严重程度、发展趋势、灾害的潜在健康危害等信息，识别最主要的公共卫生问题及对健康可能产生的继发性危险。快速评估一般要求在灾后紧急救援期完成。

1. 紧急医学救援需求评估

（1）人群健康损害程度评估：尽快了解自然灾害造成的人员伤亡情况，如致残、致死的严重程度，迅速组织专家评估灾害对人的健康危害，并就其发展趋势予以研究判定。

（2）卫生系统的破坏程度评估：尽快了解医疗卫生机构受灾情况（机构、器械损毁及人员伤亡）、工作运转情况（临床救治、网络直报、检验检测等）、可动用的卫生资源（人员、药品、抢救器械、消杀药械、冷链及疫苗等）。评估损失对医疗卫生服务能力和卫生应急工作的影响。通过评估人群健康损害和自然灾害后公共卫生资源损失状况，研究并提出应重点开展的救援措施，以及医疗卫生人力资源、物资、外援等需求，适时调配或临时组织医疗卫生力量进行补充，做到卫生应急措施与灾区的实际需求相一致。

2. 灾害造成的健康风险评估　对风险源、威胁、卫生资源、脆弱性等内容列表，组织专家组进行分析。

（1）识别、评估主要公共卫生风险：需收集的信息包括灾前传染病的病因特征；疫情发生的频率与分布特征；毒源、放射源等风险源的属性与分布；有害微生物属性与分布状况；生物媒介分布与生态环境的改变；灾害状态下人们的暴露因素、健康行为危险因素，以及这些因素的分布特征；公共卫生相关的受灾群众居住、饮食、饮用水、环境卫生状况；精神心理创伤及分布特征；人群（包括救治队伍）易感性；地理、气候、风俗、人口、交通状况和地形情况等背景信息。

（2）卫生系统控制力评价：对医疗救援能力、技术储备、卫生资源及其扩充能力、公共卫生基础设施、卫生应急能力、自救互救能力等进行评价，对风险的认知、态度和行为进行分析，评估已有干预措施的效果等。灾后的快速卫生评估，由于其紧迫性，更为注重信息的及时性和全面性，对准确性和细致程度的要求相对较低，不需详细针对某一卫生学专题，而要求全面粗略掌握灾区的卫生状况，一般针对群体而非个体，即多为对灾民安置点而非对灾民个体进行调查。

3. 灾害后期评估　灾害后期是恢复重建的重要时期，要科学制订医疗卫生机构灾后恢复重建工作方案。在灾后恢复重建阶段，要继续做好灾后防病、心理和肢体康复工作，开展受灾群众回迁前的卫生学评价，加强饮用水和公共场所卫生监督监测和技术指导等。

（1）健康风险评估：主要是针对某种特定的危险因素或危害严重程度设立的专题评估，所设评估议题相对专一。例如，对饮水系统、临时住地的卫生条件、病媒生物种类和密度等产生的环境卫生风险进行细致、系统的评估；根据受灾地区既往疫情情况、自然灾害导致的卫生问题，以及应急监测的结果，系统评估疾病流行的风险，确定灾区应优先预防和控制的疾病；免疫规划、传染病网络直报的损毁和恢复情况；安置点、学校、托幼机构等特殊人群的卫生与营养状况；灾后结核病病人的治疗能力等。

（2）卫生系统重建需求评估：是指系统评估医疗、疾病预防控制等医疗卫生机构恢复正常医疗服务秩序所需的基础设施、仪器设备、药品、疫苗、试剂、人员等需求。医疗机构重点评估恢复常规临床诊疗服务的需求，疾病控制机构重点评估恢复疾病监测系统和基本公共卫生服务的需求。灾害后期的系统评估则对准确性和全面性有很高的要求。

（3）卫生系统重建：灾区卫生行政部门按照政府的统一安排和部署，负责辖区卫生系统医疗卫生机构的善后处置和恢复重建工作，将医疗卫生机构的恢复重建项目纳入当地政府灾后恢复重建整体规划，予以优先安排，确保受灾地区的医疗、卫生机构尽快恢复医疗卫生服务能力。场所设备的重建或购置则主要侧重于疾病监测网络、实验室检测、常规临床诊疗服务和基本公共卫生服务所需的场所设备等。此外，还应包括通信网络的恢复、能源供应的恢复和工作车辆的维修或购置等。专业队伍的重建包括对原有专业队伍予以维护和工作恢复，以及对新进工作人员进行专业培训。

（4）其他系统的重建：优先恢复并保障安全的集中饮用水供应系统及其他卫生相关的基础设施，如垃圾处理场所、公共厕所、食物供给场所等。

（5）疫情监测和防控常规化：逐步恢复各级各类医疗卫生机构的功能。疫情的监测和防控也应从灾害冲击期的应急状态转入常规，包括逐步恢复所有疫情监测点的疫情报告功能。根据灾后居民安置特征调整或增设疫情监测点，逐步恢复所有疾病病种和症状监测项目，逐步恢复常规疫情分析和报告/反馈制度等。

4. 灾害后效应期评估 由于灾区进一步恢复重建和转移安置的需要，可能导致人口的大量流动，增加了传染病预防、发现和控制的难度。特别是流动人口改变了原来地区的免疫屏障，增加了传染病流行的风险。这一阶段也是对前期卫生应急工作进行总结评估的时期，总结经验得失，以便及时调整工作策略。

（1）强化疾病防控工作：针对人口大量流动、居住环境改变等造成的传染病流行风险，做好灾后流动人口的管理、加强监测、做好补充免疫等。加强专业交流、合作与培训，在全面恢复医疗卫生服务的基础上，进一步提升其专业能力，以应对灾后面临的新的卫生问题。

（2）恢复重建效果评估

1）疾病监测质量和效果评价：开展恢复重建后的疾病监测系统的监测质量和效果评价工作。监测质量评价包括疫情报告的及时性、完整性、准确性，以及漏报率等。效果评价包括切实反映疾病流行态势的能力，及时发现传染病暴发疫情和疾病流行的能力（灵敏度和特异度）等，可通过与往年同期的关键性指标进行比较来开展效果评价。

2）疫情控制评价：与往年同期水平比较，法定传染病和其他重点关注传染病的疫情是否稳定或出现异常上升，暴发疫情发生的次数和规模是否明显超过历史同期水平，疫情的处置是否及时有效等疫情控制评价。

3）其他：参与重大公共设施和建设项目的卫生学评价；对恢复重建之后的公共卫生与环境卫生状况进行评估，包括饮用水、食品、公共场所、病媒生物密度等；对基本公共卫生服务（项目）恢复状况开展评估，包括公共卫生实验室、结核病防治、儿童免疫服务、艾滋病防治、妇幼卫生、营养改善与健康监测，以及效果评价等。

5. 灾后卫生应急效果评估

（1）组织专家对各个阶段、各项卫生应急工作进行总结和评估，认真总结和分析工作中好的做法、遇到的问题和经验教训。灾区各级医疗卫生机构要根据卫生应急处理过程中出现的问题及薄弱环节，结合当地的实际情况及时修改、完善相关的技术方案，包括灾害应急管理体系、疾病预防控制体系和医疗救援体系的完善，突发事件的报告、流行病学调查、标本采集与检验，以及人员防护、救灾有关物资及设备设施的储备等，不断提高灾害期间卫生应急处置能力。灾后人群健康危害的评估是指在自然灾害发生、发展的不同阶段，对灾害所波及地区可能产生的人群健康危害因素进行识别、分析和评价的过程。一般通过现况研究或卫生应急监测，识别灾害发生后可能产生的公共卫生风险要素，描述各风险要素发生的可能性、危害严重性及其分布特征，综合分析、评估以制定相应的公共卫生应急政策。

（2）评估需要结合当地的实际情况。通过对人群健康危害进行评估，识别重点人群和地区，为灾后卫生政策的制定提供依据。同时，评估结果还可以作为自然灾害人群健康风险监测和灾后卫生防疫干预措施的基线数据，为灾后公共卫生应急干预措施的有效开展提供依据。

（二）灾后人群健康的需求

灾后人群健康的需求是指在自然灾害发生、发展的各个阶段，通过现况研究或应急监测，快速收集、分析灾情与公共卫生相关信息，确定受影响人群面临的公共卫生危害和潜在健康风险，从而提出各阶段人群健康服务需求。自然灾害事件由于其突然性和破坏性，往往可能造成大量人员伤亡，导致大批人员出现出血、骨折、烧伤、脏器损伤、窒息等损伤情况，灾后伤员若不能得到及时救护，便有死亡、伤残、留有严重后遗症的危险。此外，灾后人群健康需求还包含心理卫生等方面。因此，医疗卫生救援需要的急迫性不言而喻。

自然灾害发生后灾区居民的居住条件和生活环境受到严重破坏，生活条件急剧下降，可能带来一系列卫生健康问题。第一，受灾居民高血压、冠心病，以及贫血等非传染性慢性疾病容易复发或加重；第二，与食品卫生、饮用水卫生和环境卫生密切相关的传染病和食物中毒容易发生并流行；第三，年老体弱者、儿童和慢性病病人如得不到早期、及时的救治，则会加重病情和增加死亡人数；第四，面对突如其来的灾难，人在没有任何心理准备的情况下遭受打击，目睹死亡和毁灭，会造成焦虑、紧张、恐惧等急性心理创伤，甚至发生创伤后应激障碍。但是，由于短时间出现大量伤病人员，医疗卫生服务需求急剧增加，同时灾害造成基本卫生设施的破坏，基本卫生服务能力受损，导致现有的设施和条件远远不能满足灾区人民群众的医疗卫生需求。

因此，在自然灾害发生后，卫生行政部门需要快速并动态掌握灾情、伤情、病情、疫情；快速掌握饮用水、食物、生产、居住环境状况，包括房屋与公共卫生设施破坏、燃料短缺、人群迁徙与安置、生物媒介与生态环境的改变；次生或衍生突发公共卫生状况，以及这些危害的特征与风险。动态掌握灾害状态下人们的暴露因素、健康行为危险因素、精神心理创伤与其他脆弱性因素等，以及这些因素的分布特征与风险。动态掌握公共卫生干预策略与措施的有效性、剩余风险和医疗卫生救援需求等。评估恢复重建卫生学需求，以及医疗卫生系统内恢复重建的能力与所需要的资源等。

（三）应急监测

1. 疾病监测　灾后卫生应急救援期间的疾病监测，应以重点传染病和症状监测为主。

（1）恢复或重建应急疫情报告系统：灾区各医疗卫生机构要加强法定传染病疫情监测，安排专人负责疫情报告信息的收集、整理和分析。疫情分析应有时间比较，如当年各月比、各周比及当年与去年同期比等。在疫情分析时，还应有地区比较，如灾区与非灾区比等，并及时将分析结果报告上级卫生行政部门和指挥部。如受灾地区原有的疫情网络直报系统遭受破坏后，可利用手机、固定电话、掌上电脑、传真等方式尽快恢复疫情报告。重点抓好肠道传染病（如霍乱、伤寒、痢疾、肝炎、脊髓灰质炎等）、自然疫源性疾病等重点传染病的报告和监测，以及食物中毒事故的报告。

（2）建立应急症状监测系统：结合受灾地区的实际情况，建立呼吸道症候群、胃肠道症候群、出疹性症候群和黄疸症候群等症状监测系统等。发现聚集性病例等异常发病的信息后，当地疾病预防控制机构要立即组织人员进行调查核实，并及时进行处置。开展灾区传染病疫情、突发公共卫生事件监测工作，实行日报告和零报告制度。

2. 卫生监测

（1）食品和水质监测：加强灾区的食品监测，强化水源水和饮用水的水质监测，增加监测频次，确保生活饮用水安全。

（2）病媒生物监测：在灾民集中的地区，开展室内外鼠、蚊、蝇、白蚁等虫媒密度监测，研究分布及消长情况，为病媒生物疾病的防控提供依据。

二、灾后公共卫生应急服务内容

自然灾害后，各级卫生行政部门和医疗卫生机构要按照《全国自然灾害卫生应急预案（试行）》的要求做好各项卫生应急工作。

（一）信息收集、报告、通报和评估

灾害发生后，灾区卫生行政部门要加强与有关部门和有关方面的信息沟通，及时通报相关信息，组织专家及时对灾害造成的公共卫生危害进行评估，根据《国家救灾防病信息报告管理规范（试行）》，实行灾害卫生应急信息日报告制度，将本行政区域内的灾情、伤情、病情、疫情和灾害相关突发公共卫生事件、卫生应急工作开展情况和卫生系统因灾损失情况等信息，在规定时间内报告上级卫生行政部门和当地人民政府。所有救灾防病信息均应通过"国家救灾防病报告管理信息系统"进行网络报告，不具备条件的地方要使用传真、电话等方式及时报告。

（二）医疗救援

根据评估结果，灾区卫生行政部门立即调集医疗救援力量第一时间到达现场，开展医疗救治、伤病人员转送、院内救治及传染病预防控制工作，同时上报上级卫生行政部门，必要时，可越级上报。上级卫生行政部门在接到报告后，应立即启动应急预案，做好各项应急救援准备，当辖区内的医疗卫生救援力量不足时，迅速派遣救援力量给予支援。医疗救治机构和医疗队，要根据《中华人民共和国传染病防治法》有关规定，在进一步加强伤员医疗救治工作的同时，做好传染病症状监测，及时响应和处置。对可疑病例要密切观察，并与疾控机构采取相应措施及时处置。按照传染病疫情监测哨点的要求，做好监测、报告和预警工作。要按照传染病防治"四早"原则，密切关注伤员病情。对出现传染病有关典型症状的疑似病例要重点观察，开展流行病学调查和相关实验室检查，尽早明确诊断。一旦确诊，必须按照传染病防治要求，规范治疗。医疗救治机构已经恢复网络直报系统的，应按照相关规定按时上报，加强疫情日报和零报告制度。医疗点、医疗队如果发现散在的、可疑或确诊的病例，可向当地疾病预防控制机构报告，也可向附近的防疫队通报，或者直接上报卫生行政部门或应急指挥部。如本医院有感染科，可将上述临床诊断或疑似或确诊病人收入感染科治疗，如无感染科可请上级医院感染科医师会诊或转入有感染科的医院治疗。

（三）饮水卫生

灾区卫生部门要指导灾区水源的选择和保护，加强水质处理和消毒的技术指导，监督供水企业做好饮用水消毒防疫工作，负责灾区受淹地区和受污染水源的水质监测工作，防止灾区环境垃圾、粪便污染水源。同时做好社区（农村）饮用水监测和指导工作，全面推行煮沸饮用措施，防止肠道传染病流行。加强对受污染的集中式供水单位水质监督，要求大水淹没过的供水设施重新启用前必须清理消毒并经过水质检测后方能启用，确保群众饮用合格卫生的水。自然灾害发生后，供水设施遭到破坏，常出现停水停电。由于环境遭到严重破坏，水源可能含有大量泥沙，浑浊度高，受人畜粪便、垃圾、尸体污染，各种杂物进入水体，使细菌滋生，水质感官性状恶化和有毒物质污染，极易造成传染病的发生和流行。为了确保大灾之后无大疫，各地必须做好饮水卫生。主要措施包括：选择与保护适宜的饮用水水源、提供临时性供水、加强清理自来水厂与修复供水管网，并进行水质消毒和加强水质检验等。

（四）食品卫生

灾区的食品卫生是预防肠道传染病和细菌性、化学性食物中毒的重要保证，需要强化食品卫生监督管理。工作重点：对救援食品的卫生监督和管理；对灾区原有食品的清挖整理与卫生质量鉴定和处理；对灾区在简易条件下生产经营的集体食堂、饮食业单位进行严格卫生监督和临时控制措施；加强食品卫生知识宣传，以居民家庭预防食物中毒为主。

（五）环境卫生

为确保大灾之后无大疫，灾区各地必须及时动员群众做好环境卫生。其主要内容是：做好水源保护；设置临时厕所、垃圾堆集点，做好粪便、垃圾的消毒、清运等卫生管理；按灾害发生地的实际情况妥善处理人和动物尸体。灾民临时集中和分散住所、医疗点、救灾人员临时居住地等人群集中区域是环境卫生工作的重点区域。加强垃圾收集站点的管理，安排专人负责清扫、运输；根据灾民聚集点的实际情况，合理布设垃圾收集站点，可用砖砌垃圾池、金属垃圾桶（箱）或塑料垃圾袋收集生活垃圾，做到日产日清。及时将垃圾运出，选地势较高的地方进行堆肥处理，用塑料薄膜覆盖，四周挖排水沟，同时用药物消毒杀虫，控制苍蝇滋生。对于一些可能滋生病原微生物的垃圾，可采用焚烧法处理。

（六）毒物危害防范

受灾区域内存有的各类危险化学物可能通过呼吸道、消化道和皮肤进入人体造成中毒，危害公众健康。卫生应急队伍要尽量远离以上危害源，若出现泄漏情况，在安排卫生应急队伍时，应注意危险源上风向为安全区域。不要饮用气味、味道和颜色异常的饮料或进食可能污染的食品。如果人群健康状况出现异常，要立即通知疾病预防控制人员到现场调查和处理。

（七）消毒、杀虫和灭鼠

由于灾区卫生条件恶劣，根据传染病预防和控制的需要，可以有针对性地在灾区开展预防性消毒。但是，如果灾区并非传染病暴发的疫区，不主张对无消毒指征的外环境、交通工具和帐篷等进行广泛、反复地喷洒消毒。一般来说，对灾区环境进行大面积消毒、在交通要道设卡消毒并无实际意义。不应对灾民进行身体喷洒消毒。对室内、外空气进行任何形式的消毒剂喷洒，难以起到传染病预防作用。各级卫生行政部门负责病媒生物监测与防制的组织工作，做好杀虫、灭鼠药物和监测工具的集中供应、配制、分发，以及剩余药剂的销毁和无害化处理工作。经监测，对灾民安置点、救灾营地等有鼠的部位进行定点处理，对垃圾收集点、厕所等重点部位定期投放灭鼠毒饵。当群众反映鼠普遍较多，或当灾民安置点的鼠等病媒生物密度达到灭鼠的参考指标时，建议对整个灾民安置点进行相应的灭鼠处理。

（八）健康教育和宣传

可采取多种形式，充分利用各种宣传手段和传播媒介，与宣传部门密切配合，有针对性地开展自救、互救及卫生防病科普知识宣传。对灾民和救援人员进行灾后卫生应急知识宣传和健康教育，普及关键的卫生应急信息。灾后健康教育的主要内容是针对饮水卫生、食品卫生和传染病防控的健康教育等，积极预防食物中毒的发生和肠道传染病的流行。

（九）心理危机干预

在经过培训合格的精神卫生专业人员指导下，实施心理危机干预。以促进社会稳定为前提，根据整体救灾工作部署综合应用基本干预技术，并与宣传教育相结合，提供心理救援服务。分析受灾人群及救援工作人员的社会心理状况，发现可能出现的紧急群体心理事件苗头，及时向上级报告并提供解决方法。通过实施干预，促进形成灾后社区-心理-社会互助网络。

（十）应急接种和预防服药

灾区卫生行政部门要根据当地传染病的发病情况、流行特征和发展趋势，在必要时针对高危人群有针对性地开展群体性免疫接种、应急接种和预防性服药等工作。采取定点接种和巡回接种相结合的办法，对安置点、灾区学校（如学前教育机构）等人口集中地区进行甲型肝炎、乙脑等疫苗预防接种，做好接种对象接种登记工作。同时储备预防白破、伤寒、出血热、钩端螺旋体病、炭疽、狂犬病、麻疹腮腺炎的 7 种疫苗，一旦发生疫情或有紧急情况，立即按规定进行应急接种。

第三节　医学检伤分类和医疗救援

一、概　述

21 世纪以来，我国加强和完善自然灾害公共卫生应急体系建设显得必要而且迫切。从唐山大地震到汶川地震虽然跨度 30 余年，但我国灾后卫生应急医疗体系在处理自然灾害突发事件中，仍存在诸多局限和问题。通过对近年来印尼海啸、海地地震、尼泊尔地震等重大自然灾害现场救援分析发现，灾后受伤害的目标人群不是个体而是群体。在大量伤病员短时间同时存在而医疗资源严重缺乏的灾害现场，医学救援人员首先必须区分现场救治的轻重缓急。这种"区别救治"就是检伤分类的基本内涵，现场救援工作要做到"心中有数，操之有度，行之有方"。运用检伤分类原则，确定不同伤病员急救、护理及后送的顺序，才能合理有效地利用医疗资源。因此，检伤分类是自然灾害医学救援的重要内容和核心手段，是针对突发公共卫生事件开展现场医疗救援的首要环节。

二、医学检伤分类方法

（一）概念和发展

检伤分类（triage）也称现场分拣，在灾难发生后，因医疗资源不足而由专业人员根据伤病员情况来决定医学处置先后顺序，目标是将批量伤病员分为不同优先级的处置类别。具体来讲，是依据现场伤病员的生理体征、解剖损伤、致伤机制及伤员一般情况等主、客观数据，评估和判断其伤情和病情危重程度，建立伤病员优先救治的顺序，在现场伤员救治后，转运急危重症伤病员并进行有效处置和治疗，以减少伤病员死亡、致残的概率并提高生存率。

"triage"一词源于古代法语单词"trier"，是分类、挑选和排序的意思。目前认为最早在战场上使用急救检伤分类的医生是法国拿破仑时期的外科军医 Larrey，其在救治和运送伤员时，根据伤员需要医疗救助的紧迫性和存活的可能性，来决定伤员治疗和后送顺序。第一次世界大战时期，英国海军外科医师 John Wilson 提出应该将主要精力集中在那些需要马上治疗而且预期治疗效果明显的伤员身上，而那些受伤较轻或者受了致命伤害、治疗效果预期较差的伤员可以暂时延缓治疗。

在此后的 100 余年时间里，检伤分类被广泛应用于战伤救治。在第二次世界大战中，美军采用检伤分类救治伤病员，显著提高了伤病员的存活率，有效降低了残疾率。1958 年北大西洋治疗组织军队手册描述了急救检伤分类优先顺序和原则。1964 年 Weinerman 等发表了首个应用于急诊部门的民用急救检伤分类系统。此后，检伤分类逐渐发展成医院急诊救治和灾害救援中的必须工作程序之一。当自然灾害发生后，医疗救援人员抵达事发现场时，面对群体性伤病员，首要的救援措施是快速地进行检伤分类，将危重伤员及重伤员尽快筛选出来并第一时间进行救治，按照伤情轻重的不同等级安排转运顺序。

（二）检伤分类的原则

1. 总体原则 最大限度地提高医疗资源，即将有限的医疗资源应用在最有希望的伤病员身上，使在最短的时间内得到救治的伤病员效率最大化。此原则仅在现场救援药品、仪器和血液等资源有限时采用，也是平时、战时发生批量伤病员救治的基本原则。

2. 现场分类原则 一般由受过专业训练、经验丰富的医护人员组织实施，边救治、边分类。首先治疗垂危但有救的伤病员；不断地走动，再分类，勿在一个人身上停留太久；只行简单而且可以稳定、不耗人力的急救操作；心搏骤停则视同已死亡，为最不优先；明显感染的伤病员要隔离；告知伤病员护理人员的身份并与之良好沟通；分类应快速、准确、无误。各类检伤分类方法采用国际通用的颜色进行标记。

3. 器材和场地准备原则 提前准备检伤分类需要的止血、包扎、通气、药品等急救器材及分类记录卡；场地选择遵照"三靠一离"的原则（靠近现场、靠近水源、靠近公路，远离危险源），选定合适位置设立分类救治所或野战医院，确认安全后立即展开医疗救治工作。

（三）检伤分类

小型灾害现场设一个检伤分类小组即可，地震、洪涝等大型灾害现场需多个检伤分类小组。

一般按 3 个层次展开，即收容分类、救治分类及转运分类。收容分类是接触伤员时的第一步，目的是快速将需要紧急救治的危重伤员分拣出来，立即就地抢救或送往抢救室，其他伤员安排到相应的区域接受进一步检查和治疗。救治分类是根据救治需要将收容的伤病员分成不同类别的工作，即先对伤病员进行详细全面的检查，并根据诊断确定采取相应的救治措施和顺序，是对收容分类的补充。转运分类是在区分轻、中、重病人的基础上，判别伤病员耐受能力，同时识别需要立刻转运救治的伤病员以确定优先救治权。目前主要的几类检伤分类方法如下。

1. 多发伤创伤严重度评分法（abbreviated injury scale-injury severity score，AIS-ISS） 20世纪 60 年代由美国医学会（AMA）提出简明损伤定级（AIS），以量化评分方式评估创伤损伤程度，是 AIS-ISS 的基础。AIS 评分的基本特点：①每一处解剖学损伤只有一个 AIS 评分；②只评估损伤本身的严重程度，不涉及其预后问题；③在损伤资料确切的基础上才能编码确定 AIS 值。AIS-90 对每一损伤条目给一个特定的六位数的编码再加一个 AIS 严重度评分（①轻度；②中度；③较重；④严重；⑤危重；⑥最严重；⑦不详），共七位数。

ISS 法是由 Boker 在 1974 年提出，将人体划分为 6 个损伤区域，取 3 个最严重损伤区域的最高 AIS 编码值的平方和计分，见表 10-1。6 个区域分别是头颈部、面部、胸部、腹部或盆腔、四肢或骨盆和体表部位。在 3 个以上部位的损伤中，如果有 3 个部位超过 6 分，自动确认为最高分75 分。ISS 评分≤ 16 分的为轻伤，16 分＜ISS 评分＜25 分的为重伤，ISS 评分≥25 分的为严重伤。通常来讲，ISS 评分只要≥20 分，伤病员死亡率在 50% 以上；超过 50 分的存活率极低。

表 10-1　AIS-ISS 评分的基本原理

ISS 区域	损伤	AIS 编码	最高 AIS	AIS 平方
头颈部	大脑损伤	140602.3		
	硬脊膜外血肿（成人＜50ml，厚度＜1cm）	140632.4	3	9
面部	耳撕裂伤	210600.1	1	
胸部或盆腔	左侧第 3、4 肋骨骨折	450420.1	2	
腹部	腹膜后血肿	543800.3	3	9
四肢或骨盆	股骨干骨折	851805.3	3	9
体表	多部位擦伤	910200.1	1	
				ISS 值=27

需要指出的是，AIS-ISS 需要从解剖学方面全面评估创伤情况，操作复杂、费时，且不易区分单一伤与多发伤，故该评分法广泛应用于创伤临床和研究工作中，并不适用于地震等突发大规模自然灾害的现场分拣。但作为国际上公认的危重伤评估最准确的评分方法，常常被作为其他现场分类方法研究对比的标准。

2. 简明检伤分类法（simple triage and rapid treatment，START） 该方法于 1983 年由美国加利福尼亚州的霍格医院及纽波特消防局工作人员共同创建，是目前国际通用的一种快速、简单的检伤分类方法，整个分类过程可在 1 分钟内完成，特别适用于大规模自然灾害现场短时间内大批伤员的初次检伤分类。START 分类法与 ISS 评分结果的相关系数在 0.96 以上，信度较高。2008年汶川地震发生后，我国卫生部参照 START 分类法制定了《汶川地震现场检伤方法和分类标准》以对伤病员进行检伤分类。

（1）检伤分类原则与等级

1）第一优先是危重病人：主要是有危及生命的严重创伤，但经及时治疗能够获救的病人，应立即处理（标记为红色），提示须在 1 小时内接受治疗，优先给予护理及转运。现场先简单处理致命伤、控制大出血、支持呼吸等，并尽快后送。如气道阻塞、活动性大出血及休克、开放性胸腹部创伤等伤病员。

2）第二优先是重症病人：主要是有严重损伤，但经急救处理后生命体征或伤情暂时稳定，其不能行走，在现场暂时等候而不危及生命或导致肢体坏死，可延迟处理（标记为黄色），提示须在2小时内转运治疗，给予第二优先护理及转运。如头部创伤不伴意识障碍、胸部创伤不伴呼吸衰竭、除颈椎外的脊柱损伤等伤病员。

3）第三优先为轻症病人：其无严重损伤可自行行走，可适当延迟转运和治疗（标记为绿色），将病人先引导到轻伤收容站等待后续治疗处理。如轻度、中度软组织挫伤及轻度烧伤等伤病员。

4）第四无优先，为死亡或濒死病人：由具有资质的医疗人员或随行医务人员宣布死亡，最后给予处理或暂时不处理（标记为黑色），停放在指定区域。如呼吸、心跳已停止，且超过12分钟未给予心肺复苏救治，或因头、胸、腹部严重创伤而无法实施心肺复苏救治者。

（2）START 检伤分类流程

1）第一步：行动检查。包括：①行动自如（能行走）的伤病员为轻伤员，标记为绿色；②不能行走者，进行第二步检查。

2）第二步：呼吸检查。包括：①无呼吸者，开放气道后仍无呼吸标记为黑色，恢复呼吸者标记为红色；②呼吸频率≥30次/分为危重伤员，标记为红色；③呼吸频率<30次/分者，进行第三步检查。

3）第三步：循环检查。包括：①桡动脉搏动不存在，或甲床毛细血管充盈时间≥2秒，或脉搏≥120次/分，为危重伤员，标记为红色；②甲床毛细血管充盈时间<2秒，或脉搏<120次/分，进行第四步检查。

4）第四步：清醒程度。包括：①不能回答问题或执行指令者，标记为红色；②能够正确回答问题和执行指令者，标记为黄色。

START 分为儿童及成人的详细分检流程，分别见图 10-3 和图 10-4。

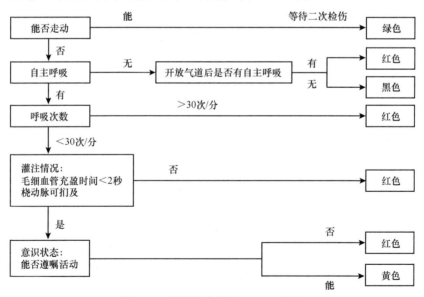

图 10-3　适用于成人的 START 方案

3. CRAMS 评分法　CRAMS 评分是基于伤病员即时生理状况的一种综合评分方法。评估的范围包括循环（circulation）、呼吸（respiration）、胸腹部（abdomen）、活动（motor）和语言（speech）5 个方面，该评分法的命名是来自以上 5 个方面的首字母，见表 10-2。评分时按严重异常、轻度异常和正常分别计 0 分、1 分和 2 分。每个方面计 0~2 分，最后 5 项分数相加，分值范围在

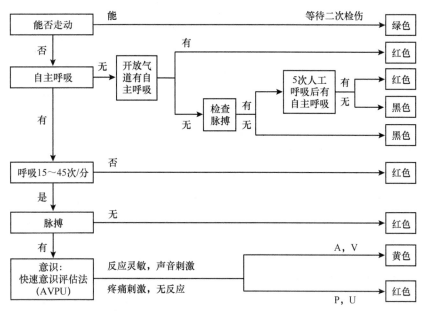

图 10-4　适用于儿童的 Jump START 方案

0～10 分。9～10 分为轻度创伤，8 分及以下为严重创伤。该评分不仅适用于一般院前急救，在灾害救援现场也能将严重创伤病人与一般创伤病人快速区分开来，常用于自然灾害现场大批量伤员的二次检伤分类。

表 10-2　CRAMS 评分法

项目	分数	分值
循环	毛细血管充盈压正常或血压＞100mmHg	2
	毛细血管充盈压迟缓或血压 85～100mmHg	1
	毛细血管充盈消失或血压＜85mmHg	0
呼吸	正常	2
	异常（呼吸困难或呼吸动度浅）	1
	无呼吸	0
胸腹部	胸部或腹部触痛：无	2
	胸部或腹部触痛：有	1
	腹肌强直、连枷胸、胸部或腹部穿通伤	0
活动	正常	2
	对疼痛刺激有反应	1
	无	0
语言	正常	2
	言语错乱（语无伦次）	1
	不能言语或只能发声	0

注：分值≤8 分为严重创伤，分值≥9 分为轻度创伤。

4. 其他分类方法及注意事项　除了上述常用检伤分类方法外，还有修正创伤评分（revised trauma score，RTS）、SALT（sort，assess，lifesaving intervention，treatment/transport）分类等方法。

第一，无论何种检伤分类方法，在分类转运过程中的基本原则和颜色标识应统一。第二，一线救援人员到达现场后，绝对不可以根据伤员的喊叫呻吟程度来判断伤情的轻重，先采用定性的快速检伤分类法，进行第一次检伤分类。条件允许时要尽快将其转运后送，在转运之前尽量对初次检伤分类的伤病员进行第二次检伤分类。第三，条件允许时可对已经初次分类或后送的伤病员，按照 DR.ABCDE 的步骤进行详细查体，依次依据 D（danger，现场环境）→ R（response，病人意识）→ A（airway，检查气道）→ B（breathing，评估呼吸）→ C（circulation，循环体征）→ D（disability，神经状态）→ E（examination，专科查体）的流程实施规范性接诊与检查。第四，在医疗文书上对受伤部位的定位尽量给予具体化和规范化描述，为后续的医疗救治提供及时准确的参考资料。

三、医 疗 救 援

自然灾害现场的医学救援是在灾害现场、医疗救治所等外环境中，针对各种灾害导致的伤病员所展开的医学救援行动，包括组织管理、现场急救、检伤分类、转运后送和分级救治等程序。我国自然灾害现场救援体系的发展起步较晚，1998 年特大洪灾、2008 年汶川地震、2010 年玉树地震、2013 年芦山地震等大型自然灾害现场医学救援工作受到国家的高度重视。在借鉴了大多数发达国家灾害救援体系和思路的基础上，我国设置了专门的领导指挥机构，并在各地成立救援网点。在国家统筹安排下，按区域对现场医疗救援资源进行统一优化配置，探索建立适合我国国情的灾害现场应急医学救援体系，以完善现有突发公共卫生事件应急医疗救援体系，见图 10-5 和图 10-6。

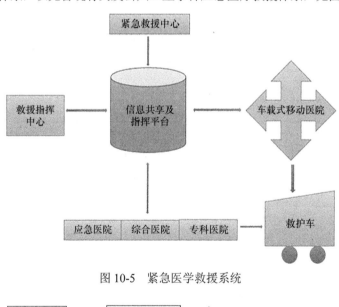

图 10-5　紧急医学救援系统

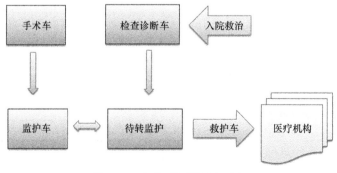

图 10-6　车载式医用医疗平台

（一）组织指挥

综合国情及自然灾害特点，我国医疗救援体系主要由三个层面构成，一是组织指挥层面，包含了领队及副领队，领队一般由国家或地方相关行政部门领导担任，副领队一般由医疗机构领导担任；二是现场医疗技术层面，灾害医学救援现场主要由医疗救治、医技保障、卫生防疫及心理干预等人员组成，负责检伤分类、生命支持和初步诊断治疗等；三是后方保障层面，后方高效的信息化平台及大量的医疗救治机构，是现场组织指挥决策和现场伤员后送救治的根本保障。

灾害现场救援工作要达到高效率有序进行的目标，科学合理的现场组织管理工作是必要条件。具体来讲，组织指挥层面需要完成的工作主要有：负责制订自然灾害事故医疗救援工作的预案和实施计划；负责现场应急物资的筹集、分配和协调工作；负责组织动员应急救援医疗队尽快奔赴现场开展伤病员救治工作；负责自然灾害医疗救援工作的新闻宣传口径；接受并执行上级灾害事故医疗救援领导小组的命令和任务。大型自然灾害发生后，组织指挥部门视情况提请地方政府协调通信、交通、铁路、民航、军队、武警、消防、红十字会、爱国卫生运动委员会等有关部门协助解决医疗救援有关的通信联络、现场救援、交通运输、转移后送、药械调拨等工作，要协同卫生行政部门，积极有效地参与到自然灾害事故的医疗救援工作中来。

（二）灾情报告

自然灾害发生后，应采取卫生应急信息日报告制度，将收集到的灾情、病情、疫情等相关信息，以及卫生应急救援工作开展情况，在规定时限内上报上一级卫生行政部门和当地人民政府，并立即通知有关单位，组织现场抢救。凡灾害事故发生地丧失报告能力的，由相邻地区政府卫生行政部门、医疗卫生单位或医疗卫生人员履行报告程序。灾情合并有疫情发生时，疫情的报告依据《中华人民共和国传染病防治法》的规定实施。灾情报告时限按以下规定。

1. 灾情报告时限

（1）伤亡 20 人以下的，6 小时内报市（县）级卫生行政部门。

（2）伤亡 20～50 人的，12 小时内报省级卫生行政部门。

（3）伤亡 50 人以上的，24 小时内报国务院卫生行政部门。

（4）重大自然灾害发生时，如暂时不明伤亡情况，也应尽快逐级上报至国务院卫生行政部门。

2. 灾情报告内容

（1）自然灾害发生的时间、地点、伤亡人数及种类。

（2）伤病员主要的伤病情、已采取的措施及投入的医疗资源。

（3）卫生系统受灾受损情况。

（4）急需解决的卫生及相关问题。

（三）现场救援

地震、洪灾、火灾和泥石流等重大、特大自然灾害发生以后，均须当地政府立即成立"救灾防病应急指挥中心"，启动现场医疗救援预案。相关机构尽快提供详细的自然灾害灾情信息（灾情种类、时间、地点、涉及人群）及灾情发展预测，为组织指挥现场医疗救援提供依据。各级应急救援队队员接到通知，应及时到达指定地点整装待命，到达现场后应当立即向灾害医疗救援现场指挥部报到，并接受其统一指挥和调遣。根据自然灾害的种类、特点、伤亡人数及现场环境、条件和抢救预案，迅速作出现场医学救援的决策。

1. 组织群众自救互救　在外援力量到达之前不能等待，组织就近的医护人员都要主动及时到达现场，动员当地一切具有救援能力的人员，如民兵、职工、个体劳动者等开展自救互救。现场指挥员要特别注意发挥医务人员和受过急救训练人员的骨干示范作用。灾害发生初期，人群较为惊慌混乱，但通过号召和组织就可以变成现场救援的有生力量。一般在外援医疗力量到达之前，选择安全场地，尽可能地把伤员集中起来或进行简单分类，组织当地医务人员进行初步救治，等专业救援队伍到达后，可以协助开展现场救援工作。

2. 组织专业医疗救援 现场协调和帮助专业医疗救援力量做好救护工作，派出联络人员到交通要道引导外援人员进入灾区和准备开设医疗站地点。主动派出人员向救援人员介绍街道、厂区、道路和建筑物的分布情况，如有可能应提供街道、厂区建筑物分布图，指明伤员多发地点，必要时派人带路前往。总之，要尽力为专业救援队伍实施医疗救援提供方便。专业医疗救援的原则和要求如下。

（1）伤亡 20 人以下时，紧急启动医学救援人员和车辆进行现场抢救，并合理分拣伤员与后送，当地警察、交通人员、消防人员等协助医学救援工作。

（2）伤亡 20～50 人时，紧急启动医学救援人员和车辆进行现场抢救，并合理分拣伤病员与后送；当地警察、交通人员、消防人员等协助医学救援工作；组织医院接收治疗伤病员。

（3）伤亡 50 人以上时，紧急启动医学救援人员和车辆进行现场抢救，并合理分拣伤病员；当地警察、交通人员、消防人员等协助医学救援工作。必要时调用当地政府的灾害事故紧急救援队、当地军队、武警等抢救力量参与现场抢救；组织当地多家医院收治伤病员。

（4）如果发生更大范围的自然灾害，涉及大范围人群并且超出当地医疗救援能力时，应通过上级政府调用国家灾害事故紧急救援队；邻近地区的军队、武警和医疗救援力量投入现场抢救。

3. 专业医疗救援组成 灾害现场救援小组一般分为组织指挥组、检伤分类组、现场救护组、转运后送组、卫生防疫组、后勤保障组及宣传报道组等。在此基础上，可根据现场救援的实际情况，增减组队、调整组员。各组之间服从指挥、相互协调，形成一个整体。国家级紧急医学救援队组成框架见图 10-7。

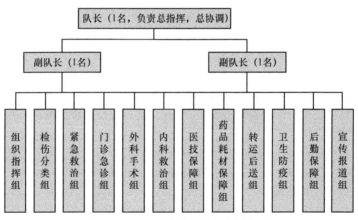

图 10-7 国家级紧急医学救援队组成

（1）组织指挥组：自然灾害发生后，由当地人民政府统一牵头，各级卫生行政部门作为成员，成立卫生应急现场救援领导小组。主要职责是迅速全面摸清自然灾害发生的地点、原因、伤亡人数和当地医疗系统现存力量等具体情况，做好现场应急救援的组织指挥与协调工作，确保各级各项指令和信息畅通。医疗救援工作结束后，对救援工作中存在的问题和经验进行总结评价，积累应急救援经验和教训，为完善我国灾害应急救援体系提供客观依据。

（2）检伤分类组：由专业医护人员组成，优先考虑具有现场检伤分类经验的医护人员。主要职责是进行灾害现场检伤分类，按照标准的检伤分类原则和方法，结合伤病员伤病情和现场医疗资源情况，决定救治的先后顺序，并给伤病员佩戴相应颜色的检伤分类表或伤情卡，以备转运后送进行进一步治疗（具体内容和方法见前面内容）。

（3）现场救护组：由各专业医护人员组成，优先考虑具有医疗急救经验的医护人员。现场视情况又可以细分为紧急救治、门诊急诊、外科手术、内科救治、医技保障、药品耗材保障等组。主要职责是根据一次检伤分类结果，在群众临时安置点、交通站点、抢险工地等人群聚集的地点设立临时医疗点进行急救和治疗，组织医疗队开展巡回医疗服务，确保伤病员和抢险工作人员得到及时、有效救治。如因灾伤病人员超过本地医疗机构救治工作负荷，可经上级卫生行政部门统一协调，将伤病员集中转运至外地（省）医疗机构救治。

（4）转运后送组：由专业医护人员和驾驶人员组成。主要职责是根据伤病员的伤病情和现场医疗资源情况，按分类后送的原则进行转运后送。后送途中，重点观察危重伤病员的病情变化，维持其生命体征、减轻疼痛，防止二次伤害。提前联系接收医疗单位，做好后送伤病员交接工作，及时完成转运记录并对转送工具进行彻底消毒处理。其中，危重伤员优先集中在医疗条件好、救治质量高的医院救治。

（5）卫生防疫组：由卫生防疫人员和医院感控人员组成。主要职责是早期识别与监控突发传染性和感染性疾病的发生，及时开展健康教育、预防性服药和应急接种等工作。参与灾区食品、饮用水和公共场所卫生监督监测，指导灾区及时清除和处理垃圾、粪便，指导做好人畜尸体的无害化处理工作，对医疗救治点、公共场所和安置点及时采取消毒、杀虫和灭鼠等卫生措施。

（6）后勤保障组：由医、护、技人员和物资保障人员组成。可细分为医疗保障组、生活保障组和心理保障组。主要职责是医疗保障组负责药品、器材、设备、医用耗材的清洗、消毒、维护、分发、调剂和保存。生活保障组负责现场救援人员安保、生活、物资和经费的管理和保障。心理保障组负责关注救援人员和伤病员的心理，开展心理疏导和心理危机干预工作，消除心理焦虑、恐慌、抑郁等负面情绪。

（7）宣传报道组：由管理、新闻报道人员组成，负责对有关突发事故应急工作的各项要求和救援措施的宣传报道，及时报道突发事故防范救援工作的进展情况。未经指挥部领导批准，不得擅自将灾害救援现场拍摄的照片、录像或绘图等向外泄漏。

（四）现场应急救援涉及的法律法规

1. 国家层面自然灾害法律法规　为了建立健全应对突发重大自然灾害紧急救助体系和运行机制，规范紧急救助行为，提高紧急救助能力，迅速、有序、高效地实施紧急救助，最大程度地减少人民群众的生命和财产损失，维护灾区社会稳定。依据《中华人民共和国突发事件应对法》《中华人民共和国防洪法》《中华人民共和国防震减灾法》《中华人民共和国气象法》《自然灾害救助条例》和《国家突发公共事件总体应急预案》等，以及国务院办公厅2016年3月24日公布修订后的《国家自然灾害救助应急预案》，对组织指挥体系、灾害预警响应、信息报告和发布、国家应急响应、灾后救助与恢复重建、保障措施等进行了规范和完善，是各类自然灾害救援预案的基础。

2. 军队参与处置自然灾害条例　自然灾害发生时，军队一直是抢险救灾的重要力量。2005年7月1日国家颁发的《军队参加抢险救灾条例》是军队参与处置自然灾害的基本依据。国务院组织的抢险救灾需要军队参加的，由国务院有关主管部门向中国人民解放军总参谋部提出，中国人民解放军总参谋部按照国务院、中央军事委员会的有关规定办理。县级以上地方人民政府组织的抢险救灾需要军队参加的，由县级以上地方人民政府通过当地同级军事机关提出，当地同级军事机关按照国务院、中央军事委员会的有关规定实施。在险情、灾情紧急的情况下，地方人民政府可以直接向驻地部队提出救助请求，驻地部队应当按照规定立即实施救助，并向上级报告；驻地部队发现紧急险情、灾情的，也应当按照规定立即实施救助，并向上级报告。

3. 传染病防治相关法律法规　为了预防、控制和消除灾后传染病的发生与流行，维护人民生命安全和身体健康，我国逐步建立传染病防控等系列法律、法规，详见第二章。需要强调的是，军队除了遵守国家法律制度外，还制定颁发了有关法规制度，如《中国人民解放军传染病防治条例》《军队卫生防疫工作规则》和《全军疾病监督监测工作实施方案》等。

第四节　灾害应急预案制订和演练

一、概　　述

"凡事预则立，不预则废。"是否有针对性地制订各级各类灾害应急预案，在灾害前做好充分准备，具备灾害事故的应急处突能力，是决定现场医学救援工作成败的关键因素。灾害应急预案是在判定和评估潜在的灾害类型、发生发展过程和可能造成后果的基础上，对灾害应急救援在人员、技术、职责、物资、装备、救援行动及其指挥与协调等方面预先计划安排，以确保现场医疗救援行动合理有序地展开。制订预案时应针对灾害种类、地理环境、气候环境、经济水平和医疗救援能力等具体情况而定。总的来讲，自然灾害往往涉及影响巨大或危害严重的突发公共卫生事件，要解决的问题具有突发性，必须尽快予以响应和处置，其应急救援具有鲜明的"时效性"特点。

二、应急预案设计和制订

（一）应急预案的分类

1. 按适用范围进行分类

（1）综合应急预案：一般从总体上阐述自然灾害的应急方针、政策，应急组织结构及相关应急职责，应急行动、措施和保障等基本要求和程序，是应对各类事故的综合性文件。如《国家突发公共卫生事件应急预案》《全国自然灾害卫生应急预案》和《国家自然灾害救助应急预案》等，属于纲领性、指导性预案。

（2）专项应急预案：是针对具体的事故类别（如地震、火灾、洪涝灾害、化学泄漏等）、危险源和应急保障而制订的计划或方案，是综合应急预案的组成部分，在明确的救援程序和具体的应急救援措施的基础上，按照应急预案的程序和要求组织制订的，作为综合应急预案的附件执行。

（3）现场处置预案：是针对现场具体的场所、设备、设施、岗位和人员所制订的应急处置措施。现场处置方案应简单具体，操作性和针对性强。在对现场风险充分评估的基础上，按实施细节逐一编制救援措施。通过定期培训和演练，达到救援相关人员流程熟悉、技术熟练、响应迅速和处置正确的目标。

2. 按实施功能进行分类

（1）应急行动预案：针对灾害现场可能存在的风险和问题，制订的特定应急救援程序性方案。如发生灾情后，向谁报告，如何报告信息，第一时间采取的应急措施是什么。预案简要描述应急救援必须遵从的基本程序，主要对救援起到提示作用，事前需要对相关人员进行培训，此类预案可作为其他类型应急预案的补充或附件。

（2）应急响应预案：针对灾害现场可能发生的伤情、疫情和社情，编制的应急救援技术性预案。应急响应预案要包括所有可能发生的应急状况，以及在不同状态下救援人员的具体职责。这类预案仅阐明现场救援行动涉及的流程和方法，一般不包括灾害发生前的培训、演练和救援结束后的评估、重建等措施。

（3）互助应急预案：针对相邻地区或单位为实现灾害应急处理资源共享，互帮互助制订的应急救援预案。这类预案一般适用于资源有限的地区和中、小企业，需要通过资源互补达到灾后及时高效的互助救援。

（4）应急管理预案：针对事故发生前、中、后期管理工作，做到应急响应定人、定物、定位、定岗。这类预案要详细描述每一项职责和救援具体流程，什么部门具体负责什么事务，以及救援时限等。从逻辑上看，灾害应急管理预案应包括预防、预警、响应、恢复4个步骤，属于自然灾害综合性应急救援预案。

3. 按行政区域级别分类

（1）国家级应急预案：属于全国应急预案体系的总纲性文件，是国家应对重大自然灾害的依据。按适用范围又可分为综合应急预案、专项应急预案和部门应急预案。

（2）地方应急预案：按照人民政府行政区域级别又可分为省、市（地）、县（市）级综合应急预案、专项应急预案和部门应急预案。上述预案按照分级负责、分类管理的原则，报批上级人民政府后，由同级人民政府及其有关部门分别制订。

（3）企事业单位应急预案：企事业单位根据有关法律、法规制定的灾害应急救援预案。目的是提高基层组织灾害事件应急处置能力，科学规范灾害事件的应对救援行为，最大程度地减轻灾害等突发事件对生产生活的影响。

（二）灾害应急预案编制的结构和要求

应急预案的编制应坚持以人为本、安全第一；统一领导、整合资源；分类管理、分级负责；预防为主、科学应对的 4 个原则。各类灾害应急预案编写框架基本相同，具体实施细节可根据预案级别、灾害性质进行调整，避免预案脱离实际、流于形式、文字冗长、实用性低等问题。

1. 编制总则 包括灾害应急预案编制目的、编制依据、适用范围、工作原则、救援流程等。

2. 组织架构及职责 包括组织指挥机构、现场管理机构、专家咨询机构、医疗救治机构、疾病预防机构、卫生监督机构、采供血机构、后勤保障机构及新闻报道机构等，预案要明确各级组织机构人员的具体分工和职责。

3. 应急准备 包括自然灾害发生前后资料收集、汇报、分析和上报；预警的启动条件、程序、反应措施和预警终止条件；灾后报告人及报告程序。明确基础设施保障、通信保障、经费保障、物资保障及协调机制等。

4. 应急响应 包括灾害应急响应原则、响应分级和响应终止的条件，以及现场组织指挥、检伤分类、现场救治、转运后送、协调管理、疾病预防及后勤保障等。

5. 恢复重建与总结评估 制订灾后恢复重建工作方案，将灾区医疗卫生机构的恢复重建项目纳入当地政府灾后恢复重建整体规划，确保灾区医疗卫生机构尽快恢复医疗卫生服务能力，保障灾区尽快恢复正常的医疗卫生服务、灾后防病、心理和肢体康复工作，广泛开展爱国卫生运动，加强饮用水和公共场所卫生监督监测和技术指导。

6. 责任与奖励 对参加自然灾害卫生应急救援工作与做出突出贡献的先进集体和个人，依据相关法律、法规和相关规定给予表彰和奖励。对工作中有玩忽职守、失职、渎职等行为的，依据相关法律、法规和规定追究其责任。

7. 附件 包括灾害应急预案所涉及的专业名词术语解释、修订时间、生效时间、制订与解释部门等。

三、演练方法与步骤

（一）演练分类

灾害应急演练是为检验应急预案的科学性、全面性、系统性、实用性和可行性而进行的一种模拟应急响应的实践活动。正规的演练一般是有脚本演练，若采用无脚本演练，总导演或总策划必须能够对演练目的、程序和关键点了然于胸，适时下达明确指令。应急演练按演练场景的真实性分为模拟演练和实战演练，按照演练内容的范围可分为综合演练和专项演练。

1. 模拟演练 根据某类自然灾害事件预先设定外界条件、发生特点和危害对象而进行的，采取的形式可以是研讨会、桌面推演、场地模拟和计算机智能模拟等。演练过程中，可以利用地图、沙盘、流程图、多媒体、计算机模拟仿真、视频会议等辅助工具。特别是虚拟仿真技术的广泛应用，可以全视野、真实地再现自然灾害发生、发展和响应过程，按照应急预案及其规定的工作程序，针对事先预设的演练场景，讨论和推演应急决策及现场处置过程。此外，还可以实时培训和考核相关人员对应急预案中所规定的职责、程序和技能掌握情况。

2.实战演练 现场预先设置突发自然灾害场景，通过现场预警、现场动员、现场决策和现场救援等行动，真实应急响应灾害救援的全部过程。一般应保持演练的自然发生发展过程，需要参演人员自主灵活地处置指挥部临时插入的事件和信息，及时准确地做出反应。该演练对于检验提高相关人员的应急指挥、应急处置、协同配合和应急保障等实战能力有明显作用。

3.专项演练 依据专项应急预案，针对具体的事故类别（如地震、火灾、洪涝灾害、化学泄漏等事故）或自然灾害场景下某特定场景救援行动（如检伤分类、急救手术等）所开展的演练活动。专项演练既可以注重一个或几个特定环节进行检验，也可以是某种特定自然灾害情境下应急处置能力的训练。

4.综合演练 依据综合应急预案，检验评价信息整合、实际场景观测、分析模拟、风险评估、会商决策、应急处置和指挥控制等综合应对能力，往往涉及多项或全部应急救援能力的演练活动。综合演练特别注重对不同机构、不同层级之间应急机制和协同救援能力的训练。

（二）方法与步骤

1.演练筹备 演练预案预先编写，由演练领导小组批准，必要时报上级有关部门同意并备案（具体内容和方法见前）。其余涉及的文件包括演练人员手册、演练控制指南、演练评估指南、演练宣传方案、演练脚本等。如果涉及保密演练内容或不宜公开的演练内容，需制订保密措施和手册。此外，演练人员、演练物资、通信、交通等也要着手筹备。

2.演练动员与培训 正式演练前要进行演练动员和培训，确保参演人员了解演练目的意义、演练规则、演练情景和具体任务。所有参演人员都要培训基本知识、基本概念、基本规则、应急预案、应急技能及个体防护装备使用等。针对不同救援岗位的人员，还要开展专项培训，如检伤分类、紧急救治、转运后送等专项技能学习。

3.演练组织实施 汇报演练一般更关注演练的整体流程和形式，现场指挥人员集结队员并向总指挥汇报，演练总指挥宣布演练开始并启动观摩。实战演练启动可以按既定时间开始，也可以事先不告知具体时间而是一个大致范围（数天至数周），可以锻炼相关人员的应急处理突发事件能力。

4.演练过程执行 演练总指挥负责演练实施全过程的指挥决策，演练总策划对演练具体实施过程进行控制。按照演练预案要求，组织指挥参演人员开展对灾害应急事件的现场救援行动，完成各项演练活动。演练指挥人员应充分掌握演练方案，按总指挥和总策划的要求，准确发布指挥信息。现场救治人员根据指挥部消息和指令，按照演练预案规定的流程开展应急救援行动。

5.演练过程控制 由演练总策划负责按演练方案控制演练过程。在桌面推演中，由总策划以口头或书面形式，引入一个或若干问题。参演人员根据应急预案对所提出问题进行讨论，通过口头（书面）、角色扮演或模拟操作完成应急处置活动。在实战演练中，演练指挥人员向参演人员准确传递总策划发出的控制消息。参演人员接收到信息后，按照真实自然灾害发生时的应急处置程序，采取相应的现场应急救援行动。

6.演练解说 对大型综合性演练，演练组织单位可安排专人对演练全程按照脚本中的解说词进行讲解，中小型现场演练也可预先指定各组负责人根据需要进行解说。解说内容一般包括演练背景、进程讲解、病例介绍、救治方法、操作流程等。

7.演练记录 演练实施过程中，一般要安排新闻报道组采用文字、照片和音像等手段记录演练过程。演练过程中涉及考核内容的，认真做好信息采集，以客观评价考核结果。新闻报道组按照演练宣传方案做好演练宣传报道工作，对涉密应急演练内容要做好保密工作。

8.演练结束与终止 演练完成，由总策划发出结束信号，演练总指挥宣布演练结束。参演人员停止演练活动，按预定方案集合进行现场总结讲评，组织人员对演练场地进行清理和恢复后带回。

四、评价与总结

灾害应急医学救援演练实施前、中、后期，演练领导小组应及时组织卫生应急管理和医疗救援专家，按进程进行初步评估、进程评估和终结评估。主要涉及对事件处置的及时性、有效性、针对性和科学性，以及问题缺点等进行评估，同时对应急预案和技术方案、队伍组建和人员培训、物资储备和装备等也需进行评估，并给出评估意见和改进建议，必要时以书面形式撰写总结评价报告。

灾害应急医学救援演练结束后，组织指挥部门要对本次演练的全程进行总结，主要分析总结演练队伍组成结构是否合理；演练人员的思想态度、身体条件、专业技能是否达标；演练物资准备如应急通信指挥装备、专业处置装备、后勤保障装备及其他装备等能否在现场顺利展开；演练队伍日常管理制度是否完善；演练应急响应是否准确及时；演练救援现场展开是否合理等。通过评价和总结，认真分析救援工作中优点、困难和经验教训，评估演练效果，提升队伍的现场应急救援能力。

教学视频
第 10 章　职业性中暑

（黄丽华　张　耀）

思　考　题

1. 医学检伤分类的概念和原则是什么？
2. 自然灾害发生后，灾情报告时限有哪些要求？
3. 灾害应急预案设计的要点和内容主要有哪些？

第 11 章 基层社区和农村卫生应急

学习目标

1. 系统掌握社区卫生服务和国家基本公共卫生服务的概念、基层卫生应急响应。
2. 熟悉基层医疗卫生机构功能定位、基层卫生应急预案编制流程与预案建设。
3. 了解疫情防控常态化下的基层精准化防控。

情景导入　　　　　**广州市某社区发现 3 例本地登革热病例**

　　夏季气温高、湿度大、蚊虫活动频繁，是登革热等虫媒传染病的高发季节，东南亚地区常暴发大范围登革热疫情。作为我国登革热防治重点地区，广州市一直重点监测登革热疫情及蚊媒的密度。2013 年 8 月初，广州市发现 10 名输入性登革热病例和 3 名本地感染病例，均为自感发热后主动求诊的轻症病例。

　　广州市疾病预防控制中心对感染者进行了流行病学调查，并且加强了对各医院发热病例的动态监测。调查结果显示，首先是该社区一居民点内出现以发热为主的登革热本地感染病例，随即在附近一高校出现了类似病例。因此，高度怀疑为隐性输入性病例进入广州，被叮咬后使本地蚊子携带病毒而造成传播。

　　登革热主要的感染地为社区和住宅内，但公园等一些开放区域也已成为潜在的感染疫点。出现本地感染病例后，市疾病预防控制中心立即组织现场消杀，并在划定的疫点、疫区进行现场灭蚊处置，降低区域内的蚊子密度。同时，社区工作人员也已开始在感染病例周边住户和小区派发灭蚊药具，宣传灭蚊知识。经过此次严格防控后，该地无新增病例。

思考：

1. 社区在本次疫情防控中发挥了哪些作用？
2. 从本案例中可获得哪些启示？

　　《"健康中国 2030"规划纲要》提出要建立专业公共卫生机构、综合和专科医院、基层医疗卫生机构"三位一体"的重大疾病防控机制。加强基层公共卫生体系建设，提高基层应对突发重大公共卫生事件的能力和水平，是我国迫切需要解决的公共卫生问题之一。

第一节　概　　述

一、基本概念

■ （一）城乡社区服务体系

　　在我国，城乡社区服务体系（community service system）是在党委统一领导、政府依法履责、社会多方参与下，以村（社区）为基本单元，以村（社区）居民、驻区单位为对象，以各类社区服务设施为依托，以满足村（社区）居民生活需求、提高生活品质为目标，以公共服务、便民利民服务、志愿服务为主要内容的服务网络和运行机制。以城乡社区服务体系为基础，有利于筑牢"联防联控、群防群治"的严密疫情防线。

（二）社区卫生服务

社区卫生服务（community health service，CHS）是社区建设的重要组成部分，是在政府领导、社区参与、上级卫生机构指导下，以基层卫生机构为主体，全科医师为骨干，以解决社区主要卫生问题、满足基本卫生服务需求为目的，集预防、医疗、保健、康复、健康教育、计划生育技术服务等为一体的，有效、经济、方便、综合、连续的基层卫生服务。在城市以社区为单位，在农村以乡镇、行政村为单位，具有较好的地理可及性。社区卫生服务具有公益性质，包括基本医疗卫生和基本公共卫生服务，采用适宜药物、适宜技术、适宜设备，提供疾病预防、诊断、治疗、护理和康复等服务。社区卫生服务中心在突发公共卫生事件中常提供部分紧急医学救援服务。

（三）国家基本公共卫生服务

国家基本公共卫生服务（national basic public health service）是我国政府针对当前城乡居民存在的主要健康问题，以儿童、孕产妇、老年人、慢性病病人为重点人群，面向全体居民免费提供的最基本的公共卫生服务。它是促进基本公共卫生服务逐步均等化的重要内容，也是我国公共卫生制度建设的重要组成部分和深化医药卫生体制改革的重要工作。我国基本公共卫生服务主要由乡镇卫生院、村卫生室、社区卫生服务中心（站）负责具体实施。村卫生室、社区卫生服务站分别接受乡镇卫生院和社区卫生服务中心的业务管理，合理承担基本公共卫生服务任务。其他基层医疗卫生机构也可按照政府部门的部署提供相应的服务。

在《国家基本公共卫生服务规范（第三版）》中，基层医疗卫生机构承担的传染病及突发公共卫生事件报告和处理的具体服务内容，主要包括传染病疫情和突发公共卫生事件风险管理、发现和登记、信息报告和处理等工作。同时，基层医疗卫生机构还承担预防接种、健康管理服务和卫生监督协管等工作。

二、作用和意义

（一）社区是卫生应急的基本实践单元与前沿阵地

加强社区卫生应急管理工作，提高预防和处置突发公共卫生事件能力，是全面落实科学发展观，构建社会主义和谐社会的需要，是维护社会稳定和人民群众根本利益的需要，是坚持以人为本、执政为民和全面履行政府职能的需要。

社区是构成城市人居环境的基本"细胞"单元，也是控制突发传染病传播以及卫生应急处置的基本实践单元。社区往往是突发公共卫生事件的第一场所，在突发公共卫生事件的事前、事中、事后分别具有信息沟通、精准防控、灵活调整应急管理措施等优势，发挥筑牢"前沿阵地"并坚守疫情防控"第一道防线"的作用。城市网格化管理是以街道、社区为基础，在管理辖区内以 10 000m^2 左右区域为基准划分单元网格。通过网格化管理，建立城市网络化管理信息平台，有助于实现市、区、专业处置部门和网格监督员的四级联动管理和信息资源共享。

（二）提高基层卫生应急能力是基层疾病预防的重要内容

在新形势下，迫切需要坚持可持续发展理念，依法规范、科学有序、及时有效地处置突发公共卫生事件，不断提升卫生应急管理水平和有效应对能力。提高基层卫生应急能力，做好辖区内突发公共卫生事件的预防控制与医疗救治工作，可最大限度地减少突发公共卫生事件造成的危害，保障人民群众的身心健康与生命安全。

社区层面的疾病预防与控制能力是夯实社区韧性建设和打造健康城市的基本保证。在疫情防控常态化背景下，立足"平急结合"思路开展社区精准化防控，加强乡镇卫生院和社区卫生服务中心的疾病预防职责，持续提升基层的疫情防控能力。

（三）社区开展卫生应急是我国社会治理的需要

社区是构成社会的基本单元，与社会公众联系紧密。社区作为突发公共卫生事件应对的主要战场，在掌握基层信息、摸排居民情况、控制人口流动、做好隔离人员基本生活服务等方面发挥了积极的作用。加强基层社区在联防联控和群防群控中的专业能力和组织动员能力，创新资源整合方式与政策综合帮扶，提升居民参与意愿、水平和效能，增强社区韧性，协同构建起强大的基层公共卫生体系，有效解决卫生应急治理的"最后一公里"难题。近年来，在我国快速城镇化的背景下，提高社区居民参与社区管理和治理的积极性日益重要。

新冠疫情防控背景下，社区的基础性地位突显，同时也暴露出我国医疗卫生服务体系在防范和化解公共卫生风险方面存在的短板和弱项，尤其是基层社区的防控能力尚有待提升。在应对突发疫情防控工作中，强化社区居民的防控意识和监督职能，鼓励利用社区力量解决疫情防控中的公共卫生问题，是实现政府治理重心下移，提高基层社区管理能力现代化的重要体现。

社区是疫情联防联控的第一线，也是外防输入、内防扩散最有效的防线。守住社区这道防线，就能有效切断疫情扩散蔓延的渠道；充分调动和利用社区力量，同时医疗机构进行分级分类分层管理，就可形成有力而广泛的联防联控、群防群控战线。充分发挥社区在疫情防控中的阻击作用，把防控力量向社区下沉，加强社区各项防控措施的落实，使社区成为疫情防控的坚强堡垒。

第二节　基层卫生与应急组织机构

一、基层医疗卫生机构与功能定位

（一）基层医疗卫生机构

我国医疗卫生服务体系覆盖城乡，主要包括各级医院、基层医疗卫生机构和专业公共卫生机构等。基层医疗卫生机构主要包括乡镇卫生院、社区卫生服务中心（站）、村卫生室、医务室、门诊部（所）和军队基层卫生机构等。基层医疗卫生机构的主要职责是提供预防、保健、健康教育、计划生育等基本公共卫生服务和常见病、多发病的诊疗服务，以及部分疾病的康复、护理服务，向医院转诊超出自身服务能力的常见病、多发病及危急和疑难重症病人。

（二）功能定位

1. 乡镇卫生院和社区卫生服务中心　负责提供基本公共卫生服务，以及常见病、多发病的诊疗、护理、康复等综合服务，并受区（县）级卫生行政部门委托，承担辖区内的公共卫生管理工作，负责对村卫生室、社区卫生服务站的综合管理、技术指导和乡村医师的培训等。乡镇卫生院分为中心乡镇卫生院和一般乡镇卫生院，中心乡镇卫生院除具备一般乡镇卫生院的服务功能外，还应开展普通常见手术等，着重强化医疗服务能力并承担对周边区域内一般乡镇卫生院的技术指导工作。

2. 村卫生室、社区卫生服务站　在乡镇卫生院和社区卫生服务中心的统一管理和指导下，承担行政村、居委会范围内人群的基本公共卫生服务和普通常见病、多发病的初级诊治、康复等工作。

3. 单位内部的医务室和门诊部　负责本单位或本功能社区的基本公共卫生和基本医疗服务。

4. 其他门诊部、诊所　根据居民健康需求，提供相关医疗卫生服务。政府可以通过购买服务的方式对其提供的服务予以补助。

二、基层卫生服务体系建设

（一）覆盖城乡的社区卫生服务网络

1. 基层卫生机构　截至 2020 年底，全国有基层医疗卫生机构 97 万个。城市地区社区卫生服务中心（站）共计 3.5 万个，其中社区卫生服务中心 9826 个，社区卫生服务站 25 539 个。农村地区三级医疗卫生服务网络基本建成，县级医院1.68万个，乡镇卫生院3.6万个，村卫生室60.9万个，每个乡镇有一所政府办的乡镇卫生院，每个行政村有一所村卫生室。

2.基层卫生人员　截至2020年底，全国基层卫生人员434万人，其中执业或者执业助理医师达153万人。社区卫生服务中心人员52.1万人，平均每个中心53人；社区卫生服务站人员12.7万人，平均每站5人。乡镇卫生院卫生人员148.1万人，其中卫生技术人员126.7万人；村卫生室人员144.2万人，其中执业（助理）医师46.5万人、注册护士18.5万人、乡村医师和卫生员79.2万人，平均每村卫生室人员2.37人。全国每万人口全科医师2.90人，每万人口专业公共卫生机构人员6.56人。同时，公共卫生人员队伍不稳定、优质人才资源短缺，以及分布不平衡等问题也普遍存在。

◣（二）基本公共卫生服务均等化

自2009年起，国家按照人均15元的标准免费向城乡居民提供国家基本公共卫生服务项目，到2020年人均经费标准提高到74元。基层医疗卫生机构依据《国家基本公共卫生服务规范（第三版）》，实施建立居民健康档案、健康教育、预防接种、儿童健康管理、孕产妇健康管理、老年人健康管理、高血压患者健康管理、糖尿病患者健康管理、严重精神障碍患者管理、中医药健康管理、传染病及突发公共卫生事件报告和处理、卫生监督协管等12类项目。自2019年起，妇幼卫生、老年健康服务、医养结合、卫生应急、孕前检查等内容也被纳入基本公共卫生服务。

◣（三）基层医疗卫生服务

截至2020年，全国医疗卫生机构总诊疗人次77.4亿人次，其中基层医疗卫生机构41.2亿人次（占53.2%）。除门诊医疗服务以外，基层高血压健康管理人数10 912.1万人，基层2型糖尿病健康管理人数3573.2万人，65岁及以上老年健康管理人数12 718.9万人。家庭医生签约服务稳步推进，基层卫生的健康守门人作用在不断加强。以乡镇街道为单位的预防接种率一直保持在95%以上。

自新冠疫情发生以来，广大基层卫生机构承担了大量社区疫情防控、隔离场所管理、核酸采样、疫苗接种等工作，经受住了考验和检验，作出了积极的贡献。我国已基本实现城乡基层社区全面覆盖，服务的可及性进一步提高。

三、社区应急组织机构与功能定位

◣（一）社区卫生应急指挥机构

在上级人民政府的统一领导下，成立社区（乡镇）突发公共卫生事件应急领导小组，街道办事处（乡镇人民政府）主要领导任组长，分管领导任副组长，成员由相关职能部门、居委会（村委会）、社区卫生服务中心（乡镇卫生院）、派出所、红十字会、驻社区（乡镇）相关单位及其他民间组织等负责人组成。社区应急指挥机构职责一般包括以下6项内容。

1.组织和动员社区力量，配合上级职能部门做好突发公共卫生事件的应急处理工作。

2.负责辖区内突发公共卫生事件应急工作的指挥、组织和协调。

3.监督检查本社区（乡镇）各部门、各单位、各村镇在突发公共卫生事件应急处理工作中履行职责的情况。

4.评估和总结突发公共卫生事件应急处理工作，完善预案。

5.组织开展突发公共卫生事件相关知识、技能的培训和演练。

6.培育社区服务民间组织，组织开展社区志愿者服务活动。

（二）社区卫生应急技术机构

社区卫生服务中心（乡镇卫生院）是社区（乡镇）突发公共卫生事件应急处理的技术机构，主要承担以下几个方面的职责。

1. 传染病疫情和突发公共卫生事件风险管理 在疾病预防控制机构和其他专业机构指导下，乡镇卫生院、村卫生室和社区卫生服务中心（站）协助开展传染病疫情和突发公共卫生事件风险排查、收集和提供风险信息，参与风险评估和应急预案制（修）订。

2. 传染病和突发公共卫生事件的发现、登记 乡镇卫生院、村卫生室和社区卫生服务中心（站）应规范填写分诊记录、门诊日志、入/出院登记本、X线检查和实验室检测结果登记本或由电子病历、电子健康档案自动生成规范的分诊记录、门诊日志、入/出院登记、检测检验和放射登记。首诊医师在诊疗过程中发现传染病病人及疑似病人后，按要求填写传染病报告卡或通过电子病历、电子健康档案自动抽取符合交换文档标准的电子传染病报告卡；如发现或怀疑为突发公共卫生事件时，按要求填写突发公共卫生事件相关信息报告卡。

3. 传染病和突发公共卫生事件相关信息报告

（1）报告程序与方式：具备网络直报条件的机构，在规定时间内进行传染病和（或）突发公共卫生事件相关信息的网络直报；不具备网络直报条件的，按相关要求通过电话、传真等方式进行报告，同时向辖区县级疾病预防控制机构报送传染病报告卡和（或）突发公共卫生事件相关信息报告卡。

（2）报告时限：发现甲类传染病和乙类传染病中的新型冠状病毒感染、肺炭疽、严重急性呼吸综合征、埃博拉出血热、人感染禽流感、寨卡病毒病、黄热病、拉沙热、裂谷热、西尼罗病毒等新发输入传染病病人和疑似病人，或发现其他传染病、不明原因疾病暴发和突发公共卫生事件相关信息时，应按有关要求于2小时内报告。发现其他乙类、丙类传染病病人、疑似病人和规定报告的传染病病原携带者，应于24小时内报告。

（3）订正报告和补报：发现报告错误，或报告病例转归或诊断情况发生变化时，应及时对传染病报告卡和（或）突发公共卫生事件相关信息报告卡等进行订正；对漏报的传染病病例和突发公共卫生事件，应及时进行补报。

4. 传染病和突发公共卫生事件的处理

（1）病人医疗救治和管理：按照有关规范要求，对传染病病人、疑似病人采取隔离、医学观察等措施；对突发公共卫生事件伤者进行急救，及时转诊；书写医学记录及其他有关资料并妥善保管，尤其是要按规定做好个人防护和感染控制，严防疫情传播。

（2）传染病密切接触者和健康危害暴露人员的管理：协助开展传染病接触者或其他健康危害暴露人员的追踪、查找，对集中或居家医学观察者提供必要的基本医疗和预防服务。

（3）流行病学调查：协助对本辖区病人、疑似病人和突发公共卫生事件开展流行病学调查，收集和提供病人、密切接触者、其他健康危害暴露人员的相关信息。

（4）疫点疫区处理：做好医疗机构内现场控制、消毒隔离、个人防护、医疗垃圾和污水的处理工作。协助对被污染的场所进行卫生处理，开展杀虫、灭鼠等工作。

（5）应急接种和预防性服药：协助开展应急接种、预防性服药、应急药品和防护用品分发等工作，并提供指导。

（6）宣传教育：根据辖区传染病和突发公共卫生事件的性质和特点，开展相关知识技能和法律、法规的宣传教育。

5. 协助上级专业防治机构做好结核病和艾滋病的宣传、指导服务，以及非住院病人的治疗管理工作，相关技术要求参照有关规定。

（三）社区（乡镇）其他相关机构

1. 居委会（村委会）　负责建立、健全突发公共卫生事件应急组织及规章制度，明确职责分工，制订并逐步完善突发公共卫生事件应急预案；组织居民（村民）参与卫生应急知识的宣传教育、技能培训和演练；做好各项防控措施的落实等工作。

2. 公安派出所　负责依法查处、打击影响突发公共卫生事件防控、处置的各种违法活动，保证卫生等部门执行公务，加强流动人口管理，维护社会稳定。

3. 驻社区（乡镇）单位　负责建立、健全单位内部突发公共卫生事件应急组织及规章制度，明确职责分工；制订并逐步完善本单位突发公共卫生事件应急预案；组织单位内部的卫生应急宣传教育和应急技能培训；做好各项防控措施的落实等工作。

4. 社区卫生服务站、村卫生室、个体诊所　负责及时发现和报告突发公共卫生事件相关信息；承担卫生行政部门、社区（乡镇）突发公共卫生事件应急领导小组交办的应急工作任务；协助有关部门开展突发公共卫生事件应急处理相关工作。

5. 驻社区各类医疗卫生机构　负责及时发现和报告突发公共卫生事件相关信息，充分发挥自身的资源和技术优势；承担和协助开展社区突发公共卫生事件的应急处理工作，加强对社区卫生应急技术机构的业务指导和培训。

6. 社区内其他社会团体与组织　如红十字会、工会、共青团和妇联等社会团体及社区志愿者组织等，负责组织开展突发公共卫生事件应急知识与技能培训，积极配合有关部门做好突发公共卫生事件应急处理相关工作。

（四）公共卫生委员会

社区防控是新冠疫情防控的重要环节。村（居）委会公共卫生委员会是组织群众参与做好社区防控工作的重要力量。基层公共卫生委员会主任一般由村（居）委会成员兼任，也可由村（居）委会副主任兼任；其副主任可由村（社区）卫生服务机构工作人员兼任。广泛吸纳乡镇卫生院、村卫生室、街道（社区）卫生服务中心（站）、社区养老服务机构内设医疗机构医务人员、健康指导员、家庭保健员，以及退休医务人员等担任公共卫生委员会成员；鼓励村（社区）群团组织、社会组织、驻区单位、物业服务企业参与相关工作机制。

1. 总体要求　坚持全周期管理理念和维护人民群众生命安全、身体健康原则，在乡镇（街道）指导和村（社区）党组织领导下，加强公共卫生委员会机制、队伍和能力建设，提高村（社区）公共卫生工作的规范化、体系化、社会化水平。通过实现公共卫生委员会机制全覆盖、能力普遍提升、作用有效发挥，初步建立起常态化管理和应急管理动态衔接的基层公共卫生管理机制，为实施"健康中国"战略、推进全过程人民民主和基层治理现代化建设发挥积极作用。

2. 在社区防控中的职责

（1）制订村（社区）公共卫生工作方案和突发公共卫生事件应急预案，组织开展突发公共卫生事件应急演练。

（2）在卫生行政部门支持、指导下，开展传染病和重大疫情防控处置等工作。

（3）在发生突发公共卫生事件时，公共卫生委员会应根据基层党委和政府统一调度做好应急响应，组织动员社会组织、社会慈善资源和社会工作者、社区志愿者参与疫情防控工作。

（4）在重大和特别重大突发公共事件应急响应时，建立基层突发公共卫生事件联防联控机制，按照网格化管理要求，组建由社区工作人员、社区医疗卫生人员、社区民警组成的基层突发公共卫生应急处置工作组，开展相关人员排查、居家隔离医学观察，以及相关信息的收集和报告等工作。

第三节　基层卫生应急响应

社区卫生服务中心（乡镇卫生院）根据自身职责和功能定位，结合在卫生应急工作中担当的任务和自身条件，制订切实可行的工作方案，接到上级卫生行政主管部门或当地突发事件应急救援指挥部的指令后，应迅速启动或终止卫生应急响应。主要包括以下内容。

一、基层突发公共卫生事件的监测、报告与通报

（一）监测

作为突发公共卫生事件监测、报告网络的网底，社区卫生服务中心（乡镇卫生院）应做好和协助上级部门，按照《突发公共卫生事件与传染病疫情监测信息报告管理办法》和《国家突发公共卫生事件相关信息报告管理工作规范（试行）》及有关法律法规的规定，建立、运行、维护好法定传染病和突发公共卫生事件相关信息监测报告网络；开展突发公共卫生事件相关信息的日常监测；接受上级卫生行政部门的监督管理和专业防治机构的业务指导，保证监测质量。

（二）报告

社区（乡镇）突发公共卫生事件的责任报告人应包括社区（乡镇）内执行职务的各级各类医疗卫生机构的医疗卫生人员、个体开业医师等。具体报告内容、程序、方式及时限，按照《中华人民共和国传染病防治法》《突发公共卫生事件应急条例》《突发公共卫生事件与传染病疫情监测信息报告管理办法》《国家救灾防病与突发公共卫生事件信息报告管理规范》和《国家突发公共卫生事件相关信息报告管理工作规范（试行）》等相关法律、法规的规定执行。

（三）通报

社区（乡镇）突发公共卫生事件应急领导小组应按照上级突发公共卫生事件指挥机构的授权，及时、准确、客观、全面地向社区（乡镇）组织和居民（村民）通报突发公共卫生事件的预警信息和应对措施，保障各项应急工作顺利开展；充分利用社区（乡镇）或单位的有线电视、电话、广播、公告栏等手段，因地制宜地建设社区预警、信息通报系统。

二、基层突发公共卫生事件的应急响应原则、措施和终止

（一）应急响应原则

接到上级政府发出的突发公共卫生事件预警时，街道办事处（乡镇人民政府）按照分级响应的原则，启动相应级别的应急响应。如突发公共卫生事件在本社区（乡镇）内发生，应相应提高报告和响应级别，采取边调查、边处理、边抢救、边核实的方式，确保迅速、有效地控制突发公共卫生事件。社区（乡镇）突发公共卫生事件应急领导小组接到邻近社区（乡镇）或上级部门的突发公共卫生事件情况通报后，应及时通知社区（乡镇）各相关机构，组织做好应急处理所需的人员与物资准备，采取必要的预防控制措施，服从上级突发公共卫生事件应急指挥机构的统一指挥和调度，支援发生突发公共卫生事件社区（乡镇）的应急处理工作。

（二）应急响应措施

1. 街道办事处、乡镇人民政府

（1）根据突发公共卫生事件应急处理的需要，开展社区动员，组织本社区（乡镇）内各有关单位、群众组织、社会团体，协调人员、物资、交通工具、相关设施和设备，参加应急处理工作。

（2）配合专业防治机构，对本社区（乡镇）内发生的突发公共卫生事件开展流行病学调查，

提供相关信息；协助卫生部门做好病人的隔离、医学观察工作；根据实际需要和卫生部门的要求，建立临时隔离场所，对需要进行隔离的本社区（乡镇）居民、外来人员及外出返回人员，实施家庭隔离观察或集中隔离观察；协助做好应急接种、预防性服药等防控措施的组织与落实；协助有关部门做好疫区的封锁工作及疫区的公路、水路交通管理工作；协助开展公共场所的消毒、杀虫、灭鼠等工作；配合农业部门做好动物疫病的防治工作。对社区（乡镇）内禽畜和野生动物等异常病死情况，及时报告，并采取保护现场、监督深埋和劝阻食用等措施。

（3）社区（乡镇）内发生疑似食物或职业中毒时，及时向上级政府和相关部门报告，并协助卫生、安监及其他相关部门做好中毒样品的采集及其他各项公共卫生措施的落实工作；及时通知急救中心对中毒病人实施抢救；必要时通知公安部门，配合做好现场保护工作，组织群众疏散，协助专业机构开展中毒原因调查。

（4）根据政府发布的信息和宣传要求，在社区（乡镇）内做好宣传贯彻和解释工作；组织相关单位和个人开展健康教育及应急知识、技能的培训工作。

（5）采购、接收、分配突发公共卫生事件应急处理所需的设备、器械、防护用品。

（6）配合民政部门做好受灾群众的紧急转移、安置工作，对特困群众进行生活救助和医疗救助，做好死亡人员的火化和其他善后工作；配合劳动保障部门，落实参与突发公共卫生事件应急处理工作人员的工（公）伤待遇。

2. 社区卫生服务中心、乡镇卫生院

（1）开展病人初诊、救治和转诊工作。

（2）指定专人负责突发公共卫生事件相关信息的报告与管理工作，按照相关法律、法规规定的报告程序，对各类突发公共卫生事件及时报告。

（3）配合专业防治机构开展现场流行病学调查；设立传染病隔离留观室，对传染病病人、疑似病人采取隔离、医学观察等措施，对密切接触者根据情况采取集中或居家医学观察，对隔离者进行定期随访；协助相关部门做好辖区内疫点、疫区的封锁管理；指导病人家庭消毒。

（4）按专业机构要求，对本社区（乡镇）病人、疑似病人、密切接触者及其家庭成员进行造册登记，为专业防控机构提供基本信息。

（5）做好医疗机构内现场控制、消毒隔离、个人防护、医疗垃圾和污水的处理工作。

（6）开设咨询热线，解答相关问题。为集中避难的群众提供基本医疗服务。

（7）在专业防治机构的指导下，具体实施应急接种、预防性服药、现场消毒、杀虫、灭鼠等项工作；分配发放应急药品和防护用品，并指导社区（乡镇）居民正确使用。

（8）做好出院病人的随访与医疗服务工作，落实康复期病人的各项防控措施。

（9）根据本社区（乡镇）突发公共卫生事件的性质和特点，对居民进行《突发公共卫生事件应急条例》等相关法律、法规知识的宣传；开展针对性的健康教育和自救、互救、避险、逃生等个人防护技能的培训。

（10）指导驻社区（乡镇）各单位突发公共卫生事件防控措施的制订与落实，协助做好对社区（乡镇）各单位突发公共卫生事件防控工作的监督、检查。

3. 驻社区（乡镇）单位

（1）按照社区（乡镇）和上级突发公共卫生事件应急指挥机构的要求，落实各项预防控制措施。指定专人负责突发公共卫生事件相关管理与报告工作；对本单位的病人和疑似病人进行登记造册；落实对人员外出限制等措施，对外来人员、外出返回人员进行登记和及时报告。

（2）配合专业防治机构在本单位开展流行病学调查，落实现场消毒、应急接种、预防性服药等防控措施。

（3）执行政府对本单位实施的封锁、隔离措施。在卫生部门的指导下，建立单位内应急隔离场所，做好封锁、隔离期间本单位的生活保障工作。

（4）做好单位内防护用品、消毒设施的采购、供应、分配和使用工作。

（5）在单位内部做好《突发公共卫生事件应急条例》等相关法律、法规知识的宣传解释和健康教育工作。

（6）开展单位及周边地区的消毒、杀虫、灭鼠和环境卫生整治工作，努力改善卫生条件，保证单位宿舍、食堂及其他公共场所的清洁卫生。

（7）驻社区各类医疗卫生机构在落实上述应急反应措施的同时，还应根据机构的类型和特点，按照突发公共卫生事件应急领导小组的要求，积极参与社区内伤病员的抢救与诊治；向所在社区提供人员和技术支持，加强对社区卫生应急技术机构的业务指导和培训。

4. 基层公安派出所

（1）在实施疫区、疫点封锁及人员隔离措施时，对不服从管理的单位和个人依法强制执行。

（2）保护并配合专业防治机构人员进入现场，协助开展采样、技术分析和检验等现场防控工作。

（3）协助相关部门依法实施人员、车辆卫生检查，对拒绝检查者依法强制执行。

（4）与卫生部门密切合作，加强流动人口管理，发现可疑情况及时报告。

5. 居民（村民）委员会

（1）当社区（乡镇）内发生突发公共卫生事件时，对病人、疑似病人及密切接触者进行登记造册，为专业防治机构提供相关信息。

（2）当社区（乡镇）内发生重大食物中毒或职业中毒时，配合做好现场保护工作，疏散群众，及时通知公安部门，协助专业机构开展中毒原因调查。

（3）根据实际需要和卫生部门的要求，建立临时隔离场所，并对专业防治机构认为需要进行隔离的本社区（乡镇）居民、外来人员及外出返回人员，实施家庭隔离观察或集中隔离观察。

（4）接收、分配突发公共卫生事件应急处理所需的相关设备、器械、防护用品；为隔离者提供生活必需品、处理生活垃圾。

（5）按照专业防治机构的要求，动员群众开展公共场所和家庭内的消毒工作。

（6）根据突发公共卫生事件的特点及有关部门的要求，对社区（乡镇）居民做好相应的宣传贯彻和解释工作；组织社区（乡镇）居民参加健康教育和个人防护知识与应急技能的培训。

6. 未发生突发公共卫生事件的周边社区（乡镇） 应根据周边地区发生突发公共卫生事件的性质、特点、范围和发展趋势，分析本社区（乡镇）受到波及的可能性和程度，并做好相关工作。

（1）与上级突发公共卫生事件应急指挥机构保持联系，密切关注事件发生地区的相关信息。

（2）组织好本社区（乡镇）内应急处理所需的人员和物资准备。

（3）开展社区（乡镇）内重点单位、重点人群、重点场所和重点环节的监督检查，及时发现并处理公共卫生安全隐患。

（4）配合专业防治机构，开展疾病及相关因素的监测和预防控制工作，加强突发公共事件相关信息管理报告工作。

（5）根据事件发生地区的突发公共卫生事件的特点，对本社区（乡镇）居民做好《突发公共卫生事件应急条例》等相关法律、法规的宣传贯彻和解释工作；开展针对性的健康教育和自救、互救、避险、逃生等个人防护技能的培训。

▶ （三）应急响应终止

社区（乡镇）突发公共卫生事件应急领导小组，应根据上级政府作出的突发公共卫生事件的终止决定，确定本社区（乡镇）突发公共卫生事件终止。

三、基层突发公共卫生事件的现场工作

（一）现场工作实施原则

现场工作应当坚持边调查、边处理、边抢救、边核实的原则，并符合既定方案的要求。现场工作步骤和重点可根据现场性质、特点进行必要调整。救援队伍应当根据需要，与当地相关机构或人员组成联合工作组，在当地政府的统一领导下开展工作。在实施医疗卫生救援过程中，既要积极开展救治，又要注重自我防护，确保安全。

（二）现场工作开展

1. 工作启动 基层医疗卫生机构接到事件相关信息后，应当立即核实，初步证实后应当立即报告上级卫生健康行政主管部门，并迅速组织进行现场调查和实施控制措施。事件达到突发公共卫生事件相应级别时，应当向卫生健康行政主管部门提出定级和启动应急响应的建议。按照现场医疗救援指挥部或上级应急指挥部门的统一安排，规范应急调度工作。应坚持及时、准确、快捷、安全的原则，加强各部门间沟通衔接，确保信息畅通。

2. 现场抢救 现场抢救的前提是伤病员脱离危险环境。

（1）在保证抢救人员自身安全的前提下，抢救人员应积极将遇险人员移出危险环境。

（2）依据"先救命后治伤、先救重后救轻"的原则开展工作，按照国际统一的标准对伤病员进行初次检伤分类，分别用绿、黄、红、黑4种颜色，对轻、重、危重伤病员和死亡人员进行标记，标明在伤病员或死亡人员的手腕或脚踝等显要部位，以便后续救治辨认或采取相应的措施。认真记录检伤分类结果，以便后续进行统计汇总。

（3）特殊类别现场检伤分类有其各自的特殊性，除一般创伤外，其他诸如中毒、放射、淹溺、烧烫伤、爆震等一些特殊类别的突发公共卫生事件，短时间出现大批复合伤病员，致伤因素复杂多样，需根据不同的致病因素和特点进行检伤分类。

（4）根据伤情展开初步救治，对暂不能转移出危险区域的伤病员给予基础生命支持。危重症病人：标红色，应优先处置、转送；重症病人：标黄色，次优先处置、转送；轻症病人：标绿色，可延期处置、转送；濒死或死亡者：标黑色，可暂不做处置。

3. 分级、分区处理 在检伤分类的基础上，开辟安全区域，充分利用现场条件设立特定功能分区，将不同级别的伤病员分区、分级进行急救处理，各区应标有明显的标志牌及相应的色带或色旗。

（1）初检分类区：在现场附近应选择一个安全、明亮、宽敞的区域，将所有伤病员最先集中在该处，进行快速检伤分类并标示不同的色别后，按级别立即送至相应的区域处理。该区域一般悬挂白底红十字标志旗。

（2）重伤病员处理区：应设立在邻近初检分类区，用于临时接收红标危重伤病员，由医务人员酌情给予必要的救治。该区域一般悬挂红旗和黄旗。

（3）轻伤病员接收区：应设在空旷安全场地，只接收绿标轻伤员，不需要医务人员立即进行特别处理，可提供简单包扎用敷料、绷带、饮食等。该区域一般悬挂绿旗。

（4）急救车辆待命区：应便于急救车出入，为急救车单独开辟的停车场及道路，由专人负责统一指挥调度急救车，急救驾驶员在协助急救的同时应随时待命。

（5）临时停尸区：仅用于停放黑标濒死或已死亡的伤病员。该区域一般悬挂黑旗。

4. 转送伤员 为了使伤病员得到及时有效的专科治疗，保证救治质量，当现场环境处于危险或在伤病员情况允许时，对符合转送条件的伤病员，应尽快转送并做好相关工作。

（1）保证现场转运资源的集中使用和伤病员的合理分流，在现场医疗救援指挥部的统一安排下，明确专人负责协调管理、有序运作。

（2）坚持先重后轻的转运原则，优先转运红标危重和黄标重伤员，绿标轻伤员可暂缓转运。

（3）病人分流应本着"就近就急、专科特点和尊重病人意愿"的原则，根据医疗机构承受能力和专科特点以及地理位置合理统筹安排，合理分流病人，任何医疗机构不得以任何理由拒诊、拒收伤病员。

（4）根据伤病员的不同分级、转运救护车的不同功能和急救医师的不同资历经验，进行合理组合，使有限的资源得到充分利用，保证转运安全、有效。

（5）保证院前与院内联络及时有效，认真填写伤病员转送信息并提交接纳医疗机构，同时报现场医疗卫生应急指挥部汇总，及时通知收治伤病员的医疗机构，做好接收伤病员和救治准备。

（6）充分做好转运前的准备，正确把握指征及时机，包括伤病员的准备、救护车及其他运输工具、物资及抢救设备的准备，以及医护人员、通信联络的准备等。

（7）在转送途中，医护人员必须密切观察伤病员病情变化，并确保治疗持续进行。

（8）在转送时应科学搬运，避免造成二次损伤。

5. 疾病预防控制工作　根据情况协助卫生健康行政主管部门和疾病预防控制机构，组织有关专业机构和人员，开展卫生学调查和评价、卫生执法监督，采取有效的预防控制措施，防止各类突发事件造成的次生或衍生公共卫生事件的发生，确保大灾之后无大疫。

6. 及时开展灾后心理救援工作　制定或引进相应的实践指南，建立合理的心理干预工作模式，组织专业人员及时开展灾后心理救援工作，针对被救助者的年龄、性别、文化背景的差异制订个性化的救援方案。同时为救援人员提供必要的心理干预和咨询工作，必要时做好心理随访工作。

7. 信息收集、汇总、交流及上报　在开展现场医疗卫生救援时，应当采集、收集、统计、整理和汇总相关数据及事件调查研究、救治工作进展等信息，及时上报同级卫生健康行政主管部门、上级业务指导机构或当地救援指挥机构。同时注意现场工作结束时，应当按要求将事件资料完整归档立卷。

8. 现场工作结束与报告撰写　当现场医疗救治工作完成、事件得到有效控制，在得到派遣单位同意后，救援队伍应当结束现场工作。救援队伍在撤离现场前应与当地有关部门召开会议，对现场工作进行总结，如初次报告、进程报告和结案报告等，并提出后期工作建议。

四、基层突发公共卫生事件的善后处理

（一）评估

突发公共卫生事件结束后，社区（乡镇）突发公共卫生事件应急领导小组应配合上级部门，对突发公共卫生事件的处理情况进行评估，同时对社区（乡镇）突发公共卫生事件进行自我评估。有条件的社区，还可对突发公共卫生事件造成的损失情况进行经济评估。自我评估内容主要包括事件概况、现场调查处理概况、病人救治情况、处理措施效果评价、社区（乡镇）资源的动员与组织情况、社区（乡镇）各相关组织的协调与配合情况、对上级职能机构开展现场处理工作的配合情况、物资及经费使用情况、应急处理过程中存在的问题和取得的经验及改进建议。

（二）恢复与重建

动员社区（乡镇）各界力量，充分发挥居委会（村委会）作用，调动社区（乡镇）各类资源，开展自助和互助，加快恢复和重建。

（三）奖励与表彰

根据上级要求，社区（乡镇）提出奖励的建议名单并报有关部门。对社区（乡镇）内参加突发公共卫生事件应急处理作出贡献的先进集体和个人进行表彰，并对其事迹和精神进行宣传。

（四）责任

对在突发公共卫生事件的预防、报告和处理过程中，有玩忽职守、失职、渎职等行为的，依据相关法律、法规的规定追究当事人的责任。

（五）抚恤和补助

按照国家有关规定，配合有关部门，对参加应急处理一线工作的专业技术人员给予补助；对因参与应急处理工作致病、致残、死亡的人员，落实有关待遇。

（六）征用物资和劳务的补偿

按照国家有关规定，突发公共卫生事件应急工作结束后，社区（乡镇）突发公共卫生事件应急领导小组负责或协助有关部门对应急处理期间紧急调集、征用的有关单位、企业、个人的物资和劳务进行合理评估，给予补偿。

五、基层突发公共卫生事件应急处置的保障

（一）信息系统

街道办事处（乡镇人民政府）应协助建设社区（乡镇）突发公共卫生事件信息报告系统，完善社区（乡镇）信息报告、交流与沟通制度，为上级卫生行政部门、医疗救治机构、疾病预防控制机构与监督机构提供相关信息。街道办事处（乡镇人民政府）、居委会（村委会）、驻社区（乡镇）各单位应完善社区（乡镇）的电话、广播、公告栏等基础设施，制订并及时更新社区（乡镇）成员通讯录，准确掌握社区（乡镇）居民基本信息。

（二）疾病预防控制队伍

街道办事处（乡镇人民政府）应加强社区卫生服务站（村卫生室）等基层公共卫生组织的建设。社区卫生服务中心（乡镇卫生院）应设立预防保健科（组），培训社区卫生服务站（村卫生室）等卫生服务人员，指导、组织、监督辖区内疾病预防控制工作的开展。

（三）医疗救治队伍

社区卫生服务中心（乡镇卫生院）应承担基本医疗卫生服务工作，并按照上级政府和卫生行政部门的规定，设置隔离和留观病床；承担或协助专业技术部门开展相应的突发公共卫生事件的应急处理、医疗救治和转运工作。

（四）建立志愿者队伍

街道办事处（乡镇人民政府）应发挥驻社区（乡镇）各单位和群众性组织的优势，组成突发公共卫生事件志愿者队伍，按照平战结合、分类管理的原则，形成不同功能的应急小分队，明确管理机构、管理制度及职责，建立人员数据库，加强志愿者队伍的培训与演练。

（五）培训与演练

街道办事处（乡镇人民政府）应加强社区（乡镇）卫生应急培训工作，形成定期培训制度，提高社区（乡镇）突发公共卫生事件应急处置能力。针对各类突发公共卫生事件的特点，开展卫生应急知识的宣传教育和自救、互救等技能的培训，重点对社区（乡镇）中的安全员、楼长、保安人员，以及义务宣传员等开展突发公共卫生事件早期征兆的识别和应急反应等知识的培训。积极参与上级人民政府组织的突发公共卫生事件应急演练，并采取定期和不定期相结合的形式，在社区（乡镇）内组织开展模拟突发公共卫生事件的应急演练，以检验、改善和强化社区（乡镇）

应急准备、协调和应对能力，并对演练结果进行总结和评估，进一步完善应急预案。

（六）经费和物资保障

街道办事处（乡镇人民政府）应配合相关部门，落实社区（乡镇）突发公共卫生事件应急处置的财政补助政策。社区（乡镇）应结合实际情况，做好相应的应急物资储备工作。

（七）应急避难场所保障

街道办事处（乡镇人民政府）应调查所在社区（乡镇）地形地貌、建筑设施、水流风向、驻社区（乡镇）各单位等基本情况，制订各类突发公共卫生事件应急避难和救助场所清单，绘制避难和救助场所分布图及标识，并报上级政府和专业防治机构备案。在突发公共卫生事件的处置过程中，社区（乡镇）突发公共卫生事件应急领导小组应请示上级政府，及时确定社区（乡镇）公众临时性避难和救助场所，并在社区（乡镇）显著位置张贴避难和救助场所的地图及标识。被确定为临时避难场所的单位，应服从社区（乡镇）突发公共卫生事件领导小组的安排，并提供相应的后勤保障。紧急情况下，社区（乡镇）突发公共卫生事件应急领导小组可根据突发公共卫生事件的性质，即刻指定社区（乡镇）公众临时性避难场所，并随后报上级政府批准。

（八）社会公众的宣传教育

街道办事处（乡镇人民政府）负责并协调组织驻社区（乡镇）各单位、群众组织和民间团体，开展广泛的卫生宣传。充分动员社会和群众的力量，利用广播、电视、报刊、互联网、宣传材料等多种形式对社区（乡镇）居民广泛开展突发公共卫生事件应急知识的普及教育，宣传卫生科普知识，指导群众依法、科学应对突发公共卫生事件。

（九）驻社区（乡镇）各类社会单位的管理

街道办事处（乡镇人民政府）应与教育、安监、公安、工商、农牧、交通、建设、通信、新闻、检验检疫等部门保持密切联系，建立沟通协调机制。各部门应摸清本社区（乡镇）内相关单位及人员的分布情况，配合做好社区（乡镇）突发公共卫生事件应急组织对驻社区（乡镇）各单位的管理工作。

第四节　基层卫生应急预案制订与演练

一、制订依据、目的与适用范围

（一）制订依据

卫生应急预案是为应对各类突发事件，于平时制订的关于组织卫生应急的工作文书，是对卫生应急主要工作内容和方法步骤的具体设计，是迅速组织好卫生应急响应工作的基本依据。基层卫生应急预案的制订，主要以《中华人民共和国传染病防治法》《突发公共卫生事件应急条例》《国家突发公共事件总体应急预案》《国家突发公共卫生事件应急预案》《国家突发公共事件医疗卫生救援应急预案》《国务院关于加强和改进社区服务工作的意见》《国务院关于发展城市社区卫生服务的指导意见》《国务院关于全面加强应急管理工作的意见》《中共中央、国务院关于进一步加强农村卫生工作的决定》等法律、法规和政策为依据，在分析掌握各类危险因素分布情况的基础上，结合基层实际情况进行编制。

（二）制订目的

基层卫生应急预案的制订目的，是贯彻落实《国务院关于全面加强应急管理工作的意见》（国发〔2006〕24号）、《国务院办公厅关于加强基层应急管理工作的意见》（国办发〔2007〕52号）

的精神，规范基层突发公共卫生事件应对工作，提高基层卫生应急能力，依法规范、科学有序、及时有效地做好基层辖区内突发公共卫生事件预防控制与医疗救治工作。

（三）适用范围

基层辖区内突然发生，造成或者可能造成本地区居民身心健康严重损害的传染病、群体性不明原因疾病、食物中毒和职业中毒，以及因自然灾害、事故灾难或突发社会安全事件等引起的严重影响公众身心健康的公共卫生事件的应急处理工作。突发公共卫生事件分级参照《国家突发公共卫生事件应急预案》和社区（乡镇）所在地县级人民政府制定的《突发公共卫生事件应急预案》的分级标准执行。

二、编制流程与预案建设

（一）编制流程

应急预案的编制应依据有关法律、法规、规章和标准，紧密结合实际，在开展风险评估、组织资源调查、进行案例分析的基础上进行。

1. 风险评估 识别突发事件风险及其可能产生的后果和次生（衍生）灾害事件，评估可能造成的危害程度和影响范围等。

2. 资源调查 对基层辖区内应对突发事件可用的应急队伍、装备、物资、场所和通过改造可以利用的应急资源状况，合作区域内可以请求援助的应急资源状况，重要基础设施容灾保障及备用状况，以及可以通过潜力转换提供应急资源的状况进行调查，为制订应急响应措施提供依据。根据突发事件应对需要，可对基层辖区相关单位和居民所掌握的应急资源情况进行调查。

3. 案例分析 对典型突发事件的发生演化规律、造成的后果和处置与救援等情况进行复盘研究，必要时构建突发事件情景、总结经验教训，以及理清应对流程、职责任务和应对措施，为制订应急预案提供参考借鉴。

（二）预案建设

1. 工作内容

（1）按照当地政府及卫生健康行政主管部门卫生应急预案体系建设要求，根据医疗机构职责任务，结合本单位实际，制订卫生应急预案，主要包括自然灾害、事故灾难、公共卫生事件、社会安全事件4类。

（2）按照预案管理制度，根据各类突发事件情况研判，定期分析评价预案内容的实用性、可行性，及时更新、增补各类卫生应急预案。

（3）在当地政府及卫生健康行政主管部门的领导下，协助制订、修订各类卫生应急预案，或提出完善预案建设相关意见及建议。

2. 工作要求

（1）卫生应急预案种类和内容应能满足本单位实际工作需要，尤其需明确突发事件各阶段的卫生应急工作流程，应包括目的、编制依据、适用范围、组织体系及职责、信息监测和报告、应急响应、保障措施、附则等要素。

（2）预案以本单位文件形式正式发布，应定期通过桌面推演、专题培训、综合演练等途径使相关人员全面掌握。

（3）预案应定期分析评价，及时更新完善，至少每1～2年修订1次，做好修订记录，实现预案的动态优化和科学规范管理。

（4）协助当地政府及卫生健康行政主管部门制订、修订预案，应全面考虑辖区内各类突发事件监测资料和各类卫生应急资源储备现状。由于医疗机构职责发生变化或其他原因影响其履行预案规定的职责任务时，应及时提出预案更新意见及建议。

三、卫生应急培训与演练建设

（一）卫生应急培训内容

1. 分层次培训 对卫生应急管理人员重点培训卫生应急协同、现场指挥、情况研判、法律法规、媒体联络等内容。对医疗卫生专业技术人员重点培训搜索营救技术、现场急救技术、紧急救命手术、基础生命维持技术、野外生存技巧等。对技术保障人员重点培训各类卫生技术车辆驾驶与维修、警卫勤务实施、饮水饮食后勤保障等内容。

2. 分专业培训 通用技能包括人文、地理、宗教、民俗、体能、心理、外语等，要求所有救援队员必须掌握。基本技能包括通气、止血、包扎、固定、搬运、基础生命支持等，要求医疗卫生专业技术人员必须掌握。专科技能包括截肢术及冻伤、烧伤、溺水、热射病、中毒治疗等，要求专科救治队伍的队员熟练掌握。

（二）应急培训工作要求

1. 科学系统评估 对突发事件卫生应急工作培训需求进行科学系统的评估，在此基础上明确卫生应急培训内容及时间安排，制订培训计划，分阶段、系统地开展培训工作。

2. 多种手段运用 根据实际需要，采取理论授课、实践操作、案例分析、想定作业、桌面推演、学术讲座、经验交流、专题研讨会等形式，充分利用视频、广播电视、远程教育等手段开展培训。

3. 培训效果评价 对培训前后相关知识的掌握情况、培训满意度（包括培训科目的需求、培训方法的可接受性，需改进和提高的方面）进行测评，了解培训效果，并进行绩效考评。

4. 应急培训组织 依据分级管理、逐级培训的原则，协助当地政府及卫生健康行政主管部门组织本级和下级技术骨干的卫生应急培训。基层医疗机构应支持本单位卫生应急骨干成员参加培训。

（三）综合演练建设

1. 工作内容 结合突发事件卫生应急预案，每年至少牵头组织或参与其他部门组织的卫生应急综合演练工作1次，制订或协助制订演练实施方案。根据综合演练实施方案，按计划、分阶段开展应急演练，规范演练准备、演练评估和演练后改进等环节的工作。

2. 工作要求 应紧密结合本单位卫生应急管理工作实际，明确演练目的，根据资源条件确定演练方式和规模。根据演练脚本，组织相关单位具体实施，做好通知、师资、教材及场地等准备工作；演练全过程应以实战要求来对待，所涉及各项措施均应落实到位，包括组织管理、快速反应、操作技术规范、装备物资准备、多部门协调等。重视对演练效果及组织工作的评估、考核，总结推广好经验，及时整改存在的问题，达到完善本单位卫生应急准备、检验各类突发事件预案、锻炼队伍、磨合应急保障机制、保持全员战斗力的目的。

第五节 疫情防控常态化下的基层精准化防控

一、社区联防联控组织体系

（一）组成与职能

1. 乡镇政府、街道办事处 建立疫情防控工作方案和工作责任体系，实施网格化、地毯式管理，做好社区疫情发现、防控和应急处置。

2. 基层医疗卫生机构 分级落实相应疫情防控措施。常态化防控背景下，正确引导就诊，督促来医疗卫生机构的人员正确佩戴口罩并监测体温，开展疫情防控宣教；对重点人群进行追踪。当发现疑似或确诊病例或暴发疫情时，协助对病例密切接触者的排查、追踪与转运及疫点消杀。当出现社区传播疫情时，协助村（居）委会限制人员出入及人员聚集。根据当次疫情的特点和上级卫生行政部门工作安排，对联防联控相关机构成员进行疫情介绍、防控注意事项培训，并协同相关人员进入社区与其他公共场所开展疑似、确诊病例家庭环境消杀及协助人员管理等相关工作。

3. 派出所　会同街镇、基层医疗卫生机构及村（居）委会对辖区居家隔离观察人员开展管控。

4. 市场监管部门　做好防疫物资监管工作，发现异常情况及时采取应急处理措施并上报；对进入室内公共场所人员做好健康监测和管理工作。

5. 城管执法部门　监督从业人员规范佩戴口罩与自我健康观察，控制客流量，避免人员过度聚集，做好场所的通风和消毒等工作。

6. 物业与房产管理部门　做好人员登记和发热人员筛查，落实员工个人防范措施，公共场所和设备每日定时消毒及做好记录；避免人员聚集，确保信息渠道畅通。

7. 村（居）委会　开展社区防疫宣教，做好出入人员的体温筛查，发现异常立即启动应急预案，高风险地区往返人员排查全覆盖；加强隔离人员管理，发生疑似或确诊病例，做好相关区域终末消毒，协助密切接触者转运隔离；治愈出院的确诊病例，做好健康观察。

■（二）以全科医师团队为基础的疫情防控

1. 协调与联防联控　传达与实施上级政府部门的政策指令，做好与卫生系统外的协调与联防联控。充分发挥全科医师团队"守门人"作用，会同城乡社区街道工作人员、公安民警等组成社区联防联控小组，组织实施网格化管理，包括病例密切接触者的追踪排查和隔离医学观察、出院病人的随访管理等。

2. 疫情防控哨点识别　全科医师团队在提供诊疗服务时要进行预检分诊和门诊登记、流行病学史跟踪，并按需及时转诊；根据相关指南实施集中隔离观察或居家隔离观察，做好健康监测和及时报告、配合开展流行病学个案调查。

3. 重点人群健康管理　针对孕产妇、儿童、老年人群和高血压、慢性阻塞性肺疾病、糖尿病等慢性病病人，实施科普教育、健康管理、预防、康复和心理疏导，通过电话、短信、微信、视频等多种信息化手段开展随访服务。

4. 广泛群众动员与宣传　及时向辖区居民宣传疫情防控知识，科学指导群众预防疾病，引导居民树立科学的防控观念，规范社区防控行为，提高群众自我防范意识和个人防护能力，引导出现发热等症状的群众及时、主动就诊等。

5. 疫苗接种　包括常规预防接种和应急接种。在传染病流行开始或有流行趋势时，为控制疫情蔓延，对易感人群（如老年人等）开展应急接种，并提高接种率。

二、居民管理与疫情预警检测

■（一）居民管理

1. 感染的预防　在疫苗接种与药物预防方面，根据上级卫生行政部门与疾控中心的指导，对某些有特效和疫苗防治的药物的传染病，开展疫苗接种和药物预防。在加强个人防护方面，指导辖区居民针对性选择医用口罩、手套，使用公筷及分餐制，以及使用蚊帐或驱避蚊虫药物、避孕套等。在切断传播途径方面，指导居民做好室内通风、环境消毒、杀虫等卫生措施。如有确诊或疑似病人，协助其密切接触者做好集中隔离转运或居家隔离工作。

2. 感染的早期发现　早期发现病人的主要措施包括 3 个方面。一是广泛开展健康教育，对社区居民普及相关知识，如发现自身或周围居民有可疑症状体征，或有接触史及流行病学史，及时就诊。二是有计划、有针对性地进行健康检查和普查，主动发现病人。三是加强相关疾病的预检和筛查工作。

3. 疑似和确诊感染病人的管理　如在辖区内发现或追踪到疑似和（或）确诊感染的病人，通过网络直报、电话报告等方式向上级疾控部门和卫生行政部门报告。同时做好处置、流行病学调查和随访、消毒处理等工作。

（1）处置：对传染病病人，原则上要求就地隔离治疗，不具备隔离条件和相应救治能力的单位，应先将病人就地隔离，及时联系有条件及救治能力的机构，在采取有效防护措施后，使用符合防护等级的专业转运车辆对病人进行转送，其病历记录复印件一并转移至具备相应救治能力的医疗机构。

（2）流行病学调查和随访：协同村（居）委会与专业公共卫生机构做好流行病学调查和重点管理的传染病居家病人的随访工作。

（3）消毒处理：依照法律、法规的规定，对被传染病病原体污染的场所、物品以及医疗废物，实施消毒和无害化处置。

4. 社区密切接触者管理　根据流行病学调查结果确定的密切接触者，须及时上报疾病预防控制及卫生行政部门，同时做好医学观察、流行病学调查、卫生处理等工作。

（1）集中医学观察：根据上级要求，统一转运到集中隔离点。

（2）居家医学观察：居家隔离主要措施包括以下5个方面。一是应当独立居住，如有同住人员，应一同进行居家隔离；二是向居家隔离病人及同住人告知医学隔离观察的缘由、期限、法律依据、注意事项和疾病相关知识，指导做好个人防护及家庭清洁消毒措施；三是对居家隔离病人产生的排泄物、废弃物等污染物按相关医疗垃圾要求进行消毒、暂存、转运；四是按照"一户一档"的要求，逐一建档，做好统计和上报；五是定期了解居家隔离病人健康活动情况，出现发热或其他不适症状，立即报告上级卫生行政部门，及时转运诊治。

（3）社区协同：基层医疗卫生机构与村（居）委会派出所协助配合，确保居家隔离病人不离开隔离住处；对不配合、违规外出等人员，上报乡镇政府（街道办事处）、卫生行政部门、公安机关共同对其按相关规定处理；由村（居）委会落实医学隔离观察对象的生活保障措施。

（4）流行病学调查：对隔离期间出现发热或其他不适症状者，转至定点医疗机构进行流行病学调查。

（5）卫生处理：根据转诊定点医疗机构诊治结果，依照法律、法规的规定，对被传染病病原体污染的场所、物品，以及医疗废物，实施消毒和无害化处置。

5. 社区一般人群管理　一是宣传国家疫情期间执行的相关法律、法规及政策；二是通过微信、抖音、宣传栏等大众媒体对社区居民进行疫情相关健康教育及科学知识普及，指导居民做好个人防护和居家环境卫生工作；三是设置疫情防控咨询热线，及时解答相关问题；四是由家庭医师团队对签约居民做好针对性的卫生健康服务工作。

（二）疫情预警检测

1. 全科医师团队网格化管理　全科医师团队以网格化形式深入基层各类生活社区和功能社区，协助社区落实人员排查、环境整治、健康宣教和居家管理等措施，特别是落实来自中/高风险地区人员或特殊岗位人员等重点人群返回社区的摸排、信息登记、健康监测和管理。全科医师团队的工作情况向疫情防控专项办公室汇报，由办公室对其实施监管。

2. 多点触发机制　全科医师团队依托基层医疗卫生机构，在实施网格化管理期间收集居民的健康和行程信息。上级医疗卫生机构对全科医师团队收集的居民健康信息进行"三间分布"分析，对有疫情隐患和疑似病例进行深入挖掘并及时预警。

三、常态化防控下的主要措施

（一）激活和健全社区防控工作机制

健全村（社区）疫情防控工作体系，充分发挥村（社区）党组织领导作用和村（居）委会、基层医疗卫生机构基础作用，加强与县（市、区、旗）、乡镇（街道）协调联动，统筹协调派驻（下沉）人员、经济和社会组织成员、物业服务企业人员、辖区机关企事业单位人员等各方力量，科学精准实施常态化防控各项要求。细化分解村（居）民小组长、门栋楼院长、网格员责任，将防控措施落实到自然村、小区和网格。切实加强村（社区）防控网格化管理。完善村（社区）疫情防控方案和应急响应预案，根据区域风险等级动态变化精准及时启动应急响应，健全包片联户、值班值守、巡逻走访工作机制，严格执行"日报告"和"零报告"制度，确保发生疫情后第一时间有效处置。节假日期间要合理安排人员调休，做到全天候有人值守，并将值班人员信息向群众公开。应把农村地区疫情防控作为重中之重，机场周边、城乡接合部、外出务工人员多的村应强化防控措施，抵边村应配合开展边界疫情防控。

（二）严格落实重点人员和重点区域防控措施

对于已经启动应急响应的村（社区），应按照当地党委和政府部署要求，规范设置进出卡点，落实出入人员体温监测、健康码查验、信息登记等措施，根据需要实施村（社区）封闭管理。重点加强对独居老人、散居孤儿、事实无人抚养儿童、农村留守儿童、困境儿童、残疾人、孕产妇、特殊困难群体，以及出租房屋和集体宿舍租住人员的信息摸排；重点做好对从事进口冷链产品相关工作人员、节假日期间返乡人员、来自中高风险地区人员及入境人员、新冠感染治愈病人等解除医学观察人员的健康监测，确保不漏报、不瞒报，坚决杜绝漏管失控现象。配合开展密切接触者、次密切接触者排查；落实居家隔离医学观察等措施，发现异常情况第一时间报告处置；配合加强集中隔离医学观察场所管理，避免发生交叉感染；对于农村地区实施大规模集中隔离的，按照统一要求做好信息发布、人员登记、车辆安排等工作，协助维持集中隔离场所秩序。完善社区防控工作信息化支撑，推动社区防控工作与群众需求精准对接，并为老年人、残疾人等特殊群体保留必要的线下渠道。

（三）加强宣传教育，防止人员聚集

综合运用微信、微博和新闻客户端，依托村（社区）各类宣传阵地和信息平台，采取城乡社区居民喜闻乐见形式，配合加强防控政策、防疫知识宣传和健康教育，强化每个人是自己健康第一责任人理念，倡导个人承担传染病防控社会责任的意识和行为，宣传普及相关科学知识和信息，倡导文明健康、绿色环保的生活方式；培养群众良好卫生习惯，增强群众自我防护意识和发热后第一时间就诊、报告意识。大力宣传和倡导移风易俗，大力倡导"喜事缓办、丧事简办、宴会不办"，尽量减少人员聚集性活动等。及时发布和动态更新当地疫情防控动态，引导群众关注权威发布，不传谣、不信谣，消除群众的忧虑和恐惧心理。合理安排村（居）民会议、村（居）民代表会议、村级议事协商会议的频次、规模和时长，落实各项防护措施；中、高风险地区暂缓组织上述活动。发挥村（居）委会及其公共卫生委员会作用，组织开展冬春季爱国卫生运动，发动群众共创干净整洁的生产生活环境，配合有关部门加强对辖区农贸市场等公共场所和背街小巷等薄弱环节开展环境卫生整治工作，重点消除农村卫生死角。村委会应帮助群众在做好防护的基础上，积极做好生产生活和春耕备耕准备工作。

（四）改进常态化防控条件下的社区服务

按照常态化疫情防控总体部署，统筹推进城乡社区防控和服务工作，保障群众生活、社区政务服务办理或其他社区服务需要，做好面向就地过年群众的社区综合服务。制订和完善社区服务应急响应预案，加强社区服务机构与社会力量、市场主体联动，重点落实生活物资供应、慢性病药品配送、失能老人或残疾人和孕产妇等重点人群照料、应急车辆调配等涉及群众基本生活服务项目的应急措施。无疫情地区应以适当形式做好节日期间走访慰问工作，加强对就地过年农民工、留守老人和留守儿童、困境儿童、散居孤儿、低保对象、特困人员、特殊困难群体、低收入家庭的关心关爱，做好生活保障、情感抚慰和心理疏导工作，确保其度过欢乐祥和的节日。有疫情地区应将居家隔离医学观察人员、治愈人员和集中隔离医学观察人员的家属、医务人员家属纳入服务范围，帮助其解决生活困难。完善城乡社区综合服务设施防疫规范，有疫情地区应落实体温监测、健康码查验、流量限制、环境清洁和消毒措施，减少或暂停村（居）民议事室、图书室、文体活动室（麻将棋牌室）、老年活动室（日间照料中心）等场所人员聚集活动。

（五）强化社区防控工作组织领导

各地民政、卫生行政部门应在当地疫情防控领导小组、指挥部的统一领导下，加强社区防控工作协调机制建设，凝聚做好社区防控工作的整体合力。认真履行在社区防控工作协调机制中的职责分工，着力提升村（居）委会、基层医疗卫生机构疫情防控能力，积极扩大社区防控信息化产品应用，完善社区智慧防控功能；协同开展城乡社区工作者、社会工作者、基层医疗卫生机构工作人员疫情防控培训和应急演练；协调加强村（社区）防控人员、设施设备配置和物资储备，切实保障口罩、体温计、环境消毒剂等防疫物资足额配备；协调做好城乡社区工作者、社会工作者、基层医疗卫生机构工作人员新冠感染疫苗接种工作。按照中央应对新冠感染疫情工作领导小组印发的《关于全面落实疫情防控一线城乡社区工作者关心关爱措施的通知》要求，协调落实城乡社区工作者关爱措施，按照规定发放中、高风险地区城乡社区工作者补贴，加强城乡社区工作人员自身防护，大力宣传在疫情防控工作中表现突出的城乡社区工作人员感人事迹，对涌现出的先进典型人员及时进行表彰奖励并上报有关情况。

（王皓翔）

思 考 题

1. 国家基本公共卫生服务的定义是什么？其中基层需要承担哪些卫生应急工作？

2. 阐述社区卫生应急技术机构的主要职责。

3. 简述基层卫生应急预案制订的依据。

第 12 章 学校突发公共卫生事件的卫生应急

学习目标

1. 系统掌握学校突发公共卫生事件，学校卫生应急的概念、分级和分类；学校突发公共卫生事件应急预案的设计和制订。

2. 熟悉学校卫生应急的分类、学校传染病事件和食物中毒的预防和应急处置流程。

3. 了解学校卫生应急的特点、学校卫生应急的评估方法、学校卫生应急演练的步骤和内容，以及学校卫生应急的评价方法。

情景导入

《中国疾病预防控制中心周报（英文）》于 2021 年 12 月 31 日在线刊发了一篇关于我国诺如病毒感染的相关情况研究，我国诺如病毒暴发监测网络在 2016 年 10 月至 2020 年 12 月共报告了 1954 起诺如病毒引起的暴发疫情，每次感染人数为 5～391 人，中位数为 15 人。其中的第 1734 起疫情发生在各级教育机构，有 852 起（49.14%）发生在托儿所，小学 565 起（32.58%），中学 223 起（12.86%），其他学校 94 起（5.42%）。在传播模式较为明确的 1833 起疫情中，人与人之间（1748 起，95.36%）的传播占主导地位，其次是 59 起（3.21%）食源性传播和 26 起（1.42%）水源性传播。根据个案报道，诺如病毒感染引发的聚集性疫情严重影响了学生的身心健康和学校的正常教学秩序。诺如病毒感染性腹泻在全世界范围内均有流行，全年均可发生感染，感染对象主要是成人和学龄儿童，寒冷季节呈现高发。美国每年在所有的非细菌性腹泻暴发中，60%～90% 是由诺如病毒引起。荷兰、英国、日本、澳大利亚等国家也都有类似结果。

以上研究报告提示，诺如病毒感染性腹泻疫情主要发生在托幼机构或学校。

思考：

1. 为何学校成为诺如病毒事件高发地？

2. 面对诺如病毒感染性腹泻聚集性疫情，学校应如何应对？

学生是家庭和国家的希望和未来，学生的健康与安全涉及每个家庭，关系整个社会的稳定与和谐。学校是培养学生的摇篮，是相对独立但又与家庭和社会有着密切联系的特殊环境。学校卫生安全工作作为教育工作的重要组成部分，关系到学生能否安心学习、健康成长，关系到老师能否潜心教书、专心育人，更关系到家庭和社会对学校的期待和信任。安全问题一直是教育的头等大事，是保证一切教育教学工作顺利开展的前提和基础，是学校长远发展的支点和保障。近年来，我国学校突发公共卫生事件防控能力虽然与时俱进，但因学校突发公共卫生事件产生的复杂性、突发性、不确定性，我国各类学校突发公共卫生事件依然频发，不但对学生的身体健康和生命安全造成了严重的危害，对学校的正常教学秩序构成了威胁，还给家庭和社会造成了不良的影响，因此，引起了政府和社会各界的高度关注。提高学校应对突发公共卫生事件的能力和水平，进一步规范和完善各项应急措施，消除安全隐患，对确保师生的健康安全、维护学校的正常教学秩序和校园稳定，以及促进社会和谐发展意义重大。

第一节 概　　述

一、学校突发公共卫生事件

（一）基本概念

学校是突发公共卫生事件的多发场所。据报道，我国 70% 以上的突发公共卫生事件发生在学校，80% 以上的学校突发公共卫生事件为传染病流行事件。

学校突发公共卫生事件是指在学校内突然发生，造成或可能造成师生、员工健康严重损害的重大传染病疫情，群体性不明原因疾病、群体性异常反应、重大食物或职业中毒，以及其他严重影响师生、员工身心健康的公共卫生事件。通常是指学校内的传染病流行、食物中毒、预防性接种或预防性服药的异常反应、意外伤害等公共卫生事件。

（二）学校突发公共卫生事件的分级

按照学校突发公共卫生事件的性质、严重程度、可控性和影响范围等因素；根据 2006 年国务院发布的《国家突发公共事件应急预案》、2009 年教育部发布的《教育系统公共卫生类突发事件应急预案》；以及结合新冠疫情后最新学校突发公共卫生事件应急预案，将学校突发公共卫生事件分为 4 级。Ⅰ级，特别重大突发公共卫生事件，应急预警时为红色标识；Ⅱ级，重大突发公共卫生事件，应急预警时为橙色标识；Ⅲ级，较大突发公共卫生事件，应急预警时为黄色标识；Ⅳ级，一般突发公共卫生事件，应急预警时为蓝色标识。

1. 特别重大突发公共卫生事件（Ⅰ级）

（1）学校发生的肺鼠疫、肺炭疽、SARS、人感染高致病性禽流感、群体性不明原因疾病、我国尚未发现的疾病，以及我国已消灭的传染病等达到国务院卫生行政部门确定特别重大突发公共卫生事件标准的疾病。

（2）发生在学校的，经国务院、省卫生行政部门认定的其他特别重大突发公共卫生事件。

2. 重大突发公共卫生事件（Ⅱ级）

（1）学校发生集体食物中毒，一次中毒人数超过 100 人并出现死亡病例，或出现 10 例及以上死亡病例。

（2）学校实验室保存的烈性病菌株、毒株、致病因子等丢失。

（3）学校发生肺鼠疫、肺炭疽、腺鼠疫、霍乱等传染病病例或血吸虫急性感染病例，发病人数以及疫情波及范围达到省级以上卫生行政部门确定的重大突发公共卫生事件标准。

（4）学校发生 SARS、人感染高致病性禽流感疑似病例。

（5）乙类、丙类传染病在短期内暴发流行，发病人数以及疫情波及范围达到省级以上卫生行政部门确定的重大突发公共卫生事件标准。

（6）群体性不明原因疾病扩散到学校以外。

（7）因实验室、校医院有毒物（药）品泄漏，造成人员急性中毒在 50 人以上，或者死亡 5 人以上。

（8）因预防接种或群体预防性用药造成人员死亡。

（9）发生在学校的、经省级以上卫生行政部门认定的其他重大突发公共卫生事件。

3. 较大突发公共卫生事件（Ⅲ级）

（1）学校发生集体性食物中毒，一次中毒人数 100 人以上，或出现死亡病例。

（2）学校发生肺鼠疫、肺炭疽、霍乱等传染病病例及血吸虫急性感染病例，发病人数以及疫情波及范围达到市级以上卫生行政部门确定的较大突发公共卫生事件标准。

（3）乙类、丙类传染病在短期内暴发流行，疫情局限在学校内，发病人数达到市级以上卫生行政部门确定的较大突发公共卫生事件标准。

（4）在校内发现群体性不明原因疾病。

（5）因实验室、校医院有毒物（药）品泄漏，造成人员急性中毒，一次中毒人数在 10～49 人，或出现死亡病例，但死亡人员在 5 人以下。

（6）发生在学校的、因预防接种或预防性服药造成的群体心因性反应或不良反应。

（7）发生在学校的、经市级以上卫生行政部门认定的其他较大突发公共卫生事件。

4. 一般突发公共卫生事件（Ⅳ级）

（1）学校发生集体性食物中毒，一次中毒人数 5～99 人，无死亡病例。

（2）学校发生腺鼠疫、霍乱病例或血吸虫急性感染病例，发病人数以及疫情波及范围达到区、县级以上卫生行政部门确定的一般突发公共卫生事件标准。

（3）因实验室、校医院有毒（药）品泄漏，造成人员急性中毒，一次中毒人数在 10 人以下，无死亡病例。

（4）发生在学校的，经区、县级以上卫生行政部门认定的其他一般突发公共卫生事件。

二、学校卫生应急

学校卫生应急（public health emergency response in schools）是指针对学校突发公共卫生事件的应急应对，即学校在发生突发公共卫生事件时，学校采取有效措施及时控制和消除公共卫生事件危害和不良影响的过程。突发公共卫生事件不仅损害学生身心健康，干扰正常教学秩序，还直接影响社会的安定团结。规范各类学校突发公共卫生事件的应急处理工作，可有效预防、及时控制和消除学校突发公共卫生事件及其危害，最大限度地减少突发公共卫生事件对师生员工健康造成的危害，保障师生员工身心健康与生命安全。因此，预防控制学校突发公共卫生事件不仅是学校重要的卫生工作之一，也是政府高度重视的维稳任务之一。

三、学校卫生应急的目的和意义

学校是学生集中学习和生活的场所，根据 2021 年教育事业统计数据结果显示，全国共有各级各类学校 52.93 万所，在校生 2.91 亿人，专任教师 1844.37 万人。安全的校园环境是儿童青少年学习和成长的基础。学校作为人群高度集中、人员接触密切、空间相对封闭的场所，加之处于生长发展阶段的中小学生健康认知度低、机体免疫力差等原因，学校已经成为突发公共卫生事件的高发地。根据相关研究结果，国内传染病引起的学校突发公共卫生事件位居首位。全国每年中小学生发生安全事故达万起，死亡人数在千人以上，数字可谓触目惊心。而且学校突发公共卫生事件的影响不仅限于事发当时，而且常具有继发效应和远期效应。因此，学校突发公共卫生事件是历年来政府、社会、家长所共同关心的问题。党中央、国务院对学校突发公共卫生事件防控极为关注和重视，《中华人民共和国教育法》《中华人民共和国未成年人保护法》《中华人民共和国突发事件应对法》《中华人民共和国传染病防治法》《中华人民共和国食品安全法》《学校卫生工作条例》《突发公共卫生事件应急条例》《突发公共卫生事件与传染病疫情监测报告管理办法》《生活饮用水卫生监督管理办法》《国家突发公共卫生事件应急预案》《教育系统突发公共事件应急预案》等国家法律、法规，以及各个地方有关学校突发公共卫生事件的应对细则，均对学校公共卫生安全作出了详细规定。教育部每年都要针对学校公共卫生事件发出多次预警通知，要求各级各类学校对卫生防疫与食品卫生安全工作进行部署安排，检查督促学校切实落实各项措施，有效防控学校突发公共卫生事件，维护师生身心健康。

为有效预防、及时控制和妥善处理学校突发公共卫生事件，合理有效的学校突发公共卫生事件应急管理机制是解决校园卫生安全危机的重要手段。教育部门坚持"积极预防、依法管理、社会参与、各负其责"的方针，规范学校各类突发公共卫生事件的应急处理工作，建立健全的统一指挥、反应灵敏、协调有序、运转高效、保障有力的学校突发公共卫生事件应急处置体系，最大限度降低突发公共卫生事件对学校师生、员工造成的危害，确保学校师生、员工的健康与生命安全，保证正常的教育教学和生活秩序，维护学校和社会的稳定。

第二节 学校卫生应急的特点和分类

一、学校卫生应急的特点

学校是特殊的场所，具有社会性与相对独立性的特点，学校内的人和事务与校外时刻发生着交往，社会发生的变化反过来也随时会影响到学校。所以，学校突发公共卫生事件的发生与此特点有关，如学校传染病的暴发，其病原体可能是源于社会性的输入，这是它的社会性；而校园的相对独立性，又体现在为传染病的流行提供了传播的场所和易感人群的聚集。可见，学校与自然和社会联系密切，一旦出现突发公共卫生事件，极易造成蔓延扩散形成暴发。学校突发公共卫生事件具有以下几个特点。

（一）有极大的隐蔽性和不确定性，有突发、群发及广泛性和多样化等特点

学校突发公共卫生事件发生突然，发生前无任何先兆，突然暴发，令人猝不及防；突发公共卫生事件的发生带有很大的偶然性，不易预测，其发生的时间和地点、蔓延范围、发展速度、趋势、持续时间和结局也很难预测；致病因素种类繁多，有生物性也有化学性，病人可出现相似症状体征，并短时间内在相对集中的范围内同时或相继出现临床表现相同或相似的病例；若不能及时控制，病例将不断增加，范围不断扩大，严重时会影响学校的正常教学秩序。

（二）传染病疫情和食物中毒是主要事件类型

在学校突发公共卫生事件中，以传染病事件最多，食物中毒其次。学校人群为特殊群体，教室内人员密集，空间相对狭小，学生间的密切频繁接触使传染病的传播途径易于形成。此外，又由于学校人口密度大，人群聚集性强，且同吃同饮，如有学校对食堂或供餐公司食品卫生管理不到位、学校食堂或供餐公司卫生设施不健全等问题存在时，发生师生食物中毒的风险大大增加。在传染病疫情中，以呼吸道传染病和肠道传染病为主要的表现形式。春秋季节早晚温差变化大，天气忽冷忽热不稳定，气候又干燥，很容易导致上呼吸道感染、秋季腹泻等疾病的高发，其中传染病疫情以水痘、流行性感冒、流行性腮腺炎、风疹、手足口病和其他感染性腹泻等病种的暴发为多见。不同类型的学校，其突发公共卫生事件的主要传染病种类不同，托幼机构以手足口病为主，小学主要是水痘，而中学则是流行性感冒等。

（三）学生尤其是中小学生和幼托机构儿童是主要累及人群

学生是学校突发公共卫生事件的易感人群，尤其是传染病高发和易感人群。该年龄段学生正处在生长发育阶段，身体抵抗力弱，健康的行为习惯及良好的生活方式尚未养成，而且他们相对缺乏应对各种疾病，尤其是传染病的预防保健知识，缺乏个人防护意识，导致中小学生成为学校突发公共卫生事件的高发和易感人群。学校由于人口密度大和学生之间接触频繁，使其成为频频发生各种不同类型突发公共卫生事件的重要场所。

（四）发生的时间比较集中，具有明显的季节性

学校突发公共卫生事件全年呈现 2 个发病高峰，冬春季（3～6 月份和 10～12 月份）是学校呼吸道传染病的高发季节，与我国呼吸道传染病高发事件一致；夏秋季（7～9 月份）是学校肠道传染病和食物中毒的高发季节，与国家食物中毒高发时段亦一致。

（五）传播迅速

校园内人群密集，接触频繁，传染病在校园内一旦具备了 3 个基本流行环节，即传染源、传播途径，以及易感人群，它就可能在校园内迅速传播。

（六）危害严重且复杂

学校突发公共卫生事件后果往往比较严重，不但影响师生的身体健康，还会对学生的心理健康造成一定的影响，还会辐射到家庭和社会。学生的心理应激能力不强，突发公共卫生事件瞬间造成的巨大心理压力容易导致一些学生产生心理问题；另外，突发公共卫生事件发生时引发的恐慌可能促使师生做出一些不明智、不正确的行为反应，引起其他续发事故的发生而加重事件对师生身心健康的危害。同时，学校突发公共卫生事件除了打乱正常的教学秩序外，还给校外家庭成员及公众的健康和生命安全、社会经济发展造成直接或间接的影响。如突发公共卫生事件引发的公众恐惧、焦虑情绪等，对家庭、社会、政治、经济产生不良影响。

（七）综合性和系统性

学校突发公共卫生事件不仅是学校教育过程发生的公共卫生问题，同时也是社会问题，需要各有关部门共同努力，甚至全社会参与。因此，学校突发公共卫生事件的处理涉及教育、卫生等多系统、多部门，政策性很强，必须在政府的领导下综合协调，才能最终战胜突发公共卫生事件，将其危害降低到最低程度。

二、学校卫生应急的分类

参照国家卫生部《国家突发公共卫生事件相关信息报告管理工作规范（试行）》（2005），学校突发公共卫生事件主要有以下几种类型。

（一）重大传染病疫情

重大传染病疫情是指某种传染病在短时间内发生、波及范围广泛，出现大量的病人或死亡病例，其发病率远超过常年的发病率水平的情况。

（二）食物中毒

食物中毒是指由于食用了被生物性、化学性有毒有害物质污染的食物，或者食用了含有有毒物质的食品后，或是把有毒有害物质当作食品摄入后出现的急性、亚急性食源性疾病，造成人数众多或者伤亡较重的群体性中毒性事件。

食物中毒事件是学校常见和多发的突发公共卫生事件。中毒多为细菌性，发生时间主要在夏秋季，主要原因是食物在加工、储存和运输等过程被污染，污染的食物进入人体导致中毒。另外因化学性或生物性因素造成食物中毒也很常见。植物种植过程使用的农药残留，或人工添加的化学物质未清除干净造成人体中毒，或某些食物因加工或处理不当食入后导致中毒事件时有发生，如食用发芽马铃薯、鲜黄花菜，以及未煮熟或煮透的菜豆（四季豆）、豆浆等。

（三）预防接种（服药）群体性不良反应或群体心因性反应

预防接种（服药）群体性不良反应是指在实施疾病预防措施时，出现免疫接种人群或预防性服药人群的异常反应，包括群体性预防接种反应和群体性预防服药反应。

心因性反应是指在预防接种过程中或接种后因受种者心理因素发生的个体或者群体性反应。近年来，因集体性预防接种或服药后引起群体心因性反应事件也时有报道，多与老师和家长对预防接种后出现的生物学反应认识不足，或接种前宣传不够，缺乏对预防接种知识的正确认识有关。

（四）群体性不明原因疾病

群体性不明原因疾病是指在短时间内，某个相对集中的区域内，同时或者相继出现具有共同临床表现的病人，且病例不断增加，范围不断扩大，又暂时不能明确诊断的疾病。

（五）其他中毒

出现食物中毒以外的急性中毒病例 3 例及以上的事件。

（六）环境因素事件

发生环境因素改变所致的急性病例 3 例及以上。

（七）意外辐射照射事件

出现意外辐射照射人员 1 例及以上。

第三节　学校卫生应急响应、评估和处置

一、学校突发公共卫生事件的应急响应

（一）应急响应的概念和分级

1.基本概念　应急响应一般是在发生突发公共卫生事件时，由各级政府或组织根据防控形势需要而启动，通过决策部署和统一指挥，组织协调本行政区域内应急处置工作，见第二章。学校卫生应急响应通常是指在学校发生突发公共卫生事件时，事件发生地政府根据事态发生和进展的需要，进行决策部署和统一指挥，根据卫生应急预案，组织协调本行政区域内应急处置工作。

国家针对公共卫生应急能力建设完善的应急预案。应急响应是应急预案准备的重要环节，通过应急预案的实施，规定紧急情况下相关人员的行动规范，以便有序开展救援，使损失降到最小。

各级人民政府也在国家预案的基础上，结合各自实际情况制订了地方突发公共卫生事件应急预案；国家预案中仅对 I 级（特别重大）事件的应急标准进行了规定，各级人民政府在制订应急预案的过程中，对于不同级别突发公共卫生事件的应急标准略有不同。不同层次的教育系统则分别在国家和地方突发公共卫生事件应急预案的基础上进一步细化，并结合教育系统的工作特点和实际制订相应的学校突发公共卫生事件应急预案。 I 级应急响应由国家有关部门组织实施。 II 级、III 级、IV 级响应分别由省、市、县级卫生健康、教育行政部门在同级人民政府的领导下组织实施，上级卫生健康、教育行政部门给予工作指导，提供必要的技术支持。

2.分级　依据学校发生突发公共卫生事件分级，应急响应分为特别重大（ I 级响应）、重大（ II 级响应）、较大（ III 级响应）、一般（ IV 级响应） 4 个级别。应急响应依据其强度由 I 级至 IV 级依次减弱。学校不同级别卫生应急响应具体阐述如下。

（1） I 级响应：学校发生特别重大突发公共卫生事件，教育部在国务院和省级政府的统一指挥下，按照教育部突发公共卫生事件应急处置工作组的部署和要求，按照应急预案，启动应急响应措施，体育卫生与艺术教育司具体负责学校突发公共卫生事件应急处置工作，并向事发学校发布启动相关应急程序的命令。 I 级应急响应主要是由国务院统一部署、全民动员，动用一切资源，全面进入应急状态。

（2） II 级响应：学校发生重大突发公共卫生事件，省级教育行政部门在当地政府的统一领导下，立即组织指挥部成员和专家进行分析研判，对突发公共卫生事件的影响及其发展趋势进行综合评估，由省人民政府决定启动 II 级应急响应，并向事发学校发布启动相关应急程序的命令。省指挥部立即派出工作组赶赴事发学校开展应急处置工作，并将有关情况迅速报告国务院及其有关部门。事发学校所在地人民政府按照省指挥部的统一部署，组织协调本级突发公共卫生事件应急

指挥机构及其有关成员单位全力开展应急处置。Ⅱ级应急响应主要是统筹兼顾、突出重点，调配全省资源，解决重点地区疫情问题。

（3）Ⅲ级响应：学校发生较大突发公共卫生事件，地级以上市、省直管县（市、区）教育行政部门在当地政府的统一领导下，立即组织突发公共卫生事件应急指挥机构成员和专家进行分析研判，对事件的影响及其发展趋势进行综合评估，由学校所在地级以上市人民政府决定启动Ⅲ级应急响应，并向事发学校发布启动相关应急程序的命令。必要时，省卫生健康委员会派出工作组赶赴事件发生学校，指导地级以上市、省直管县（市、区）突发公共卫生事件应急指挥机构及教育行政部门做好相关应急处置工作。Ⅲ级响应主要是地级以上市人民政府负责统筹，根据地区特点和疫情形势，精准实施外防输入、内防反弹措施，健全精准管控、常态化防控机制，统筹推进疫情防控和复工复学工作。

（4）Ⅳ级响应：学校发生一般突发公共卫生事件，县（市、区）（不含省直管县（市、区，下同）教育行政部门立即组织突发公共卫生事件应急指挥机构各单位成员和专家进行分析研判，对事件的影响及其发展趋势进行综合评估，由县级人民政府决定启动Ⅳ级应急响应，并向各事发学校发布启动相关应急程序的命令。必要时，学校所在地级以上卫生健康部门派出工作组赶赴事件发生学校，指导县（市、区）突发公共卫生事件应急指挥机构做好相关应急处置工作。Ⅳ级响应主要是由县级人民政府统筹管理。

（二）应急响应级别的调整

根据《国家突发公共卫生事件应急预案》规定，发生突发公共卫生事件时，事发地的县级、市（地）级、省级人民政府及其有关部门按照分级响应的原则，作出相应级别应急反应。同时，要根据不同类别突发公共卫生事件的性质和特点，注重分析事件的发展趋势，对事态和影响不断扩大的事件，应及时提升反应级别；对范围局限，不会进一步扩散的事件，应相应降低反应级别。

学校如出现特别重大疫情后，国家及时启动Ⅰ级突发公共卫生事件应急响应，各省级人民政府也按照国家的统一部署启动Ⅰ级响应，积极应对学校突发公共卫生事件。后期，各地政府根据学校突发公共卫生事件的发展趋势和控制情况，按照突发公共卫生事件应急响应等级的界定标准，对响应级别及时进行调整。

不同地区学校发生突发公共事件的类型、危害程度等不同，采取的应对措施也不同，低级别的事件意味着影响范围较小，危害程度较小，地方政府采取一定的措施就可以处置。如果不进行分级和调整，低级别事件采取高级别响应措施，有可能造成过度响应，增加对社会经济、人民群众生活的不利影响。

（三）应急响应的终止

1. 应急响应终止的标准　学校突发公共卫生事件应急反应的终止需符合以下条件：学校突发公共卫生事件隐患或相关危险因素消除，或最后1例传染病病例发生后经过最长潜伏期无新的病例出现；应对突发公共卫生事件处置工作已基本完成，次生、衍生事件危害被基本消除，由提出启动应急响应建议的卫生行政部门报本级人民政府决定是否终止应急响应。

2. 终止响应　特别重大突发公共卫生事件由国务院卫生行政部门组织有关专家进行分析论证，提出终止应急反应的建议，报国务院或全国突发公共卫生事件应急指挥部批准后实施。特别重大以下突发公共卫生事件由地方各级人民政府卫生行政部门组织专家进行分析论证，提出终止应急反应的建议，报本级人民政府批准后实施，并向上一级人民政府卫生行政部门报告。上级人民政府卫生行政部门要根据下级人民政府卫生行政部门的请求，及时组织专家对突发公共卫生事件应急反应终止的分析论证提供技术指导和支持。

学校突发公共卫生事件结束后，校方应在事件结束 5 天内对本校发生的突发公共卫生事件发生与处置的经验教训进行总结，报当地卫生健康、教育行政部门，卫生健康、教育行政部门要在事件结束 10 天内对事件的处理情况进行评估，形成评估报告，报当地人民政府和上级卫生健康、教育行政部门。

二、学校突发公共卫生事件的风险评估

（一）风险评估的定义

风险评估（risk assessment）是科学高效应对突发公共卫生事件的工作基础，是公共卫生应急管理的重要环节，及早发现、识别和评估突发公共卫生事件风险，对有效防范和应对突发公共卫生事件具有重要的意义。其中，风险评估方法的正确与否将直接影响风险评估的可靠性和风险控制的有效性。2017 年，中国疾病预防控制中心依据《中华人民共和国突发事件应对法》《中华人民共和国传染病防治法》《突发公共卫生事件应急条例》《国家突发公共事件总体应急预案》和《国家突发公共卫生事件应急预案》等规定，制定了《突发事件公共卫生风险评估技术方案（试行）》。

学校风险评估是指通过风险识别、风险分析和风险评价，对学校突发公共卫生事件风险和学校其他突发事件的公共卫生风险进行评估，并提出风险管理建议的过程。根据学校卫生应急管理工作的实际需要，学校突发事件的公共卫生风险评估分为日常风险评估和专题风险评估。

学校日常风险评估主要是定期对常规收集的各类学校突发公共卫生事件相关信息（如常规监测收集和教育系统通报的信息、国际组织及有关国家（地区）通报的信息等）进行分析，通过专家会商等方法识别潜在的学校突发公共卫生事件或突发事件公共卫生威胁，进行初步、快速的风险分析和评价，并提出风险管理建议的过程。学校每月至少开展一次风险评估，随着风险评估工作的不断推进，应逐步增加评估频次。在条件允许的情况下，应每日或随时对学校日常监测到的突发公共卫生事件及其相关信息开展风险评估。

学校专题风险评估主要是针对国内外与学校有关的重要突发公共卫生事件、大型活动、自然灾害和事故灾难等开展全面、深入的专项公共卫生风险评估。学校专题风险评估就是在收集监测数据、相关背景信息和文献资料等的基础上，组织专家对学校此类事件发生的可能性、后果的严重性和脆弱性进行定量或定性估计，并给出风险控制建议的过程。学校专题风险评估可根据相关信息的获取及其变化情况、风险持续时间等，于事前、事中、事后不同阶段动态开展。

（二）风险评估的技术与方法

在学校突发事件公共卫生风险评估工作中，常用的分析方法有以下几种。

1. 专家会商法 是指通过专家集体讨论的形式对学校突发公共卫生事件发生风险进行评估，主要由参与会商的专家根据评估的内容及相关信息，结合自身的知识和经验进行充分讨论，向学校提出风险评估的相关意见和建议。

2. 德尔菲法 是指按照确定的风险评估逻辑框架，采用专家独立发表意见的方式，使用统一问卷，进行多轮次专家调查，经过反复征询、归纳和修改，最后汇总成专家基本一致的看法作为风险评估的结果。该方法的优点是专家意见相对独立，参与评估的专家专业领域较为广泛，所受时空限制较小，结论较可靠。

3. 风险矩阵法 是指由有经验的专家对确定的学校突发公共卫生事件风险因素的发生可能性和后果严重性，采用定量与定性相结合的分析方法进行量化评分，将评分结果列入二维矩阵表中进行计算，最终得出学校突发公共卫生事件风险发生的可能性、后果的严重性，并最终确定风险等级。该方法要求被评估的风险因素相对确定，参与评估的专家对学校突发公共卫生事件风险因素的了解程度较高，参与评估的人员必须达到一定的数量，见表 12-1 和表 12-2。

表 12-1　学校风险矩阵

风险概率	风险后果				
	灾难性（5）	严重的（4）	中等的（3）	低的（2）	极低的（1）
必然发生（5）	10	9	8	7	6
非常可能发生（4）	9	8	7	6	5
有可能发生（3）	8	7	6	5	4
不太可能发生（2）	7	6	5	4	3
基本不可能发生（1）	6	5	4	3	2

表 12-2　基于不同风险等级的卫生应急处置建议

风险分值	风险等级	处置建议
9~10	极高	根据方案和计划，立即启动应急响应
7~8	高	采取相应的防控措施，引起高度关注
5~6	中	加强监测，开展专项调查工作
2~4	低	常规工作程序

4. 分析流程图法　是指通过建立风险评估的逻辑分析框架，当出现突发传染性疫情时，欧盟疾病预防控制中心基于对突发事件可能出现的不同情形，采用层次逻辑判断的方法，快速对突发事件进行风险评估，以确定事件的风险等级，见图 12-1。

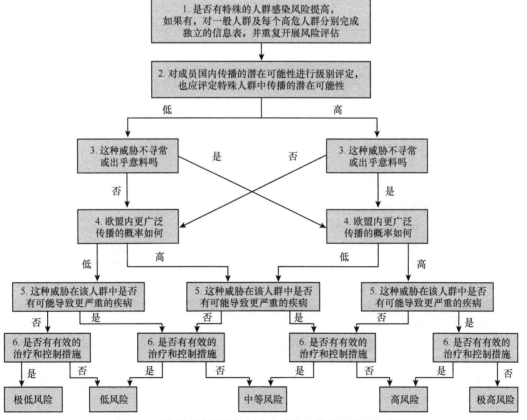

图 12-1　欧盟疾病预防控制中心传染病快速风险评估流程

根据该方法，可将学校突发公共卫生事件可能呈现的各种情形进行恰当的分类，针对每一类情形，梳理风险要素，逐层对风险要素进行测量和判别，分析学校突发公共卫生事件发生的可能性和后果的严重性，最终形成风险评估的结果，见图12-2。

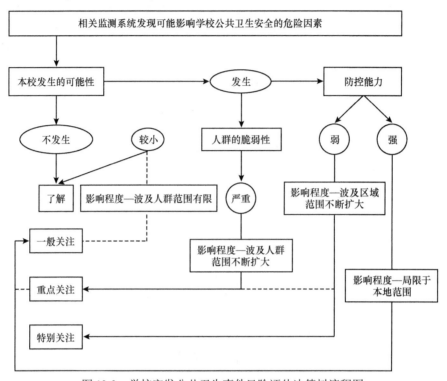

图 12-2　学校突发公共卫生事件风险评估决策树流程图

（三）风险评估的实施步骤

学校突发事件公共卫生风险评估实施过程可归纳为计划和准备、实施、报告 3 个方面，参见第三章中第二节内容。

三、应 急 处 置

（一）学校突发公共卫生事件的应对措施

学校突发公共卫生事件是社会影响极大的突发公共事件，各相关部门需在各级政府领导下各司其职，协同配合，共同应对。

1. 工作原则　学校突发公共卫生事件应急应对遵循"统一领导，快速反应；分级负责，属地管理；预防为主，及时控制；系统联动，群防群控；以人为本，生命至上" 5 个工作原则。

2. 学校突发公共卫生事件的应对措施　学校突发公共卫生事件是特殊的社会公共事件，其预防控制和应急应对是国家、政府、社会突发事件应急应对工作的一个重要组成部分，需要社会各界互相配合、共同协作。

政府层面的应对措施：建立应急组织和指挥机构、建立专家咨询委员会和建立应急处理专业技术机构。教育行政部门的应对措施：建立应急组织机构、制订应急预案、做出应急反应和信息发布。学校层面的应对措施主要从以下几个方面实施：①加强领导，实行单位领导负责制。学校应将突发公共卫生事件应急管理列入日常工作议程，成立卫生应急处置工作领导小组，充分调动学校医务人员、教师员工和学生参与学校突发公共卫生事件防控工作的积极性，并形成一种"群防群控"的网络工作机制。②健全学校各项健康管理制度，加强学生健康管理。学校应建立就诊登记管理制度、疫情报告制度、突发事件报告制度、食品卫生安全制度和学生健康管理制度等。③认真落实突发公共卫生事件报告管理制度，确保报告信息畅通。按照相关法律、法规的规定，设定突发公共卫生事件的责任报告人并认真履行职责。④配合卫生部门采取有效措施，及时控制事件的发展蔓延。配合卫生部门的调查取证工作，并在应急处理专业技术机构的指导下，采取有效的隔离措施，防止损害扩大。⑤加强健康教育，提高学生应对能力。学校应加强对学生的心理卫生教育，提高学生应对外界影响的调适能力。以学校突发呼吸系统传染病为例，学校突发公共卫生事件应急处置流程见图 12-3。

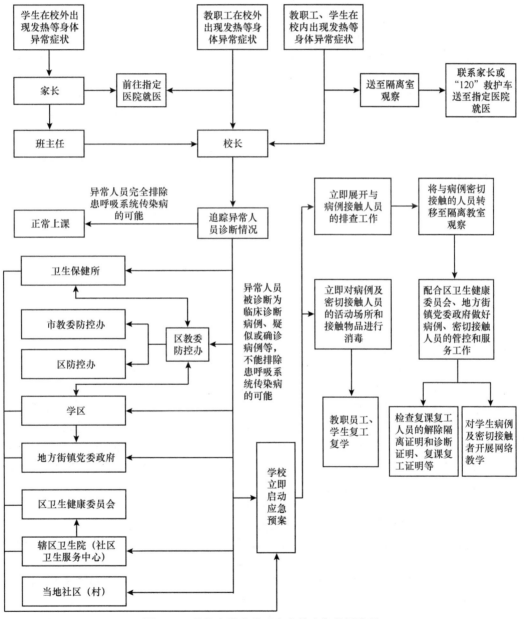

图 12-3　学校突发公共卫生事件应急处置流程

（二）学校传染病事件的应急管理

学校传染病事件是指学校某种传染病在短时间内发生、波及范围广泛，出现大量的病人或死亡病例，其发病率远远超过常年发病率水平的情况。此外，还包括以下疾病的疫情：①《中华人民共和国传染病防治法》规定的 3 类 41 种法定传染病；②国务院卫生行政部门根据需要决定并公布列入乙类、丙类传染病的其他传染病；③各省（自治区、直辖市）人民政府决定并公布的按照乙类、丙类传染病管理的其他传染病；④新发传染病，即全球首次发现的传染病；⑤我国尚未发现的输入性传染病，如埃博拉出血热、新变异型克-雅病等在其他国家和地区已经发现，但在我国尚未发现过的传染病；⑥我国已消除的传染病，如天花、脊髓灰质炎等。

传染病事件是学校突发公共卫生事件中最主要的类型。根据多个地区长期监测结果显示，传染病事件在学校突发公共卫生事件中的比例为 85.53%～97.99%，以呼吸道和消化道传染病为主。其中常见的呼吸道传染病有水痘、流行性腮腺炎、流行性感冒、风疹、麻疹等；肠道传染病主要有手足口病、细菌性痢疾、其他感染性腹泻等。

1. 学校传染病事件的预防　按照《中华人民共和国传染病防治法》和《学校卫生工作条例》等法律、法规的要求，学校应建立起一套完善、科学、规范的传染病预防控制管理机制。

（1）健全学校传染病防治工作制度，确保职责到位、检查到位，如传染病疫情报告制度；学生晨检制度；师生定期体检制度；教学场所通风与重要场所定期消毒制度；课堂、宿舍、公共场所卫生清扫制度；个人卫生清洁制度；食品卫生安全制度；体育活动卫生制度；学生健康档案管理制度等。

（2）加强学校传染病监测与报告工作。按照传染病防控"早发现、早报告、早隔离、早治疗"的原则（即"四早"原则），学校需要建立由学生到教师、到专职（兼职）卫生保健人员或学校传染病疫情报告人员、到学校领导的传染病发现、疫情监控与报告机制。

（3）建立应对传染病疫情流行的应急预案，一旦发生疫情，要有专人指挥，有人值班，有隔离、消毒、防护、救护等具体措施和物资保证，确保在第一时间内控制疫情的发展，阻断一切可能传播的途径，遏制校内传染病的暴发和流行，确保学校正常的教育教学秩序。

（4）加强监督检查，严格责任追究。

2. 学校传染病事件的应急处置

（1）疫情报告：设立学校传染病疫情报告人员，一旦发现学生有传染病早期症状、疑似传染病病人，以及因病缺勤的可疑人员等情况时，应及时报告给学校传染病疫情报告人员；学校疫情报告人员接到报告后应及时追查学生的患病情况和可能的病因，以做到对传染病病人的早发现。发生法定传染病疫情或突发公共卫生事件时，学校疫情报告人员应在《中华人民共和国传染病防治法》规定的时限内向属地疾病预防控制机构和教育行政部门报告。具体的疫情报告情况如下。

1）在同一宿舍或者同一班级，1 天内有 3 例或连续 3 天内有多个学生（5 例以上）患病，并有相似症状（如发热、皮疹、腹泻、呕吐、黄疸等）或者有共同用餐、饮水史时。

2）个别学生出现不明原因的高热、呼吸急促或剧烈呕吐、腹泻等症状时。

3）学校发生群体性不明原因疾病或者其他突发公共卫生事件时。

（2）疫情调查：学校全面配合卫生部门开展疫情分析、病例诊治，以及流行病学调查和疫情处理工作。

（3）疫情控制：学校应在教育卫生行政部门及疾病预防控制机构的监督和指导下，做好各项疫情控制工作。

1）对确诊患有法定传染病的学生、疑似病人或传染病密切接触者，学校应配合卫生部门依法对确诊学生进行隔离或者医学观察并安排其及时就诊，做好检疫期间相关记录。

2）配合属地疾病预防控制机构开展疫情调查、环境消杀等工作。

3）配合属地疾病控制机构对学校人群进行预防性服药和应急预防接种工作。

4）加强每日晨检、午检工作，对缺勤的师生员工逐一进行登记，并查明缺勤的原因，并对患病师生进行追踪和记录，了解疾病转归。

5）密切关注传染病流行情况，必要时经当地卫生行政部门组织专家进行疫情风险评估后，可报请所在地教育行政部门并经当地（县级以上）人民政府批准，采取临时停课或暂时关闭等特殊措施。

6）在学校适当的范围内通报突发公共卫生事件的基本情况以及采取的措施，稳定师生员工情绪，并开展相应的卫生宣传教育，提高师生员工的预防与自我保护意识；必要时开展心理危机干预工作，以消除学生的心理障碍。

7）与患病学生（特别是中小学生或病情严重者）家长、家属进行联系，通报情况，做好思想工作，稳定其情绪。

8）学生病愈且隔离期满时，应持复课证明到学校医务室或者卫生室查验后方可进班复课。

9）在传染病暴发、流行时，学校应根据当地人民政府的决定，停止举办大型师生集会和会议。

10）对学校不能解决的问题，及时报告主管教育行政部门和当地政府以及卫生行政部门，并请求支持和帮助。

学校在采取上述应急措施的同时，应向当地卫生部门和教育主管部门报告。

（4）信息发布：教育部门和学校要按照有关规定做好信息发布工作，信息发布要及时主动、实事求是、注意技巧，正确引导舆论，维护社会稳定。

（5）应急反应的终止：学校传染病事件应急反应终止的条件是末例传染病病例发生后，经过最长潜伏期无新的病例出现。由卫生行政部门对学校传染病事件作出应急反应的终止决定后，学校方可终止预案。

（6）评估总结：学校在传染病事件得到控制后，对本次事件进行评估总结，评估内容主要包括事件概况、现场调查处理概况、病人救治情况、所采取措施的效果评价、应急处理过程中存在的问题和取得的经验及改进建议。评估报告上报教育行政部门。

（三）学校食物中毒事件的应急管理

学校食物中毒事故是指由学校主办或管理的校内供餐单位，以及学校负责组织提供的集体用餐导致的学校师生食物中毒事故。可分为3级：①重大学校食物中毒事故，一次中毒100人以上并出现死亡病例，或出现10例及以上死亡病例的食物中毒事故。②较大学校食物中毒事故，一次中毒100人及以上，或出现死亡病例的食物中毒事故。③一般学校食物中毒事故，一次中毒99人及以下，未出现死亡病例的食物中毒事故。

根据食物中毒的病因，其可分为4种类，即细菌性食物中毒、真菌性食物中毒、有毒动植物中毒和化学性食物中毒。

1. 学校食物中毒事故的预防　依据《中华人民共和国食品卫生法》《突发公共卫生事件应急条例》《国务院关于进一步加强食品安全工作的决定》《学校卫生工作条例》《学生集体用餐卫生监督办法》和《食物中毒事故处理办法》等规定，学校要加强食品卫生管理，预防学校食物中毒事故的发生，落实管理责任，保护学校师生身体健康和生命安全。

（1）学校食堂、食品商店的场地、设备与环境，食品的采购、储存与加工及从业人员的身体状况必须达到教育和卫生行政部门《学校食堂与学生集体用餐卫生管理规定》或放心店的标准要求，并持有卫生行政部门发放的卫生许可证、健康证和培训合格证。

（2）学校建立严格的食品安全责任制和健全的食品安全和食物中毒预防管理制度，食堂、食品商店建立严格的安全保卫措施。

（3）对学生加强食品安全教育，提高学生的食品安全意识。

（4）制订食物中毒或者其他食源性疾病等突发事件的应急处理预案，发生食物中毒时要及时启动应急机制。

（5）完善对校园内商店的食品安全监管机制，防止伪劣食品流入校园。

2. 学校食物中毒事故的应急处置

（1）事故报告：学校必须建立健全食物中毒或者其他食源性疾病的报告制度，发生食物中毒或疑似食物中毒事故后，首先向学校应急处置领导小组报告，学校应急处置领导小组应在 2 小时内报告当地教育行政部门和卫生行政部门。报告的主要内容包括发生食物中毒暴发事件的单位、地点、时间、疑似中毒人数、主要临床症状、可疑食物等，并做好记录。任何单位和任何人不得干涉食物中毒或疑似食物中毒的报告，不得隐瞒、缓报、谎报或授意他人隐瞒、缓报、谎报。

（2）保护现场、封存、销毁：发生食物中毒或疑似食物中毒事故后，向有关部门报告的同时要保护好现场和可疑食物，对疑似导致食品安全事故的食品及其原料立即封存，包括病人吃剩的食物，不要急于倒掉；及时收集病人有关样本（呕吐物、排泄物等），交由卫生机构进行检验，为食物中毒提供可靠依据。对确认属于被污染的食品及其原料，要予以召回、停止销售并销毁；封存被污染的食品用具及设备，并进行彻底清洗消毒；控制或切断可疑水源。

（3）迅速组织救治和排查工作：发生学校食物中毒事故后，教育行政部门和学校要把治病救人工作放在首位。要迅速组织救治，尤其是危重病人，要不惜一切代价，全力抢救，对普通病人应及时安排就医。与发生食物中毒学生的家长、员工家属取得联系，通报情况，做好思想工作，安抚情绪，稳定秩序。同时组织人员对共同进餐人员进行排查和随访工作。

（4）配合调查和善后：对发现食物中毒症状的师生员工，做好登记工作，并配合卫生行政部门进行调查，按卫生行政部门要求如实反映情况，提供有关材料和样品，共同分析评判可能造成食物中毒的原因；协助卫生行政部门和有关部门对事故现场进行卫生处理，落实卫生行政部门要求采取的其他措施，把事态控制在最小范围。

（5）尽早恢复正常的教学秩序：学校食物中毒事故应急处置完成后，学校应尽快恢复正常的教学秩序，以重振社会、家长和学生的信心，尽量减少事件对教学进度的影响。

（6）正确发布相关信息：学校食物中毒事故发生后，教育行政管理部门和学校要按照有关规定做好信息发布工作，信息发布要及时主动、实事求是，正确引导舆论，注重社会效果。学校要教育师生员工不得擅自发布与事件相关的任何信息，以免因信息传播和处置不当而使事件演变成公共关系危机事件，给学校形象和声誉带来负面影响。

（四）学校预防接种（或服药）不良反应或心因性反应的应急管理

1. 学校预防接种（或服药）不良反应的应急处置　预防接种不良反应是指使用合格疫苗预防接种过程中或实施规范接种后造成受种者机体的组织器官、功能损害，相关各方均无过错的药品不良反应，怀疑与预防接种有关的反应或事件。群体性预防接种反应是指一个预防接种单位一次预防接种活动中出现群体性疑似异常反应或发生死亡。

药物不良反应（adverse drug reaction，ADR）是指正常剂量的药物用于预防、诊断、治疗疾病或调节生理功能时出现的有害的和与用药目的无关的反应。群体性预防服药反应是指一个预防服药点一次预防服药活动中出现不良反应（或心因性反应）5 例及以上或死亡 1 例及以上。

预防接种或预防性服药不良反应的应对原则：学校出现预防接种（或服药）不良反应事件时，应迅速报告卫生行政部门、教育行政部门及其他有关部门，请求派专业人员进校开展流行病学调查，查明事件原因。同时联系当地卫生部门，及时将出现不良反应的学生送医院进行救治；停止预防接种或预防性服药，封存剩余的疫苗或药品。接到卫生行政部门有关学校预防接种不良反应处理任务后，配合疾病预防控制机构和相关部门对预防接种的组织实施单位、个人资质及接种疫苗的品名、批号、生产厂家，以及学生的不良反应症状及程度进行调查，对引发不良反应的疫苗和药品进行取样。根据当地政府和卫生部门的要求，认真落实紧急应对措施。对于预防性服药不良反应，由卫生行政部门协调药品监督管理行政部门组织有关专家进行调查处理，在学校适当范围内通报事件的基本情况以及采取的相应措施，稳定师生员工的情绪，并开展相应的卫生宣教活动。

2. 学校群体心因性反应事件的应急处置 群体心因性反应是一种群体精神性反应，是在一定社会文化背景条件下，在2人或2人以上的群体中发生，具有躯体性疾病的症候群但没有可检测出的器质性变化的病症，亦称流行性癔症、群体性癔症、群体心因性疾病和群体社会性疾病。病人多具有易受暗示性、喜夸张、感情用事和高度以自我为中心等性格特点，常由于精神因素或不良暗示引起发病。其表现有两种形式：一种是焦虑型癔症，常见的表现为腹痛、头痛、头晕、晕厥、恶心和换气过度；另一种为运动型癔症，常见的表现是歇斯底里地舞蹈、抽搐、笑和假性癫痫发作。此事件在中小学生中较易发生。虽然绝大多数病人不会引起永久性损害，但其群体的聚集发生和暴发流行倾向，会严重影响教学秩序，给儿童、青少年心理投下阴影，引发不良社会影响。

群体心因性反应事件的应对原则：一旦发生群体心因性反应事件，应尽快采取现场处置和治疗措施。第一，迅速报告卫生部门、教育主管部门及其他有关部门，请求派遣专业人员进校，开展流行病学调查，查明事件原因。第二，隔离病人，立即将首发、继发病例转移出现场，适当隔离，以免病人间相互影响及效仿，减少症状的顽固性和丰富性；及时将受害师生送医院对症治疗。第三，消除紧张性情绪环境，尽快采取各项措施，消除危害，制止事态的发展，如消除家属或周围人对病人症状的惊恐、焦虑或过度照顾等来自环境的不良言语暗示、动作暗示；待症状缓解后，帮助病人分析发病的主客观因素，指导病人及其家长解除相关不良精神因素等。第四，在学校适当范围内通报事件的基本情况以及采取的相应措施，开展相应的卫生宣教活动。

四、评价与总结

卫生应急评估工作是通过系统科学的评价，全面衡量和客观评价某个组织或某次突发公共卫生事件应急处理所体现的综合能力评价，通过系统评价发现应急管理体系的潜在不足和内在薄弱环节，从而不断优化应急管理体系，提高应急处置能力，以便更好地应对突发公共卫生事件，保障人民健康与安全。

学校突发公共卫生事件的应急处置工作评估是以事前预防、事发应对、事中处置和善后处理全过程的各项卫生应急工作为目标，按照一定的评价标准和程序，收集相关资料，采用适当的方法对学校卫生应急工作进行数据处理、资料分析和判断，从而对学校卫生应急工作的质量或效果进行综合性评价的过程。在学校应急响应启动时，即应为事后评估工作做出安排，明确负责事后评估工作的责任人，制订事后评估工作方案，指定评估人员详细观察并现场记录各项应急作业开展情况。终止应急响应后，尽快召开事后评估会议，对学校应急响应工作进行全面回顾与评估，对成功的经验或失败的教训进行总结，并提出改进措施、建议。

学校卫生应急评估涵盖应急准备、监测与预警、事件的发生、应急响应、应急处置、响应级别调整、应急响应终止、后勤保障、后期处置、恢复重建等各个方面，可对某一项、多项或全部工作进行评估。评估内容包括学校突发公共卫生事件应急预案的可操作性、监测预测与预警的准确性、应急响应的及时性、现场处置的正确与规范性、预防措施的有效性、事件定性的可信性、应急决策的科学性、现场指挥和行动的协调性、应急保障的持久性、恢复重建的可持续性、社会效益的显著性等。评估的方式可分为内部评价和外部评价。学校突发公共卫生事件应急处置工作评估可以由当地政府突发公共卫生事件应急管理部门、卫生行政部门或教育行政部门组织开展，也可由各学校自行组织开展；评估小组应由有经验的突发公共卫生事件卫生应急专家、行政管理人员和专业技术人员构成。评估资料收集可采用下述几种方法：利用教育系统不同部门、不同机构的现有资料，以及现场考察、组织会议讨论、关键人物访谈、快速调查和实验室检测等。卫生应急评估后应综合现场流行病学调查、实验室检测、危害性因素危险度评定、试验和健康检查等资料进行综合分析，并形成书面报告。

学校卫生应急工作评估总结，评估报告的撰写要遵循客观、公正、科学的原则；内容应包括被评估对象基本情况、评估范围、评估时段、评价依据、评价标准、资料收集范围及方法、评价方法、评价结果、评估结论、存在问题和处理建议几个部分，要求紧扣评价目标、适当表述方法、正确处理数据、公正显示结果，客观分析问题、合理提出建议。

学校卫生应急工作关系到广大儿童、青少年的健康和安全，从长远看，需要建立健全长效的学校突发公共卫生事件的应急应对机制。首先，强化组织领导，建立以教育行政部门、学校、卫生行政部门，以及疾病预防控制中心和卫生监督机构多部门协调的管理体制，强化学校卫生专业人员的培养，逐步形成以"一案三库五制一评估"（一个预案；三库包括专家资料库、专家库和健康教育资料库；五制包括风险评估制度、关键控制点评估制度、预警制度、常规演练制度和健康教育制度；每年至少进行一次学校卫生应急能力的评估）为核心的、完善的、系统的、细化的、以预防为主的学校突发公共卫生事件的应急机制；进一步完善学校突发公共卫生事件应急预案、危机预警机制和管理机制；提高学校对突发公共卫生事件的风险意识；建立学校突发公共卫生事件关键控制点评估制度；全面提高学校教职工和儿童、青少年安全健康素养，以有效预防和控制学校突发公共卫生事件的发生。

第四节　学校卫生应急预案制订和演练

一、概　述

学校卫生应急预案是为了有效预防、及时控制和妥善处理学校突发公共卫生事件，提高快速反应和应急处理能力，建立健全应急机制，确保全校师生员工的人身健康和生命安全，保证正常的教育教学生活秩序，维护学校和社会稳定而制订的一个规范性文件。

自 2003 年严重急性呼吸综合征疫情暴发以来，全国各地各部门认真贯彻落实党中央、国务院部署要求，积极推进应急管理工作，在卫生应急管理的"一案三制"方面取得了良好成效。2009年，《教育部关于印发〈教育系统事故灾难类突发公共事件应急预案〉等三个专项预案的通知》（教办〔2009〕11 号）中，对教育系统公共卫生类突发事件应急预案做了详细阐述，并作为一个规范性蓝本，对教育部、省级及以下教育行政部门、各级各类学校（幼儿园）突发公共卫生事件应急预案的制订具有重要的参考价值。该预案参照《中华人民共和国突发事件应对法》《中华人民共和国传染病防治法》《中华人民共和国食品安全法》《突发公共卫生事件应急条例》《国家突发公共卫生事件应急预案》《教育系统突发公共事件应急预案》等法律、法规，并结合《中华人民共和国教育法》《学校卫生工作条例》进行的编撰制定。该预案适用于不同级别教育行政部门、各级各类学校（幼儿园）突发公共卫生事件的应急处置工作，包括发生在学校内以及学校所在地区发生的，可能对学校师生健康与生命安全造成危害的重大传染病、群体性不明原因疾病、食物中毒等公共卫生事件的应急处置工作。我国教育部联合国家卫生健康委员会分别于 2020 年 4～5 月、2020 年8 月、2021 年 2 月、2021 年 8 月印发了高等学校、中小学校和托幼机构新冠感染疫情防控技术方案第一版至第四版。2022 年 4 月印发了《高等学校新冠肺炎疫情防控技术方案（第五版）》《中小学校新冠肺炎疫情防控技术方案（第五版）》和《托幼机构新冠肺炎疫情防控技术方案（第五版）》，作为最新学校新冠感染疫情应急处置措施和卫生保障要求的工作指南。

应急预案是卫生应急管理的重要组成部分，编制应急预案是一项政策性和科学性都很强的工作。学校突发公共卫生事件应急预案是应对突发公共卫生事件的指南。学校应急预案的编制，需要在全面分析学校的危险因素、可能发生的突发公共卫生事件类型及危害程度的基础上进行风险评估，客观评价学校应急能力，编制出精细、实用、科学的学校突发公共卫生事件应急预案。例如，针对新冠感染，可以根据《幼儿园新型冠状病毒肺炎防控指南》和《中小学校新型冠状病毒肺炎防控指南》，结合各个学校特点，编制出符合学校自身实际的应急预案。各学校再根据实际情况和需要，开展各种形式的演练，提高应对能力。

二、应急预案设计和制订

学校卫生应急预案是针对学校可能发生的突发公共卫生事件及可能造成公共卫生威胁的其他类型突发事件，为提高各级教育行政部门和学校预防、控制突发公共卫生事件的能力和水平，保证有序、有效地开展卫生应急行动，降低事件造成的损失而预先制订的有关应对措施的方案。通过学校卫生应急预案体系的建立和不断完善，逐步形成"统一指挥、分级负责、协调有序、运转高效"的学校应急联动体系，将学校卫生应急日常工作和应急处置有机结合、常态和紧急事态工作有机结合，有效预防、正确应对、及时控制突发公共卫生事件，最大限度减少损失，保障广大师生身心健康和生命安全，维护学校正常教学秩序和校园稳定。

（一）应急预案的编制要求

应急预案是对突发公共卫生事件实际处置工作的行动指南，对其编制务必在尊重客观规律和符合客观实际的基础上进行设计。学校应急预案的编制应遵循科学性、系统性、动态性、可操作性和预见性的原则，具体要求如下。

1. 符合相关法律法规、规章的规定。

2. 体现学校党委领导、政府主导；专业处置、部门联动；条块结合、以块为主；全社会共同参与的应急工作指导方针。

3. 保持与上级应急预案的紧密衔接，保持与当地政府和相关专项应急预案的衔接。

4. 适应学校突发事件风险状况和所具备的应急能力，结合本地特点和教育系统、本校实际，针对性强。

5. 应对措施科学、具体，操作性强。

6. 内容完整，简洁规范，通俗易懂，实用性强。

（二）应急预案的基本内容

1. 总则　包括编制目的、编制依据、适用范围和工作原则 4 个部分。

2. 应急组织指挥体系与职责　教育行政部门设立突发公共事件应急指挥部，根据突发事件的类型、发展趋势成立临时指挥部或工作专班。由教育行政机构各科室（单位）负责同志参与。教育行政机构体育卫生与艺术教育科，承担学校突发公共卫生应急管理的日常工作。地方各级教育行政部门参照上一级教育行政部门应急处置指挥机构及职责，结合本地实际，设立突发事件应急处置指挥机构，领导、指挥、协调学校突发事件应急处理工作。各级各类学校由学校主要领导负责指挥，相关部门负责同志参加，成立处理突发事件工作机构。预案须对各级和各类组织机构在突发事件应急处理工作中的职责进行明确规范。

3. 预防与预警机制　主要是学校突发公共卫生事件的监测与信息报告机制，包括：①突发公共卫生事件的预防。明确各级教育行政部门、学校的工作职责。②突发公共卫生事件的监测。建立学校突发公共卫生事件的监测系统，重视信息收集工作，加强应急反应机制的日常管理。③信息报告。确定报告责任单位和责任报告人，明确报告时限及报送程序，熟悉报告内容。④信息发布。按应急预案的规定发布学校突发公共卫生事件的相关信息，同时向师生通报事件有关进展情况。

4. 应急响应、处置和终止　事发地教育行政部门在当地政府的统一部署下，按照分级响应的原则，采取边调查、边处理、边抢救、边核实的方式。教育行政部门和学校对学校各类突发公共卫生事件启动分级响应程序，做好相应的应急处置工作，包括现场指挥、协调和配合、紧急处置与救治、安全防护、信息共享和处理、通信和新闻报道、社会力量动员等。学校突发公共卫生事件符合应急终止条件时，按分级响应权限，由同级应急指挥机构向同级人民政府提出终止应急响应与处理的建议，批准后宣布应急响应处理结束。

5. 后期处置 学校突发公共卫生事件应急处置结束后，工作重点马上转向善后处理和恢复行动，争取在最短时间内恢复学校正常教学秩序和生活秩序，包括调查及评估、人员善后及抚恤、责任追究、整改、恢复教学秩序等。

6. 应急保障 包括组织机构保障、应急资源与支援保障、技术储备与保障、通信与信息保障、宣传、培训和演习等。

7. 附则与附录 附则包括名词术语和预案解释、预案管理与更新、奖励与责任、制定与解释部门、预案实施或生效时间等；附录包括与本部门突发事件相关的应急预案、工作流程图、相关单位通讯录、应急资源情况一览表、标准化格式文本等。

（三）应急预案编制的基本程序

1. 成立组织，制订计划 成立学校突发公共卫生事件应急预案编制小组。预案编制小组通常由教育行政部门或学校的卫生应急工作人员、管理人员和技术人员3类人员组成。组织成立时，应当明确编制小组的基本任务和人员分工。编制小组制订预案编写计划，明确预案编制的目的、依据、适用对象和范围及编制的前提条件、编制工作的指导思想和基本原则、编制工作的基本程序和阶段性工作安排，以及需上级解决的问题和条件。

2. 调查研究，编写提纲 收集和学习与学校突发公共卫生事件相关的法律、条例、管理办法和上一级预案；对学校突发公共卫生事件的现有预案和既往应对工作进行分析，获取有用信息。有针对性地讨论学校应急工作主要内容、基本环节、涉及的内外关系、工作程序和相关标准，理清工作思路，查找实际工作中存在的矛盾和问题。根据问题设计调查提纲，开展实地走访及调研，提出详细预案编写提纲，形成编写大纲，以及每部分的关键词或核心内容。必要时请专家组对大纲和关键内容进行评议和把关。

3. 撰写条文，重点研讨 在全面把握学校卫生应急工作的基础上，按照预案编写大纲和撰写条文提出学校卫生应急预案初稿。根据以往存在的问题和预案编制过程中发现的问题，如基本概念、职能分工、工作协调、工作程序和相关标准等问题组织管理人员、操作人员及专家进行讨论，对需要重点研究的问题进行专题研究，解决主要矛盾和关键问题。经补充修改后形成学校卫生应急预案（征求意见稿）。预案的撰写要结合具体环境条件和工作实际，撰写规范，文字精练，内容翔实，尤其是工作程序规范，具有可操作性。

4. 征求意见，再次修改 预案的审核和发布。学校卫生应急预案编制工作完成后，编制小组先组织内部审核，在预案制订学校、当地教育行政部门和有关专家范围内征求意见，内部审核侧重应急预案的规范性、完整性、准确性，然后根据修改意见完善应急预案。内部审核完成后组织外部审核。外部审核可分为上级教育行政部门审核、专家审核和实际工作人员审核。外部审核侧重预案的科学性、可行性、权威性等方面，编制小组获取外部评审意见后对其进行回复，并及时修改预案。最后编制小组提请本级预案编制领导小组审核修改后形成预案送审稿。

5. 上报审批，下发执行 将通过内、外部审核的学校卫生应急预案上报当地政府部门，并根据上级审核的意见和要求进行完善。经审批后的预案最终由当地政府或教育行政部门签署发布，并报送上级政府部门备案。

6. 组织演练，修改预案 预案下达后，组织教育系统相关单位、应急分队人员认真学习预案内容，明确各自的分工、工作流程和相互关系；并组织相关单位、分队按照预案反复进行演练和演习，进一步熟悉预案、程序与方法，落实预案要求的内容。在训练演习和实际应急工作中不断提高应急响应、现场处置、紧急救援能力，以及实战场景的感觉和心理适应。同时通过训练演习和实际应急工作发现预案中存在的问题和不足，进一步修改和完善应急预案。

三、卫生应急演练步骤和内容

学校卫生应急演练是将卫生应急人员置身于模拟的学校突发事件场景之中，要求他们依据各自职责，按照真实事件发生时应履行职能而采取行动的一种实践性活动，用以评价教育机构或学校履行应急预案或实施方案所赋予的一个或多个应急职能的能力。卫生应急演练的目的是通过检验卫生应急预案、实施方案、操作规程，以及人员培训效果来推动学校卫生应急准备工作。

演练活动的开展有 3 种形式，即按照任务时间序列、按照任务种类和阶段、按照主要的产出环节。任务序列流程主要是指按照大致时间顺序展示演练工作中的各项主要任务，便于设计人员从整体上了解演练过程，也有助于创建详细任务时间表。任务分类流程是按照不同的阶段将演练过程分为 3 个部分，即演练前、演练中和演练后；而整个过程又可以按照任务类型分为与演练设计有关和与演练评估有关两类任务。任务产出环节流程是将整个演练过程分为 5 个主要的产出环节，即演练准备、演练设计、演练实施、演练评估、改进追踪。每个产出环节都是系列特定任务和任务的子集，上一次演练的结果将会影响到下一次演练，从而构成一个循环。本章节以主要任务产出环节模式为基本框架，结合任务序列和任务分类两种模式来概要性介绍学校突发公共卫生事件应急演练程序。

（一）演练准备

演练设计通常被认为是整个演练的最初工作，直接决定演练后续步骤的成败。演练的设计应力求尽可能将所有的设计人员动员起来，按照真实事件发生的状况去进行思考和行动。演练设计的准备工作主要包括以下内容。

1. 回顾现有方案　包括现有学校卫生应急预案和实施方案的理想目标、突发事件应对所需采取的行动和程序。

2. 开展需求评估　包括风险性和脆弱性，以及培训工作的重点。

3. 评估开展演练的能力　教育行政部门或学校在演练的设计和实施阶段可以调用的资源。

4. 初步明确演练要素　包括演练内容、参演人员、演练类型、突发事件类型、演练地点等。

5. 估计花费和赔偿　包括资金、人力资源的储备和可能的消耗，以及人员和装备出现损伤的赔偿。

6. 编写演练目的　演练目的的核心是需要通过演练来检验和改进学校卫生应急职能。

7. 获得支持　既指从上级或权威部门得到支持，也包括从参演的其他机构或组织那儿获得支持。

8. 组建设计团队　包括卫生应急管理者、流调人员和应急处置人员等。

9. 后勤保障准备　包括各种卫生应急专业装备、后勤保障设施等。

（二）演练设计

卫生应急演练，特别是桌面演练、功能性演练和全方位演练，可以按照 8 个通用步骤进行设计，分别是需求评估、确定演练要素、编写演练目的、明确演练目标、设计背景故事、撰写主要事件和细节事件、列出预期的行动、准备事件进展信息。

其中的需求评估、确定演练要素和编写演练目的 3 个步骤在演练设计和演练实施中均非常重要。这 3 个步骤既出现在演练准备工作的环节中，又出现在演练设计的环节中，这并不意味着仅仅是简单的重复。在比较复杂的演练中，设计人员可能需要返回需求评估、确定演练要素和编写演练目的这 3 个步骤去修订和完善，以保证更加适应特定的演练。

进行演练设计时，应制订清晰和明确的演练目标。演练目标就是演练设计者期待演练参演人员在演练实施过程中采取的行动和表现出的能力。就一般演练而言，≤10 个的目标较为合适，小型演练中有 2～3 个目标即可。演练目标应该具有简单、可观测、可完成、现实及以任务为导向的特点。如每个演练目标应该清楚表述：谁，在什么条件下，应采取什么行动，这种行动应该达到的标准是什么。

演练需要模拟真实事件的场景或情景，所以演练场景的设计要具备以下几个特征，即非常明确、采用现在时、使用短句（以增加紧迫感和紧张感）、可以表现出状况的变化（对于有预警时间的事件）、强调紧急的环境氛围，篇幅通常为1～5自然段。撰写演练场景或情景类似于编写一个剧本，设计者将事件组织成场景和行动，即主要事件和细节事件。主要事件和细节事件是背景故事所描述的突发事件引发的或大或小的事件，可将其视为突发事件带来问题或是需要采取的应对行动，以达到演练目标。编写主要和次要事件的目的是在虚拟的突发事件与受练人员采取的行动之间建立一个纽带，使两者产生关联，以此保持演练的统一性。

预期行动是指设计人员希望受练人员在演练中采取的行动或做出的决定，以显示其能力。预期行动与演练目标、事件进展信息和演练评估均有密切的关系；事件进展信息用来向参演人员传递细节事件。可以是一条事件进展信息代表一个细节事件，也可以是几条事件进展信息合在一起代表一个细节事件。

在演练设计过程中，需编写出4类演练相关文档，即演练方案、演练控制方案、演练评估方案和受练人员手册。这些文件是针对演练中特定人群的基本手册以及演练设计、实施和评估过程中的实用工具。同时演练需要通过使用装备、设备、各种展示手段、人员、道具和其他工具或方法来增强其逼真性，以利于演练更加接近真实，取得更好的效果。

（三）演练实施

演练的实施过程是整个演练工作中的重要环节之一，在演练实操过程中，需注意以下几个问题。

1. 清晰理解　如果演练参演人员不能清晰地理解他们在演练中所扮演的角色和承担的责任，那么演练将不可能成功实施。许多演练失败的原因就在于演练中使用的基本原则和模拟技术没有介绍清楚。

2. 保持行动的连续性　在既设的场景下，应保持参演人员持续采取行动，最终实现演练目标。信息（主要为事件进展信息）的持续性是确保行动持续性最重要的手段，因此，在整个演练过程中控制人员应仔细监控信息的流转情况，以确保所有参演人员在整个演练中始终保持活跃，持续开展决策与行动。

3. 保持真实感　鼓励演练参演人员想象真实可能发生的情况去对待模拟的应急场景，如通信过载或损坏、设备故障、运输受限、人员缺失等。

4. 建立进程安排　建立合理的进程安排，将有助于保持演练的每个环节都处在合适的节点上。

5. 告知紧急终止程序　可以在演练开始前以简报的形式告知参演人员，以确保所有人员都理解紧急终止程序。

6. 充分利用预料外状况　演练中若发生预料外状况，同样是有价值的，可以增加演练的压力，从而更有效地测试机构或组织应对真实事件的能力。

（四）演练评估

评估演练目标是否实现以及实现的程度是演练的重要组成部分。好的演练评估有助于了解：演练是否达到了目标；应急预案、实施方案、操作规程中需改进的地方；应急管理系统需完善的地方；培训和人员配备的不足；需要加强的设备和装备；后续需要开展的培训和演练等。演练评估工作的广度和深度取决于实际需要。对于一般的演练，仅靠控制人员的观察和评价就可以完成评估；而对于相对复杂的演练，需单独设立观察人员，采用专门的分析方法进行评估。评估人员应非常熟悉相关的应急预案和实施方案，以及自己所负责评估的领域。评估的具体行动就是观察和记录，评估团队负责人可通过以下步骤指导评估人员开展工作：①共同回顾演练的特定目标、细节事件和预期行动。②强调将受练人员采取的行动和所做的决定看作被观察对象，而不要关注受练人员本身。③告知评估人员应处的观察位置。④向评估人员介绍哪些是负责观察的预期的行动。⑤必要时提供观察要点，以使其能够非常客观地搜集数据。⑥提供评估表格，包括简单设计的问卷、核查清单或记录观察结果的分级表。这些表格不用太复杂，但必须客观、简单和明确。

评估工作的主要产出是评估报告，该报告应分析和解释演练中实现及没有实现的目标，并针对发现的不足提出改进措施建议。

（五）改进追踪

对改进建议落实情况的追踪是最容易被忽视的演练程序。一个缺乏评估和改进建议的演练不是一个完整的演练。同样，不对改进建议进行追踪以促进应急管理工作完善的演练也不能完全发挥功效。所以，在学校突发公共卫生事件应急演练结束后，建立监控计划，整改责任落实到人，通过循环检测的方式追踪应急演练方案改进措施的落实情况。

第五节　学校卫生应急典型案例分析

一、案例背景

2013年5月15日17:00，南方某学校陆续有学生因头晕、恶心、呕吐、腹痛、腹泻等症状到校医室就诊，随后症状严重者被送到当地中医院进行诊治。经了解，该校9个年级共有4700余名学生，400余名教师，大部分师生在学校食堂食用三餐，师生食谱相同。5月15日下午，该校八年级举办14周岁青春仪式活动，八年级的各班学生于16:30食用了由该校从某面包房采购的裱花奶油蛋糕。5月15日17:00左右，共有28名学生陆续开始出现不良症状，该28名病人均为八年级学生。初步判定病例数为28名。病人主要症状为恶心（100.0%）、呕吐（100.0%）、腹痛（64.3%）、腹泻（28.6%）、头晕（42.9%），均无发热、抽搐、发绀、呼吸困难、昏迷等症状。无危重、死亡病例。

二、应急准备和现场调查

学校卫生应急人员对事件进行了简要的初步了解，并配合卫生部门工作人员进行中毒病人的流行病学调查、食谱调查及样品采集，以及实验室检查，确认是否发生食物中毒。

（一）共同进餐史及共同食谱

5月15日，28名病人中有12名未在该校食堂用早餐，有4名未在该校食堂用中餐，有9名未在该校食堂用晚餐，但他们均食用了裱花奶油蛋糕。

（二）病人分布

28名病人均是该学校的八年级学生，其中八（2）班4名，八（3）班8名，八（4）班4名，八（9）班12名；男生7名，女生21名；最小年龄14岁，最大年龄16岁。

（三）潜伏期和中毒食物

28名病人的最短潜伏期为0.5小时，最长潜伏期为2.3小时，平均潜伏期为1.5小时。根据在该校食堂用餐的其他年级学生以及该校教职工均未发病，推断中毒食品是裱花奶油蛋糕。

（四）餐后发病时间与发病人数分布

根据流行病学个案调查资料，餐后30分钟有3人发病，1小时有7人发病，1.5小时有11人发病，2小时有5人发病，餐后2.3小时后发病终止。无人与人之间的直接传染。

（五）临床表现、治疗及转归

28名病人的临床表现基本相似，临床症状如前所述，经中医院给予对症治疗后，病人的临床表现逐渐消失，预后良好，无死亡病例及新发病例。

（六）现场卫生学调查

面包房——该面包房有餐饮服务许可证，但裱花间和前厅正在装修，该批蛋糕的裱花在无空调及消毒设施的操作间内进行。该批蛋糕胚在 5 月 14 日 22:00 左右做好，放在无冷藏、消毒设施的操作间架子上至 5 月 15 日 7:30 左右；买来的红豆夹心常温保存，未经烘烤直接放入烘焙后的蛋糕胚内；加工好的成品蛋糕直接放置在无冷藏、消毒设施的操作间内。学校食堂——该学校食堂有餐饮服务许可证，共有 97 名从业人员，均持有有效的健康证明；有粗加工间、切配间、备餐间等场所且配套设施齐全；有索证索票台账、农药残留检测等台账；有留样食品及留样登记。

（七）实验室检验

在面包房采集的红豆、打蛋机表面拭子、剩余蛋糕样品中均检出蜡样芽孢杆菌，其中红豆中蜡样芽孢杆菌菌数为 1.7×10^6/g。1 份病人呕吐物样品、2 份病人肛拭子样品中也检出蜡样芽孢杆菌。食堂所采集样品均未检出蜡样芽孢杆菌、金黄色葡萄球菌、沙门菌、志贺菌、副溶血性弧菌、变形杆菌、肠致病性大肠埃希氏菌等病原菌。

三、应急响应和处置

（一）启动应急预案

马上报告学校领导，启动应急预案，统筹处理该事件，学校主管领导立即指挥应急救治工作。

（二）报告上级

1. 校医向卫生部门报告

1）发生食物中毒的单位、地址和时间。

2）中毒人数和主要中毒症状。

3）可能引起中毒的食物。

4）中毒发展的趋势及已采取的措施和需要协助解决的问题。

2. 副校长向教育主管部门报告

1）发生食物中毒的单位、地址和时间。

2）中毒人数和主要中毒症状。

3）可能引起中毒的食物。

4）中毒发展的趋势及已采取的措施。

（三）学校领导召集各班主任会议

说明情况，要求各班主任立即排查本班学生是否有类似问题发生；未出现病例的班级按正常教学进程上课，并密切观察全体学生的身体状况，稳定学生情绪，发现不适者及时送校医室诊治，避免引起不必要的从众效应。

（四）校医密切观察病情，对患病学生按情况轻重进行分类处理

1. 症状稍重由专门老师护送，用校车送往医院进行处理。

2. 症状轻微者，在医疗卫生机构的指导下经对症处理后在校医室观察。

3. 中毒学生如有增加，情况紧急时，拨打"120"请医院派人来校急救，采取应急救援措施。

（五）后勤保障

副校长做好后勤保障工作，保障学生转送医院用机动车、预防性服用的药品、消毒用品到位。

（六）食堂保存现场

总务主任、食堂负责人对食堂保存现场，保存造成食物中毒或者可能导致食物中毒的食品及原料；盛装可疑食物的容器、工具、用具；保留病人粪便、呕吐物（最好是用药前）。要协助卫生部门做带菌检查和取证工作，按照卫生部门的要求如实提供有关材料和样品。

（七）预防性服药

在卫生部门的指导下，对发生病例较多的八年级同学集体预防性服药，由班主任监督服到口。

（八）信息交流与沟通

做好新闻媒体的应对，学生家长的告知、沟通与疏导工作。

1. 对新闻媒体的应对应由专人负责（避免众说纷纭，口径不一）。

2. 及时、准确公布事故事实和真相（让自身成为媒体的主要信息来源，以减少无端猜测和以偏概全）。

3. 及时与家长取得联系，表明学校和相关部门的态度和立场，告知已采取的措施（满足公众特别是学生家长的知情权）。

（九）后继追踪工作

由班主任及时了解第 2 天没到校上课学生的缺课原因，发现异常及时上报校医。

（十）总结工作

总结经验，制订出预防类似事故发生的方案。

四、结 论

根据现场初步调查结果，排除传染病（胃肠型感冒）、饮用水有问题、因暴饮暴食而引起的肠胃炎，以及变态反应性疾病等问题，初步确定该事件为蜡样芽孢杆菌污染裱花奶油蛋糕所引起的食物中毒。

该批蛋糕的制作在无空调及消毒设施的操作间内进行。且蛋糕胚在无冷藏、无消毒的环境下放置近 10 个小时，红豆夹心也常温保存，未经烘烤直接放入烘烤后的蛋糕胚内；加工好的成品蛋糕亦直接放置在无冷藏及消毒设施的操作间内。5 月份南方气温偏高，用于奶油蛋糕制作的原食材于较高温度环境放置，且放置时间过长，为蜡样芽孢杆菌的繁殖提供了适宜环境。该事件违反了《餐饮业和集体用餐配送单位卫生规范》第二十一条第（六）款"在烹调后至食用前需要较长时间（超过 2 小时）存放的食品，应当在高于 60℃或低于 10℃的条件下存放"的规定，结果造成了课间餐蜡样芽孢杆菌食物中毒。（来源：中国学校卫生 2014 年 35 卷第 2 期）

（薛 玲）

教学视频
第 12 章 手足口病卫生应急演练

思 考 题

1. 学校卫生应急的定义是什么？分为哪几类？

2. 阐述学校传染病事件和食物中毒的预防和应急处置要点。

3. 简述学校突发公共卫生事件应急预案编制的要求和基本内容。

第 13 章 实验室安全和卫生应急

学习目标

1. 系统掌握实验室的分类、分级、常见安全隐患和安全防护措施，以及实验室卫生应急响应的分级、应急预案的设计目的和工作原则。

2. 熟悉实验室安全管理建议和生物安全实验室设施设备要求、实验室卫生应急准备和处置措施。

3. 了解实验室的管理和运行体系及实验室卫生应急演练的方式、步骤、评价和总结。

情景导入　　**2014 年美国生物安全实验室炭疽杆菌事件**

2014 年，美国疾病预防控制中心公布一起实验室生物安全事故，大约 75 名亚特兰大工作人员因没有遵守既定的安全规程而接触到活炭疽杆菌（炭疽）。

美国疾病预防控制中心的 1 个生物安全 3 级（BSL-3）实验室在准备炭疽杆菌的过程中样本没有充分失活。这些可能携带炭疽杆菌的样本被运送至另外 3 个低级别生物安全实验室，这些实验室不具备开展活炭疽杆菌研究的条件。在 6 月 6 日至 6 月 13 日期间，其中 2 个实验室在实验操作过程中可能出现了炭疽杆菌孢子环境泄漏。6 月 13 日，工作人员在未穿戴合适个人防护设备的情况下，处理细菌培养皿并接触了培养皿中含有的炭疽杆菌菌落（活细菌）。

疾病预防控制中心立即开始调查，对环境和相关人员进行风险评估，采取相应的卫生应急处置措施。疾病预防控制中心立即对存在暴露风险的工作人员进行排查，并对可能感染的人员进行健康监测和抗生素治疗，以及对所有实验室相关人员进行实验室安全教育。同时，第一时间关闭实验室，组织开展实验室环境炭疽杆菌检测，评估炭疽杆菌污染范围，对相关环境实施彻底消杀。

疾病预防控制中心将该事件上报美国联邦政府，开展内部调查，确定该起生物安全事故原因，处理违规操作人员，加强实验室安全管理及相关人员安全培训。

思考：

1. 美国疾病预防控制中心应对此次实验室安全事故的过程和事实说明了什么？

2. 我们从这次炭疽杆菌泄漏的实验室安全事故中获得了哪些启示？

第一节　概　　述

一、实验室和实验室安全

实验室是进行科学实验操作的场所，承担科学研究和教学等功能。高校、科研机构、政府部门和企业等都有大量的实验室。实验室安全是实验室管理的重中之重，是顺利开展科学研究的重要保障。近年来，随着国家对科研和教育投入的持续加大，实验室的数量和规模也在不断扩大，与此同时，实验室安全事故的发生也在不断增加。因此，实验室安全工作越来越重要。实验室的危险因素包括物理性、化学性和生物性等因素。实验室安全隐患可来自实验室自身的设计、管理体系和实验操作过程等多个环节，如操作不当，则可能引起实验室危险因素外泄，导致实验室安全事故发生。值得注意的是，不同学科的实验室有其自身的特点，因此，不同实验室安全事故的特点也有所不同。本章节所述内容，主要适用于高校、科研机构、政府部门和企业等所属的医学、生物学和公共卫生学等实验室，也在一定程度上适用于化学化工和机械类实验室。

二、实验室卫生应急

实验室卫生应急（laboratory health emergency response）一般是指在事前预防、事发应对、事中处置，以及事后处理过程中，为应对实验室各类突发安全事故所采取的动态性复杂程序，其目的旨在通过建立必要应急机制和采取相应应急措施，最大限度地避免事故的发生或降低事故的危害，以尽快恢复实验室正常的科研和教学活动。实验室安全是教学与科研工作的基础保障，更关系到科研工作者的生命安全，实验室应急管理是保证实验室安全的重要环节。

近年来，随着实验室数量逐年攀升，实验室事故频发，实验室安全应急逐渐引起重视。同时，因为实验室突发安全事故的处置具有一定复杂性及专业需求，所以，建立行之有效的实验室应急制度成为当下实验室应急管理中重要而迫切的工作任务。实验室一旦出现事故，根据实验室应急管理办法，会触发实验室卫生应急程序。实验室卫生应急事件的发生因素不仅包括生物性、化学性、物理性等固有因素，还包括火灾、水灾、地震、冰冻、人为破坏等意外因素。实验室应急程序应包括负责人、组织、应急通信、报告内容、个体防护和应对程序、应急设备、撤离逃生计划和路线、污染源隔离和消毒灭菌、人员隔离和救治、现场隔离和控制、风险沟通与评估等内容。

第二节　实验室分级和安全防护

一、实验室的分类和分级

（一）按照功能分类

实验室按照功能的不同，可分为科研实验室和教学实验室。科研实验室的目的是为科学研究服务，科研实验室通常具有科学研究所需的全部或部分仪器设备，是目前高校、科研机构、医院和科创企业数量最多、分布最广和使用最频繁的一类实验室。教学实验室主要为教学服务，通常具备教学所需的仪器设备，主要代表的是高校各类本科生教学实验室。

科研实验室按照功能的不同，也可分为基础实验室和技术平台实验室。基础实验室一般以课题组为单位进行管理和运行，通常具有所从事科研工作的全部或部分仪器设备，承担科学研究任务。基础实验室是科研工作者（包括研究生）科研工作的重要场所，也是研究生培养的重要基地。基础实验室规模可大可小，是目前数量最多的科研实验室。技术平台实验室又称为中心实验室，技术平台实验室的仪器设备通常为大型仪器设备，这些大型仪器通常价格较高，是基础实验室不具备的，因此，技术平台实验室在功能上主要为科学研究提供大型仪器的使用服务，一般由机构直接管理运行或者机构委托部门进行管理运行。

（二）按照性质分类

科研实验室按照实验性质的不同，可分为一般实验室和生物安全实验室。

1. 一般实验室　是指在研究过程中不涉及病原微生物的实验室。目前，我国高校和科研机构中大多数医学、生物学、公共卫生学、化学化工和机械类实验室都属于一般实验室。

2. 生物安全实验室　指在实验过程中涉及传染性病原微生物的实验室。按照病原微生物致病性由弱到强、防护水平要求由低到高，生物安全实验室分为Ⅰ级（BSL-1）、Ⅱ级（BSL-2）、Ⅲ级（BSL-3）和Ⅳ级（BSL-4）。其中，以 BSL-1、BSL-2、BSL-3 和 BSL-4 表示仅进行体外操作实验室的相应生物安全防护水平，以 ABSL-1、ABSL-2、ABSL-3 和 ABSL-4 表示包括进行动物活体操作实验室的相应生物安全防护水平。生物安全实验室的分类标准和适用研究范围见表 13-1。

表 13-1　生物安全实验室的分类标准和常见适用研究范围

等级	分类标准	常见研究对象
BSL-1（P1）	适用于操作在通常情况下不会引起人类或者动物疾病的微生物研究	大肠埃希菌、酵母菌等
BSL-2（P2）	适用于操作能够引起人类或者动物疾病，但一般情况下对人、动物或者环境不构成严重危害，传播风险有限，实验室感染后很少引起严重疾病，并且具备有效治疗和预防措施的微生物	流感病毒、沙门菌、金黄色葡萄球菌等
BSL-3（P3）	适用于操作能够引起人类或者动物严重疾病，比较容易直接或间接在人与人、动物与人、动物与动物间传播的微生物	黄热病毒、炭疽杆菌、结核分枝杆菌、狂犬病毒、鼠疫杆菌、艾滋病病毒（血清学实验除外）、新型冠状病毒等
BSL-4（P4）	适用于操作能够引起人类或者动物严重疾病的微生物，以及我国尚未发现或者已经宣布灭绝的微生物	埃博拉病毒、SARS 病毒、新型冠状病毒等

（三）其他分类

实验室按照所属部门的不同，可分为国家级实验室、省部级实验室、高校或科研机构实验室、企业实验室、校企联合实验室和国际合作实验室等。按照实验室的级别，可分为国家重点实验室和省部级重点实验室等，这类实验室通常由所在高校和科研机构委托管理。

一些实验室可能同时承担多种功能，如科研实验室也可承担部分教学功能，基础实验室也能承担部分技术平台的功能，有些技术平台实验室可同时具有基础实验室的功能。各类实验室在分类上可能有重叠，如国家重点实验室和省部级重点实验室可包含众多基础实验室和技术平台实验室。

二、实验室的管理、安全和防护

实验室安全防护是实验室安全和正常运行的保障。实验室安全防护需要依靠完善的管理体系，不同类型的实验室管理方法有所不同，不同机构对实验室的管理也有所不同。在管理体系上，多数实验室包括教学实验室可以参照一般实验室（不涉及生物安全因素）的管理方法。对于生物安全实验室的管理，因生物安全的特殊性，除了要参照一般实验室的管理方法外，还要根据国家《实验室生物安全通用要求》《病原微生物实验室生物安全管理条例》《生物安全实验室建筑技术规范》和《生物安全法》等法律、法规，制定更为严格的管理要求，尤其要注意个人防护和废弃物处理。本章节以一般实验室和生物安全实验室为例，介绍实验室的管理、安全和防护原则。

（一）一般实验室的管理、安全和防护

1. 运行体系　一般实验室没有固定的运行体系和管理模式。通常情况下，每个实验室有一名负责人，做到责任明确到人。以高校和研究机构科研用途为主的基础实验室为例，这类实验室通常以课题组为基础运行单位，以课题组长为负责人，主要成员通常包括课题组长、技术员、研究助理、博士后和研究生等。同时，基础实验室的运行必须遵守机构或院系制定的统一管理规范。技术平台实验室由于其在功能定位上是为科研工作提供大型仪器，因此，在管理和运行模式上与基础实验室有所不同。技术平台实验室通常由机构直接管理，机构指定一名负责人具体管理，通常每台大型仪器配有一名技术人员，负责该仪器的运行。对于国家重点实验室等，一般设有管理层，在管理层的领导框架下，各个基础实验室和技术平台实验室的管理与前述类似。

2. 安全隐患　实验室安全取决于实验室设计、管理、运行模式和防护等多个环节。

（1）设备隐患

1）实验楼：我国高校和科研机构的部分实验室位于专门设计的实验楼，这类实验楼一般具备良好的布局、通风、逃生、供水、承重等条件，符合现代实验室安全的硬件要求。但是，也有相

当一部分实验室位于老旧楼房，这类实验室的安全隐患主要在于缺乏良好的通风系统、电路老化、缺少逃生系统等。另外，老旧楼房的承重能力有限，超重承载仪器设备如重量较大的超低温冰箱，可能会造成楼房倾斜塌陷甚至楼板断裂，出现安全隐患。因此，实验室的设置，应当选择在专业设计的实验室楼。

2）特殊仪器设备：常见的包括紫外线灯、高压消毒设备、烘箱、超低温冰箱、高速离心机等，如果操作不当也会造成一定的安全隐患。紫外线灯通常用于环境或超净台消毒，由于紫外线能严重伤害健康，故在使用过程中要避免照射眼睛和皮肤，建议佩戴防护眼罩后再打开紫外线灯，打开紫外线灯后，要立刻离开该环境。高压消毒锅、烘箱等是容易造成安全隐患的设备，使用人员进行培训后才能使用，要预防操作不当引起的烫伤和火灾等安全事故，高压设备要警惕爆炸危险，同时，这类仪器需在有工作人员在场的情况下使用，尤其要避免仪器在实验室没有人的情况下隔夜运行。对于超低温冰箱，放置时要考虑楼层的承重，在使用过程中，要佩戴防护手套，防止冻伤。对于离心机，尤其是高速离心机，操作人员要经过培训后才能使用，需要严格按照操作说明进行使用，包括对地面和实验桌面平整性的要求，防止在使用过程中因不平衡造成事故，除此之外，离心机在使用过程中工作人员要在场，或等离心机达到设置的运行速度并平稳运行后才能离开。另外，很多仪器需要在特定的温度下存放和运行，因此，需要注意环境温度是否合适，尤其对于功率较大的设备，如超低温冰箱，要防止周围环境温度太高而发生故障。还需要注意的是，有些仪器设备在运行时有高压电，如流式细胞分选仪在运行时内部有高达 5000V 左右的电极，对于这类仪器，工作人员在使用时要遵守操作规范，严禁在运行过程中擅自打开仪器和触摸内部的零部件。

（2）化学品：实验室通常会涉及危险化学品的实验，医学实验室和公共卫生实验室涉及的危险化学品主要为各类有毒化学品、强腐蚀性化学品、易燃易爆化学品、特殊气体和放射性物质等，可参阅公安部《易制爆危险化学品名录》和国务院相关部门发布的《危险化学品目录》。

1）有毒化学品：分为挥发性弱或无挥发性的固态和有挥发性的液态化学品。对于使用无挥发性的固态有毒化学品的实验室，使用和存储过程均要格外注意安全。固态有毒化学品在使用过程中，要穿戴好防护服、手套和口罩，避免人体与有毒化学品直接接触，尤其要避免误食。在储存过程中，要将固态有毒物品放置到保险柜或者带锁的储存箱，使用时需要在工作人员监督下取用。对于剧毒型的化学品，可保存在保险柜中，使用时需要 2 名工作人员同时到场取用。对于有毒液态化学品，如挥发性有机物，在使用过程中，除防护服、口罩和手套等常规防护措施外，实验操作要在含有屏障性空气循环系统通风橱中进行，如果该化学品的毒性较大，推荐操作时同时佩戴带有吸附功能的防毒面具。有毒液态化学品在储存过程中，可根据是否开封过分别保存。未开封使用过的有毒液态化学品的保存，可参照有毒固态化学品的保存方法；对已开封使用过的有毒液态化学品，由于有挥发到环境中的可能性，因此，其保存不能放置在一般的保险柜或者储存柜，而是推荐放置于有屏障性空气循环体系的通风柜中，以避免液态化学品挥发到实验室环境中。放置有毒液态化学品的通风柜，应配有钥匙，由工作人员妥善保管，建议双人双锁管理。

2）强腐蚀性化学品：主要指强酸和强碱。强酸和强碱的储存要在特定的储存柜中，可由专人管理。强酸强碱在使用过程中要注意防护，穿戴防护服、手套、口罩和眼罩，避免眼睛、皮肤等受到腐蚀，同时也要避免周围物品受到腐蚀。对于具有挥发性的酸，其储存和使用原则可参考挥发性有毒液态化学品的使用和储存要求，在有屏障性空气循环系统的通风橱和通风柜中使用和储存。

3）易燃易爆化学品：多数属于液态有机物。对于易燃易爆品，其要保存在有一定防冲击力的防爆柜中，禁止明火，禁止强烈撞击。对于液态易燃易爆品，其储存推荐使用带有空气屏障系统的防爆柜，并指定工作人员进行日常管理。易燃易爆品在使用过程中，除了佩戴防护服、手套、口罩和眼罩等以外，首先要禁止明火；如果是液态挥发性有机物，可参照有毒液态化学品的使用方法，推荐在具有屏障性空气循环系统的通风橱中进行操作。

4）特殊气体：如氮气（液态、气态）、氧气、氩气和干冰等，少数实验室可能安装了煤气天然气供热或作为燃气使用。实验室的气体通常用钢瓶存储，钢瓶要用铁链或绳索进行固定，防止钢瓶倒下，避免剧烈撞击。同时，在使用过程中，要避免钢瓶中的气体外漏到环境中，引起窒息、火灾或爆炸。对于氧气钢瓶，要注意避免火源，防止火灾和爆炸。液氮通常用于低温保存细胞和组织，使用时要注意穿戴防护服、防护手套和眼罩等，防止冻伤和液氮溅出伤害眼睛和皮肤。干冰在使用过程中，要注意避免冻伤和干冰升华引起窒息。对于煤气、天然气等的使用，要注意定期检查管道情况，使用结束后及时关闭开关，防止火灾甚至爆炸。

5）放射性物质：涉及放射性物质的实验人员要经过严格的安全培训。实验过程中除了严格遵守实验操作规程外，还要根据实际情况决定是否需要特殊防护，如防辐射挡板等。防护要点是注意避免自身遭受辐射，避免放射性物质与皮肤和衣物接触，避免经口误食入放射性物质；实验结束后，要及时洗澡和换衣。含有放射性物质的垃圾，应交由后勤特殊处理，不能与普通实验垃圾一起处理。同时，要定期检测实验室中的放射强度，进行环境监护。

（3）废弃物：一般实验室的实验动物和实验室垃圾均不涉及致病性病原微生物，但是处理不当也可能会引起安全隐患。实验室垃圾属于特殊垃圾，要与生活垃圾分开处理，通常是科研机构统一安排垃圾的回收和处理。由于不涉及生物安全，因此，普通实验室的垃圾处理主要注意特殊物品，常见的如针头等锐器物、实验动物尸体和化学性污水等。锐器物如针头和打碎的玻璃物品，要注意避免扎伤手，不能与普通垃圾混在一起，而是要放置到特殊容器中，交由后勤统一处理。对于实验动物，要避免实验动物尸体腐烂和发臭，不能与普通垃圾混在一起，应交由后勤统一处理。实验室有很多化学性试剂及含有大量化学物的污水垃圾，为避免污染环境，这些污水要经特殊处理才能排放到环境中，一般由机构统一处理。

以上列举了医学实验室和公共卫生学实验室常见的安全隐患。实际上，实验室在运行的各个环节都可能存在一定的安全隐患。因此，实验室工作人员在每个环节中都要严格遵守实验室规范，避免安全事故发生。

3. 安全管理　实验室的安全依赖于良好的安全管理体系，每个实验室都有其自身特点，因此，并没有固定的、适用于所有实验室的安全规则，各个实验室可制订适合其自身特点的安全管理体系。除了以上提到的安全隐患和注意事项外，以下是一些安全管理建议，可供实验室在制订自身安全管理方法时参考。

（1）建立实验室时，在条件允许的情况下尽量选择专业化设计的实验室大楼，注意实验室温度、湿度、照明、噪声、气流、排水、逃生、承重等，选择可视门、可视窗及耐火、耐腐蚀和防水材料等。

（2）明确实验室安全负责人，责任到人，建立实验室安全人事体系。

（3）建立实验室安全手册，明确实验室安全管理条例；建立实验室安全应急体系。

（4）安全人员要定期到现场巡视实验室，并与实验室一线工作人员交流沟通，及时发现和解决安全隐患。

（5）实验室区域分办公区域和实验区域，工作人员饮食、饮水等到办公区域，实验操作进入实验区域。

（6）在显眼处张贴安全负责人手机号码，确保能够及时联系到安全人员；在可能有危险的场所，张贴安全警示标志。

（7）新进实验室人员要进行岗前安全培训和安全教育，并定期（1年一次）对实验室人员进行安全培训和安全教育。

（8）制订实验室设备清单，将重要仪器操作方法张贴在仪器旁边。

（9）制订化学物和生物试剂的购买、保存、使用等清单，便于管理；规范危险化学品的保存和使用，推荐登记使用，根据实验需要现取现用制度；配备相应的安全设备，防止发生火灾爆炸、中毒、环境污染等事故；剧毒化学品执行"五双"（即双人验收、双人保管、双人发货、双把锁、双本账）管理，麻醉药品和第一类精神药品管理符合"双人双锁"，有专用账册。

（10）工作人员在进行实验操作时，要穿戴工作服、口罩和手套等防护措施。

（11）规范实验操作，正确操作仪器设备，尤其对特殊设备，操作人员进行培训后才能使用，防止因仪器操作不当引起安全事故；对于危险性较高的仪器，运行时要求双人在场。

（12）建立后勤保障体系，规范实验室垃圾处理，包括耗材垃圾、污水、动物尸体、锐器等的处理。

（13）启用门卫制度和门禁系统，避免无关人员非必要进入实验室；配备实验室备用钥匙。

（14）使用安全监控体系，公共场所，如走廊、实验室入口处等实行摄像头监控。

（15）启用烟雾火灾报警系统、消防系统、逃生系统和安全夜灯，在实验室配备急救箱、淋浴装置和冲眼器等急救设备。

（16）重要仪器设备可启用电子监控系统，如超低温冰箱、高压消毒锅和烘箱等，一旦有异常，能够及时收到报警信息，及时处理。

（17）确保实验室仪器设备能够正常运行，一旦出现仪器故障，及时维修；及时淘汰可能造成安全隐患的、老化的旧仪器，如高压消毒锅等。

（18）定期进行实验室安全事故应急演练，可 1 年进行一次。

（二）生物安全实验室的管理、安全和防护

生物安全实验室因其特殊性，建立、管理和运行要进行生物安全风险评估，须符合《病原微生物实验室生物安全管理条例》《实验室生物安全通用要求》《生物安全实验室建筑技术规范》《中华人民共和国生物安全法》等国家标准和法律、法规。

目前，我国高校和科研机构有大量的生物安全实验室，大多数为 BSL-1 和 BSL-2，只有少量为 BSL-3 和 BSL-4（生物安全实验室具体实验对象分类，见表 13-1）。相对于一般实验室，生物安全实验室的管理更为严格。从实验室安全的角度，一般实验室的安全隐患均在生物安全实验室存在，因此。一般实验室的安全注意事项同样适用于生物安全实验室。但生物安全实验室涉及感染性疾病，因此，生物安全实验室的安全隐患有其特殊性，不仅影响实验成败，还可能造成重大的公共卫生安全事故。因此，生物安全实验室要建立完善的管理、安全和防护体系。

1. 运行体系　生物安全实验室由于其特殊性，管理运行体系须符合国家标准，即《实验室生物安全通用要求》（GB 19489—2019）。实验室所在机构应有明确的法律地位和从事相关活动的资格，实验室负责人一般为所在机构生物安全委员会有职权的成员。在具体运行模式上，生物安全实验室根据其级别不同，具体运行方式也稍有不同。对于 BSL-1，其运行体系可类似于一般实验室，在符合国标的情况下，以科研目的为主的 BSL-1 通常实行机构委托的、具有资质的课题组长负责制，教学实验室可由机构直接管理或者机构委托的具有资质的教师负责管理，实验室工作人员构成与一般实验室类似。对于 BSL-2、BSL-3 和 BSL-4，由于其研究的微生物具有致病性，从申请建立实验室到具体管理都相对严格。因此，BSL-2、BSL-3 和 BSL-4 通常由机构实行统一管理，而不是以某单个课题组为运行单位，通常整个单位的相关课题组均可申请使用，但课题组须在接受培训并获得许可后才能使用。

2. 安全隐患　一般实验室的安全隐患均可能出现在生物安全实验室，因此，生物安全实验室同样要注意防止火灾、爆炸、各类有毒化学品、强腐蚀性化学品、易燃易爆化学品、特殊气体、特殊设备使用、垃圾处理等造成安全隐患。

生物安全实验室最大的安全隐患是感染，包括工作人员自身感染、病原菌外漏污染环境和感染人或动物，甚至造成重大公共卫生事故。对于生物安全实验室工作人员，首先要了解自己所研

究微生物的致病性质和特点，做到在实验过程中心中有数。对于 BSL-1，由于在该类实验室研究的是非致病性的微生物，这类微生物引起人和动物感染性疾病的可能性很小。对于 BSL-2 和 BSL-3，由于在该类实验室研究的是具有致病性的微生物，因此，工作人员在进行实验操作过程中要穿戴一次性防护服、手套、眼罩等，严格按照实验室操作规范进行操作，操作过程要全程在生物安全柜中进行，防止扎伤手。另外，防止生物样本和试剂溅到眼睛和皮肤，造成感染。一旦出现事故，要及时报告、就医、启动实验室应急程序。对于 BSL-4，由于所研究的病原微生物可能经呼吸道传播，因此，使用 BSL-4 要严格遵守实验室管理规定，严格按照实验操作规范进行操作和严格执行实验室应急程序，防止自身发生感染和病原微生物泄漏，造成重大公共卫生事故。

3. 安全管理 生物安全实验室的安全管理非常重要，除了遵循一般实验室的安全原则以外，生物安全实验室的核心安全原则是防止出现生物因素的感染、外漏，造成人和动物感染、环境污染和公共卫生安全事故等。因此，管理、防护和消毒灭菌等预防病原微生物感染的措施在生物安全实验室管理体系中极其重要，需要做好病原微生物的采购与保管、人员专业培训和准入制度，并严格遵守操作规范。另外，生物安全实验室有其特殊的安全管理要求，须符合《实验室生物安全通用要求》中的相关规定。

（1）设施和设备：生物安全实验室的设施和设备要求须符合《实验室生物安全通用要求》，要点如下。

1）BSL-1：配有可视窗、洗手池、挂衣架、应急照明灯、消防和急救设施、应急通信设备等，排水通畅，电力稳定，墙壁、地面和实验台耐腐蚀、防水、耐热等，总体与一般实验室类似。

2）BSL-2：在 BSL-1 的基础上，增加自动门、入口控制措施、洗眼装置、高压灭菌锅、生物安全柜和可靠的电力供应等。

3）BSL-3：符合《实验室生物安全通用要求》文件所要求的平面布局、围护结构、通风空调系统、供水与供气系统、污染物处理及消毒灭菌系统、电力供应系统、照明系统、实验室通信系统和自控、监视与报警系统等。

4）BSL-4：参照《实验室生物安全通用要求》文件要求，在 BSL-3 的基础上，实验室应建造在独立的建筑物内或建筑物中独立的隔离区域内。应有严格限制进入实验室的门禁措施，应记录进入人员的个人资料、进出时间、授权活动区域等信息。实验室的辅助工作区应至少包括监控室和清洁衣物更换间。化学淋浴间应为气锁，具备对专用防护服或传递物品的表面进行清洁和消毒灭菌的条件，具备使用生命支持供气系统的条件。应在实验室的核心工作间内配备生物安全型高压灭菌器等。

（2）管理要求：生物安全实验室的管理要求参照国家《实验室生物安全通用要求》，要点如下。

1）设立生物安全委员会和实验室管理层，负责对生物安全实验室管理体系的设计、实施、维持和改进，明确管理责任和个人责任；必要时，实验室负责人应指定若干适当人选共同承担实验室安全相关的管理职责。

2）建立生物安全管理体系文件档案，包括实验室生物安全管理手册、程序文件、说明及操作规程、安全手册、记录体系和标识系统等。

3）实验室对所有的管理体系文件进行控制，制订和维持文件控制程序，确保实验室人员使用现行有效的文件，并做好备份和确定其保存期限，制订审核和修改等程序。

4）实验室安全负责人应制订年度安全计划，实验室管理层应每年至少实施一次系统性的安全检查。

5）当发现有任何不符合实验室所规定的安全体系要求时，实验室管理层要及时对不符合项进行评估和识别，对根本原因进行调查，及时采取控制、纠正、预防和改进措施。

6）对管理要素和技术要素定期进行内部审核，对实验室安全管理体系及全部活动进行评审。

7）建立实验室选择、购买、采集、接收、查验、使用、处置和存储实验室材料（包括外部服务）的政策和程序，并有对实验室内务管理的政策和程序。

8）实验室活动管理，有计划、申请、批准、实施、监督和评估实验室活动的政策和程序。

9）实验室应建立设施设备管理体系、废弃物处理方法和危险材料的政策及程序。

10）实验室应制定应急措施的政策和程序，包括生物性、化学性、物理性、放射性等紧急情况和火灾、水灾、冰冻、地震、人为破坏等任何意外紧急情况，还应包括使留下的空建筑物处于尽可能安全状态的措施，应征询相关主管部门的意见和建议。

11）建立消防安全措施，并使所有人员理解，以确保人员安全和防止实验室内的危险扩散，制订年度消防计划。

12）实验室应有报告实验室突发事件、伤害、事故、职业相关疾病，以及潜在危险的政策和程序，符合国家和地方对事故报告的规定要求。

第三节　实验室卫生应急响应和处置

一、应急准备

为确保实验室的安全和正常运行，应对可能发生的突发公共卫生事件，迅速、有效降低和控制事件的危害，最大程度减少财产损失，保障师生、员工人身安全和身体健康，并维持实验室正常运转，根据我国有关卫生应急法律、法规，应积极进行应急准备。

■（一）成立应急工作领导小组

1. 设立组长 1 名，小组成员若干名。小组成员需要掌握基本的生物安全知识，能够应对紧急情况的发生。

2. 领导小组主要负责制订实验室生物安全应急事件预案和人员培训、应急演练，以及检查督导方案。

3. 应急事件突发时，负责启动病原微生物实验室生物安全应急事件预案，并指挥、协调应急事件的处置。

■（二）技术支持

1. 提前准备好专业书籍、应急预案、应急技术处置方案、检测方案和调查表等。

2. 保持网络和通信设备畅通，充分利用信息技术，及时获取和传递信息，以便专业人员掌握第一手信息，帮助其做出合理的决定。及时将发生的实验室生物安全事件报告给上级部门。

3. 保持报警系统正常工作，在实验室内无工作人员的情况下，可以启动自动报警装置，及时做出反应。

■（三）物资准备与后勤保障

必须在最短的时间内获得必要的物资和持续稳定的后勤供应，所需要的物资主要有防护设备（包括防护服、口罩、手套、护目镜和呼吸器等）、消毒药剂和器械、标本临时储存装置、通信和交通工具、救护设备和医疗用品、生活用品等。

二、应急响应

应急响应对一般实验室和生物安全实验室至关重要，及时的应急响应往往能最大限度地减少事故造成的损失和人员伤亡。其中，生物实验室安全事故一般发生迅速，留给实验室工作人员的反应时间短暂，因此，必须做好充分的准备来应对突发的实验室安全事故。

在历史上，因为没有及时应急响应，导致严重后果的事件有很多。例如，1956 年苏联一微生物实验室中，9 支装有感染委内瑞拉马脑炎病毒的鼠脑的安瓿在实验中被不慎打碎，由于没有及时采取必要措施，结果在短短几天内造成 24 名工作人员感染。2019 年 7 月 24 日至 8 月 20

日，兰州某生物药厂在兽用布鲁氏菌疫苗生产过程中使用了过期消毒剂，致使生产发酵罐的废气灭菌不彻底，导致布鲁氏菌外漏，没有及时地做出应急响应。截止到2020年9月14日，累计检测21 847人，初步筛出（布鲁氏菌抗体）阳性4646人，兰州市疾病预防控制中心复核确认阳性3245人，这是近年来我国发生最严重的生物实验室安全事件之一。

与此类似，高校也经常发生生物实验室安全事件。例如，东北某高校学生在实验室进行"羊活体解剖学实验"，由于防护意识淡薄，且没有及时处理，导致5个班级28名学生感染布鲁氏菌病。由此可见，生物实验室的应急响应值得我们高度关注。

我国实验室生物安全事件应急响应分级如下。

（一）重大实验室生物安全事件（Ⅰ级）

1. 实验室工作人员确诊感染所从事的一类病原微生物，或出现有关症状、体征，临床诊断为疑似感染所从事的一类病原微生物。

2. 实验室工作人员确诊感染所从事的二类病原微生物，或出现有关症状、体征，临床诊断为疑似感染所从事的二类病原微生物，并造成传播，可能进一步扩散。

3. 实验室保存的一类、二类病原微生物菌（毒）种或样本丢失。

4. 省级卫生行政部门认定的其他重大实验室生物安全事件。

（二）较大实验室生物安全事件（Ⅱ级）

1. 实验室工作人员确诊感染所从事的二类病原微生物，或出现与从事的二类病原微生物有关的症状、体征，临床诊断为疑似感染。

2. 实验室发生一类、二类病原微生物菌（毒）种或样本泄漏，并有可能进一步扩散，造成人员感染。

3. 市级卫生行政部门认定的其他较重大实验室生物安全事件。

（三）一般实验室生物安全事件（Ⅲ级）

1. 实验室工作人员确诊感染所从事的三类、四类病原微生物，或出现有关症状、体征，临床诊断为疑似感染所从事的三类、四类病原微生物，并造成传播，可能进一步扩散。

2. 实验室发生三类、四类病原微生物菌（毒）种或样本意外丢失，并有可能进一步向外扩散，造成人员感染。

3. 所在单位认定的其他一般实验室生物安全事件。

三、卫生应急处置措施

（一）病原微生物污染应急处置措施

1. 实验室如果发生一般病原微生物泼溅或泄漏事故，按生物安全的有关要求，根据病原微生物的抵抗力选择敏感的消毒液进行消毒处理。

（1）菌（毒）外溢在台面、地面和其他表面。处理人员应戴手套、穿防护服，必要时须进行脸和眼睛防护，用布或纸巾覆盖并吸收溢出物，向纸巾上倾倒适当的消毒剂，并立即覆盖周围区域。通常可以使用5%漂白剂溶液（次氯酸钠溶液），使用消毒剂时，从溢出区域的外围开始向中心进行处理，作用适当时间后（如30分钟）将所处理物质清理掉；如果含有碎玻璃或其他锐器，则要使用簸箕或硬的厚纸板来收集处理过的物品，并将它们置于可防刺透的容器中以待处理；对溢出区域的病原微生物再次重复清洁并消毒，将污染材料置于防漏、防穿透的废弃物处理容器中。

（2）菌（毒）外溢在实验室工作人员的衣服、鞋帽上时，应立即进行局部消毒、更换。污染的防护服立即选用75%的乙醇、碘伏、0.2%~0.5%的过氧乙酸、500~10 000mg/L有效氯消毒液浸泡后进行高压灭菌处理。

（3）如病原微生物泼溅在实验室工作人员皮肤上，立即用 75% 的乙醇或碘伏进行消毒，然后用清水冲洗。能使用消毒液的部位可进行消毒，然后用水冲洗 15～20 分钟；若皮肤被刺破应被视为有极大危险，受伤人员应当脱下防护服，清洗双手和受伤部位，使用适当的皮肤消毒剂，必要时进行医学处理。要记录受伤原因和相关的微生物，并应保留完整适当的医疗记录。

2. 食入潜在感染性物质时应脱下受害人的防护服并进行医学处理，报告食入材料的鉴定和事故发生的细节，并保留完整的医疗记录。

3. 有潜在危害性气溶胶的释放时，所有人员必须立即撤离相关区域，任何暴露人员都应接受医学咨询。应当立即通知实验室负责人和生物安全官员。为了使气溶胶排出和使较大的粒子沉降，在一定时间内（如 1 小时内）严禁人员入内。如果实验室没有中央通风系统，则应推迟进入实验室的时间（如 24 小时）。同时应张贴"禁止进入"的标志。过了相应时间后，在生物安全员的指导下清除污染，应穿戴适当的防护服和呼吸保护装备进行工作。

4. 未装可封闭离心桶的离心机内盛有潜在感染性物质的离心管发生破裂。如果机器正在运行时发生破裂或怀疑发生破裂，应关闭机器电源，让机器密闭一定时间（如 30 分钟）使气溶胶沉积；如果机器停止后发现破裂，应立即将盖子盖上，并密闭一定时间（如 30 分钟）。发生这两种情况时都应通知生物安全员。随后所有操作都应戴结实手套（如厚橡胶手套），必要时可在外面戴一次性手套。清理玻璃碎片时应当使用镊子，或用镊子夹着棉花来进行。所有破碎的离心管、玻璃碎片、离心桶、十字轴和转子都应放在无腐蚀性的、已知对相关微生物具有杀灭活性的消毒剂内。未破损的带盖离心管应放在另一个有消毒剂的容器中，然后回收。离心机内腔应用适当浓度的同种消毒剂擦拭 2 次，然后用水冲洗并干燥。清理时所使用的全部材料都应按感染性废弃物处理。

5. 在可封闭的离心桶（安全杯）内离心管发生破裂时，所有密封离心桶都应在生物安全柜内装卸。如果怀疑安全杯内发生破损，应该松开安全杯盖子并将离心桶高压灭菌，安全杯可以采用化学消毒剂消毒。

6. 工作人员发生意外吸入、意外损伤或接触暴露时应立即紧急处理，并及时报告实验室突发生物安全应急领导小组。如工作人员在操作过程中被污染的注射器针刺伤、金属锐器损伤；解剖感染的动物时不慎被锐器损伤，或被动物咬伤或被昆虫叮咬等，应立即实行急救。首先用肥皂清洁和清水冲洗伤口，然后挤出伤口的血液，再用消毒液（如 75% 乙醇、2000mg/L 次氯酸钠、0.2%～0.5% 过氧乙酸、0.5% 碘伏）浸泡或涂抹消毒，并包扎伤口（厌氧微生物感染不包扎伤口）。必要时服用预防性药物，如果发生 HIV 职业暴露时，应在 1～2 小时内服用 HIV 抗病毒药。

7. 实验室发生高致病性病原微生物泄漏、污染，工作人员应及时向实验室突发生物安全应急领导小组报告，在 2 小时内向卫生主管部门报告。

（1）封闭被污染的实验室或者可能造成病原微生物扩散的场所。

（2）开展流行病学调查。

（3）对病人进行隔离观察和治疗，对相关人员进行医学检查。

（4）对密切接触者进行医学观察。

（5）进行现场消毒。

（6）对染疫或者疑似染疫的动物采取隔离、捕杀等措施。

（7）其他需要采取的预防、控制措施。

（二）化学性污染应急处置措施

1. 如果实验室发生有毒、有害物质泼溅在工作人员皮肤或衣物上，立即用自来水冲洗，再根据毒物的性质采取相应的有效处理措施。

2. 如果实验室发生有毒、有害物质泼溅或泄漏在工作台面或地面，先用抹布或拖布擦拭，然后用清水冲洗或及时用中和试剂进行中和后用清水冲洗。

3. 如果实验室发生有毒气体泄漏，应立即启动排气装置将有毒气体排出，同时开门窗使新鲜空气进入实验室。如果发生毒气吸入造成中毒，应立即抢救，将中毒者移至空气良好处使之能呼吸新鲜空气。

4. 经口中毒者，要立即刺激催吐，反复洗胃。洗胃时选择胃液要遵循吸附、微酸和微碱中和、水溶性和脂溶性以及保护胃黏膜的原则。

（三）特殊情况应急措施

1. 实验室一旦发生火灾，首先要考虑实验人员安全撤离；其次是在工作人员判断火势不会迅速蔓延时，迅速而冷静地切断火源和电源，及时疏散人员，并力所能及地扑灭或控制火情。消防人员只有在专业人员陪同下才能进入实验室，不得用水灭火。

2. 实验室发生水灾时应停止工作，转移菌（毒）种和相关材料，对实验室进行彻底消毒，对仪器设备进行消毒转移和做好有关防水处置。水灾过后应对实验室进行消毒、清理、维修和试运转，安全参数检测验证合格后方可重新启用。

3. 实验室若出现触电事故，应先切断电源或拔下电源插头，若来不及切断电源，可用绝缘物挑开电线，在未切断电源之前，切不可用手去拉触电者，也不可用金属或潮湿的东西挑开电线。若触电者出现休克现象，要立即进行人工呼吸，并请医师治疗。

第四节　应急预案制订和演练

一、概　　述

处理好实验室生物安全事件的关键在于及时制订一个完善的实验室生物安全应急预案。一个完善的实验室生物安全应急预案能够提高实验室生物安全事件的应急处置能力，从而降低实验室安全事故的意外损失。应急预案是创造安全、稳定和有序的实验室氛围的关键一环。应急预案一般是根据各自单位的情况，并结合我国颁发的有关生物安全法规来制订的，制订者需要充分地了解自己所在单位实验室的具体情况，对实验室可能出现的事件做出很好的预测和评估。同时，应急预案也要根据具体的情况修订更新，需要与时俱进。随着实验室的更新升级，应急预案也需要及时地作出调整，使其更加符合当前的实验室现状。

制订应急预案的目的是预防和有效控制在实验室发生生物安全事故的危害，指导实验室工作，其中最为重要的是保障实验室工作人员身体健康和生命安全，维护实验室的稳定和正常秩序。在实验室发生生物安全事件时，有可以使用的应急处理程序和控制措施，可以做到准备充分、信息渠道畅通、指挥系统有效、反应机制灵敏、处理操作规范，从而遏制生物安全事件危害进一步扩大，保证公众健康和社会稳定。应急预案一般是根据《微生物实验室生物安全管理条列》《突发公共卫生事件应急条例》《实验室生物安全通用要求》和《实验室生物安全手册》（第3版）等法规和手册制订的，同时需要结合各自实验室的具体情况。

二、应急预案设计和制订

应急预案的设计一般包括设计目的、工作原则、组织机构和职责分配、适用范围、预测和预警、信息报告、应急程序和处置、应急终止、信息发布及物质保障10个部分。一个完善的应急预案能够在发生实验室生物安全事件时发挥重要的作用，使紧急救援工作有条不紊地进行。

（一）设计目的

设计目的是制订应急预案的第一步，要体现以人为本的原则，处处考虑实验室人员的安全。明确实验室安全也关系到社会的稳定和谐，确保人员安全的同时，避免造成社会不必要的恐慌。

（二）工作原则

一般要体现以下几点：①统一领导、分级负责；②预防为主、常抓不懈；③专业处置、密切配合；④依法办事、科学规范。

（三）组织机构和职责分配

明确第一负责人，成立实验室生物安全管理工作小组，确定组长和小组成员，并说明每个人的具体职责。"领导小组"要负责制订实验室安全应急预案和人员培训，做好应急演练，在发生突发事件时作出合理的判断，启动应急响应并指挥应急处置，协调好实验室生物安全事件的处理工作。

（四）适用范围

明确适用范围，实验室安全应急预案一般仅适用于各自的实验室，强调即时性和适用性，在实验室有设备更新或者重建时，要及时地更新实验室安全应急预案，使其更加适用于当前的实验室状况。

（五）预测和预警

各实验室要针对各种可能发生的实验室生物安全事件制订工作方案，开展风险分析。根据风险分析结果，对可能发生和可以预警的实验室生物安全事件进行预警，做到早发现、早报告、早处置。预警信息包括实验室生物安全事件的类别、预警级别、起始时间、可能的影响范围、警示事项和应采取的措施等。

（六）信息报告

任何单位和个人都有权向领导小组报告实验室生物安全事件及其隐患，有权向上级行政部门举报不履行或者不按照规定履行实验室生物安全事件应急处置职责的部门、单位及个人。实验室发现生物安全事件，应在 2 小时内上报当地卫生行政部门。对于突发、可造成重大社会影响和危害的实验室生物安全事件，领导小组要在第一时间上报当地行政部门。主要内容包括实验室名称、涉及病原体类别、发生时间和地点、涉及的地域范围、感染或暴露人数、主要症状与体征、可能的原因、已经采取的措施、事件的发展趋势、下一步工作计划等。报告一般根据事件的发生和发展分为初次报告、进程报告和结案报告。具体如下。

1. 初次报告　包括事件名称、发生地点、发生时间、发病人数、密切接触者人数、主要的临床症状、涉及病原体、可能原因、已采取的措施、初步判定的事件级别、报告单位、报告人员及通信方式等。

2. 进程报告　包括事件的发展与变化、处置进程、势态评估、控制措施等内容；同时，对初次报告内容进行补充和修正。重大实验室生物安全事件至少按日进行进程报告。

3. 结案报告　在确认事件终止后 2 周内，领导小组对事件的发生和处理情况进行总结，分析其原因和影响因素，并提出今后对类似事件的防范和处置建议。

（七）应急程序和处置

要针对不同的病原体和不同事件制订不同的应急程序和处置方式，详见上一节实验室卫生应急响应和处置。

（八）应急终止

重大实验室生物安全突发事件应急终止，应同时符合以下条件：①应急处置工作结束，现场应急指挥机构予以终止响应；②污染区域得到有效消毒；③生物安全事件造成的感染者已妥善治疗、安置；④在最长的潜伏期内未出现新的病人；⑤明确丢失的病原微生物菌（毒）种或样本得到控制；⑥经上级专家组评估确认后应急处置工作结束。

（九）信息发布

实验室生物安全事件的信息发布应当及时、准确、客观、全面。必要时，在事件发生第一时间向社会发布简要信息，随后发布初步核实情况、应对措施和公众防范措施等信息，并根据事件处置情况做好后续发布工作。事件信息按照上级有关规定执行。

（十）物质保障

1. 要根据实战需要，储备必要的现场防护、洗消、排污和抢险救援器材、物资。

2. 做好医疗人员、设备、应急药品和疫苗的准备。

3. 实验室应储备足够的与风险水平相应的个体防护用品（如手套、防护服、实验用鞋、口罩、帽子和面部防护用品等），并配备其他安全设备（如生物安全柜、高压灭菌器、防溅罩、移液器、一次性接种环或接种环加热器、螺口盖瓶子或管子、微生物样本及废弃物的运送容器、运输工具等）。

4. 通信设备健全，确保实验室生物安全联络人通信畅通。

三、演练方式和步骤

实验室安全应急演练是为了检验和评价实验室安全事故应急处置的能力及预案的有效性。应急演练可在事故真正发生前暴露出应急预案和程序的缺陷，发现应急资源的不足（包括人力资源和设备等），改善各应急部门和机构之间的沟通和协调，增强实验人员应对突发事件的救援意识和提高应急救援人员的技术水平，以及进一步明确各自的岗位和职责。

演练方式要结合各自实验室的具体情况，针对实验室安全事件应急预案的部分应急响应功能，检验和评价应急组织的应急能力。应急演练的步骤：①演练目的；②演练作用；③时间地点；④演练类型；⑤演练范围；⑥参与人员；⑦演练过程；⑧演练评价等。具体步骤可根据各自单位的具体情况增补。

四、评价和总结

在应急演练结束后，要及时做好应急预案演练的总结工作，积累经验教训，对本次演练做出合理的评价。评价内容包括人员安排情况、物资是否充足、通信情况，以及演练人员对突发事件的处理情况等。

演练结束后，要加强对应急救援人员责任心的培养和应对应急事件能力的培养，积极做好内外部的沟通和协调工作。根据演练时出现的不足，及时补充"应急预案"中的不足之处。应急演练不仅是为认证而演练，同时也是对今后工作中处理突发事件和安全事故的能力的演习，在今后如有紧急情况发生时，不至于手忙脚乱，而是冷静对待，做到应急救援工作有条不紊地进行，有效地降低和避免人员伤亡和财产损失。

（张玉彬　陈俊虎）

思　考　题

1. 实验室卫生应急管理的定义是什么？分为哪几类？

2. 阐述生物安全实验室的分类标准。

3. 简述我国实验室生物安全事件响应分级标准。

第 14 章　公共卫生应急心理危机干预

学习目标

1. 系统掌握心理危机的概念和发展阶段、心理危机评估的内容、心理危机干预的概念和流程、心理危机的预防。

2. 熟悉心理危机的临床表现、突发公共卫生事件不同群体的心理表现及心理危机干预技术、心理危机控制与管理。

3. 了解应激反应的表现、心理危机评估的方法、团体心理危机干预。

情景导入　　　　　　　　心理危机评估

这是一个心理危机干预团队在某地区爆炸事故中做的危机干预实践。该团队一行 5 人（由临床与咨询心理学方向的教授、博士后、博士研究生组成），受到一家企业邀请，该企业因附近发生大爆炸而停工了一段时间，复工第 1 天想帮助员工舒缓压力。该企业离爆炸点只有几千米，厂房和设备有一些损坏，人员没有伤亡，但因很多员工居住地离爆炸地点比较近，不仅听到了巨大的爆炸声，还看到了熊熊大火，受到了惊吓。企业有 300 多名员工，大部分已回家，只留下 100 多人。该团队首先询问："你们有什么需要？期望我们做些什么？"对方回答："我们想开工，但不知道怎么开工。大家做不到好像什么事也没有发生一样继续工作，想请你用 1 天的时间，帮助我们的员工稳定情绪，能够重新投入工作。"灾难后能够关爱员工心理健康，这个企业的心理危机干预意识非常强。（来源：方新. 2021. 危机和创伤中成长：10 位心理专家危机干预之道. 北京：机械工业出版社.）

思考：

1. 这个案例中，有哪些人需要评估？

2. 如果你接到这样的案例，你会如何评估？

第一节　概　　述

突发公共卫生事件具有突发性、紧迫性、威胁性、不确定性和破坏性，不但损害人们的身体健康、干扰或破坏人们的日常生活状态和社会秩序、带来巨大的经济损失，而且会使一些当事人及相关人群产生心理应激反应，导致心理危机的产生，对个人、家庭和社会产生消极影响。因此，突发公共卫生事件发生后，应及时对受影响的不同人群进行心理健康宣教、心理评估和心理危机干预，减轻或缓解突发公共卫生事件对人们心理的干扰或造成的心理障碍，维护社会的和谐稳定。

一、心理应激概述

（一）应激概念的演变和理论模型

美国神经生理学家坎农的稳态与应激理论认为，稳态是机体在面对环境变化时保持内环境稳定的过程，称为内稳态或自稳态。当面对严重刺激时，机体自稳态会被打破而出现一系列变化，此时机体出现的整体生理反应，称为应激（stress），即战斗或逃跑反应。1936 年，加拿大生理学家塞里发现不同性质的外部刺激，如冷、热、缺氧、感染及强制性约束等，引起的机体反应都是非特异性的，进而提出了一般适应综合征概念，它的产生一般经历警戒期、抵抗期和衰竭期3个阶段。以拉扎勒斯（Lazarus）为代表的心理学家提出认知评价及应对方式在应激中的重要中介作用。因此，应激逐渐被看作是一个受多种中介因素影响的动态过程。

应激过程模型认为：①应激是个体对环境威胁或挑战的一种适应过程；②应激的原因是生活事件，应激的结果是适应的和不适应的身心反应；③从生活事件到应激反应的过程受个体认知、应对方式、社会支持、人格特征等多种因素的影响。

应激系统模型认为：①应激是应激源、认知评价、社会支持、应对方式、应激反应等多因素作用的系统；②各因素相互影响，可能互为因果；③各因素之间动态的平衡或失衡决定个体的健康或疾病；④认知因素在平衡和失衡中起关键作用；⑤人格因素起核心作用。

（二）应激反应

当个体经认知评价而察觉到应激情况的威胁后，就会引起个体生理、心理、行为和社会的变化，这些变化就是应激反应（stress reaction），又被称为应激的心身反应（psychosomatic response）。应激的发生一般都会导致生理、心理和行为的一系列反应，它们经常是作为一个整体而出现的。

1. 应激的生理反应 应激的生理反应涉及神经、内分泌、免疫3个调节系统。当交感-肾上腺髓质系统被激活，会引起心率、心肌收缩力和心排血量增加，血压升高，瞳孔扩大，汗腺分泌增多；血液重新分配，脾缩小，皮肤和内脏血流量减少，心、脑和肌肉获得充足的血液；分解代谢加速，肝糖原分解、血糖升高，脂类分解加强、血中游离脂肪酸增多等情况，为机体适应和应对应激源提供充足的功能和能量准备。但是，如果应激源刺激过强或时间太久，也可造成副交感神经活动相对增强或紊乱，从而表现为心率变缓、心排血量和血压下降、血糖降低，造成眩晕或休克等。当下丘脑-腺垂体-肾上腺皮质轴被激活，血内促肾上腺皮质激素（ACTH）和皮质醇增多、血糖上升、抑制炎症、蛋白质分解、增加抗体等。在应激反应过程中，免疫系统与中枢神经系统进行着双向调节。一般认为，短暂而不太强烈的刺激不影响或略增强免疫系统。如研究发现，轻微的应激对免疫应答呈抑制趋向，中等程度的应激可增强免疫应答，强烈的应激则显著抑制细胞免疫功能。但是，长期较强烈的应激会损害下丘脑，造成皮质激素分泌过多，使内环境严重紊乱，从而导致胸腺和淋巴组织退化或萎缩、抗体反应抑制、巨噬细胞活动能力下降、嗜酸性粒细胞减少和阻止中性粒细胞向炎症部位移动等一系列变化，从而导致免疫功能抑制，降低机体对抗感染、变态反应和自身免疫的能力。

2. 应激的心理反应 应激的心理反应可以涉及心理现象的各个方面。

（1）认知反应：轻度应激刺激，可以使人适度唤起，此时个体的认知能力，如注意力、记忆力和思维想象力增强，以适应和应对外界环境的变化，这是积极的应激反应。但强烈的应激刺激由于唤起水平过高，可使个体产生认知功能损害，表现为意识障碍（如朦胧状态、意识范围狭小）、注意力受损（如注意集中困难、注意范围变窄）及记忆、思维、想象力减退等。同时，会诱发或加重个体认知歪曲，常见如下。

1）偏执：当事人表现为认识上的狭窄、偏激或认死理，平时理智的人，此时可变得固执、钻牛角尖、蛮不讲理；也可表现出过分自我关注，即注重自身的感受、想法、信念等内部世界，而不是外部世界。

2）灾难化：是一种常见的认知性应激反应。当事人表现为过度强调应激事件的潜在和消极的后果，导致整日的不良情绪反应。

3）反复沉思：即对应激事件的反复思考，从而影响适应性应对策略（如宽恕、否认等机制）的出现，导致适应受阻。值得注意的是，这种反复思考不是意识所能控制的，具有强迫症状特性，与某些人格因素有关。

4）"闪回"与"闯入性思维"：指遭遇严重灾难性应激事件以后，在生活里经常不由自主闪回（flashback）灾难的场景，或者脑海中突然闯入（intrusion）既往的一些灾难性痛苦情景或思维内容，表现出挥之不去的特点。这也是创伤后应激障碍的重要症状之一。

5）否认、投射、选择性遗忘：这些都是心理防御机制的表现形式，在某些重大应激后出现，具有一定的保护作用，但过度使用也有其不利的一面。

6）敏感、多疑：对身体的各种变化和外界的信息过分关注，认为会带来不好的结果。

（2）情绪反应：个体在应激时产生什么样的情绪反应以及其强度如何，受很多因素的影响，差异很大。常见的情绪反应如下。

1）焦虑：是最常出现的情绪性应激反应。焦虑是个体预期将要发生危险或不良后果时所表现出的紧张、恐惧和担心等情绪状态。在心理应激条件下，适度的焦虑可提高人的警觉水平，伴随焦虑产生的交感神经系统被激活可提高人对环境的适应能力和应对能力，是一种保护性反应。但如果焦虑过度或不适当，就是有害的心理反应。

2）恐惧：是一种企图摆脱已经明确有特定危险的，可能对生命造成威胁或伤害情境时的情绪状态，伴有交感神经兴奋、肾上腺髓质分泌增加、全身动员，但没有信心和能力战胜危险，只有回避或逃跑。过度或持久的恐惧，会对机体产生严重不利影响。

3）抑郁：表现为悲哀、寂寞、孤独、丧失感和厌世感等消极情绪状态，伴有失眠、食欲减退、性欲降低等，常由亲人丧亡、失恋、失学、失业、遭受重大挫折和长期病痛等原因引起。严重抑郁会导致自杀，故对有抑郁反应的人应该深入了解有无消极厌世情绪，并采取适当的防范措施。

4）愤怒：是与挫折和威胁有关的情绪状态。由于目标受到阻碍，自尊心受到打击，为排除阻碍或恢复自尊，常可激起愤怒，此时交感神经兴奋、肾上腺分泌增加，导致心率加快、心排血量增加、血液重新分配、支气管扩张、肝糖原分解，并多伴有攻击性行为。

5）敌意：是憎恨和不友好的情绪。有时与攻击性欲望有关，多表现为辱骂与讽刺。怀有敌意的个体可能会提出不合理或过分的要求。

6）无助：是一种类似于临床抑郁症的情绪状态，表现为消极被动、软弱、无所适从和无能为力。它发生在一个人经重复应对，仍不能摆脱应激源影响的情况下。

上述应激负性情绪反应除了直接通过情绪生理机制影响健康外，还与个体其他心理功能（如认知能力和行为活动）产生交互影响。

3. 应激的行为反应　伴随应激的心理反应，机体在外表行为上也会发生改变，这是机体为缓冲应激对个体自身的影响、摆脱心身紧张状态而采取的行为策略。

（1）逃避与回避：逃避是指已经接触到应激源后而采取的远离应激源的行为；回避是指事先知道应激源将要出现，在未接触应激源之前就采取行动远离应激源。两者都是远离应激源的行为，其目的都是摆脱情绪应激、排除自我烦恼。

（2）退化与依赖：退化是当个体受到挫折或遭遇应激时，放弃成人应对方式而使用幼儿时期的方式应对环境变化或满足自己的欲望。退化行为主要是为了获得别人的同情、支持和照顾，以减轻心理上的压力和痛苦。退化行为必然会伴随产生依赖心理和行为，即事事处处依靠别人关心照顾而不是自己去努力完成本应自己去做的事情。退化与依赖多见于病情危重经抢救脱险后的病人，以及慢性病病人。

（3）敌对与攻击：敌对是内心有攻击的欲望，表现出来的是不友好、谩骂、憎恨或羞辱别人。攻击是在应激刺激下个体以攻击方式做出反应，攻击对象可以是人或物，可以针对别人也可以针对自己。两者共同的心理基础是愤怒。

（4）疑病和强迫：疑病表现出身体一旦出现不舒服就反复网上查询，反复去医院检查；强迫的行为表现有强迫洗手、强迫清洁、强迫检查等。

（5）物质滥用：个体在心理冲突或应激情况下，会以习惯性饮酒、吸烟或服用某些药物的方式来转换自己应对应激的行为反应方式。尽管这些物质滥用对身体没有益处，但这些不良行为能达到暂时麻痹自己、摆脱自我烦恼和困境的目的。

二、心理危机的概念及其发展阶段

心理危机（psychological crisis）是指个体或群体在遇到重大的异乎寻常的应激或危机事件而无法利用现有的资源或以往采用的应对方式来处理时，导致个体出现的心理失衡状态。一般来说，心理危机包含以下3方面内容：①突发的重大事件；②个体平时惯用的应对方式失败；③引起个体情绪、认知、行为甚至躯体反应的功能失调。如果说应激反应是一种保护性反应，那么心理危机则是一般应激反应不足以应对的状况，这种反应过度或不足、无所适从的心理失衡通常会导致急性、亚急性或慢性的精神障碍。人们对心理危机的反应一般会经历4个发展阶段。

第一是冲击期。这一阶段发生在危机事件爆发当时或不久之后，人们会感到震惊、恐慌，不相信或否定事件的存在、不知所措。若刺激过强时，可出现眩晕、麻木、呆板、不知所措等，少数人甚至出现意识模糊。

第二是防御期。这个阶段人们主要想恢复心理的平衡、控制焦虑和情绪紊乱、恢复受到损害的认知功能，但不知如何做，会否认不平衡的心理或将其合理化，当事者常有焦虑、抑郁、愤怒等情绪，或者产生自责内疚、退缩等想法和行为。

第三是解决期。这一阶段人们采取各种方法接受现实，寻求各种资源设法解决问题、缓解焦虑、增加自信、恢复社会功能。也有部分人采取回避、退缩、依赖烟酒和药物等消极应对的方式，为引发新的心理危机埋下隐患。

第四是成长期或绝望期。这一阶段由于人们度过了危机而在心理上变得成熟，并获得了应对危机的技巧。也有少数人表现出焦虑、抑郁、敌意、酒精或药物依赖等心理问题，以及慢性躯体不适、人格改变，甚至出现自伤、自杀行为。

心理危机最后会产生4种结局：①成功处理危机，获得经验并变得更自信；②成功处理危机，但留下了心理阴影；③无法承受危机带来的心理创伤，以自杀方式彻底解决；④心理危机引发精神心理疾病，而精神心理疾病又会导致在将来遇到刺激时更容易引发心理危机。

第二节　突发公共卫生事件心理危机表现

一、心理危机中常见精神障碍的临床表现

突发公共卫生事件发生的危险性、紧迫性和不确定性，将给个体带来应激反应，甚至应激障碍和其他精神障碍。但突发公共卫生事件最终是否会引发个体的应激反应或者精神障碍，受许多因素的影响，如个体的易感性格、社会支持系统等。心理危机中常见精神障碍的临床表现如下。

（一）应激障碍

1. 急性应激反应　又称急性应激障碍，是指由于暴露于具有极端威胁或恐怖性质的事件或情景而导致的短暂的情绪、躯体、认知或行为症状。急性应激反应的症状变异性较大，典型表现为"茫然"状态、意识范围缩窄、意识清晰度下降、注意狭窄、定向错误、对周围的事物理解困难；也可在意识清醒状态下，反复出现闯入性回忆创伤性事件的情景。严重时达到游离性木僵或激越性活动增加（如逃跑反应），常出现自主神经症状（心动过速、出汗、脸红等）。症状多在遭受创伤性事件后数分钟内出现，通常在1小时之内。一般在数天内或威胁状况消除后开始消退，对于发作过程部分或完全遗忘。病程不超过1个月，预后良好。有些病人在病情严重阶段可出现片段的幻觉、妄想及严重的焦虑、抑郁，可达到精神病性障碍的程度，则称为急性应激性精神病。如果经历创伤事件1个月后症状还存在，则符合创伤后应激障碍的诊断。

2. 创伤后应激障碍（post-traumatic stress disorder，PTSD）　是指个体经历、目睹或遭遇到

一个或多个涉及自身或他人的实际死亡，或受到死亡的威胁，或严重受伤，或躯体完整性受到威胁后，所导致的个体延迟出现和持续存在的一类精神障碍。创伤后应激障碍的核心症状，即创伤性再体验症状、回避和麻木症状、警觉性增高。儿童与成人的临床表现不完全相同，有些症状是儿童的特殊表现。

（1）创伤性再体验：病人主要表现为思维、记忆或梦中反复、不自主地闯入与创伤有关的情景或内容，或者在接触创伤性事件相关的情景、线索时，诱发强烈的心理痛苦和生理反应。有些病人会出现分离症状，持续时间可从数秒到数天，称为闪回（flashback）症状，此刻病人感受再次亲临创伤性事件的现场，当时的情景如同放电影一样生动、清晰。病人还会频繁出现与创伤性事件相关的噩梦。

（2）回避与麻木：病人对创伤相关的刺激存在持续的回避，表现为有意识回避与创伤性事件有关的话题、影像和新闻；也可表现为无意识地对创伤性事件的选择性/防御性遗忘或失忆，或在创伤事件后拼命地工作，也是一种回避的表现。许多病人还存在被称为"心理麻木"的现象，病人对任何事情都兴趣索然，对他人和周围环境产生显著的非真实感，感到自己与外界疏远、隔离，很少与人交谈和亲近，情感范围狭窄，常有罪恶感，失去对人和事物的信任感和安全感，难以与他人建立亲密的关系。

（3）警觉性增高：该症状在创伤暴露后的第一个月最普遍且严重。病人表现为高警惕性、长时间寻找环境中的危险线索、惊跳反应、激越、烦躁不安、易激惹、注意力难以集中、噩梦、易惊醒等。

（4）儿童的临床症状：儿童创伤后应激障碍多与他们发育过程中遇到的恐惧性事件有关，包括目睹家庭暴力或受到身体虐待，或多次暴露于低强度的应激性事件（与家人分离、歧视、侮辱等）。儿童创伤后应激障碍常表现为：①梦魇、反复再扮演创伤性事件、玩与创伤主题有关的游戏、面临创伤相关线索时情绪激动或悲伤等。②回避症状常表现为分离性焦虑、依恋父母或成人。③警觉性增高、过度的惊跳反应、防御性增强、胆小害怕、发脾气或暴怒、入睡困难、噩梦等。④儿童还有一些特殊表现，如攻击性行为、抢夺等；强烈的躯体反应，如头晕、头痛、腹痛、呕吐、大汗等；强烈的心理痛苦和烦恼及反复闯入的痛苦回忆、情感暴发，经常从噩梦中惊醒、恐惧不安，少见回避行为。

3. 适应障碍（adjustment disorder，AD） 是指在明显的生活改变或环境变化时所产生的短期和轻度的烦恼状态和情绪失调，常有一定程度的行为变化等，但并不出现精神病性症状。常见的生活事件包括沮丧、离婚、失业、搬迁、转学、患重病、退休等。

适应障碍的症状包括：①焦虑和抑郁情绪，如轻度的情绪低落、无望沮丧、悲伤、哭泣等，以及焦虑紧张、担心害怕、神经过敏、心悸气短、胃肠不适等躯体症状；②品行问题，青少年常见，如打架斗殴、危险驾驶、物质滥用，往往还会出现盗窃、破坏财产或逃学逃课，可伴有焦虑和抑郁情绪；③上述症状混合存在，如焦虑、抑郁、做事依赖和矛盾性、无故发脾气、行为紊乱等。

（二）焦虑障碍

应激事件下个体出现焦虑是普遍的，严重的会发展为焦虑障碍，主要有广泛性焦虑障碍和惊恐障碍。广泛性焦虑障碍的精神症状主要是以持续、泛化、过度的担忧为特征。这种担忧不局限于任何特定的周围环境，或对负性事件的过度担忧存在于日常生活的很多方面，如过度担心自己或亲人患病或发生意外、异常地担心工作出现差错等。躯体症状主要表现为坐卧不宁、颤抖、无法放松等运动性紧张，以及口干、胸闷、呼吸不畅、心悸、尿频、尿急、勃起障碍、痛经、震颤、眩晕、头痛、肌肉疼痛等自主神经活动亢进症状。

惊恐障碍的特点是出现突然的和不可预测的惊恐发作，表现为突然的、快速发生的惊慌、恐惧、紧张不安、濒死感、失控感、不真实感、人格解体或现实解体等，伴有心悸、心慌、呼吸困难、胸痛或胸部不适、出汗、震颤或发抖、窒息或哽噎感、头晕或眩晕、失去平衡感、发冷发热感、手脚发麻或针刺感、恶心或腹部不适等自主神经功能紊乱症状。惊恐发作通常持续时间在 1 小时内可自然缓解。发作间隙期病人日常生活基本正常，但会担忧再次发作，对惊恐发作有预期性焦虑，可出现回避行为。

（三）抑郁障碍

经历过突发公共事件的当事人常产生抑郁情绪，严重者导致抑郁障碍。主要表现为因看到大规模伤亡人员场景而感到心里内疚、痛苦，沉浸其中无法自拔，经常独自流泪、不愿意说话、情绪低落、兴趣减退甚至丧失，不愿意与他人交往、愉快感缺乏；低落的心境每天大部分时间都存在，一般不随环境变化而好转；大多存在思维迟缓、注意力不集中、信息加工能力减退、对自我和周围环境漠不关心等；还常伴有失眠、食欲和性欲减退、疼痛、心悸、胃肠功能紊乱等躯体症状。表现为严重抑郁障碍的病人往往还存在消极厌世、自伤、自杀行为。

（四）疑病障碍

一些受突发公共卫生事件影响的人，如密切接触者、过分关注事件信息的人，会担心或者相信已经患有突发公共卫生事件中的疾病，在这种持久的先占观念影响下，反复诉说躯体症状（通常集中在身体的 1 个或 2 个器官或系统），反复就医，各种医学检查呈阴性结果，医师的解释均不能打消其疑虑，经常造成过度医疗，常伴有焦虑或抑郁，当事人痛苦体验，心理社会功能严重受损。

（五）强迫症

由于过分担心罹患突发公共卫生事件中的某类疾病，或害怕突发公共卫生事件带来不良影响，会诱发部分人出现或复发或加重强迫症状，如反复清洗、反复消毒、反复确认等，导致强迫症。

（六）失眠障碍

在应激性事件中，失眠是最常见的症状，常与其他精神障碍共存，也可作为独立疾病存在。主要表现为入睡困难，超过 30 分钟也无法入睡；夜间易醒，再次入睡困难和早醒。日间症状包括疲劳、精力或动力缺乏、注意力不集中、记忆力下降、烦躁和情绪低落等。持续时间超过 3 个月则为慢性失眠。

二、突发公共卫生事件不同群体的心理表现

突发公共卫生事件发生时，不同群体受到的威胁程度不同，对事件的反应也不同。个体的反应也受知识、经验、认知能力、性格等的影响，在有限的时间和资源的限制下，容易失去正常情况下的判断能力和理性思考能力，产生心理应激反应。事件可能产生灾难后果的恐惧，可引发公众的心理恐慌和非理性行为。

（一）病人

在患病初期阶段以否认、震惊、愤怒、焦虑或者麻木为特点；继而后悔、沮丧、绝望无助、自卑、抱怨、担心治疗效果、恐惧死亡、牵挂家人、失眠或不配合治疗，甚至出现冲动毁物、自伤、自杀等行为；治疗过程中感到孤独、多疑、持续担心或抑郁，或盲目乐观。病情危重、表达困难的病人会出现极度焦虑、恐惧，甚至悲观绝望。在重症监护室抢救过或目睹其他病人死亡的部分人会出现创伤后应激障碍。

（二）家属

家属主要出现的是焦虑情绪。病人确诊前担心可能患病，确诊后担心疾病对病人的健康带来危害，担心病人是否会受到死亡的威胁，担心医师是否有能力治愈病人，担心病人在医院是否能

够得到很好的照料等；担心自己和病人接触是否会感染，是否会被隔离或危及自己的生命。

（三）被隔离人员

轻症病人或疑似人员被隔离时，常担心患病或产生患病的恐惧、失眠、孤独感、无助感、愤怒、抑郁、委屈、患病的羞耻感，或对疾病不重视或采取无所谓的态度。

（四）医务工作者、救援人员

医务工作者和救援人员常见焦虑、恐惧情绪，失眠发生率最高；担心被感染，出现过度清洗；担心个人处置病人的能力，容易自责；容易出现疑病症状、孤独感、抑郁，甚至因高强度工作出现职业倦怠，或者偏激愤怒；严重时会出现急性应激反应或创伤后应激障碍。也有部分人员过度亢奋、失眠，不顾及自身健康。

（五）一般公众

在突发公共卫生事件发生早期，由于缺乏权威的信息传播渠道，公众常无法在短时间内获得有关事件的正确信息，特别是某些涉及新发、罕见疾病或状况的突发公共卫生事件，公众的相关知识基本处于零知晓状况。此外，有限的信息在传播过程中还常出现严重变形和扭曲的现象，民间传言乃至谣言迅速膨胀、传播，由于公众缺乏对信息正确的判断和认知能力，常接收各种失真信息、掌握未经证实或错误的知识，使公众出现一系列非理性的情绪，以焦虑、疑病和抑郁较为普遍。焦虑心理主要表现为广泛性的紧张不安、焦虑、烦躁，经常提心吊胆，出现不安的预感、高度的警觉状态，容易冲动，担心自己及家人的健康状况。疑病心理主要表现为内心充斥怀疑和困惑，对自身健康状况或身体某一部分功能过分关注，没有根据地担心、怀疑自己患上了某种疾病或出现了中毒症状。公众还可能表现为过度关注事件的进展情况，无意与外界的人和事进行沟通；持久的情绪低落、抑郁和失去愉快感；对突发公共卫生事件的形势悲观、失望、厌世而不能自拔，对事件的结局持怀疑态度，对政府和权威机构所采取的措施不信任。行为上往往首先选择逃避行为，采取各种方式避免与外界接触、逃离事件发生的所在区域；出现强迫行为，如频繁洗手、反复消毒、不停擦拭物品。另有部分人群，表现为过分依赖他人，要求别人关心自己，生活被动，行为幼稚，出现类似儿童的行为。还有部分人群表现为典型行为习惯的改变，没有食欲或暴饮暴食，过分依赖药物或烟酒。部分人群由于从众心理、模仿心理还会出现某些过激行为，如集体抢购及大量储备现金、药品、食品和防护用品。一些人易与他人发生冲突，甚至出现违法行为或自杀或出现迷信行为、愚昧原始仪式的流行。在事件开始阶段，还有部分公众由于对事态的严重性估计不足，会存在侥幸心理，表现得满不在乎、不认真做好个人防护、出现症状不进行及时治疗。

突发公共卫生事件发生中后期，权威信息的迅速传播、大规模宣传活动的开展，使公众的认知水平有了显著提高。有关突发公共卫生事件的起因、形势进展、预期结局等信息的知晓率明显提高。公众对突发公共卫生事件的某些方面，如对传染性疾病的病因、传播途径、易感人群、预防控制措施及效果、症状体征、相关法律法规的了解不断增多。情绪上公众不再否认、回避、退缩，不再过分抱怨、过分依赖他人，取而代之的是积极调整自己的心理状态。人们的心理由非理性恐慌转入理性状况，心理压力明显减小，对突发公共卫生事件的恐惧与紧张心理有了明显改善，对自己和家人健康状况的担忧显著减少，提高了安全感；对突发公共事件的形势有了比较全面和理性的思考；对政府和相应机构采取的处理措施（如隔离、观察、集中防治等）表现出更大的信任，对事件的最终结果表现出信心。同时，仍有部分居民尽管较好地掌握了相关知识，但仍然心存忧虑，原因可能是事件的突发性及后果的严重性，使人们对事件突发性和严重性的关注远远超过了对其相关知识的关注，所以，即使较好地掌握了知识，仍不免产生紧张和恐慌的心理反应，以及过敏、强迫等行为问题。公众的行为将随着相关知识的掌握和心态的调整而出现明显转变，逃离疫区、抢购物品等过激行为显著减少，取而代之的是科学、规范的行为。人们不再讳疾忌医，出现症状会尽早到医疗机构就诊；不再盲目服用预防性药物和采取极端的防治手段，而是根据自己的实际情况、依据科学知识，采取适度的预防措施，同时越来越多的人建立了良好的生活习惯，积极从事体育锻炼，参加文娱活动，注意合理膳食，保持充足的睡眠，保护周围的卫生环境。

第三节 心理危机的评估和干预

一、心理危机评估

（一）心理危机评估概述

心理评估（psychological assessment）是指综合运用心理学的方法和工具，对个体或团体的心理状态、行为表现等心理现象进行全面、系统、深入的客观描述和分析，从而作出判断、预测和决策的一整套过程和方法。

心理危机评估（psychological crisis assessment）是心理评估在心理危机干预领域的具体运用，是指临床心理学专家或经过培训的危机干预工作者利用相关理论和技术，对当事人心理危机的类型、严重程度，以及干预过程中的反应进行鉴别、判断和预测的过程。

心理危机评估是心理危机干预的重要内容，心理危机干预的每一步都伴随着评估过程，评估的准确性是有效干预的前提条件。准确的评估需要评估者广泛深入地搜集资料，但心理危机评估往往不具备广泛深入的条件，因此，要求评估者综合采用多种方法，在有限的条件下尽可能得到一个相对准确的评估结果，并在干预过程中持续丰富和完善。应急管理心理危机评估的目的主要包括以下内容。

1. 了解一般情况，为干预方案的制订做准备 首先，应确定被干预者的身份，是受害者、沮丧者、患病者，还是目击者或救援者；其次，对躯体健康做简单评估，包括是否受伤或感染程度、既往疾病史等；再次，评估损失程度，包括是否有亲属伤亡、财产损失情况、灾后被援助及现有物资情况。

2. 了解一般心理行为反应情况，为下一步干预做准备 心理行为反应包括情绪反应、认知、躯体症状、自杀风险、社会功能等。情绪方面：评估是否有焦虑、抑郁、易怒或愤怒，以及情绪稳定性；认知方面：评估是否有记忆和认知能力方面的"缩小"或"变窄"，有无判断、分辨和做决定的能力下降，以及记忆力减退、注意力不集中等表现；躯体方面：评估是否有头痛、疲乏、失眠、梦魇或噩梦等，评估当事人的自杀风险；社会功能方面：评估当事人的应对能力、支持系统，以及可能的解决方案等。

3. 鉴别急性应激反应（ASD）或早期创伤后应激障碍（PTSD），筛选重点干预人群 根据干预和评估的时间进行选择。1个月以内的干预和评估，一般应设置用于诊断 ASD 的条目，用于初步筛选 ASD 人群。1个月以后的干预和评估，一般应设置用于诊断 PTSD 的条目，用于初步筛选 PTSD 人群。

4. 对干预结果的评估 对干预结果的评估分为两种情况，即疗效评估和流行病学的再次评估。对某一特定干预技术的疗效，可通过相应量表干预前后的分值变化来判断，如干预前后，抑郁量表评分的变化。对某一人群干预后的流行病学评估，应根据相关的疾病设置条目，一般只需要采用有或无两级评分条目，如干预前后，评估自杀想法的有无。

要注意的是，进行心理危机评估的情境往往比较紧迫甚至危急，评估与干预往往是同时进行的。有时危机当事人未必愿意或者配合评估活动，此时就需要调动当事人周边的资源，实现评估的目的。在评估真正实施前后涉及大量的工作，不确定的因素很多，本节就理想情况进行介绍。

（二）心理危机评估的方法

进行心理危机评估时要注意结合评估的目的、评估对象的情况，以及客观条件，选择恰当的评估方法，了解评估对象当前的心理状况，对重点问题深入了解和评估，从而得出准确的结论，为下一步的干预做好准备。心理危机评估的常用方法包括访谈法、观察法和心理测验法。

1. 访谈法（interview method） 又称晤谈法，是指评估者与当事人面对面的谈话。在所有的评估方法中，访谈法是运用最广、内容最丰富的方法。按照不同的标准，访谈可以分为不同的形式：①根据访谈进程的标准化程度，可将访谈分为结构性访谈和非结构性访谈。前者是按统一设计的、有结构的问卷所进行的访问和谈话，如 PTSD 结构式访谈量表（structured interview PTSD measure，SIP）和临床用 PTSD 诊断量表（clinician-administered PTSD scale，CAPS）。后者是根据实际情况，灵活掌握进程的访问和谈话。②根据一次访谈对象的数量，可分为个别访谈和集体访谈。个别访谈，即评估者对单个对象的访谈；集体访谈，即评估者同时邀请多个对象，进行集体座谈。基于研究问题的性质、目的或对象的不同，可以选择不同的访谈形式或几种访谈形式的结合。

访谈法的优点在于适合各种人群，不受当事人社会身份、文化程度等的限制；可以对当事人的态度、动机、情绪等较深层次的内容有比较详细的了解；能够简单而快速地收集多方面的资料；评估者可以了解到短期内由直接观察法不容易发现的情况；有助于心理危机干预工作者对求助者的心理危机类型等问题进行分析和判断。访谈法的缺点也显而易见，除了对访谈双方的时间和精力有一定要求，访谈法的技巧性很高，其过程和结果难免受到干预者的主观影响，这在一定程度上影响了访谈目的的实现。

2. 观察法（method of observation） 是指评估者有目的、有计划地在自然条件下，借由自己的感官和一定的仪器设备去直接观察当事人，是评估者获得信息的常用手段。观察法的观察方式一般有两种：一种是评估者作为一个旁观者，冷静地观察现场所发生的各种情况，即非参与式观察；另一种是评估者作为一个参与者参与到现场的活动之中，即参与式观察。由于人的感官具有一定的局限性，在对当事人进行观察时，评估者可借助各种现代化的仪器和手段，如摄像机、照相机、录音机等来辅助观察。观察的场所包括当事人所在的自然情境，如教室、操场、家庭、治疗室等。

评估者对当事人的观察可以从 4 个方面进行：①情境。当事人的行为、事件的发生都与情境有很大的关系，有些事件或行为恰好是在特定的情境下才会发生。②人物。人是行为的主体，任何事件的发生都离不开人，所以对人物的观察是评估者最主要的工作。观察人物时，要注意他们的身份、年龄、性别、外表形象、人际关系等。③行为。对当事人各种行为活动的观察，包括言语、表情、姿态、动作、动作过程，以及动机、情绪、态度等。④频率和持续期。即评估者观察事件发生或人物及其动作重复出现的时间、频率、延续时间等。观察后应及时把观察到的内容详尽地记录下来并以观察报告的形式呈现。

观察法的优点是可以及时地观察到现象或行为的发生，做到通盘把握，还可以注意到特殊的气氛和情境，能够得到当事人不愿、不便或不能作答的信息。观察法的缺点是对观察者的能力要求比较高，观察结果难免受到观察者的主观影响；而且观察法的使用受时间的限制较大，某些事件的发生是有一定时间性的，过了某个时间就不会再发生；此外，尤其对于非参与式观察，观察者未能参与当事人的活动，因而看到的可能只是一些表面的甚至偶然的心理活动和行为表现，缺乏对所观察资料的深刻理解。

3. 心理测验法（psychological test method） 又称心理测量法，是指采用标准化的心理测验量表，对当事人的相关心理特质进行定量评价的方法，以发现其各种心理与行为的变化情况。评估中常用的心理测验有人格测验、心理问题及心理障碍的症状、严重程度的评估及应激与压力评估等。通过心理测验，评估者能够更准确地了解当事人的心理与行为状态、潜在的力量，以及存在的问题。

心理测验的方式较多，从评定方式上可以分为自评和他评两种；从评定的具体操作上有纸笔测验、工具与操作测验、计算机软件及网络测验等。

（三）心理危机评估的内容

心理危机评估应针对危机事件影响人群，从精神状态、情感状态、认知状态、行为状态、现有情绪力量与应对能力、现有功能水平的影响因素和需要什么样的帮助等几个方面进行详细评估，以便有针对性地开展心理干预工作。危机评估的内容主要包括：①危机事件的严重程度；②当事人的精神状态和能力水平；③当事人可能的解决方法、应对方式、支持系统和其他资源；④当事人自我或对他人伤害的危险性；⑤危机事件后的精神卫生问题及服务需求。一般认为，在条件允许的情况下应尽可能对当事人进行全面评估，但在危机情况下，必须根据轻重缓急进行选择性评估。

1. 危机事件评估　首先，评估什么样的灾难（危机事件）、谁受灾（危机事件）、波及的人群范围、影响程度；评估公共卫生事件的性质，是单次偶发还是反复多次发生，是长期慢性的应激影响还是急性短暂的应激影响，是有下限灾难还是无下限灾难。对于一次性境遇性危机，往往通过直接的干预，求助者就能较快恢复到危机发生前的平衡状态，通常能够应用正常的应对机制和现有的资源；而对于复发性慢性危机，则往往需要较长时间的干预，建立新的应对策略。慢性危机的求助者一般需转诊，继续进行较长时间的治疗。

一般调查问卷主要采用描述性评估，由心理危机干预工作者根据公共卫生事件的性质编写评估提纲，主要包括人口学资料、背景资料、灾难经历、灾难发生后的反应、功能及对灾难的应对和适应等，可采用开放式问卷和等级评定结合的结构。灾难经历问卷主要由非描述性的结构式自评或他评问卷或量表组成，评估内容具体、直观，一般包括经历威胁与危险的严重程度、损失、分离与受伤，以及其他等内容。

常用的评估工具包括创伤经验症状量表、创伤问题评估表等，评估身心症状、资源损失情况、基本生活条件。

2. 危机干预对象精神状态和功能水平评估

（1）危机干预对象情绪评估：7项广泛性焦虑障碍量表（GAD-7）、9项病人健康问卷（PHQ-9）可用来快速筛查情绪问题。焦虑自评量表（SAS）、抑郁自评量表（SDS）进行情绪评估；90项症状自评量表（SCL-90）能较全面地评估包括焦虑和抑郁在内的精神症状，应用广泛。汉密尔顿抑郁量表（HAMD）、汉密尔顿焦虑量表（HAMA）是最常用的他评情绪量表。

（2）睡眠评估：匹兹堡睡眠质量指数（PSQI）是目前应用比较广泛的评估睡眠质量的量表。失眠严重程度指数（ISI）是由7个问题组成的自评量表，较多用于失眠筛查、评估失眠的治疗反应。

（3）危机干预对象应激相关障碍评估：急性应激反应（ASD）结构式访谈问卷用于评估急性应激反应。创伤筛查问卷（trauma screening questionnaire，TSQ）、初级保健创伤后应激障碍（primary care posttraumatic stress disorder，PC-PTSD）可用于PTSD的筛查。Davidson创伤量表（DTS）、他评创伤后应激障碍量表（CAPS）、创伤后应激障碍（PTSD）结构式访谈量表可用于PTSD的辅助诊断。

（4）危机干预对象心理危机功能水平评估：Myer和Williams于1992年最早提出的三维筛选评估模型简易、快速、有效，是国内外目前较为常用的心理危机评估模型。该模型主要是评估个体的认知、情感和行为3个方面的功能水平：认知评估主要包括侵犯、威胁和丧失3项内容；情感评估包括评估愤怒/敌意、恐惧/焦虑和沮丧/忧愁；行为评估包括接近、回避、失去能动性等内容。该模型有助于评估者从认知、情感和行为3个方面来判断求助者目前的功能状态、危机的严重程度及对求助者能动性的影响，是心理危机干预工作者开展进一步干预的基础。

由布伦达（Brenda）于1998年提出的应对五阶段评估模型也是目前常用的评估模型，该模型更加注重当事人随时间变化的心理反应的变化情况。它把危机当事人的心理分为5个阶段，对每个阶段进行评估。①紧急应对期（immediate coping），这一时期是危机发生时人的反应；②适应早期，这一时期是危机发生后很短时间内当事人的反应；③适应中期，这一时期是危机发生1个月以内当事人的反应；④适应晚期，是危机发生后1~3个月当事人的反应；⑤消退或症状发展期，是危机发生后3个月之后当事人的反应。Brenda提出的这5个阶段模型，有助于识别不同危机时间段当事人的心理应激反应。

威尔逊（Wilson）于1999年提出人与环境互动的评估模型，该模型比较重视个体应激及其影响因素，重视不同类型应激事件引起的危机者的不同应激反应。危机干预者根据不同的应激事件来分析危机者的反应。

3. 危机干预对象应对与资源评估 应对方式、支持系统等资源往往在危机干预对象恢复的过程中起着重要的作用。在评估替代解决方法时，必须首先充分考虑当事人的观点、能动性，以及应用这些方法的能力。

常用的评估工具包括社会支持评定量表、应对方式问卷等，主要挖掘社会支持和可转化为行动的应对方式。

4. 自杀风险评估 在危机干预工作中，危机干预者总会面对有自杀意念或自杀未遂的求助者。虽然危机干预者不一定能够识别每一个有较高自杀危险的求助者，也不可能完全避免具有高度危险的求助者自杀，但已经证明，评估、提供支持和干预措施对这些人是有帮助的。要及时识别那些出现严重心理病理反应和有严重自杀意念及行为的求助者，及时把他们转诊到上级精神卫生和心理救援机构进行更加专业的心理帮助和药物治疗。

常用的评估工具包括自杀态度问卷、贝克自杀意念量表（BSI-CV），用于量化和评估自杀意念，主要对自杀行为性质的认识、对自杀者的态度、对自杀者家属的态度、对安乐死的态度进行评估。

二、心理危机干预的原则和流程

（一）心理危机干预概述

心理危机干预（psychological intervention），是在心理学理论的指导下，由心理专业人员通过交谈、疏导、抚慰等方式，对处于危机中的个体（或群体）提供有效的心理援助和心理支持，通过调动他们自身的潜能来重新建立或使其恢复到危机前的心理平衡状态，获得新的技能，以预防将来心理危机的发生。

心理危机干预有3个层次的目标，最低目标是帮助当事人脱离危机环境，避免过激行为（如自杀、自伤或伤及他人），安全度过危机；中级目标是促进交流与沟通，恢复当事人的心理平衡与动力，并寻求解决问题的新途径；最高目标是帮助当事人把危机转化为一次成长的体验，并提高当事人解决问题的能力。

（二）心理危机干预原则

心理危机干预的基本原则是将危机事件后的心理干预放在人与自然文化生态系统框架下来思考，不同于常态下的心理咨询与治疗，而是处理面临生命和生存环境毁灭性灾难时的心理救援。心理危机干预既遵循心理咨询与治疗的基本原则，也有一些特殊的原则。

1. 整体性原则 心理危机干预是医疗救援工作的一个组成部分，首先要遵循危机干预的先救命后治伤、先救重后救轻的原则。应该与整体应急工作结合起来，以促进社会稳定为前提，要根据整体应急工作的部署，及时调整心理危机干预工作重点。以科学的态度对待心理危机干预，明确心理危机干预是医疗救援工作中的一部分，不是"万能钥匙"。

2. 伦理性原则 公共卫生危机事件的干预过程应专业、科学、规范，应遵循心理咨询与社会工作的基本准则与伦理要求。心理危机干预必须符合《中华人民共和国精神卫生法》以及中国心理学会临床与咨询心理学工作伦理总则。伦理总则包括善行、责任、诚信、公正和尊重，每一个具体干预过程都要遵循伦理总则。伦理总则共有 10 章条文，包括专业关系、知情同意、隐私权与保密性、专业胜任力和专业责任、心理测量与评估、教学、培训与督导、研究和发表、远程专业工作（网络/电话咨询）、媒体沟通与合作。

在心理危机干预中常见的伦理问题：①专业胜任力问题。心理危机干预者必须经过心理危机干预的系统、规范的专业培训，干预者只能接受其专业能力范围内的个案。②保密问题。干预者对外界（如新闻媒体）提供当事人的信息时，有责任对当事人的信息予以保密，并确定提供信息的内容客观正确，原则上危机事件的相关信息由专人统一发布。③公益问题。心理危机干预活动一般是由政府机构指派或者其他公益组织提供，不得在干预服务过程中向被干预对象收取任何费用，其过程中产生的费用应由政府或组织方承担。伦理的学习和实践需要进行多次反复培训。

3. 完整性原则　心理危机干预活动一旦进行，应该采取措施确保干预活动得到完整开展，避免受害人群受到再次创伤；每次干预活动完成后，都要对干预过程及效果进行评估，以确保干预的科学有效性，并为接下来的干预提供参考依据。

4. 针对性原则　迅速确定当事人需要干预的问题，强调以目前的问题为主，给予合理心理干预方案。在心理评估的基础上，对不同需要的受害人群实施分类干预，针对受助者当前的问题提供个体化或同质化团体帮助。

（三）心理危机干预流程

1. 出发前准备　外援心理援助医疗队在到达灾区之前，尽量与当地联络人进行沟通，了解灾区情况，做到心中有数。

（1）在人员方面：组建心理救援医疗队，以精神科医师为主，心理治疗师、心理咨询师、精神科护士和社会工作者为辅，适当纳入有相应背景的志愿者，在开始工作以前对所有人员进行短期紧急培训；对没有心理危机干预经验的队员，进行紧急心理危机干预培训。

（2）在信息与物资方面：了解灾区基本情况，包括灾难类型、伤亡人数、道路、天气、通信和物资供应等；了解目前政府救援计划和实施情况等；明确即将开展干预的地点，准备好交通地图；初步估计干预对象及其分布和数量；制订初步的干预方案/实施计划；准备宣传手册及简易评估工具，熟悉主要干预技术；做好团队食宿的计划和准备，包括队员自用物品、常用药品的配备等。

2. 现场工作流程　接到任务后按时间到达指定地点，接受当地救灾指挥部指挥，熟悉灾情，确定工作目标人群和场所；在已有心理危机干预方案的地方，继续按照方案开展干预；还没有制订心理危机干预方案的地方，抓紧制订干预方案。分小组到需要干预的场所开展干预活动：在医院，采用线索调查及跟随各科医师查房的方法发现心理创伤较重者；在灾民转移集中安置点，采用线索调查和现场巡查的方式发现需要干预的对象，同时发放心理救援宣传资料；在灾难发生的现场，在抢救生命的过程中发现心理创伤较重者并随时干预。使用简易评估工具，对需要干预的对象进行筛查，确定重点人群；根据评估结果，对心理应激反应较重的人员及时进行初步心理干预；对筛选出有急性心理应激反应的人员进行治疗及随访；有条件的地方，对救灾工作的组织者、社区干部、救援人员采取集体讲座、个体辅导、集体心理干预等措施，教会他们简单的沟通技巧、自身心理保健方法等；及时总结当天工作。每天晚上召开碰头会，对工作方案进行调整，计划次日的工作，同时进行团队内的相互支持，最好有督导；将干预结果及时向当地救灾指挥部负责人进行汇报，提出对重点人群干预的指导性意见，特别是对重点人群开展救灾工作时的注意事项；心理救援医疗队在工作结束后，要及时总结并汇报给有关部门，全队接受一次督导。简要工作流程见图 14-1。

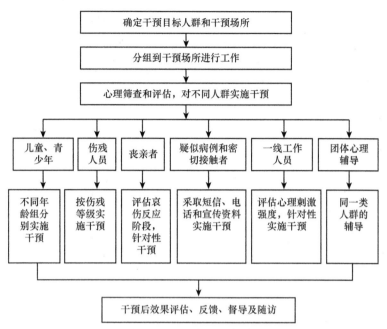

图 14-1　心理危机干预流程

除面对面实施心理干预外，还可以通过现代化网络技术进行远程干预，包括心理热线和网络在线。心理热线一般通过固定电话、手机人工语音服务开展心理干预；网络在线一般采取 QQ、微信等在线聊天软件，各类心理咨询平台的手机应用或电脑软件，包括语音、文字或视频咨询等形式。一般情况下，电话与网络并不能获得与面对面同等的信息，因此，仅限于当事人首次联系的紧急危机干预或不严重的来访者。对于严重的来访者，尽量转至面对面心理干预。

三、心理危机干预技术

心理危机干预技术是指对心理危机下的个体提供的外在心理援助的技术，包括在干预中建立良好的关系、提供支持，以及具体的干预治疗技术的运用。

心理危机干预技术可以分为一般支持性技术和专业干预技术。在危机事件早期其主要的目标都是重新建立或恢复平衡；在危机稳定期，心理危机干预的目标则是最大限度地减少创伤给个体带来的心理行为影响及促进个体成长。

（一）一般支持性技术

在危机事件早期，个体处于警觉、高唤起状态，其情感张力大、情绪反应激烈，因此，在早期提供心理支持极为重要。建立良好的咨询关系，是心理危机干预的前提和基础。如果不能与危机当事人建立良好的沟通和合作关系，则干预及有关处理的策略较难执行和贯彻，从而对干预效果造成影响。建立和保持干预双方的良好沟通和相互信任，有利于危机当事人恢复自信、减少对生活的绝望，以及改善人际关系。

同时，危机干预者要向危机当事人提供支持。所谓支持技术，主要是给予精神支持，而不是支持当事人的错误观点或行为。这类技术的应用旨在尽可能地使当事人的情绪得以稳定，解决目前的危机。在危机干预的过程中应注意多倾听、多肯定，使其尽可能多地将烦恼和困惑宣泄出来。总之，危机干预不仅要求干预者具备理解、共情、亲和及应变等面谈交流的能力，还需要掌握倾听、询问、语言反馈、情感反馈等基本的支持干预技术。这些技术看似普通，却非常重要。在危机干预者的综合运用下，可以起到协同作用，共同发挥干预效果。

1. 倾听技术　倾听是建立良好关系的基本环节。准确和良好的倾听技术是危机干预者必须具备的能力，实际上有时仅仅倾听就可以有效地帮助当事人。有效倾听要求心理危机干预者做到以下4点：自然放松，全部精力集中于心理危机当事人；用头脑领会语言中潜在的信息，用眼睛、感觉去注意当事人的行为表现，领会当事人言语和非言语的交流内容（有时当事人未讲出的东西比讲出来的更重要）；捕捉到当事人准备与别人特别是干预者进行情感接触的状态；通过言语和非言语的行为表现方式建立信任关系，使得当事人认可心理危机干预的过程。

2. 充分的情感支持　情感反应及表达是心理危机干预工作者和当事人之间的情感互动。情感反应是指心理危机干预工作者把当事人语言与非语言行为中包含的情感整理后，反馈给当事人，使其对自己隐藏的情绪有明确和清晰的认识，引出丰富的情感世界，并加以疏通、调理、释放其情绪，以促进当事人心理康复。情感反应的基本作用：协助当事人觉察、接纳自己的感觉；促使当事人重新拥有自己的感觉；使心理危机干预工作者进一步正确地了解当事人，或使当事人更了解自己；有助于建立良好的咨询关系。情感表达技术指心理危机干预工作者将自己的情绪、情感及对当事人的情绪、情感等告知当事人，以影响当事人。

在情感反应的过程中，需要在充分倾听的前提下，将体会到的由言语和非言语线索获得的情感，用自己的语言反馈给当事人，然后观察当事人的反应，评估情感反应是否准确，并引导其对自身感受做进一步的思考。

心理危机干预工作者所做的情感表达，其目的是为当事人服务的，而不是为了满足自己的表达欲或宣泄自己的情感。因此，其所表达的内容、方式应有助于当事人叙述和咨询的进行。情感反应时应注意以下几点：①注意情绪的来源和所指对象，过去的情绪可以储存在潜意识里，当有现实刺激的时候诱发出来。②检验情绪的真实性，有时当事人为了回避痛苦，否认自己的情绪。如果处理这份情绪的时机还不成熟，可以暂时放下；如果时机已经成熟，就可以用放松技术让当事人回到出现情绪的情景中，观察其无意识的反应，发掘其内心感受就可能获得成长和领悟。③注意当事人的无意识反应，呼吸的变化直接反映了情绪的变化，迅速的和沉重的呼吸信号与强烈的情绪有关，注意面部表情和面色的变化、身体紧张度的变化、声调的变化，尤其是言语的犹豫不决或迟疑。④支持与陪伴，如果当事人情绪激动，如流泪、愤怒、失望、兴奋，心理危机干预工作者应对自己的情绪变化和可能受到的影响进行审视，同时给当事人以支持，允许当事人适度的心理发泄。

（二）专业干预技术

常用的专业干预技术包括放松训练、稳定化技术、认知行为疗法等。

1. 放松训练　是心理危机干预中最常使用的稳定化技术，也被广泛用于其他技术的辅助治疗中。放松训练的原理是，人的情绪反应包括主观感受和躯体反应两个部分，其中躯体反应又包括不受意志控制的由自主神经系统控制的内脏反应和受意志控制的"可随意支配"的肌肉反应。放松训练就是通过训练放松"可随意支配"的肌肉反应，从而间接缓解不受主观控制的自主神经反应，最终达到有效控制紧张、焦虑的主观感受的目的。

目前常用的放松训练主要包括呼吸放松训练、肌肉放松训练、想象放松训练3种。实际应用中，大多数情况下均是两种不同放松训练结合在一起使用，如呼吸放松训练和肌肉放松训练结合、呼吸放松训练和想象放松训练结合。放松训练在心理危机干预中能起到快速有效控制发作性情绪反应的目的，从而促进会谈的有效开展。另外，放松训练也可作为一项心理"保健操"传授给处于危机中的个体，有助于其身心健康的恢复。

2. 稳定化技术　没有安全感就会失去自我掌控感。危机事件中个体的安全需要遭到破坏，因此，实施内在稳定化技术，重新建立安全感，有利于个体重新获得自我掌控感。心理危机干预中常用的稳定化技术包括内在安全岛和保险箱技术。

（1）内在安全岛：指的是一个接受治疗的个体认为安全、舒适，不会让他感到有压力的地方，这个地方可以是现实的，也可以是想象的。由于危机事件中个体的情感张力大，治疗师应用内在安全岛技术时，应注重言语诱导，要有足够的耐心。内在安全岛技术的基本要点：内在安全岛是内在的、个人的，可以是现实的，也可是虚拟的；完全是由危机事件中的个体自己构造或描述的，对于这个地方，个体有充分的控制感；它完全是属于危机事件中的个体私有，没有本人允许，没人可以进入或打扰；它里面可以有植物，但是一般不含有动物。

（2）保险箱技术：目的是帮助危机事件中的个体把危机事件中的创伤性记忆进行"打包封存"，不让创伤性记忆过度地影响自己。"保险箱"一定要物质化，既可以是一个有瓶盖的瓶子，也可以是一个上锁的箱子。在这个瓶子或箱子里，放着个体关于此次危机事件的创伤性记忆。"保险箱"完全由危机事件中的个体自行设计，其瓶盖或钥匙之类的开关完全由个体掌管，个体可以随时决定是否打开"保险箱"，和治疗师一起讨论创伤性记忆的相关内容。

3. 创伤聚焦认知行为疗法 认知行为疗法因其结构化、短程、高效等特点而得到广泛应用，其在心理创伤领域的应用，即称为创伤聚焦认知行为疗法（trauma-focused cognitive-behavioral therapy，TF-CBT）。

目前结构性最完整的 TF-CBT 是由 Cohen 等提出的一种短程治疗，一般进行 12～18 次，每次 60～90 分钟，主要的治疗内容包括心理教育与亲子训练、放松训练、情绪调控训练、认知应对训练、创伤复述与对创伤经验的认知加工、创伤线索暴露、亲子联合治疗、促进安全与未来发展轨迹等 8 个方面。

4. 眼动脱敏与再加工疗法 又被称为"EMDR——眼动心身重建法"，其基本原理可以用适应性信息加工模型来予以说明。该模型认为，人们之所以会出现各种各样的创伤后应激障碍的表现，是因为大脑对创伤性事件的信息加工没有达到适应性的状态。创伤性记忆的信息被"堵"，从而导致了闪回、梦魇、警觉性增高等症状。通过 EMDR 的治疗，能够让病人对创伤性记忆的信息重新进行整理加工，并基于此建立正确的认知和积极的情感。因此，根据 EMDR 的适应性信息加工模型，EMDR 在心理危机干预中特别适用于那些存在明显闪回、梦魇、回避症状和警觉性增高症状的急性应激反应的个体。EMDR 有助于减轻创伤带来的创伤性痛苦记忆及伴随的焦虑、负性倾向、躯体生理反应，有利于增强健康积极的情绪体验、思维方式和行动。眼动脱敏与再加工疗法被美国心理学会列为急性应激反应的推荐心理治疗技术，被广泛应用于急性应激反应和创伤后应激障碍的治疗。

5. 其他 暴露治疗是临床心理学中用于处理创伤相关精神心理问题的利器，将病人暴露于引发创伤的场景、物品，引发病人情绪生理反应后进行情绪处理。临床心理治疗师也常常利用主观想象技术，采用间接暴露治疗的方法来摆脱临床困局。近年来，越来越多的研究机构开始尝试利用虚拟现实技术来开展对创伤相关心理问题的治疗，均取得了令人满意的疗效，预计未来虚拟现实技术可能在危机干预中越来越普及。

（三）心理危机干预的结果

心理危机经过干预或自我处理，可出现以下 4 种结果：顺利度过危机，并学会了处理危机的方法；度过了危机但留下心理创伤；禁不住强烈的刺激而自伤、自毁；未能度过危机而出现严重的心理障碍。如果出现严重心理障碍，则应进行后续心理治疗或药物治疗。

四、团体心理危机干预

情景导入 **心理危机干预实践**

某企业因大爆炸发生而停工一段时间，复工第 1 天需要员工舒缓压力。这家企业离爆炸点只有几千米，厂房和设备有一些损坏，人员没有伤亡。其余情况参见前述案例。

了解情况后，干预团队马上着手准备，确定团队可以做什么。第一件事，为留下来的全体员工做一场安心讲座——"面对灾难我们该怎么办"，由一人主讲，几位助手在旁边观察员工的反应。讲座中通过一些有趣的小游戏，使员工边听、边做、边交流，有机会把自己的担心、恐惧、不知所措表达出来。讲座结束以后，团队邀请那些感觉到自己有身心反应，并希望让自己更安心的员工自愿留下来，参加"安心团体"。自愿留下的员工有40～50人，他们愿意留下，第一说明他们关心自己的情况，第二说明他们有需要。下午，团队将留下的员工分成4组，每组10～15人，开展安心减压团体活动，活动大概进行了2个小时。4个小组的带领者在活动结束时又跟组员商量："如果你还希望得到更多的帮助，就请留下来，我们还会有后续的工作。"每组大概又留下了2～3人，总共10人。这10名员工反应相对强烈一些，由两位带领者对这10名员工进一步进行小团体辅导。同时团队发现，不仅仅是员工，高管以及家属受到的刺激也特别大，家属反应特别强烈，影响到这些高管，使他们不能安心工作。于是团队梳理需要帮助的家属，对家属进行个案干预，团队里做儿童艺术治疗的老师对孩子们用绘画和舞动等表达性艺术方法进行干预。

这次干预反映了团队的工作流程，首先在清楚了解情况和需求后，采用多种工作形式进行干预，如讲座、团体干预、个别干预、语言和非语言艺术的干预；干预对象包括企业员工、管理者和家属。这次危机干预取得了良好的效果，得到受邀企业的好评，也收到干预对象的积极反馈。

思考：

1. 这个案例中，有哪些干预对象？
2. 这个案例中，应用了哪些干预方式？

（一）团体心理危机干预概述

心理危机干预的方式主要包括个体干预、团体干预。1994年克拉玛依火灾后，对受灾群体进行的干预方式主要是传统的个体干预；2003年严重急性呼吸综合征疫情中，既采取了个体干预，也运用了团体干预的方法。2008年汶川地震后，除对受灾者除采取个体干预的方法外，大量采用的是危机事件应激团体晤谈技术。

由于心理危机干预工作的重点是在短期内帮助危机当事人解除危机，这不同于塑造人格的长期心理治疗，因为时间的紧迫性和对策略有效性的要求，往往需要危机干预工作者采用的技术较一般长期的心理治疗更有侧重性和针对性。

心理危机团体干预（group intervention in psychological crisis）是在团体情境下提供心理援助与指导的干预形式，心理危机干预工作者根据成员的相似性组成团体，通过商讨、训练和引导，解决成员相似或相同的心理问题或心理障碍。个体在团体内的人际交往中进行观察、学习和体验，认识自我、分析自我、接纳自我，学习新的态度与行为方式，增进适应能力，预防或解决问题并激发个体潜能，从而发展良好的生活适应。心理危机团体干预可被设计用来满足各种特殊群体的需要，经济、简洁、高效，非常适合危机后的心理干预。

心理危机团体干预一般由1～2名干预者主持，称为团体领导者，并配有1名助手，协助领导者开展活动。参加团体干预的活动者，称为团体成员。团体成员少则3～5人，多则几十人。也有更多人的团体，如罗杰斯曾领导过千人团体。

心理危机团体干预不仅是为了时间经济，而且是利用由众人形成的社会情境和团体成员的互动、互知、互信增进咨询和治疗效果。团体咨询和治疗的优越性在于咨询和治疗团体作为一个社会的缩影，为在现实生活中受到挫折、压抑的成员提供一个宽松的人际环境。在这个理解和支持的氛围中，参与者愿意尝试各种选择性的行为，探索自己与其他人相处的方式，学习有效的社会技巧；团体成员能讨论他们彼此之间的相互察觉，并获得其他成员在团体中对其察觉的反馈，使之经由别人的观点来审视自己。一个人在团体里面的关系会呈现出他与外在社会的人际模式；在团体里，通过团体治疗独特的疗效因子既修复了与他人之间的关系模式，也就修复了他与外在社会的关系模式。

至今为止，心理危机团体干预还没有统一的分类，从事心理干预的心理学工作者进行心理危机团体干预的分类方法也各不相同。依据理论根据的不同，可分为精神分析团体干预、行为主义团体干预、认知-行为团体干预和人本主义团体干预等；依据干预遵循的模式及目标的不同，可分为教育发展性团体干预、支持调适性团体干预和治疗性团体干预等；依据计划程度的不同，可分为结构式团体干预和非结构式团体干预；依据参加者的固定程度的不同，可分为开放式团体干预和封闭式团体干预；依据干预者在干预中作用大小的不同，可分为指导性团体干预和非指导性团体干预；依据团体成员的背景相似程度不同，可分为同质团体干预和异质团体干预等。

（二）常用的团体心理危机干预类型

1. 教育发展性团体心理危机干预　是应用最为广泛的团体心理危机干预形式，主要目的是通过团体成员的主动参与表达自己，从而找到成员共同的兴趣与目标，干预的重点在于成员的自我成长与自我完善。危机事件发生后，当个体的基本生活已经安定下来时，教育发展性团体心理危机干预就可以开展活动。

教育发展性团体心理危机干预的成员虽然经历了危机事件，但仍是正常的、健康的、无明显心理冲突、基本能适应环境的人。领导者通过心理健康教育帮助成员把危机中的应激反应正常化，正确认识危机后的心理反应，并指导成员合理看待危机带来的各种损失，增强个人的控制感和自我效能感，在团体中获得关心和支持。如"我的情绪我管理"团体辅导，团体领导者在活动中帮助成员识别哪些是积极的情绪、哪些是消极情绪，让成员了解持续消极情绪的害处有哪些、应该如何化解消极情绪、如何进行宣泄和放松训练，让成员们彼此交流改善情绪的办法和放松训练的方法。

2. 支持调适性团体心理危机干预　是通过心理教育帮助团体成员把危机状态下的应激反应正常化，学会接受危机带来的困扰，增强个人的控制感，获得团体的关心和支持。求助者也是基本健康的，但在危机事件后有各种烦恼，有明显的心理矛盾和冲突。他们前来参加团体心理辅导的目的是排除心理困扰、减轻心理压力、增强适应能力。

对广大的救援人员、志愿者、前方记者来说，每天身处危机事件发生的第一线，身心俱疲；其他远离危机事件现场，但通过大众传媒时刻关注危机事件的普通民众等，都会产生一些替代性心理问题。对他们进行交流谈心和经验分享，或有专门的心理工作者对其进行心理疏导，也属于支持调适性团体心理危机干预。如"危机后缓解紧张情绪"的团体辅导，团体领导者的职责是提供关于如何放松情绪的行为和认知训练，使团体成员掌握有效的放松方法和技巧。

3. 治疗性团体心理危机干预　是指通过团体特有的治疗因素，如团体所提供的支持、关心、感情宣泄等，改变成员的认知方式、行为模式，使他们达到心理康复的功能。团体成员可能包括地震中的沮丧者、伤病员家属、救援工作者等，他们承受着丧失亲友、财产和健全身体的痛苦，还有作为幸存者的自责与愧疚，以及由危机事件导致的某些心理疾病，如神经症、人格障碍、适应障碍等。这些心理障碍已经影响了他们的正常学习、工作和生活，使他们苦不堪言，极少数人甚至表现出自杀意念和行为。

治疗性团体心理危机干预一般持续的时间较长，所处理的问题也较复杂，因此，对团体领导者的要求要比其他类型的团体心理辅导更专业、更严格。治疗性团体心理危机干预中的领导者要具有丰富的心理学、社会学知识，同时具有敏锐的观察力和非凡的技巧。在干预过程中，要注意团体中的不同个体和他们存在的问题，并能引导个体把自己的问题表达出来，领导者要指导个体进行彼此的帮助。某些时候，领导者还需进行主控的角色扮演，指导团体干预的有效进行。如对危机事件后很长时间还对失去亲人痛苦不已并且丧失了某些社会功能的个体，要实施哀伤治疗。领导者可以采用各种心理治疗技术对成员进行干预，使他们尽快恢复健康。

（三）常用的团体心理危机干预技术

紧急事件晤谈技术（critical incident stress debriefing，CISD）是一种团体心理危机干预技术，通过支持性团队的建立，在团队内开展系统交谈，建立团队性应对压力的方法。研究表明，紧急事件晤谈技术是一种非常有效的方法，越来越多地被应用于心理危机干预。

1.应用人群 紧急事件晤谈技术不适用于那些危机事件前已有明显精神障碍的人群，也不适用于那些有人格缺陷的人群。其更有效的治疗对象是经历了危机事件存在一般应激性压力心身反应的人群。有明显精神障碍的人群，如分离性障碍、躯体化症状、急性焦虑发作等病人应接受更为严格的个体心理治疗，包括必要的药物治疗。对有人格障碍或人格缺陷的病人，如作为紧急事件晤谈技术成员入组，可能会给团队其他成员带来负面的影响。

2.紧急事件晤谈技术的目标 给予团队成员支持性的团队心理环境，鼓励团队成员相互安慰，注意调动团队成员可用的内外环境资源，帮助团队成员消除危机事件造成的认知、情绪上的负面影响，引导团队成员积极地思考、积极地行动。

3.紧急事件晤谈技术应用时限 危机事件发生后的24～48小时是应用紧急事件晤谈技术的最佳时段。危机事件发生的24小时内一般不应用紧急事件晤谈技术，危机事件发生后6周再应用紧急事件晤谈技术效果则比较差。

4.紧急事件晤谈技术的操作步骤 紧急事件晤谈技术包括6个阶段。

（1）第一个阶段为介绍期：该阶段的主要目标是建立团队联盟，介绍团队的基本规则。

（2）第二个阶段为事实阶段：该阶段的主要目标是帮助成员重新认识危机的全部真相。

（3）第三个阶段是感受期：该阶段开始聚焦于团队成员此次危机事件中的个人感受，以及感受的变化。

（4）第四个阶段是症状期：在该阶段要求团队成员开始讲述自己在危机事件发生后出现的一些与急性应激反应相关的症状，包括睡眠改变、饮食改变、情绪改变、闪回症状、回避症状，以及注意、记忆、决策、解决问题等认知影响。

（5）第五个阶段为教育期：在该阶段，治疗师要简要阐述危机相关的知识，包括危机事件的事实信息、可用的资源、危机造成的应激反应表现，并强调危机事件后应激反应是一种正常的表现。

（6）第六个阶段是重返期（re-entry phase）：在该阶段治疗师总结整个晤谈过程，对一些错误的信息和错误的观念进行澄清，回答团队成员提出的问题。与团队一起讨论具体的行动方案，强调团队成员在应对危机事件中相互支持的重要性，注重利用可利用的资源，帮助个体重新恢复原有的正常社会活动。

紧急事件晤谈的整个过程需要2～3小时。实际开展紧急事件晤谈技术的工作时，有必要结合团队的文化和信仰特征进行，如有共同宗教信仰的团队有时可以将紧急事件晤谈技术与其所信仰的宗教内的仪式结合起来使用。

（四）团体心理危机干预的局限性

1.团体心理危机干预的负性动力 在团体心理危机干预中，如果出现了控制性很强的成员，他们会对其他成员形成很强烈的影响，严重的话可能会导致团体破裂。

2.适用范围相对狭窄 团体心理危机干预并不一定适合每个人。尤其在危机事件中，由于个体的差异，每个人应对危机事件的能力不同，从而导致危机事件对个体的影响不同。在这种情况下，可能会导致症状较轻的成员受到负面影响，妨碍团体的发展。

3. 对成员的照顾难以周全 在团体中，领导者会尽量将时间与精力平均分配到每个成员身上，但可能会对一些积极表达的成员关注多些，积极的成员收获就会大一些，而被动的成员经干预后所获得的效果可能不是很明显。由于领导者和其他团体成员未能及时关注，可能会导致成员的自我暴露而带来更多伤害。

五、心理危机的药物干预

药物干预是目前精神医学最能直接和有效地影响个体精神和生物状况的科学手段。在应激障碍和危机干预中适当使用精神类药物有时是非常有必要的。

一般来说，药物干预在心理危机干预中的作用主要有：①控制和改善抑郁症状、躁狂冲动行为，避免自杀行为和伤害他人行为的出现；②促进情绪稳定，促进自知力和社会功能的恢复，促进回归社会；③对睡眠障碍有良好的作用，能够改善睡眠状况，在提高睡眠质量的同时，消除或缓解焦虑、恐惧等情绪；④预防已有病情的复发和恶化，控制和预防药物不良反应；⑤增强受挫能力和处理心理应激的能力。

干预药物主要包括抗焦虑药、抗抑郁药、抗精神病药、心境稳定剂等。

第四节 卫生应急心理危机的预防与控制

一、心理危机的预防

（一）针对一般公众的预防

1. 加强信息公开，干预恐慌心理 突发公共卫生事件有着自己独有的特点，因此，要把综合性公共卫生干预措施与专业性心理干预结合起来。危机发生之初的恐慌心理主要是由于政府与公众之间信息交流的不对称，致使公众缺乏对突发公共事件真实情况的了解，从而使公众因为在危机中缺少心理的依靠而产生的。政府作为处理事件的主体，在事件发生后，应采取积极措施使危机信息公开化，确保人们在谣言产生之前了解突发公共卫生事件的真实信息。政府此时对公众心理进行干预的方式主要就是使危机的相关信息公开化，促使公众了解危机的真实信息，从而攻破谣言，防止公众因为听信谣言而加剧心理的恐慌程度。此外，通过主流权威媒体宣传应对危机的方法和政府对危机的态度，则可以加深公众对危机的了解，并自主采取行动对危机进行防范，从而阻止公众恐慌心理程度的加剧，使政府成为人们在危机中的心理依靠，加深公众对政府的信任程度。

2. 加强对公众的健康教育 突发事件发生时，开展广泛而深入的健康教育和健康促进活动，可以使公众正确了解有关知识，增强公众的心理承受能力和应变能力。一方面可以避免大范围的社会恐慌，维持正常的社会秩序；另一方面还可以动员全社会的力量，极大地促进突发公共卫生事件的防治工作。健康教育的方式可灵活多样，除传统的印发科普资料、报告、讲座、咨询等外，利用电视、电台、网络技术等现代传媒手段能取得更好的效果。

3. 开通心理咨询热线 心理咨询热线兼有专业性心理危机干预与健康教育的作用。心理咨询热线有着安全性、隐秘性、持续性、服务广泛性、方便性等特点，使得这种形式的心理服务成为危机时期的一个有力的帮助力量，也是收集公众心理信息的一个有力工具。从公众角度来说，咨询热线可以有效帮助求助者缓解心理压力、消除负性情绪、采取更有适应性的行为方式，不但有利于公众心态的安定，也有利于抑制不当行为。

（二）针对援助人员替代性创伤的预防

替代性创伤是救援者在与创伤事件的当事人互动时，受到当事人的内在经验的影响，间接感受到了灾难发生时当事人的创伤性体验，由此导致救援者的各种心理异常现象。救援人员、干预者、帮助者、一线工作人员（医护人员、电视台等媒体工作人员）由于目击惨状和超负荷暴露，可能产生急性心理创伤，其受害程度相当于甚至高于一些直接受灾者。替代性创伤能给救援者带来许多负面影响，如悲伤，对生活、工作、学习丧失信心，还会影响到他们的爱、娱乐甚至是创造的能力。因此，为了避免替代性创伤的出现，救援人员要做到以下几点。

1. 确保出行前培训 队伍在正式前往受援地执行任务前应进行出行前培训，根据情况，培训内容除了政治教育、业务培训、安全和外事培训外，还应包括心理疏导。

2. 获得准确信息 实施救援前，要尽可能掌握一些准确信息，使援助人员清楚目前自己和周围的状况。

3. 轮休或轮换制 要认识到自己的局限性，不要高指标、超负荷地工作。救援工作强度非常大，因此，要强制规定现场工作时间在 6～8 小时。对参与现场辨识、搜救工作等高创伤刺激强度工作的救援人员，需要每 2 小时休息一次。有些工作可以实行轮换制，包括轮换不同的岗位、轮换不同责任及不同应激水平的工作，以便降低工作的压力。

4. 提供休息场所 救援工作中要尽量提供安全、隔离的休息场地，远离媒体和围观者。而且不能总和受害者或幸存者待在一起，确保救援者们有独处的时间和空间。

5. 维护良好的社会支持系统 援助者一定要团队合作，一定要有组织、有计划、有系统地去做灾后援助。同行之间需要交流、互相支持，也需要接受督导。保持和同事、其他救援者、家人、朋友的联系，缓解负性刺激和身心疲惫带来的心理压力和可能的心理创伤，同时获得一个相对正常的生活状态。

6. 自我觉察 觉察是指救援人员要接纳和关注自己的不平衡状态，如觉察自己在需要、情绪和资源等方面是否存在不协调，觉察自己内心是否发生变化，发生了哪些变化，通过觉察恢复自己情绪上的平衡。如果觉察到自己的情绪异于平常，应进行自我调适，必要时求助于心理卫生专业人员。

（三）心理危机自我预防

心理危机预防未必来自外界，危机当事人也可进行自我预防。然而，由于心理危机具有暂时性，有时危机当事人只是将危机压抑下去，这样导致的结果就是再遇到类似情境时，个体会闪回到危机状态，甚至产生严重的后果。心理危机自我预防是指个体在面对心理危机时，有效地运用简易的心理原理和方法应对所面临的心理危机的过程。

1. 了解事件真相 负面信息是恐慌的源头，不掉入负面信息陷阱，多通过官方或正规渠道了解危机事件真相，关注积极的、专业的、确定的、权威的信息，有利于帮助自我情绪稳定。

2. 接纳并合理表达情绪 突发公共卫生事件使人产生的所有症状是一种很自然的现象、可以理解的反应，不必过分强求自己保持镇定。意识到自己处于这种情绪状态，应花点时间觉察自己的情绪，照顾自己的情绪，并通过合理的途径表达出来。如通过日记记录、运动、音乐、绘画等投入自己兴趣中的方式，均可以帮助自己从强烈的情绪中平静下来，并觉察自己情绪背后的需求，寻求合适的解决途径。

3. 寻求社会支持 与别人诉说突发事件、表达自己的想法或态度、表达自己的情绪和感受、和别人讨论压力与对策、讨论自己最困惑的经历、讨论事件中正向或值得骄傲的事情。如果周围没有可以诉说的对象，或诉说后仍觉得非常痛苦，可以拨打心理热线或寻求网络咨询。

4. 合理安排时间 合理安排每天的时间，制订一个放松可行的时间表，如工作、读书、冥想、休息、玩耍、运动等。充实感与稳定感对于应对压力非常有帮助。

5. 利用简易的心理学方法进行调适 运用呼吸放松法、肌肉放松训练或正念冥想等自我心理调适技术缓解压力；运用认知行为记录改善自我对话，记录事件、想法、感受，有意识地用新的想法替代旧的想法。

6. 参与团体活动　和有着共同兴趣的人在一起，做一些自己喜欢的事情，可以做到真正的放松。例如，参加读书活动，大家一起读一本好书，讨论图书带给自己的感受；一群朋友一起去户外感受大自然；和朋友一起做手工，共同感受手工带来的快乐；与家人或朋友一起购买汉服，学习传统礼仪，阅读传统书籍……有太多的同质性团体可以带来不一样的感受，其中也包括心理沙龙等团体活动。

二、心理危机的控制与管理

心理危机控制，不仅需要政府的投入与支持，更需要全社会的广泛参与。心理危机控制贯穿于突发事件的全过程。

（一）心理应激（危机）教育和社会支持系统

建构突发公共事件的心理应激健康教育服务体系和社会支持系统是卫生应急管理的重要组成部分，是一项系统工程。

1. 组织管理体制　突发事件应对有赖于一个高效强大的组织管理体制，尤其需要明确和加强政府的主导作用，来有效整合各种社会资源，承担组织、协调、推进和监督各项工作的开展。建立或明确心理应激控制与管理的各级领导机构、教育专业服务机构、专家咨询组织，最大限度地发挥卫生专业部门、研究院所等专业工作人员的作用。目前，我国心理应激（危机）管理体制仍不健全或部分缺失。

2. 应急队伍系统建立　反应迅速的心理应激控制与管理的专业应急队伍应该包括不同水平的心理学专业人员，如心理知识普及、心理咨询、心理治疗，甚至精神病专业人员，以适应灾后不同阶段的心理援助工作。一旦发生了灾难性突发公共事件，可以根据事件性质，由富有经验的社会危机服务专家快速组建反应小队，以恢复和稳定身处危机事件中的人们的心理平衡。

3. 新闻报道系统　在危机事件中，因缺乏可靠信息造成的不确定感比实际灾难带来的恐惧更甚。信息源的可靠性决定了人们在紧急情况下是否能采取有效的缓解措施。在突发公共事件危机情况下，有关部门应和新闻界合作，制定公共信息政策和新闻报道指导原则，使大众获取准确、一致的信息。为维持可信度和信任感，新闻界应坦诚，杜绝虚假信息，但应重点报道减少危险、加强安全措施的信息。对未知事物应表述清楚，在紧急反应中，对不确定因素的报告应及时解释、纠正。政府的权威信息传播得越早、越多、越准确，就越有利于维护社会稳定和缓解个体的不良情绪。

（二）突发事件发生前期心理应激控制与管理

现实生活中应激事件是普遍存在和难以避免的。有的灾难会在毫无预兆的情况下发生，有的在发生前会有讯号发出，这些讯号可能很明显，也可能很微弱，不易察知。这一阶段又可以分成两个时期：一是威胁期，人们普遍感到灾难可能发生，存在威胁；二是警告期，此时灾难发生的征兆已经极为明显，灾难可能随时爆发。

1. 预防性危机干预　即心理健康促进，是指通过一系列的心理健康教育及各种辅助措施，促进社会公众的心理健康水平，完善公众的个性品质，提高心理素质。

在灾难发生前，政府及有关部门可以通过宣传教育、派发灾难应对手册等措施让人们了解各种灾难的危害，提高公众预防心理危机的意识。这一阶段危机教育的主要任务是帮助社会公众树立心理健康意识，造就积极的心理品质，增强心理调适能力和心理承受能力，预防和缓解心理问题。灾难前通过日常的心理健康教育和挫折教育，可以增强人们应对突发灾难的心理准备。

2. 公众的心理应激预防训练　不同的个体由于知识背景、训练水平、心理素质不同，会有不同的反应。一个公民拥有的关于突发事件的知识越多，或接受过相应突发事件方面的训练，才会有认知的理性，才会有稳定的情绪，才能理智有效地应对危机。

教育训练公众首先要学会识别自己生活中的应激事件和评价自己的应激体验；其次要掌握认知行为管理技术、时间管理技术、行为松弛技术等；最后还要养成良好的饮食习惯、良好的锻炼习惯，提高社会交往的自信心，学会利用社会支持等调节技术。

个体在暴露于应激情境时，一旦成功地学会处理程度轻微的应激事件，对应激情境的认知和应对能力就会得到发展或提高，能逐渐承受程度越来越强的应激情境。

（三）突发事件发生期心理应激控制与管理

在突发重大灾难面前，人们很容易出现恐惧、焦虑、挫折、攻击、负罪感、从众和过度防范等负面身心反应。通过介入性心理危机干预可起到缓解痛苦、调节情绪、塑造社会认知、调整社会关系、整合人际系统、鼓舞士气、引导正确态度、矫正社会行为等作用。

在突发事件发生期，可选择采用如下心理应激控制与管理策略：一是政府及相关部门及时进行准确的信息传递，使当事人对灾难事件的发展程度和可能的危害情况作出正确估计，使其能注意力集中、缜密思考，开展积极应激。二是利用媒体的力量，调动社会支持系统，采用多种方式，宣传应对心理危机的科学知识和积极有效的应对技巧。三是心理应激（危机）干预支持。心理干预人员及时介入，采用多种手段，有计划地开展心理应激培训和心理疏导工作。通过集体授课、小组辅导、个别咨询等方式进行系统的心理干预，帮助当事人疏导并消解焦虑、激动或抑郁等负性心理应激反应。

（四）突发事件后期心理应激控制与管理

灾难对人们心理的影响是普遍的，但程度却因人而异，有的人通过自身的调整，很快恢复到健康的状态，而有的人却可能从此生活在过去的阴影下，需要得到心理上的救助。

突发事件后期是恢复、拯救和创伤后阶段，也是对急性应激反应、创伤后应激障碍、适应障碍和文化相关障碍等应激相关障碍进行恢复性干预的合适阶段。通过团体辅导和个人针对性心理治疗等形式，帮助危机当事者缓解情绪症状，重建心理平衡。

（崔立谦　朱丽瑾）

思　考　题

1. 应激障碍有几种，临床表现有哪些？
2. 心理危机评估、干预的概念是什么？
3. 心理干预的对象有哪些？干预方式有哪些？
4. 如果你要进行一场突发公共卫生事件的援助工作，你将如何避免心理创伤的发生？

第 15 章　公共卫生应急技能实践

实践一　个人防护装备使用操作规程

（基础性实验）

一、实验目的

　　个人防护装备一般是指在公共卫生应急工作过程中为防御物理、化学、生物等外界因素伤害所穿戴、配备和使用的各种防护用品的总称，包括工作帽、呼吸防护装备、手套、防护服、隔离衣、护目镜、防护面屏、防水靴套和胶靴等。在职业卫生与职业医学学科领域，个人防护装备亦常称为劳动防护用品或个体防护装置。在重大传染病防控中，要根据疾病不同传播途径的隔离和预防要求，以及预期可能暴露，正确选用和穿脱医用个人防护装备。

二、实验准备

　　准备并检查医用个人防护装备（包括防护服、防水围裙或隔离衣、工作帽、KN95/N95 医用防护口罩、防护头罩或防护面屏或护目镜、胶鞋、手套、鞋套等）及手部消毒液等。

三、穿戴防护用品顺序

　　主要顺序：手卫生→戴医用防护口罩→戴内层手套→穿防护服→穿防水靴套→戴防护头罩→穿防水隔离衣→戴外层手套→检查确认→消毒外层手套。

（一）穿戴步骤

　　步骤1：手卫生，更换个人衣物，穿工作服，去除个人用品（如首饰、手表、手机等）；穿工作鞋或胶靴，戴一次性工作帽。

　　步骤2：戴医用防护口罩，做气密性检查。

　　步骤3：戴内层手套（进行易导致手套破损或严重污染的操作时），做气密性检查。

　　步骤4：穿防护服，确保防护服袖口覆盖内层手套袖口。

　　步骤5：穿防水靴套。

　　步骤6：戴防护头罩或防护面屏或护目镜（接触呕吐、腹泻或出血病人时佩戴）。

　　步骤7：穿防水围裙或防水隔离衣（接触呕吐、腹泻或出血病人时佩戴）。

　　步骤8：戴外层手套（覆盖防护服或防水隔离衣袖口），做气密性检查。

　　步骤9：监督人员协助检查，确认穿戴效果，确保无裸露头发、皮肤和衣物，身体正常活动不影响诊疗等工作。

　　步骤10：如接触病人，消毒外层手套。

（二）穿戴说明

　　应有培训合格的人员在现场指导、协助，检查全部个人防护装备是否齐备、完好及大小是否合适。医用防护口罩可用 KN95 及以上级别的颗粒物防护口罩替代。

四、脱摘防护用品顺序

　　主要顺序：擦拭消毒→消毒外层手套→脱防水围裙→脱外层手套→摘防护面屏→摘防护头罩→脱防护服，同时脱下防水靴套→脱内层手套，手消毒，更换新的内层手套→消毒并更换工作鞋或胶靴→摘医用防护口罩和一次性工作帽→脱内层手套，佩戴新的医用外科口罩→评估脱摘过程→换回个人衣物等。

（一）脱摘步骤

步骤1：个人防护装备外层有肉眼可见污染物时应擦拭消毒。

步骤2：消毒外层手套。

步骤3：（如穿戴）脱防水围裙（如穿防水隔离衣，先脱外层手套或与隔离衣一起脱下），消毒外层手套。

步骤4：脱外层手套，消毒内层手套。

步骤5：摘防护面屏（护目镜），消毒内层手套。

步骤6：（如穿戴）摘防护头罩，消毒内层手套。

步骤7：脱防护服，同时脱下防水靴套，消毒内层手套。

步骤8：脱内层手套，手消毒，更换新的内层手套。

步骤9：消毒并更换工作鞋或胶靴，消毒内层手套。

步骤10：摘医用防护口罩和一次性工作帽，消毒内层手套。

步骤11：脱内层手套，洗手，手消毒；及时佩戴新的医用外科口罩。

步骤12：指导人员或协助人员与工作人员一起评估脱摘过程，如有可能污染皮肤、黏膜，应及时消毒。

步骤13：换回个人衣物，有条件时淋浴。

（二）脱摘说明

脱个人防护装备时，应有培训合格的人员在场指导或协助，该人员应穿戴个人防护装备（至少包括防护服或隔离衣、口罩、防护面屏或护目镜和手套等），评估个人防护装备污染情况，对照脱摘流程，口头提示每个脱摘顺序，协助脱摘装备并及时进行手套消毒。

五、穿脱防护服考核

自行设计或参考国家公共卫生执业医师相关考核标准。

六、注意事项

1. 各疾控部门、医疗机构、生物实验室和科研部门关于穿脱防护服的顺序要求略有差异，请按照其规定的详细步骤进行操作。

2. 防护服有各种规格和型号，操作者务必选择合适的防护服。

3. 操作者要在规定区域内穿脱防护服。穿前应检查有无破损，有渗漏或破损应及时更换；穿时勿使衣袖触及面部和衣领；脱时注意避免污染。被污染时，应及时更换。

实践二　诺如病毒感染疫情暴发应急演练

（设计性实验）

一、演练目的和意义

近几年来，某地传染病总体发病情况较稳定，但在学校、幼托机构等学生、儿童聚集的单位，仍时有诺如病毒、手足口病病毒所致的感染性腹泻等传染病疫情流行，并曾导致多起疫情暴发。为强化该地卫生行政部门和教育机构应对学校传染病暴发疫情的联动机制，提高基层卫生机构和学校、幼托机构处置传染病暴发疫情的应急处置能力，制订以"诺如病毒感染疫情暴发"为内容的突发公共卫生事件应急演练方案，并实施现场演练。

二、演 练 时 间

20＿＿＿＿年＿＿＿＿月＿＿＿＿日

三、演 练 地 点

某公共卫生与预防医学实验室。

四、演练材料准备

（一）常见的体检用品

常见的体检用品包括体温计、压舌板、手电筒、一次性手套、手部消毒液、洗手液/清洁肥皂等。

（二）个人防护装备

个人防护装备包括加厚乳胶手套、防护口罩、一次性防护服等。

（三）消杀药械

消杀药械包括含氯泡腾片（或漂白粉、84 消毒液）、配药盘或桶（画好容量刻度线）、拖把、浸泡桶、擦拭消毒课桌椅的毛巾、紫外线消毒设备。

五、演 练 内 容

（一）个案模拟演练

某小学教室内正安静地上自习课，突然 1 名学生在座位旁边呕吐，同桌立即报告老师，老师马上采取处置措施，要求其他学生立即捂住口鼻疏散到另一个教室上课，并电话通知校医。相关人员对呕吐物进行覆盖、消毒处理。老师指引呕吐的同学到校医室，并通知家长带学生到正规医疗机构就诊。

（二）某小学诺如病毒防控演练

某社区卫生服务中心接诊了 10 余名以恶心、呕吐、腹痛、腹泻为主要症状的学生，均为某市某小学四年级学生，怀疑是食物中毒，不排除肠道传染病可能，立即向区疾病预防控制中心、区卫生监督所报告。

区疾病预防控制中心了解情况后逐级汇报，并启动卫生应急预案，防疫科、卫生科和检验科专业人员立即赶赴现场，开展流行病学调查及现场采样，对患儿进行个案调查，将学校食品原料、桶装饮用水等采样送往实验室检测，并对学校教室等场所开展消毒工作。

根据病例临床特征、实验室检测结果分析，可判定该起事件为诺如病毒引起的暴发疫情，感染来源可能为携带病毒的食堂工作人员。经采取病例隔离治疗、消杀等有效措施后，控制效果明显，最后 1 例病例经过最长潜伏期后无新发病例报告。

六、演 练 程 序

（一）提前准备

本演练要求提前半天进行准备。演练当日上午布置模拟现场（根据组队数布置相应的模拟现场），并准备现场物资及台账资料。

（二）正式演练

演练当日下午，各参演人员到演练现场集中，按演练方案分组后到达模拟现场进行演练，至少包括以下主要环节。

1. 各小组抽签选择 1 名参演人员进行正确的七步洗手法洗手演示。

2. 各小组抽签选择 1 名参演人员进行防护服的穿脱。

3. 各小组抽签选择 1 名参演人员演示消毒液的配比计算和现场配制。对模拟现场的患儿呕吐物、课桌椅等相关物品进行消毒演示。

4. 按照技术规范要求制订正确的学校防控肠道传染病的处置措施。

七、演练报告和要求

（一）基本要求

重视方案可行性和专业知识的正确性，同时确保演练全程安全，需符合《中华人民共和国传染病防治法》《传染病信息报告管理规范（2015 年版）》《中小学校传染病预防控制工作管理规范》《国家突发公共卫生事件相关信息报告管理工作规范（试行）》《诺如病毒感染暴发调查和预防控制技术指南（2015 版）》等文件要求。

（二）演练报告

演练完毕后，每个参与人员独立撰写演练报告（作业）1 份。

实践三　某市发热哨点监测卫生应急演练

（综合性实验）

一、演练目的和意义

为切实做好新冠疫情防控工作，进一步完善发热哨点监测工作机制，落实早发现、早报告、早隔离、早治疗的疫情防控要求，开展基层医疗卫生机构疫情防控发热哨点监测应急演练。

通过本次公共卫生应急演练，掌握核酸检测采样、流行病学调查和终末消毒等操作技能，熟悉社区卫生服务中心的发热哨点监测工作流程，进一步规范疫情上报和应急处置技能。

二、演练时间

20＿＿＿＿年＿＿＿＿月＿＿＿＿日

三、演练地点

某公共卫生与预防医学实验室。

四、演练材料准备

（一）个人防护装备

个人防护装备包括连体防护服、隔离衣、外科口罩、N95 口罩、帽子、防护面屏、快速手消毒液和橡胶手套等。

（二）标本采集物品

标本采集物品包括试管、采样棒及标本收集袋和标本采集运输箱等。

（三）调查表格

调查表格包括流行病学调查表和疑似病例初步筛查登记表等。

（四）其他

其他如非触式红外线感应测温仪、听诊器、感染性医疗废物桶等。

五、演练内容

2022 年 12 月 6 日，某市有 1 名发热病人到社区卫生服务中心发热诊室就诊。在等待核酸检测结果过程中，该社区卫生服务中心接到某区疾病预防控制中心的报告，称该病人为新冠感染病例密切接触者。请各小组据此开展卫生应急现场演练，自行设计演练情景、人员准备和物品选择。

六、演练程序

本演练需要提前 1 周下达演练通知，并指导参演人员进行任务分工和撰写演练脚本。

（一）任务分工和脚本撰写

本演练至少需要 5 名参演人员进行演练，建议具体分工如下。

1. 指挥员　负责协调指挥、角色安排、布置现场、主持解说和评估总结。

2. 发热病人　同学进行角色扮演，预约进入社区卫生服务中心。

3. 预检分诊护士　在入口处实施"四必查一询问"，引导病人至发热诊室。此后，继续扮演发热诊室护士，进行核酸采样。

4. 发热诊室全科医师　负责核查流行病学史调查表并签名确认、问诊、开具医嘱、与中心主管部门协调办理闭环转运等。

5. 公共卫生医师　进一步开展流行病学史调查、参加病人转运和终末消毒等。

（二）现场演练步骤

手机扫描健康码和行程码，测量体温→询问流行病学史→核酸采样→接到通知，立刻上报应急领导小组组长→流行病学调查→对诊室和所经通道进行消毒→协助转运病人。

七、演练报告和要求

演练完毕后，每个参演小组独立撰写演练报告（作业）1 份，并对演练效果进行评价。

实践四　食物中毒事件应急处置案例分析

（应用性实验）

一、实　验　目　的

食品安全是一个世界性的问题，越来越多地引起人们的关注，各国政府都在积极制定政策和法律，加强这方面的管理。近年来，我国食品安全形势虽然严峻，但保持稳中向好的态势。通过流行病学调查分析和应急处置案例分析，掌握突发食物中毒事件应急处置的流程和内容，最终查明疾病发生和流行的原因，提高医学生应对食品安全突发事件的应急处置能力和组织协调能力。

二、实　验　内　容

本实验结合一则突发食物中毒事件处置案例进行讨论。

三、实　验　要　求

1. 在开展案例讨论之前，授课老师应组织同学对相关的理论内容进行复习，复习时间建议控制在 20 分钟以内。

2. 分组讨论，每组 4～6 人，按照案例中提出的问题进行讨论，每个案例讨论 30 分钟。

3. 分组讨论结束后，由授课老师组织进行统一讨论。

四、案例分析和讨论

——某地一起突发食物中毒事件的应急处置

2002 年 9 月 14 日的早晨，某市某中学住校生同学 A 早餐时发现对面的同学开始口吐白沫，接着仰面倒地、不停地抽搐，同时又有七八名同学倒地抽搐，餐厅里相似症状病人人数不断增加，发病的学生被送到镇医院。同日早上 4:45，当地解放军某医院收治了 1 例抽搐、昏迷的病人，随即又有 3 名相同表现的民工到医院就诊。截止到早上 8:00，到 2 所医院就诊者达 600 多人，其中 16 人死亡。

问题 1：什么是突发公共卫生事件？

问题 2：我国突发公共卫生事件监测报告系统包括哪些？报告责任人是谁？报告给谁？内容和方式是什么？时限是多久？

当地迅速成立现场指挥部，立即召开由卫生、公安等部门参加的现场分析会，对事件展开调查和分析。省、市卫生行政部门和卫生监督、疾病预防控制等机构立即组织应急处置队伍赶赴现场，实验室人员迅速到岗，做好了一切检测的准备工作。

问题 3：突发公共卫生应急指挥系统应包含哪些部门？

问题 4：在突发中毒事件处理中，各类卫生应急机构和人员的职责是什么？

该镇中毒事件中，短时间内有大批学生和民工发病，严重者意识不清、全身抽搐，而另外一部分病人则病情相对较轻。当地群众因此次事件处于恐慌中，病人涌向当地医院和市内医院。此时，确定病例和对病人分级处置是病人救治和事件控制工作的基础。

问题 5：突发公共卫生事件的信息如何发布？

问题 6：如何进行风险沟通？

该事件涉及该镇居民、学生和民工，最终统计中毒者 300 多人，42 人经抢救无效死亡。调查发现，发病者多数为中学生及镇上建筑工地的施工队人员，仅有少数为当地居民；发病者都进食了该镇农贸市场"某某面点店"制作的麻团、油条、点心等食品；第 1 例病人出现在 4:45，病人集中在 5:00～7:00 发病，之后仍有少量散在病人出现。

分析病人有相同来源的食物史，都进食了该镇某豆业连锁店（全镇唯一的一家早餐批发店）和农贸市场"某某面点店"制作的麻团、烧饼、油条和豆浆等食品，而第 1 例病人的早点也是从"某某面点店"购买。省、市、区卫生监督所、疾病预防控制中心对上述可疑食品及病人的呕吐物、胃内容物分别采样、封存、检验。

问题 7：怎样进行现场调查？

问题 8：采样的品种和要求是什么？

10:45，省疾病预防控制中心接到病人样本，12:15 从中毒病人胃内容物中检出毒鼠强，从而该起事件被定为"毒鼠强"中毒。与卫生部工作组同期到达的公安部调查组也针对事件特征展开了刑事调查，初步判定此事件为一起刑事案件，经对嫌疑人"某某面点店"老板及面点店员工进行审讯后，将嫌疑人定位在与其有竞争关系的其他 6 家饼店老板。卫生部门和公安部调查组交换了对事件性质的分析。在案发 52 小时后，犯罪嫌疑人陈某某被警方抓获。

问题 9：本案涉及哪些相关法律、法规？

问题 10：突发公共卫生事件应急响应如何终止？

实践五 突发饮用水污染事件卫生应急演练

（设计性实验）

一、演练目的和意义

通过模拟一起突发饮用水污染事件卫生应急处置的演练实验，提高学生对突发公共卫生事件的应急响应和现场处置能力。打破学科的界限，重组流行病学和环境卫生学实验内容，设计开发综合性、设计性实验项目。目的是通过探索建立崭新的实验教学模式，提高学生的卫生应急能力、创新能力和专业技能，培养实践型公共卫生人才。

二、演练时间

20＿＿＿＿年＿＿＿月＿＿＿日

三、演练地点

某公共卫生与预防医学实验室。

四、演练材料准备

（一）流行病调查类工具

流行病调查类工具包括突发饮用水污染事件现场调查表、个案调查表、水质采样单等。

（二）仪器设备类

仪器设备类包括余氯比色计、微生物快速检测箱、理化快速检测箱等。

五、演练内容

2015 年 11 月 6 日 12:00，某疾病预防控制中心接到某公共卫生医师电话，称辖区 A 镇中心医院近期接诊的胃肠病病人明显增多，仅 11 月 5 日夜诊的"腹泻、呕吐"病例达 51 例。随后，疾病预防控制中心对接诊医师进行了现场访谈。接诊医师表示，多数病人起病急，主要症状为恶心、腹痛、腹泻（呈黏液、水样便），部分病人伴有低热、呕吐和里急后重等症状。院方诊断为"急性胃肠炎"。求诊者自述近期家里的自来水有异味。经详细调查及采样检测后确定这是一起水源感染性腹泻暴发事件，暴露因素为村民饮用了被肠产毒性大肠埃希菌污染的水源（水井）。通过采取病人隔离治疗、污染水源消毒处理、密切接触者预防性服药等一系列综合防治措施后，疫情得到迅速控制。

六、演练程序

请根据上述案例，自行设计卫生应急演练方法和内容。

（一）流行病调查部分

问题 1：你认为是否需要前往现场调查？

问题 2：调查人员应由哪些人员组成？携带的必要仪器和设备有哪些？

（二）环境卫生部分

问题 1：怎样进行水样的采集与保存？

问题 2：如何开展水质检测和卫生学评价？

问题 3：水中大肠菌群如何测定？请现场演示。

（三）卫生应急处置部分

应结合案例致病因素及发生原因，提出综合预防应急控制措施，并总结经验教训。

七、演练报告和要求

演练完毕后，每个参演小组独立撰写演练报告（作业）1 份，并对演练效果进行评价。

实践六　化学中毒应急演练

（设计性实验）

一、演练目的和意义

近几年来，国内高校屡次发生实验室化学中毒事件。为提高学生应对突发化学性中毒的实践能力，科学规范地处理此类突发事件，设计和开展硫化氢（H_2S）中毒卫生应急演练。H_2S是一种窒息性气体，同时又有刺激性。急性H_2S中毒是指短期内吸入较大量硫化氢气体后引起的以中枢神经系统、呼吸系统为主要靶器官的多器官损害的全身性疾病。

本实验模拟实验室突发化学中毒事件应急场景，使学生增强实验室安全意识，掌握事件处置等实验室安全知识。通过应急演练，积累处置突发公共卫生事件的经验，提高应急处置中的实践能力。同时熟悉突发公共卫生事件应急联动单位的协同协作，以期最大程度减少因事故灾难带来的财产损失和人员伤亡。

二、演练时间

20＿＿＿＿年＿＿＿＿月＿＿＿＿日

三、演练地点

某公共卫生与预防医学实验室。

四、演练材料准备

1. 消防演习烟雾弹（或模拟烟雾发生器）和便携式硫化氢检测仪。

2. 个人防护装备　包括化学防护服、正压式空气呼吸器或自吸过滤式防毒面具、化学防护手套（防毒手套）、化学防护靴（防毒靴）等。

3. 心肺复苏器材和搬运器材　包括心肺复苏模拟人模型、担架等。

五、演练内容

本实验为情景模拟。某高校老师正在实验室指导学生做H_2S操作实验，突然发生H_2S少量泄漏，参演人员立即进行卫生应急响应和处置。参演人员打开消防演习烟雾弹，模拟发生有毒气体H_2S泄漏；得知灾情的同学迅速大声呼喊，实验室老师迅速组织学生从实验室安全出口撤离，并沿消防安全通道疏散。实验室管理人员通过扩音器大声呼喊："实验室发生有毒气体泄漏，请大家迅速疏散！"10分钟后，学生基本撤离到安全开阔的地点。老师清点学生人数后，发现缺少2人（模拟人），于是参演人员穿戴上应急装备返回实验室，发现2名同学躺在地上，然后进行紧急处理。

六、演练程序

（一）启动应急预案

参演人员立即启动实验室安全应急预案，向学校领导汇报。同时拨打120急救电话，联系医院进行医疗救助。

（二）个人防护和初期处置

1. 参演人员应配置和穿戴过滤式防毒面罩、防护服、防毒手套和防毒靴等。

2. 从上风处进入现场，迅速将中毒者转移到安全地带，解开领扣，脱去被污染的衣服，使呼吸通畅，让中毒者呼吸到新鲜空气。

（三）现场检伤分类

当现场出现大批中毒病人时，应首先进行现场检伤分类和卡片标识，优先处理红标病人。

1. 红标　具有下列指标之一者，即昏迷、咳大量泡沫样痰、窒息、持续抽搐。

2. 黄标　具有下列指标之一者，即朦胧状态、混浊状态、抽搐、呼吸困难。

3. 绿标　具有下列指标者，即出现头痛、头晕、乏力、流泪、畏光、眼刺痛、流涕、咳嗽、胸闷等表现。

4. 黑标　同时具有下列指标者，即意识丧失、无自主呼吸、大动脉搏动消失、瞳孔散大。

（四）开展应急救援

1. 前期评估　环顾四周环境，确认安全。判断病人有无意识、呼吸、颈动脉搏动等。呼叫病人，轻拍病人肩部，确认病人意识是否丧失。

2. 心肺复苏（CPR）抢救　立即对病人进行胸外按压。如中毒人员呼吸困难或呼吸暂停，应立即采取人工呼吸方法帮助其恢复呼吸。人工呼吸方式可采用仰卧压胸式人工呼吸，不可采用口对口的人工呼吸。

3. 再评估　注意观察病人意识形态、生命体征，判断抢救是否成功。

（五）现场空气硫化氢的检测和中毒事件的调查

参演人员到达中毒现场后，使用便携式硫化氢检测仪，对现场空气进行检测分析。同时了解中毒事件的概况，调查中毒病人及相关人员，了解事件发生的经过及中毒人员接触毒物的时间、地点、方式；中毒人员的数量、姓名、性别、工种；中毒的主要症状、体征、实验室检查及抢救经过。

（六）演练评估和总结

演练结束后，对演练过程进行评估和总结，并修订应急预案，不断提高预案的可行性和可操作性。

七、演练报告和要求

（一）基本要求

重视演练方案的可行性和专业知识的正确性，同时确保演练全程的安全性符合《国家突发公共卫生事件相关信息报告管理工作规范（试行）》等文件要求。

（二）演练报告

演练完毕后，每个参与人员独立撰写演练报告（作业）1 份。

实践七　核和辐射事故应急演练

（综合设计性实验）

一、演练目的和意义

根据《国家环保总局核事故与辐射事故应急响应方案》（环发〔2001〕8 号）的要求，鉴于核和辐射事故突发性、应急响应的复杂性及其政治、社会影响等方面的敏感性，结合医疗机构实际情况，必须做好相关应急准备工作。为进一步增强辐射事故的应急处置能力，健全环境应急协调机制，特制订本方案并实施现场演练。

二、演练时间

20____ ____年____ ____月____ ____日

三、演练地点

某校教室或操场。

四、演练材料准备

（一）辐射测量仪器及设备

辐射测量仪器及设备包括多功能巡测仪、表面污染仪、数字式个人剂量计。

（二）个人防护装备

个人防护装备包括污染防护服、带呼吸器的防护面具、带滤膜的防护口罩，以及防护靴、防护手套、防护口罩、铅衣等。

（三）应急药物

应急药物包括次氯酸钙消毒片、泡腾片、促排药（普鲁士蓝、藻酸钠等）、碘片等。

（四）其他应急设备及物资

其他应急设备及物资包括核辐射应急监测车（模拟）、标牌与可贴标签、医学信息表、洗消架、手动消毒器、消毒盖布、废品袋、采样包、标本盒、运送箱、洗消药箱、担架等。

五、演练内容

（一）个案模拟（某医院核医学诊断事故）

20××年××月××日，病人王某在某医院进行核医学诊断时，注射器破损，王某被放射性液体污染，操作护士李某立即将破损的注射器丢入废物存放铅罐中，并迅速报告辐射应急小组，启动辐射事故应急预案。由于被喷溅到放射性物质，王某自述有腹痛、恶心、四肢瘫软等症状。

（二）个案模拟（某医院放射治疗事故）

20××年××月××日，病人张某在某医院进行放射治疗时，连锁装置失效，照射结束后X射线未立即停止，病人受到射线超剂量照射，放疗技师王某尝试使用控制台急停开关关闭设备，未成功，遂切断主机电源，并迅速报告辐射应急小组，启动辐射事故应急预案。由于超过预定照射时间，张某出现恶心、呕吐症状。

六、演练程序

1. 演练当日上午布置模拟现场（根据组队数布置相应的模拟现场），并准备现场物资及台账资料。

2. 演练当日下午，各参演人员到演练现场集中，按方案分组后至模拟现场进行演练。

3. 演练内容

（1）人员：由各小组人员参与抽签选择参演。需病人1名、放疗技师（操作护士）1名、群众演员2名（事故无关人员）、总指挥1名、救治组人员2名、放射评估员1名、后勤支援人员1名。

（2）内容

1）辐射事故报告及组织协调。

2）选择合适物资前往事故现场。

3）为伤员提供紧急医学救助，包括对伤员进行分类、现场医学处置、伤员转移等。

七、演练报告和要求

1. 重视方案可行性和专业知识的正确性，同时确保演练全程的安全性需符合《中华人民共和国污染防治法》、《国家突发公共事件医疗卫生救援应急预案》、《核和辐射事故医学响应程序》（WS/T 467—2014）、《核动力厂管理体系安全规定》（生态环境部令第 18 号）、《卫生部核事故和辐射事故卫生应急预案》（2009）、《突发环境事件应急预案管理暂行办法》、《国家突发公共卫生事件相关信息报告管理工作规范》、《放射性同位素与射线装置安全和防护条例》、《放射性同位素与射线装置安全许可管理办法》和《放射性同位素与射线装置安全和防护管理办法》等文件要求。

2. 演练完毕后，每个参与人员独立撰写演练报告（作业）1 份。

实践八　社区预防接种异常反应事件卫生应急预案编制

（创新性实验）

一、实验目的

预防接种异常反应（abnormal reaction to vaccination）一般是指合格的疫苗在实施规范接种过程中或者实施规范接种后，造成受种者机体组织器官、功能损害，相关各方均无过错的药品不良反应。社区卫生服务机构人员发现大量接种者预防接种异常反应、疑似预防接种异常反应或者接到相关报告的，应立即启动疫苗安全事件应急处置机制，按照预防接种异常反应事件应急预案及时处理。通过编制预案，掌握社区预防接种异常反应事件应急预案编制的要求、方法和内容等。

二、基本要求和主要内容

（一）基本要求

1. 符合有关卫生应急法律、法规、规章和标准的规定。

2. 结合本地区、本部门、本单位的医疗卫生实际情况。

3. 应急组织和人员的职责分工明确，并有具体的落实措施。

4. 有明确、具体的预防措施和应急程序，并与其应急能力相适应。

5. 有明确的应急保障措施，并能满足本地区、本部门、本单位的应急工作要求。

6. 预案基本要素齐全、完整，预案附件提供的信息准确。

（二）主要内容

1. 总则

（1）编制的目的：为有效控制和预防因接种疫苗发生的异常反应事件，减少疫苗接种异常反应对群众身体健康和生命安全造成的损害，提高社区疫苗接种异常反应事件的应急处置能力，最大限度地降低群众生命安全风险，特制订本预案。

（2）编制依据：根据《中华人民共和国突发事件应对法》《中华人民共和国疫苗管理法》《突发公共卫生事件应急条例》《突发公共卫生事件应急预案》《疫苗流通和接种管理条例》《预防接种工作管理规范》《疫苗储存与运输管理规范》等法律、法规编制预案。

（3）适用范围：社区卫生服务机构（城市社区卫生服务中心和乡镇卫生院等）预防接种疫苗异常反应事件的卫生应急工作。

（4）工作原则：遵循统一领导、分级负责、预防为主、快速反应、协同应对、依法规范、科学处置的原则。

（5）预防接种异常反应类别：包括局部反应、全身反应和过敏反应。

（6）预防接种不良反应强度：包括轻度、中度、重度和危及生命 4 级。

2. 事件分级 按照《国家突发公共卫生事件应急预案》和《突发公共卫生事件应急预案》中的事件分级，预防接种异常反应事件分为以下 3 种。

（1）一般事件：在预防接种中或接种后发生的，可能与预防接种有关的医学事件及非群体性预防接种疑似异常反应事件，无人员死亡，未引起公众高度关注。

（2）较大突发公共卫生事件：预防接种出现群体心因性反应或不良反应，引起公众高度关注的事件。

（3）重大突发公共卫生事件：因预防接种出现 1 例及以上人员死亡的事件。

3. 社区应急组织机构及职责 明确社区各类应急组织机构及其职责、权利和义务。

（1）社区应急指挥机构：社区突发公共卫生事件应急领导小组（简称应急领导小组）是本社区卫生应急工作的最高指挥决策机构，负责社区突发公共卫生事件的应急指挥和日常准备。

（2）现场医疗卫生救援指挥部：根据实际工作需要，在预防疫苗接种事件现场设立现场医疗卫生救援指挥部，由社区卫生服务机构负责人任总指挥，统一指挥、协调现场医疗卫生救援工作。

（3）专家组：对确定预防接种异常反应事件和事件分级而采取的相应重要措施提出建议，并进行应急处理技术指导，对事件应急响应的终止、后期评估提出咨询意见。医疗卫生救援专家组包括现场处置组、医疗救治组、紧急转运组、流行病学调查组。

4. 信息报告与通告

（1）报告程序：社区卫生服务中心（或乡镇卫生院）接到预防接种事件的报告后，在迅速开展应急医疗卫生救援工作的同时，报告给当地卫生行政部门，由当地卫生行政部门根据事件响应的级别完成逐级上报工作。

（2）报告内容：包括预防接种异常反应事件的各种信息，如异常反应人数、症状、救治等情况，应当快捷、准确。

（3）报告登记：接到预防接种异常反应或者疑似异常反应事件的报告，应当及时填写预防接种异常反应登记表，并报告区疾病预防控制中心登记。异常反应事件的责任报告单位、责任报告人、报告时限和程序、网络直报按照有关文件执行。

5. 应急响应和终止

（1）应急响应：一旦在预防接种工作中发生造成机体组织器官和功能严重损伤、死亡、群体性或对社会有重大影响的预防接种异常反应，立即启动本预案。

（2）应急响应终止：根据上级部门的指示，事件原因调查清楚、安全隐患或相关危害因素得到消除或处置结束后，解除应急状态，应急响应结束。

6. 应急保障措施 社区预防接种异常反应事件应急处置所需设施、设备和物资的储备与调用应当得到保障。

7. 预防接种异常反应的健康教育和健康促进工作 街道办（乡镇政府）、社区卫生服务机构利用社区宣传栏、微信群向社区居民宣教疫苗接种常识，以及各类疫苗接种的禁忌证和慎用证、疫苗接种可能出现的不良反应等，正确引导媒体，给群众正确的导向。

8. 附则 略。

三、社区应急预案编制

为建立疫苗安全事件应急处置机制，有效预防、积极应对疫苗安全事件，高效组织应急处置工作，最大限度降低疫苗安全事件的危害，保障公众健康和生命安全，维护正常的社会经济秩序，请设计和制订一份社区流感疫苗接种异常反应事件应急预案。

四、课后思考题

1. 疫苗接种异常反应事件与疫苗接种异常反应的异同点。

2. 预防接种异常反应事件如何分级？

3. 如何做好社区疫苗接种健康教育与健康促进工作？

实践九　高校实验室安全应急演练

（应用性实验）

一、演练目的和意义

在高校的科研和教学中，尤其是在较为特殊的实验室内，可能存在潜在的安全风险。通过应急演练，提升师生对突发公共卫生事件应急处置的技能和水平，能够科学合理处置事故和保护实验人员，最大程度减轻事故危害。

二、演练时间

20＿＿＿＿年＿＿＿＿月＿＿＿＿日

三、演练地点

某公共卫生与预防医学实验室。

四、演练材料准备

1. 模拟Ⅱ级生物安全实验室（BSL-2）。

2. 个人防护装备　包括加厚乳胶手套、防护口罩、一次性防护服等。

3. 实验室急救箱和急救药品　包括医用创可贴、纱布、止血带、碘伏消毒液等急救用品。

五、演练内容

◤（一）案例背景

一位学生在某高校 BSL-2 防护区从事沙门菌实验操作，该位同学不小心将含有大肠埃希菌的液体溅入眼睛。

◤（二）启动实验室安全应急程序

1. 该同学立即终止工作。

2. 在一位实验人员的配合下，迅速用洗眼装置冲洗眼睛，冲洗时间为 15 分钟，注意动作不要过猛，以免损伤眼睛，禁止揉搓眼睛。

3. 在另一位实验人员的帮助下，按照实验室退出程序退出实验室。

4. 到中央控制室填写事故登记表及详细的处理过程记录，并立即向生物安全负责人报告。

5. 及时进行医学安全评价，决定由专人护送至定点救治医院，告知医师可能感染沙门菌和其他可能的污染物，医师对学生进行医学处理和相关的预防治疗建议。

6. 洗眼装置冲洗眼睛流在地面上的水由其他工作人员反复用消毒海绵拖把吸取，放置到消毒桶中，待高压灭菌处理。

7. 事后撰写事件报告，包括受伤原因、处理过程和结果，向实验室负责人和生物安全委员会汇报。

8. 实验室生物安全委员会经过评估，认为该安全事故的主要原因有 2 个。一是实验室未给学生配备防护眼罩或防护面具；二是学生存在不当操作，学生在操作时未按照要求使用生物安全柜（具体为将生物安全柜的安全门放置过高，导致感染性液体能够溅出生物安全柜）。

9. 生物安全委员会认为实验室在生物安全防护方面存在一定漏洞，应给予纠正和改进。具体措施是为实验室工作人员提供眼罩和防护面具，并对实验室人员进行仪器设备操作的培训和安全教育。

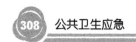

10. 实验室工作人员对整个事件的过程做好记录。

六、演练报告和要求

（一）基本要求

重视演练方案的可行性和专业知识的正确性，同时确保演练全程的安全性需符合《国家突发公共卫生事件相关信息报告管理工作规范》等文件要求。

（二）演练报告

演练完毕后，每个参与人员独立撰写演练报告（作业）1份。

实践十　现场人群核酸采样与处置

（拓展性实验）

一、实 验 目 的

核酸检测（nucleic acid testing，NAT）的物质是病毒的核酸。检测目的是查找目标人群个人的呼吸道标本、血液或粪便中是否存在外来入侵的病毒的核酸。一旦检测为核酸"阳性"，即可证明该个人体内有病毒存在，是病原学诊断的一个技术手段。目前核酸检测是常见的应急反应技术，是判断是否感染新型冠状病毒的科学手段之一，其中现场核酸采样和处置是新型冠状病毒核酸检测的重要环节。根据目标人群已采取的管控措施确定采样方式。集中隔离点及其他重点人群实行单采单检；封控区人群实行单采单检或1户1管；管控区可实行10合1混采；单采单检对象在多轮检测均未检出阳性的情况下，可视情况实行10合1混采。根据2022年国务院应对新型冠状病毒感染疫情联防联控机制综合组印发的《新型冠状病毒感染"乙类乙管"疫情监测方案》等5个文件，疫情流行期间，核酸检测应以"单采单检"为主。对不同群体分类采取抗原和核酸检测策略，及时发现重症高风险人群中的感染者。

二、实 验 准 备

（一）核酸采样专用物品

核酸采样专用物品包括专用采样拭子、采集管、试管架，以及运输箱或转运箱。

（二）采样个人防护装备

采样个人防护装备包括医用防护口罩、乳胶手套、防护面屏或护目镜、防护服或隔离衣、工作帽等。

（三）消杀设备

消杀设备如个人消毒用品。

三、实 验 方 法 和 内 容

（一）采样点设置分区

采样点可划分为等候区、采集区、缓冲区、临时隔离区和医疗废物暂存区，有效分散待检人员密度。

1. 等候区　设置人行通道，同时设置安全距离，保证等候人员的防护安全。根据天气条件配备保温、降温措施，如遮阳和遮雨等设施。

2. 采集区　配备适量桌椅；配备采集用消毒用品、采样拭子、采集管，并应当为被采人员准备纸巾、呕吐袋和口罩。标本如无法及时运送至实验室，须置于4℃冰箱或低温保存箱中暂存。

3. 缓冲区 空间应当相对密闭，可供采样人员更换个人防护装备，放置与采样点规模相匹配的防护用品、采集用消毒用品、采样拭子和采集管，以及消杀设备。

4. 临时隔离区 用于暂时隔离在采集过程中发现的疑似病人或高危人群。

5. 医疗废物暂存区 用于暂存医疗废物，并做好收集、包装、无害化处理、交接等工作。

（二）个人防护

1. 个人防护 包括正确穿脱个人防护装备以及规范进行手卫生。

2. 个人防护装备穿戴顺序 戴医用防护口罩和工作帽，穿隔离衣或防护服，戴防护面屏或护目镜，戴手套。戴口罩后应进行口罩密闭性测试，确保密闭性良好。使用中的口罩如遇污染或潮湿，以及手套、防护服如遇污染或破损，应及时更换。

3. 个人防护装备脱除顺序 脱去个人防护装备前，需先进行手卫生，然后依次摘防护面屏或护目镜，脱去隔离衣或防护服、手套，摘脱帽子和医用防护口罩。摘脱过程中，污染面切勿接触内部衣物，每步操作之前及之后均需做好手卫生，并保证手不接触污染面。

（三）核酸采集方法

应当采集呼吸道标本，包括上呼吸道标本（口咽拭子、鼻咽拭子等）或下呼吸道标本（呼吸道吸取物、支气管灌洗液、肺泡灌洗液、深咳痰液等）。其中，重症病例优先采集下呼吸道标本；根据临床需要可留取粪便标本。

1. 口咽拭子采集方法 被采人员采取头部微后仰、口张大的姿势，露出两侧咽扁桃体。口咽拭子采样的关键点是将拭子越过舌根，在两侧咽扁桃体稍微用力来回擦拭至少3次，然后再在咽后壁上下擦拭至少3次。取样完毕后，将拭子头放入含病毒保存液的收集管中，拭子折断点置于管口处，稍用力折断使拭子头落入采集管的液体中，弃去折断后的拭子杆，旋紧管盖，将采集管置于稳定的置物架上。每例采集后，采样人员均应进行手消毒。

2. 鼻咽拭子采集方法 采样人员手执拭子贴鼻孔进入，沿下鼻道的底部向后缓缓深入，由于鼻道呈弧形，不可用力过猛，以免发生创伤出血。待拭子顶端到达鼻咽腔后壁时，轻轻旋转一周（如遇反射性咳嗽，应停留片刻），然后缓缓取出拭子，将拭子头浸入含2～3ml病毒保存液的管中。

3. 多人混采 以10合1混采为例，依照上述采集方法依次采集其余9支拭子，将完成采集的拭子放入同一采集管中，动作轻柔，避免气溶胶产生。连续采集10支拭子以后，旋紧管盖，防止溢洒。如采集管内拭子不足10支，应做好特殊标记并记录。

（四）标本送检

1. 标本放置要求 将核对后的采集管放入透明塑料密封袋（一层容器）中，并封严袋口，用75%乙醇喷洒密封袋外部。将密封袋放入容器（可选内配适量吸湿材料的包装盒或双层医用垃圾袋）中，密封后用75%乙醇喷洒消毒。将二层容器放入具有"生物危害"标识的专用标本转运箱（推荐使用符合《危险品航空安全运输技术细则》A类物品运输UN2814标准的转运箱），容器和转运箱之间应当放置降温凝胶冰袋。二层容器应当固定在转运箱中，保持标本直立。密封转运箱后，使用75%乙醇喷洒消毒，转运箱表面洁净无污染。

2. 标本转运要求 标准转运箱应当由专门标本运送人员负责运送。标本应当在采集后2～4小时内送至实验室。混采登记表放入独立密封袋，随转运箱一同转运。不能立即送检的，应当配备专门的冰箱或冷藏箱保存，并做好标本接收、保存登记。标本采集后24小时内可置于4℃冰箱中保存。

四、实验考核

主要考核实践操作的情况，考核内容包括个人防护（手卫生、穿脱隔离防护服）、采样操作和标本送检等。必要时，可以增加简单的感染控制理论考试。

五、注意事项

（一）做好手清洁消毒

采集标本时严格执行手卫生，一采一手消毒，即在完成上一个人员标本采集后，必须进行手消毒，才能进行下一个采集操作。

（二）防止交叉感染

在采样过程中应注意感染防控，除拭子外，其他部位不得触碰被采人员，防止发生交叉感染。

（三）做好物面清洁消毒

采样现场工作结束后，应做好医疗器械、物品、物体表面等清洁与消毒。使用清水和清洁剂彻底清洁环境表面，并使用有效消毒剂对环境物体表面，尤其是高频接触部位进行规范消毒。

教学视频

第 15 章　诺如病毒感染疫情暴发应急演练

（张　丽　张玉彬　周　芸　陈俊虎　周　泉　赵　晶　陈　彧）

参 考 文 献

毕军, 马宗伟, 刘苗苗, 等. 2017. 我国环境风险管理的现状与重点. 环境保护, 45(5): 14-19.

陈锦治, 王旭辉, 杨敏, 等. 2005. 突发公共卫生事件预防与应急处理. 南京: 东南大学出版社.

陈静, 华娟, 常卫民, 等. 2011. 环境应急管理理论与实践. 南京: 东南大学出版社.

陈娜, 邓华欣, 汤娟, 等. 2019. 化工园区中毒事件处置研究综述. 职业卫生与病伤, 34(1): 58-61.

陈倩姝, 高志坚, 王壮业, 等. 2014. 欧洲疾病预防控制中心快速风险评估方法操作工具简介. 中国公共卫生, 15(3): 285-287.

陈婉霞, 黄燕玲, 谢迎庆, 等. 2018. 突发化学中毒事件应急桌面推演实施效果分析. 职业卫生与应急救援, 36(5): 439-441.

陈志莉. 2017. 突发性环境污染事故应急技术与管理. 北京: 化学工业出版社.

段华明. 2017. 应急管理体制机制研究. 北京: 社会科学文献出版社.

段小贝, 陈少贤. 2010. 公共卫生应急处置与案例评析. 北京: 人民卫生出版社.

方新. 2021. 危机和创伤中成长: 10位心理专家危机干预之道. 北京: 机械工业出版社.

冯子健. 2013. 突发事件卫生应急培训教材·传染病突发事件处置. 北京: 人民卫生出版社.

郭洪涛, 彭明晨. 2011. 电离辐射计量学基础. 北京: 中国质检出版社.

郭力生. 2006. 防原医学. 北京: 原子能出版社.

郭新彪, 刘君卓. 2009. 突发公共卫生事件应急指引. 北京: 化学工业出版社.

国家能源局. 2010. 核事故应急响应概论. 北京: 原子能出版社.

国家食品安全风险评估中心. 2015. 食品安全应急风险评估指南.

国家统计局, 生态环境部. 2021. 中国环境统计年鉴.

国务院办公厅. 2013. 国家核应急预案.

何剑峰. 2008. 生化恐怖及核放射事故卫生应急处理. 广州: 中山大学出版社.

何跃忠, 苏剑斌, 张慧洋. 2012. 浅谈突发中毒事件卫生应急救援的准备 (二): 应急装备与药品的准备. 灾害医学与救援 (电子版), 1(2): 115-116.

何跃忠, 苏剑斌, 张慧洋. 2012. 浅谈突发中毒事件卫生应急救援的准备 (一): 救援队伍的准备. 灾害医学与救援 (电子版), 1(1): 42-43.

环境保护部环境应急指挥领导小组办公室. 2011. 环境应急管理概论. 北京: 中国环境科学出版社.

黄伟斌. 2017. 浅论危险化学品重大危险源企业应急预案优化方法. 职业卫生与应急救援, 35(6): 582-584.

江嘉欣, 陈嘉斌, 陈松根, 等. 2013. 突发化学中毒事故现场卫生应急桌面模拟演练效果分析. 中国职业医学, 40(6): 547-550.

江宇, 刘璇, 岳和欣, 等. 2021. 新型冠状病毒肺炎疫情下的中国公共卫生体系改革建议与思考. 中华疾病控制杂志, 25(4): 427-477.

姜卉, 李婷. 2012. 基于经验模式的非常规突发事件应急决策研究. 电子科技大学学报 (社科版), 14(5): 33-37.

姜秀娥, 邢娟娟, 郑双忠. 2008. 突发职业中毒事故应急预案现状与进展. 中国安全生产科学技术, 3: 153-156.

孔令栋. 2011. 突发公共事件应急管理. 济南: 山东大学出版社.

赖圣杰, 冯录召, 冷志伟, 等. 2021. 传染病暴发早期预警模型和预警系统概述与展望. 中华流行病学杂志, 42(8): 1330-1335.

李观明, 何剑峰. 2014. 应急医学案例分析. 北京: 人民卫生出版社.

李兰娟, 任红. 2018. 传染病学. 9版. 北京: 人民卫生出版社.

李立明, 姜庆五. 2015. 中国公共卫生理论与实践. 北京: 人民卫生出版社.

李立明, 吕筠. 2006 关注循证公共卫生决策. 中华流行病学杂志, 27(1): 1-4.

李宁, 吴吉东. 2011. 自然灾害应急管理导论. 北京: 北京大学出版社.

李书贤, 徐勇, 汪漪, 等. 2013. 中小学校突发公共卫生事件应急预案现状. 中国学校卫生, 34(10): 1185-1187.

李旭, 吕佳佩, 裴莹莹, 等. 2021. 国内突发环境事件特征分析. 环境工程技术学报, 11(2): 401-408.

李亚洁, 周丽华. 2012. 应急护理学. 北京: 人民卫生出版社.

李亦纲, 尹光辉, 黄建发, 等. 2007. 应急演练中的几个关键问题. 中国应急救援, 3: 33-35.

李宗浩. 2013. 紧急医学救援. 突发事件卫生应急培训教材. 北京: 人民卫生出版社.

梁立波, 孙明雷, 邹丹丹, 等. 2020. 新冠疫情下完善卫生应急预案体系思考. 中国公共卫生, 36(12): 1693-1696.

梁万年, 王声湧, 田军章. 2012. 应急医学. 北京: 人民卫生出版社.

林玫, 梁大斌, 董柏青, 等. 2014. 症候群监测系统构建及效果评价. 中国公共卫生, 30 (1): 43-46.

刘传正. 2018. 地质灾害应急演练的基本问题. 中国地质灾害和防治学报, 29(6): 1-6.

刘家发, 吕桂阳, 朱建如. 2011. 卫生应急预案的编制方法. 公共卫生与预防医学, 22(2): 1-4.

刘剑君. 2013. 突发事件卫生应急培训教材·卫生应急物资保障. 北京: 人民卫生出版社.

陆殷昊, 何懿, 黄晓燕, 等. 2019. 舆情监测在公共卫生事件监测预警中的研究进展. 上海预防医学, 31(11): 881-886.

毛群安. 2013. 突发事件卫生应急培训教材·卫生应急风险沟通. 北京: 人民卫生出版社.

莫于川. 2020. 应急预案法治论: 突发事件应急预案的法理理论与制度建构. 北京: 法律出版社.

聂京申, 冯会民, 周建平. 2007. 地市级突发职业中毒事件应急预案的制定. 职业与健康, 2: 143.

聂绍发, 吴亚琼, 黄淑琼, 等. 2012. 我国卫生应急决策机制建设现状 (一). 公共卫生与预防医学, 23(1): 1-3.

彭建明, 江嘉欣, 陈嘉斌. 2014. 基于事故危害评估系统的化学中毒应急演练分析. 医学与社会, 27(8): 68-70.

施း华, 林海江, 孙梅, 等. 2014. 国外突发公共卫生事件应急处置体系及对我国的启示. 中国卫生政策研究, 7(7): 44-46.

施仲齐. 2010. 核或辐射应急的准备与响应. 北京: 原子能出版社.

世界卫生组织. 2015. 突发公共卫生事件快速风险评估. 倪大新, 金连梅译. 北京: 人民卫生出版社.

世界卫生组织/联合国粮食及农业组织. 2013. FAO/WHO 在食品安全应急中应用风险分析原则和程序的指南. 张磊, 刘兆平译. 北京: 人民卫生出版社.

苏旭. 2013. 突发事件卫生应急培训教材·核和辐射突发事件处置. 北京: 人民卫生出版社.

孙承业. 2013. 突发事件卫生应急培训教材·中毒事件处置. 北京: 人民卫生出版社.

孙梅. 2013. 危机管理: 突发公共卫生事件应急处置问题与策略. 上海: 复旦大学出版社.

孙长灏. 2017. 营养与食品卫生学. 8 版. 北京: 人民卫生出版社.

覃健敏. 2021. 我国学校突发公共卫生事件流行现状与应对措施. 应用预防医学, 27(4): 382-385.

谭晓东, 狄娟. 2011. 卫生应急学的学科形成与发展. 公共卫生与预防医学, 3: 1-2.

汤晨. 2014. 一起学校蜡样芽孢杆菌食物中毒事件调查. 中国学校卫生, 35(2): 291-292.

陶芳标, 武丽杰, 马军, 等. 2017. 儿童少年卫生学. 8 版. 北京: 人民卫生出版社.

陶鹏. 2020. 论突发事件联防联控制度多元建构的理论基础. 行政法学研究, 3: 38-47.

陶鹏, 童星. 2020. 新发传染病应急响应体系建设初探. 学术研究, 4: 8-13.

万明国, 王成昌. 2009. 突发公共卫生事件应急管理. 北京: 中国经济出版社.

王博, 阮强. 2020. 病毒性传染病的病原学实验室诊断. 中国实用内科杂志, 40(8): 621-624.

王陇德. 2005. 卫生应急工作手册. 北京: 人民卫生出版社.

王陇德. 2008. 突发公共卫生事件应急管理: 理论与实践. 北京: 人民卫生出版社.

王文军, 薛玲. 2021. 预防医学. 2 版. 北京: 人民卫生出版社.

吴群红, 杨维中. 2013. 卫生应急管理. 北京: 人民卫生出版社.

肖振忠. 2007. 突发灾害应急医学救援. 上海: 上海科学技术出版社.

徐勇. 2020. 加强学校突发公共卫生事件应急机制建设的思考. 中国学校卫生, 41(8): 1121-1123.

许国章, 魏晟. 2017. 现场流行病学. 北京: 人民卫生出版社.

杨从杰, 曹双. 2013. 情景分析方法在突发事件应急决策中的应用. 现代情报, 33(11): 29-32.

杨克敌. 2017. 环境卫生学. 8 版. 北京: 人民卫生出版社.

杨维中. 2014. 中国卫生应急十年 (2003—2013). 北京: 人民卫生出版社.

詹思延. 2017. 流行学. 5 版. 北京: 人民卫生出版社.

张世勇. 2011. 基层卫生应急实用手册. 石家庄: 河北科学技术出版社.

张永慧, 吴永宁. 2012. 食品安全事故应急处置与案例分析. 北京: 中国标准出版社.

张友滨, 陈嘉斌. 2021. 突发化学中毒事件应急管理及救援研究进展. 中国职业医学, 48(4): 462-467.

朱凤才, 沈孝兵. 2017. 公共卫生应急——理论与实践. 南京: 东南大学出版社.

注册核安全工程师岗位培训丛书编委会. 2009. 核安全综合知识. 北京: 中国环境科学出版社.

祝益民. 2020. 卫生应急预案与演练. 北京: 人民卫生出版社.

Gregg M B. 2011. 现场流行病学. 张顺祥译. 3 版. 北京: 人民卫生出版社.

Katz R, Banaski J B. 2019. Essentials of Public Health Preparedness and Emergency Management. 2nd ed. Burlington, Massachusett: Jones & Barlett Learnings.

McKinney S, Papke M E. 2019. Public Health Emergency Preparedness: A Practical Approach for the Real World. Burlington, Massachusett: Jones & Barlett Learnings.